血管损伤与修复研究

主　　编　姜怡邓　杨晓玲　张慧萍
副 主 编　郭凤英
编　　者　（按姓氏拼音排序）
　　　　　郭凤英　姜怡邓　李桂忠　马胜超
　　　　　孙　岳　吴倩倩　杨安宁　杨晓玲
　　　　　杨晓明　张慧萍　张鸣号

科 学 出 版 社
北 京

内 容 简 介

血管损伤性疾病（如动脉粥样硬化）可以导致脑卒中、心肌梗死等急性事件，也可导致周围器官的损害。本书从内皮细胞、血管平滑肌细胞、单核/巨噬细胞等血管细胞损伤的病理、生理入手，阐述了血管细胞在血管损伤性疾病中的作用和机制，探讨了各种血管细胞之间的相互作用，并分析了转录因子、不同信号分子、基因表达及其调控等在血管损伤性疾病中的作用和机制，为揭示临床血管损伤性疾病的病因、发病机制、早期防治和临床药物靶点筛选提供了新思路。

本书可供从事心血管疾病领域的基础与临床工作者、科学研究人员和研究生等学习参考。

图书在版编目（CIP）数据

血管损伤与修复研究 / 姜怡邓，杨晓玲，张慧萍主编. — 北京：科学出版社，2021.4

ISBN 978-7-03-068504-9

Ⅰ.①血… Ⅱ.①姜… ②杨… ③张… Ⅲ.①血管疾病-损伤-修复-研究 Ⅳ.①R543

中国版本图书馆 CIP 数据核字（2021）第 058663 号

责任编辑：王 颖 / 责任校对：郑金红
责任印制：李 彤 / 封面设计：陈 敬

科学出版社 出版
北京东黄城根北街 16 号
邮政编码：100717
http://www.sciencep.com

北京盛通商印快线网络科技有限公司 印刷
科学出版社发行 各地新华书店经销

*

2021 年 4 月第 一 版 开本：787×1092 1/16
2022 年 1 月第二次印刷 印张：21
字数：538 000

定价：198.00 元
（如有印装质量问题，我社负责调换）

前　言

　　血管损伤是心肌梗死、冠心病、脑卒中等血管损伤性疾病的基础病变。血管损伤性疾病具有极高的发病率、致残率和致死率，给社会和家庭带来了沉重的负担，已成为迫切需要解决的重大医学和社会问题。早诊断、早治疗是改善预后和降低致残致死率的关键，但至今为止，血管损伤性疾病发生的潜在机制尚不清楚，因此，无论从健康角度还是经济学角度，对血管损伤性疾病的发病机制及其修复进行研究都是至关重要的。《血管损伤与修复研究》从各种血管损伤性疾病的危险因素、发病机制、基因诊断与风险评估等多方面、多方位入手，系统介绍了血管损伤与修复的最新研究进展，阐述了血管损伤与修复的关键科学问题，深入探讨了各种血管损伤性疾病的发病机制及修复策略，为临床上血管损伤性疾病的早期防治和药物潜在靶点的筛选提供了新思路。

　　全书共 26 章，每章分为课题设计和研究进展两部分内容。课题设计介绍了相关疾病的研究背景、研究现状及课题设计思路，环环相扣，并将课题设计以图的形式呈现；相关研究进展是以课题设计的内容为基础，引申和拓展了该领域的前沿成果和最新进展。两部分内容相辅相成、相互补充，对于心血管领域的科研人员、临床工作者及研究生科研选题均具有重要的借鉴意义和参考价值。本书是在国家卫生健康委员会代谢性心血管疾病研究重点实验室和宁夏血管损伤与修复研究重点实验室完成，是国家自然科学基金（81560084，81670416，81660088，81570452，81760095，81960063）、宁夏科技领军人才（KJT2016009，KJT2017007）项目的成果，由宁夏医科大学学术著作支持计划资助。

　　编写团队多年来一直从事心血管疾病的科学研究工作，特别是在高同型半胱氨酸血症引起的血管功能和结构失衡、损伤及修复异常等方面的工作中具有一定见解。本书在编写时，我们考虑了血管损伤与修复在心血管研究领域应用的系统性，并且兼顾了医学研究工作者和研究生的阅读需求。希望本书的出版能对血管损伤性疾病的科学研究和临床实践带来新启示。

　　由于作者水平有限，本书难免存在不足之处，敬请广大读者给予指正。

编　者

2020 年 3 月

目　　录

第1章 细胞周期蛋白 DNA 甲基化调控对高同型半胱氨酸血症大鼠内皮祖细胞功能的影响

一、课 题 设 计

同型半胱氨酸（homocysteine，Hcy）是动脉粥样硬化（atherosclerosis，AS）的独立危险因子，内皮祖细胞（endothelial progenitor cell，EPC）属于修复损伤的内皮细胞，是防止 AS 发生的重要屏障，Hcy 可使 EPC 活性降低，但其机制尚不清楚。周期蛋白（cyclin）是调控 EPC 增殖的关键基因，本课题拟在申请者前期证明的表观遗传学修饰（基因组 DNA 甲基化、组蛋白乙酰化）调控 AS 形成的基础上，复制大鼠高同型半胱氨酸血症的动物模型，筛选周期蛋白关键亚型，明确其在 EPC 活性降低中的作用，探索周期蛋白 DNA 甲基化和组蛋白乙酰化修饰在 Hcy 引起 EPC 活性降低中的机制和调控通路；利用 DNA 甲基化拮抗剂、组蛋白乙酰化拮抗剂、DNA 甲基转移酶 1 的 RNA 干扰和周期蛋白基因重组等对腺病毒载体转染 EPC 的周期蛋白 DNA 甲基化、组蛋白乙酰化修饰通路的关键靶点进行干预，探索预防和治疗 AS 的新途径。通过本课题阐明周期蛋白在 Hcy 引起 AS 中的作用及机制，为 AS 的防治提供新的实验依据。

动脉粥样硬化所致的心、脑血管疾病是当今严重危害人类生命健康的疾病之一，其发病率和死亡率居各类疾病之首。循证医学证据表明，高同型半胱氨酸血症是 AS 的独立危险因子。高同型半胱氨酸血症致 AS 的机制：增加自由基的生成，引起脂质和内皮细胞损伤；刺激血管平滑肌细胞增殖；诱发胰岛素抵抗；抑制内皮源性 NO 的生成，促进血栓形成；促进免疫炎症反应等。国内外学者从整体、细胞、分子水平广泛开展研究，为预防和治疗高同型半胱氨酸血症做了大量的工作并取得了一些成绩，但迄今为止，高同型半胱氨酸血症引起 AS 的发病机制尚未完全阐明。

前瞻性研究表明，EPC 对血管有保护作用，EPC 属于修复损伤的内皮细胞，是防止 AS 发生的重要屏障，与 AS 有关的疾病不同程度地伴有 EPC 功能变化和修复能力的下降。EPC 受损是引起 AS 的重要环节，高同型半胱氨酸血症与 AS 有相关性。细胞内、外各种信号转导途径通过影响细胞周期蛋白的细胞水平对细胞周期进行调控，研究表明，周期蛋白 A 与细胞增殖失控有密切关系。

（一）高同型半胱氨酸研究中存在的问题和研究意义

Hcy 是甲硫氨酸代谢过程中的一种含硫氨基酸，不但与高脂血症、心血管疾病、脑血管疾病、糖尿病等相伴而存，而且还与 AS、血管损伤等有关。据报道，10%的冠心病患者与血浆中 Hcy 水平升高有关，轻、中度 Hcy 水平升高可使心血管疾病死亡危险性增加 4～6 倍，血浆总 Hcy 水平每升高 5μmol/L，则男性的冠心病危险性增加 60%，女性的冠心病危险性增加 80%，相当于总胆固醇每升高 20mg/dL 的危险性，因此 Hcy 成为冠心病的一个独立危险因素。高同型半胱氨酸血症如何引起 AS 及如何防治成为国内外学者研究的热点。

Hcy 是体内一碳单位代谢的 1 个中间产物，其分子构成上仅比半胱氨酸多 1 个—CH_2—基团，半胱氨酸对心血管有保护作用。Hcy 对血管产生一系列损害效应，而半胱氨酸却有保护作用。对此问题迄今仍无合理的解释。

Wang 等对培养的人主动脉内皮细胞加入 Hcy 24h，流式细胞仪检测观察到，G_1 期细胞数量由 65%上升到 85%，S 期细胞数量由 20%下降到 6%，G_2 期及 M 期细胞则无影响。Hcy 能选择性降低内皮细胞周期蛋白 A 的 mRNA 及蛋白质的表达，而且瞬时转染试验显示 Hcy 能抑制细胞周期蛋白 A 启动子的活性。EPC 作为血管内皮细胞的前体，即一种出生后机体中存在的能特异性归巢于血管新生组织并分化为内皮细胞的一群干/祖细胞，Hcy 是否通过干扰细胞周期蛋白 A 进而影响 EPC 的合成？其机制是什么？目前未见报道。

在体内，Hcy 接受甲基四氢叶酸提供的甲基转化为甲硫氨酸，后者经活化生成 S-腺苷甲硫氨酸（SAM），SAM 在甲基转移酶作用下，将甲基转移至甲基受体时自身转变成 S-腺苷同型半胱氨酸（SAH）。在生理条件下，SAH 被 SAH 水解酶以可逆方式水解为 Hcy 和腺苷，Hcy 参与了甲基转移的代谢。

Hcy 是否通过干扰甲硫氨酸循环引起细胞周期蛋白 A 的 DNA 甲基化异常，从而引起 AS 的发生？组蛋白乙酰化和 DNA 甲基化常相互作用，其中组蛋白乙酰化扮演何种角色？

（二）DNA 甲基化调控在 Hcy 引起 AS 中的研究进展

随着人类基因组测序工作的完成，人类步入了功能基因组学的研究时代。研究发现，许多基因的表达异常并不一定有基因的突变，通常是染色质（组蛋白）修饰或 DNA 链上碱基的修饰发生变化导致基因的表达异常，此领域的研究被称为表观遗传学。DNA 碱基甲基化修饰常引起基因转录的沉默，DNA 甲基化修饰常发生在富含 CpG 岛序列的胞嘧啶 5′位上，由于基因的启动子序列中常含有 CpG 岛，从而成为基因表达调控的一种重要方式。同样，组蛋白乙酰化修饰可激活基因的转录，而去乙酰化则抑制基因的转录。组蛋白乙酰化修饰和 DNA 甲基化常相互作用，加强或抑制表观遗传学变化。因此，DNA 甲基化和组蛋白修饰相互关联，通过控制染色质状态及染色质对基因的表达发挥其表观调控作用。

在 AS 发病的过程中，由于黏附分子、促生长因子等炎症分子的表达异常，引起了平滑肌细胞的迁移、增殖、黏附、表型转换等异常，导致平滑肌细胞（smooth muscle cell，SMC）获得增生优势，并由此衍生成一群 SMC，类似于一种良性平滑肌瘤，故 AS 又有"慢性肿瘤"之称，AS 的发生与部分肿瘤细胞增殖、过度表达有一定的相似性，可能涉及一系列基因表达的激活或改变。AS 是机体生命过程中渐进性发展的一种动脉内膜退行性病变，研究发现，在危险因子（如 Hcy 等）作用下，老年化进程亦会引起全基因组水平的低甲基化和个别启动子 CpG 区域的高甲基化，可见 AS 与表观遗传学之间可能存在着某种联系，提示 DNA 甲基化可能是 AS 形成的重要标志。

Rita 等的临床对照研究表明，AS 患者血浆中总 Hcy 升高的同时，基因组 DNA 呈现低甲基化；Lund 等采用体外甲基接受分析等多种技术对载脂蛋白 E（Apo E）缺陷小鼠 AS 动物模型研究表明，血浆中 Hcy 升高，基因组也出现低甲基化现象；Amaluddin 等相继报道在 AS 发生、发展中 Hcy 可以引起雌激素的基因甲基化改变。国内也先后报道，Hcy 可以引起低密度脂蛋白受体、二甲基精氨酸二甲氨基水解酶等 DNA 甲基化改变。本课题组在培养的人脐静脉细胞中加入临床相关浓度的 Hcy，观察到平滑肌细胞明显增殖，全基因组、ApoE 等基因低甲基化现象。

目前对肿瘤 DNA 甲基化的研究进展较快，但对 AS 相关基因 DNA 甲基化、组蛋白乙酰化研究才刚刚开始，从 DNA 甲基化和组蛋白乙酰化角度研究 AS 具有重要的意义。

（三）研究切入点的选取和研究目的

综上所述，我们的推测是：高同型半胱氨酸血症加速了甲硫氨酸循环，DNA 甲基转移酶活性增加，在 DNA 甲基转移酶的作用下，—CH₂—基团被转移至周期蛋白 A 基因，引起周期蛋白 A 基因启动子区低甲基化，抑制了周期蛋白 A 的表达，导致 EPC 数量减少，组蛋白乙酰化起到了协同作用。因此，本研究首先复制大鼠高同型半胱氨酸血症动物模型，观察 Hcy 对 EPC 数量和功能的影响，拟在前期研究 Hcy 的基础上，结合多年研究动脉粥样硬化表观遗传学调控（DNA 甲基化、组蛋白乙酰化）的成果，应用现代分子生物学技术（荧光定量 PCR、高通量 MethyLight 法、基因重组技术、RNA 干扰技术和免疫印迹等），从整体水平（动物模型）观察 Hcy 对 EPC 数量减少和功能失调的影响，筛选周期蛋白关键亚型，探讨细胞周期调节蛋白——周期蛋白 DNA 甲基化、组蛋白乙酰化在 Hcy 对 EPC 数量减少和功能失调的可能分子机制。为了进一步探讨 Hcy 引起 EPC 数量减少和功能失调的通路、发病机制、治疗和预防措施及为今后可能的药物治疗提供理论基础，在原代培养 EPC 的基础上，探讨 Hcy 致 EPC 数量减少和功能失调的关键细胞周期时相，并采用 DNA 甲基转移酶和去乙酰化酶拮抗剂、DNA 甲基转移酶的 RNA 干扰、周期蛋白分子克隆基因转染等技术从不同角度观察 Hcy 对 EPC 的影响，从表观遗传学调控的角度探索寻求治疗 AS 的靶点，并寻找高同型半胱氨酸引起 EPC 数量减少在细胞周期中的治疗靶点，为预防和治疗高同型半胱氨酸血症提供理论依据。

EPC 是干细胞的一种，动员机体内的 EPC 或者引入、诱导 EPC 分化来修复受损动脉，将对心、脑血管疾病治疗产生巨大的影响，选择细胞周期调控关键基因周期蛋白 A 的 DNA 甲基化及组蛋白 H3、H4 乙酰化修饰的改变，探讨 Hcy 致 EPC 数量减少的机制，寻求 Hcy 减少 EPC 数量的靶点对预防和治疗 AS 有重要的现实意义，为 AS 发病机制的认识、预防和治疗提供一个新的视角。

二、周期蛋白与心血管疾病的研究进展

细胞增殖周期受多种蛋白质分子的调控，涉及多种类型的周期蛋白、周期蛋白依赖性激酶及其相关抑制因子、周期蛋白浓度与种类、周期蛋白依赖性激酶结合及其抑制因子、检查点等，出现异常后会影响到细胞周期的过程，进而影响细胞增殖后的结果。在动脉粥样硬化、冠心病、原发性高血压和心肌病中，不同程度地存在上述一个或一个以上环节发生异常，导致细胞增殖过度或增殖缺陷，从而导致心血管疾病的发生，也提示可以从细胞周期异常的环节入手进行相关心血管疾病的基础研究和靶向药物方面的探索。

细胞增殖周期简称细胞周期，是指能够连续分裂的细胞，从上一次有丝分裂结束到下一次有丝分裂完成所经历的时间或动态连续过程。基于细胞周期的过程，已开发出了许多治疗心血管疾病效果明显的药物，在很大程度上推动了心血管疾病的基础和临床研究进展。

（一）周期蛋白及细胞周期

根据细胞周期的具体过程，可以将其分为 4 个阶段，不同的周期蛋白调控不同的阶段，不同的周期蛋白在同一细胞周期可以交叉地发挥作用。调控细胞周期的主要周期蛋白有：cyclin A、cyclin B、cyclin D 及 cyclin E。每一个周期蛋白都有一个共同位叫周期蛋白盒（cyclin box）。cyclin box 的功能是激活一种叫周期蛋白依赖性激酶（cyclin dependent kinase，CDK）的物质。

不同的周期蛋白在细胞周期的不同阶段发挥着各自的生物学作用。如 cyclin D 激活 CDK4 或 CDK6 调控 G$_1$ 期；cyclin A 及 cyclin E 激活 CDK2 调控染色体复制的过程；cyclin A 及 cyclin B 激活 CDK1 调控有丝分裂和减数分裂过程。有趣的是，有些周期蛋白虽然拥有 cyclin box，但它们却没有可激活的 CDK，如 cyclin F、cyclin I 及 cyclin G。而且 cyclin I 并不具有对细胞周期调控的功能，它主要作用在神经细胞上。

1. 细胞周期 是细胞从一次分裂完成开始到下一次分裂结束所经历的全过程，细胞的遗传物质得以被复制并均等地被分配给两个子细胞。通过细胞周期，细胞得以完成增生和分裂的过程（图 1-1）。这一过程是由相关的基因严格按照时间顺序和阶段顺序进行的。

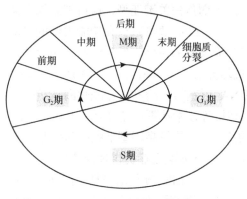

图 1-1 细胞周期示意图

2. 周期蛋白 细胞周期蛋白、周期蛋白依赖性激酶和细胞周期蛋白依赖性激酶抑制因子（cyclin-dependent-kinase inhibitor, CKI）调控细胞周期，它们的出现和消失与细胞周期的过程相吻合。细胞周期调控的关键分子包括细胞周期蛋白、周期蛋白依赖性激酶、细胞周期蛋白依赖性激酶抑制因子三类蛋白质分子，它们均广泛存于真核生物细胞中，并且相互影响共同组成细胞周期的调控网络。真核细胞的细胞周期分为静止期（G$_0$ 期）、DNA 合成前期（G$_1$ 期）、DNA 合成期（S 期）、DNA 合成后期（G$_2$ 期）和有丝分裂期（M 期）。细胞周期蛋白是一类随着细胞周期的进程而呈现出周期性变化特点的蛋白质分子，它们均具有 100～150 个数目不等的氨基酸残基，不同的周期蛋白可依据 cyclin box 保守序列结合不同的 CDK，控制细胞周期的启动、中止和循环，从而在不同的阶段发挥相应的调控作用。

迄今为止，共发现了 8 种周期蛋白（cyclin A、cyclin B、cyclin C、cyclin D、cyclin E、cyclin F、cyclin G、cyclin H），它们通过调控细胞周期的不同阶段来控制细胞的增殖与分化。CDK 是指和特定的周期蛋白结合，并激活细胞周期过程的蛋白激酶家族，目前研究确认了 7 种 CDK，分别是 CDK1（cdc2）、CDK2～CDK7。在细胞周期的不同阶段中，不同的 cyclin 类型能够特异性结合不同的 CDK 类型，并且形成特定的复合物使细胞周期从前一个阶段进入后一个阶段。如 CDK4 可以与 cyclin D 结合，并能够在细胞周期的 G$_0$/G$_1$ 期发挥调节作用；CDK2 可以与 cyclin D 结合，相比较来说，它更易与 cyclin A 和 cyclin E 结合，在 G$_1$ 期及 G$_1$～S 期发挥调节作用；除此之外，CDK7 可以与 cyclin H 结合，能够使 CDK1、CDK2 及 RNA 聚合酶 II 最大亚基的 C 端区发生磷酸化；CDK1 与 cyclin A 和 cyclin B 结合调控 S、G$_2$ 和 M 期。

基于对哺乳类动物细胞的研究，CKI 可分为两个不同的家族：Ink4 家族和 Kip/Cip 家族。Ink4 家族包括 P14、P15Ink4b、P16Ink4a、P18Ink4c 和 P19Ink4d，它们都在 G$_1$ 期出现，能够特异性地抑制 cyclin D-CDK4 和 cyclin D-CDK6 的复合物。Kip/Cip 家族包括 P21kip1/waf1、P27kip1 和 P57kip2。但是从特异性上来说，Kip/Cip 家族没有 InK4 家族特异性强，因为它们都可以与 cyclin E-CDK2、cyclin D-CDK4、cyclin D-CDK6、cyclin A-CDK2 和 cyclin B-CDK1 等复合物结合，在细胞周期中能够起到更广泛的抑制作用（图 1-2）。

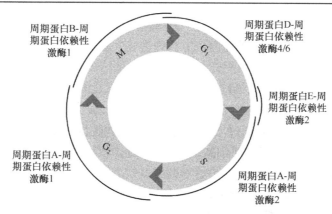

图 1-2　细胞周期与周期蛋白的关系示意图

目前有大量研究表明,在肿瘤发生和发展中几乎所有的周期蛋白都能够发挥促进肿瘤发生的作用。cyclin E 在肝癌、乳腺癌、肺癌、结直肠癌细胞中表达上调,而 cyclin D 与胆囊癌、乳腺癌、胰腺癌、非小细胞肺癌等发生具有明显的相关性。另外,某些原癌基因(如 myc)和抑癌基因生长因子、生长抑制因子产物也通过各自的调节作用影响到细胞周期的过程,如 P53 蛋白,也称为肿瘤抑制蛋白 P53,在氨基酸端存在特异性的 DNA 结合区域和转录因子激活区域,当 DNA 受损时,可直接诱导 P21 的转录,从而抑制 cyclin-CDK 复合物的活性,影响细胞 G_1 期的进程。

细胞信号通路转导的最后结果是通过影响细胞周期而最终影响到细胞增殖,这一影响过程在冠心病、高血压及心肌病等心血管疾病中均有发现。以上心血管疾病的发生、发展过程与细胞的过度增殖有关,所以采取适当的方法干预细胞过度增殖的过程,将会对该类疾病的治疗起到一定的作用。

(二)细胞周期调控与冠状动脉粥样硬化性心脏病

1. 动脉粥样硬化

(1)动脉粥样硬化的概述:心血管疾病(cardiovascular diseases,CVD)是一个重要的全球性的健康问题。心肌梗死(myocardial infarction,MI)和脑卒中的根本原因是动脉粥样硬化,即在特定易感器官的主要动脉发生慢性炎症反应而出现的血管壁损伤,通过在内皮细胞层下面积聚低密度脂蛋白(low density lipoprotein,LDL)胆固醇来启动动脉粥样硬化斑块的形成过程。之后持续数十年的研究发现,动脉粥样硬化的发生机制包括局部血管平滑肌细胞基质沉积、免疫细胞的浸润和增殖、炎症激活等,同时,脂质随着泡沫细胞不断积累、凋亡或坏死细胞的清除缺乏,细胞外基质的沉积和免疫细胞极化之间失衡,从本质上决定了斑块的生长速度和稳定性。

动脉粥样硬化以冠状动脉内皮细胞功能障碍为起点,经过脂纹细胞形成期、中间病变期、成熟斑块期,最终演化为不稳定性粥样斑块破裂、出血及局部血栓迅速形成。动脉粥样硬化患者血管内膜上有不规则斑块形成,向管腔内凸起,使管腔局部狭窄,影响血液循环;在斑块的基础上,可并发斑块破裂出血、脱落形成栓子、局部钙化、动脉瘤等病变,而后影响动脉所供应的组织器官血液灌流量,导致心、脑、肾等器官损害,冠心病是导致人类死亡的主要原因。其中,动脉粥样硬化斑块内血管平滑肌细胞趋化、迁移至血管内膜下,后期细胞过度增殖,在 AS 的病理演变及冠心病介入治疗后冠状动脉再狭窄的过程中起到关键作用。

（2）动脉粥样硬化研究进展：高血脂作为动脉粥样硬化最主要的危险因素，可能是通过作用于细胞周期某些过程来影响到血管发生病理变化，如氧化低密度脂蛋白（oxidized low density lipoprotein，oxLDL）在动脉粥样硬化和内皮功能障碍的发展中起主要作用。有学者发现，oxLDL对血管内皮细胞具有细胞毒作用，可抑制一氧化氮（NO）的生物利用度，并导致内皮屏障的破坏。在对人类颈动脉血管平滑肌细胞（vascular smooth muscle cells，VSMC）增殖的研究中发现，oxLDL可能是通过上调细胞周期正性调控因子CDK2、CDK4、cyclin E及cyclin D的表达，促进了血管平滑肌细胞增殖，使细胞周期负性因子P27kip1、P21等的表达下调。一方面，生长因子刺激ERK1的表达和酪氨酸磷酸化，从而促进细胞周期蛋白的表达并诱导VSMC生长；另一方面，减少ERK1/2酪氨酸磷酸化能够降低cyclin D1和cyclin E的表达，导致细胞周期停滞于G_1期，抑制VSMC增殖。研究表明，使用SERCA抑制剂毒胡萝卜素可破坏VSMC中的Ca^{2+}池，从而抑制激活的ERK1/2转运至细胞核，并阻止cyclin D1的表达，从而延缓进入S期或细胞周期的进程。在大鼠颈动脉球囊损伤模型中强制基因表达SERCA2a与降低血管平滑肌cyclin D1表达，则细胞周期停滞于G_1期，VSMC增殖减少与新内膜形成有关。尽管这些研究表明，细胞内Ca^{2+}对细胞周期蛋白表达和CDK活性可能有作用（图1-3），但特异性分子相互作用和所涉及的靶标尚未阐明。

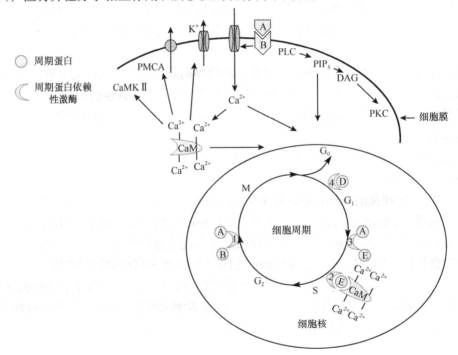

图1-3 周期蛋白作用于平滑肌细胞的过程示意图

A：配体；B：受体；CaM：钙调蛋白；CaMKⅡ：钙调蛋白依赖的蛋白激酶Ⅱ；PMCA：蛋白质错误折叠循环扩增；PIP_3：磷脂酰肌醇三磷酸；PKC：蛋白激酶C；DAG：二酰甘油

细胞周期负性调节物P27近年来受到广泛关注，它能够明显抑制多种cyclin和CDK的活性，使细胞不能进入G_1期，从而出现细胞周期的负调控作用。研究表明，动脉粥样硬化及血管重构中P21、P27起到主导作用，与正常组织细胞相比，两者在病变组织细胞中表达均减少。有学者发现，高脂血症患者体内缺乏载脂蛋白E，说明在脂蛋白E缺乏的情况下，P27蛋白表达减少，更易导致动脉粥样硬化。有学者对血管紧张素 Ⅱ、血小板衍生物生长因子 BB 影响 VSMC 增殖的研究中发现，决定 VSMC 能否进入细胞周期进而增殖的关键点是 P27 蛋白，说明在 VSMC 中 P27 受到多种细胞外刺激源及相应信号转导的潜在媒介影响，进而调节细胞和 VSMC 的增殖程度。另有人用 Forskolin 或 3-异丁基-1-甲基黄嘌呤激活 cAMP 受体能够使 P27 表达水平显著上调，从而抑制 VSMC 增殖。还有人发现，在 VSMC 中如果蛋白激酶 C 过度表达，相应地 P27 表达成倍增长，最终导致细胞增殖停滞。还有学者发现，在自发性高血压大鼠主动脉平滑肌细胞中 P27 表达下降，采用罗沙酮干预后，发现 P27 表达的变化、调节作用与剂量大小与能否降低血压有关联，提示在高血压大鼠主动脉平滑肌细胞重建过程中 P27 可能起关键作用。亦有发现，辛伐他汀导致的增殖周期中断有可能不是通过与在 10 号染色体上的张力蛋白同源缺失的磷酸酶-细胞周期蛋白激酶抑制剂-P27kip1 这条经典通路来实现的，而是通过抑制 Rho 活性使 P27 表达增加来完成的。由此可见，P27 及其表达的蛋白处在检查点位置时，对于连接细胞周期和 VSMC 增殖之间信号转导链发挥重要作用（图 1-4）。

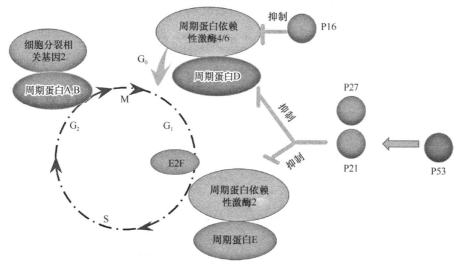

图 1-4　P27 作用于细胞周期示意图

E2F：细胞周期相关转录因子

从以上研究结果我们可以看出，动脉粥样硬化的危险因素使细胞周期明显激活，进而加快动脉粥样硬化的发生及发展。因此，在动脉粥样硬化易感人群中针对危险因素进行干预，抑制由易感因素诱发引起的 cyclins、CDK 的高表达，使得 CKI 的表达上调，最终通过实现抑制细胞过度增殖这一目的来干预动脉粥样硬化的发生、发展，但是，就目前的研究结果而言，其详细的发生机制有待于进一步探讨。

2. 冠状动脉介入治疗后再狭窄

（1）冠状动脉介入治疗后再狭窄的概述：现阶段临床上，治疗冠心病的重要手段是经皮冠状动脉腔内成形术（percutaneous transluminal coronary angioplasty，PTCA），其在各大医院的广泛开展使介入治疗成为新的治疗方法。对于大多数冠状动脉疾病患者，经皮冠状动脉介入治疗是首选的血运重建方法。然而冠状动脉介入后治疗失败的一个重要原因是介入治疗后再狭窄。支架腔内新内膜增生（支架内再狭窄）导致血管再狭窄，VSMC 增殖是该愈合过程中的主要成分，该过程由多种细胞因子和生长因子所介导，共同诱导细胞增殖。细胞周期受到许多机制的高度调节，确保了有序和协调地进行细胞分裂。由阻塞性冠状动脉疾病引起的心绞痛通常采用经皮冠状动脉介入治疗，如球囊血管成形术或支架治疗。在最初冠状动脉支架置入术成功后称为"再狭窄"的腔内再狭窄主要是由于沿支架内衬的组织增生（内膜增生）。静脉移植物疾病和移植血管病变也具有内膜增生的类似病理实体。内皮剥脱和内侧壁损伤是血管壁中球囊或支架损伤的初始效应。

（2）冠状动脉介入治疗后再狭窄的研究进展：对猪冠状动脉损伤模型的研究表明，内膜新增生的程度与损伤程度成正比。这种相关性同样也在人类中得到验证。内皮通常提供不可渗透的屏障，以保护 VSMC 免受循环生长因子的影响。内皮细胞也产生一氧化氮，它具有多种抗病原性。有资料已显示一氧化氮可下调细胞 CDK2 和 cyclin A 并上调 P21，导致细胞周期停滞（图 1-5）。

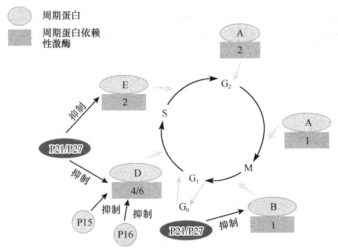

图 1-5　P21 作用于细胞周期示意图

近期，有学说认为，应用冠状动脉介入治疗后，造成了血管和调节功能的损伤，最终激活了平滑肌细胞内的原癌基因，因此，血管中的平滑肌细胞开始活跃增殖。血管中膜的平滑肌细胞向内膜方向进行大量增殖和迁移，并且到达内膜后能够继续增殖并分泌细胞外基质，这一系列的活动将导致新生血管内膜的管腔变得狭窄。它导致了基因的异常表达，也是血管结构与功能改变的基础。其中，在冠状动脉介入导致再狭窄这一病理发展过程中起关键作用的是 VSMC 的局部过度增殖。动脉粥样硬化形成过程中的 VSMC 增殖与血小板衍生因子（platelet derived growth factor，PDGF）的增加有关，还表明 PDGF 刺激可增加 cyclin E、cyclin D1、CDK2 和 CDK4 的表达，也可刺激细胞增殖的正调节因子。此外，PDGF 改变了 Cx43 的表达水平，这与增强的 VSMC 增殖有关，与这些研究一致，发现了 VSMC 中 Cx43、cyclin E 和 cyclin D1 的增加。对体外 PDGF 治疗的反应，使用增殖性 VSMC（10% 血清），我们发现 Cx43 与 cyclin E 形成相互作用，但不与 cyclin D1、细胞周期抑制剂 P21waf1/cip1、P27kip1 形成相互作用。用 PDGF 处理 VSMC 诱导 Cx43 的 MAPK 磷酸化，并促进与 cyclin E 及其相关激酶 CDK2 形成 Cx43 复合物。MAPK 磷酸化的 Cx43 与 cyclinE 和 CDK2 之间的复合物也可在 PDGF 处理的 C57Bl/6 和 ApoE$^{-/-}$ 小鼠中鉴定，如通过邻近连接和体内 i-TEM 所证实的。这些数据表明 Cx43 可能与增殖性 VSMC 中的特定细胞周期蛋白相互作用，进一步证明，增殖反应的潜在机制取决于 Cx43 C 端与细胞周期控制蛋白 cyclin E 的直接相互作用。由此可见，在应用冠状动脉介入治疗后，干预冠状动脉介入的部位，特别是对于特定的细胞周期进行干预，进而抑制 VSMC 的过度增殖，这一系列的举措会提高该方法治疗的成功率，极大地提高预后水平，改善患者的生存和生活质量。

（三）细胞周期调控因子与高血压

1. 高血压的定义　高血压（hypertension）是指以体循环动脉血压［收缩压和（或）舒张压］增高（收缩压≥140mmHg，舒张压≥90mmHg）为主要特征，可伴有肾、脑、心、视网膜等器官或部位的功能性或器质性损害的临床综合征。原发性高血压是最常见的慢性病，也是心、脑血管疾病最主要的危险因素。高血压是血管功能失调所致的血管松弛和交感神经系统的过度活动等综合因素影响所致的。

2. 高血压的研究进展　就目前而言，大多数高血压患者会伴随着 VSMC 增殖，从而发生血管重塑这一过程。有研究发现，红细胞源性降压因子可以保护肾血管性高血压大鼠血管的作用，此时，肾血管性高血压大鼠与血压正常大鼠相比较，肾血管性高血压大鼠的 VSMC 在 G_0/G_1 期 cyclin D1 和 CDK4 的表达大量增加，同时 P21cip1 的表达水平下调，但是用红细胞源性降压因子（erythrocyte-derived depressing factor，EDDF）作用于肾血管性高血压大鼠的 VSMC 后发现，此时 cyclin D1 和 CDK4 的表达下降，与此同时 P21cip1 的表达上调，这一现象指出了肾血管性高血压大鼠的 VSMC 更容易发生增殖。通过这一系列的研究，可以得出结论，无论造成的高血压是自发性还是继发性，细胞周期调控因子发生变化均与 VSMC 增殖有关。

已有大量研究显示，自发性高血压左心室肥大可以作为独立于血压之外的重要的心血管疾病的危险因子，它主要的病理基础是心肌细胞肥大和心脏间质纤维化。高血压左心室肥大（left ventricular hypertrophy，LVH）会在 G_1 期发生一系列改变，其中负性调节因子 P27 蛋白能影响细胞周期的变化。有学者报道了 P27 蛋白在左心室肥大中发挥着重要的作用。将该试验分为 LVH 组和假手术组进行研究，发现 LVH 组在手术进行后 1～14 天，心肌细胞的 P27 蛋白表达量明显降低，但是在手术后 21～42 天两组心肌细胞的 P27 蛋白表达量均无明显变化，这些变化与术后 2 周内心室重量变化相一致。即可以得出，在 LVH 形成过程中，P27 蛋白的表达水平下降，同时心肌细胞肥大。在 LVH 的病理过程中，心肌成纤维细胞、心肌细胞等通过自分泌或旁分泌方式分泌某些具有强效促分裂原作用的细胞因子。如果在 G_1 期，这些细胞因子持续存在，可以导致 cyclin D-CDK 复合物的不断积聚，进而进入细胞周期中，与 P27 分子连接，并且抑制 cyclin-CDK 复合物的功能；在这之后，激活 cyclin E-CDK2 复合物，它将造成未结合的 P27 发生磷酸化，泛素连接酶识别磷酸化的 P27 并发生降解，最终导致细胞通过检查点。反之，如果细胞因子减少，会导致 cyclin D 很快被降解，且释放 P27 进而抑制 cyclin E-CDK2 复合物的功能，最终使细胞周期进程在 G_1 期停滞不前。

P27 具有负性调节细胞增生的生物学功能，以此 P27 可能作为一个候选的抑癌基因为临床诊疗做出贡献。近年的研究发现，肌成纤维细胞在心肌间质胶原网络改建中心增殖过程中起着关键作用。有结果显示，IL-1β 能够导致心肌成纤维细胞的 P27 蛋白表达水平发生明显升高，这说明 IL-1β 很可能通过上调 P27 蛋白表达水平进而实现对心肌成纤维细胞增殖的抑制作用。还有研究发现，将 IL-1β 和精氨酸加压素共同作用于心肌成纤维细胞 48 小时，可以抑制 P27 蛋白表达水平下降，从而使得 P27 蛋白的表达水平明显升高，造成心肌成纤维细胞的增殖周期在 G_1 期发生停滞，但是不能降低到基础状态水平。

因此，研究如何通过干预细胞周期来抑制高血压所导致的心肌细胞和 VSMC 的过度增殖，从而抑制心肌细胞的肥大，进而改善心肌和血管重构的程度，提高血管弹性，降低心血管系统终末事件的发生率，将会成为今后临床研究的热点和重点。

（四）细胞周期调控因子与心肌病

1. 心肌病的概述　　心肌病是指心肌损害伴有发生心功能障碍的心脏疾病，其可分为两大类：一类是原发性心肌病，具体可以分为扩张型、肥厚型、限制型；另一类是继发性心肌病，其中包含缺血性心肌病、心肌炎后心肌病、瓣膜性心肌病、克山病、酒精性心肌病等，其中一部分心肌病也会出现心肌细胞或细胞间质的肥大与增生的病理情况。

2. 心肌病的研究进展　　研究发现，尽管包括 cyclin D2 在内的 D 型细胞周期蛋白对细胞周期过程很重要，但之前已观察到 cyclin D2 表达增加与病理性肥大之间存在关联。

最近，研究提供了细胞周期蛋白之间的机制联系。在 myc 和压力超负荷诱导的心肌肥大中，D2 信号转导异常。在这两个研究的两种模型中，cyclin D2 缺陷小鼠都未能达到与 NTG 小鼠相当程度的肥大。在两项研究中均未测量心脏功能，因此阻断病理性肥大对 cyclin D2$^{-/-}$ 小鼠功能的影响尚不清楚。关于 cyclin D2 在生理性肥大中的作用知之甚少。有趣的是，至少在最初阶段，缺乏肥大性生长不会对心脏功能或心肌纤维化产生不利影响。

已经确定，在细胞周期进行期间，cyclin D2 与 CDK4 和 CDK6 结合，并且 cyclin D2-CDK4/6 复合物磷酸化许多细胞靶标，包括袋蛋白、Rb。cyclin D2-CDK4/6 复合物最近得以在心脏肥大中被研究。如前所述，缺乏 cyclin D2 的小鼠在压力超负荷时肥大减轻，这种心脏生长的抑制是通过 Rb 来介导的。另外的研究表明，这种途径在心脏生长中包括如下的研究，观察到 CDK4 部分抑制病理性肥大，此外，缺乏 P27（一种 CDK4/6 抑制剂）的小鼠在压力超负荷后具有基线心脏肥大和夸大的病理性肥大。有趣的是，我们的研究观察到 NTG 运动小鼠的 P27 磷酸化增加，但在 cyclin D2$^{-/-}$ 小鼠中没有发现这一现象。由于 P27 的磷酸化降低了 P27 抑制 CDK4/6 活性的能力。我们假设 P27 也参与生理性肥大，尽管在 cyclin D2$^{-/-}$ 小鼠中非编码细胞周期蛋白（包括 cyclin D1、cyclin E1 和 CDK4）的 mRNA 表达水平变化不明显，但这些数据和我们的研究结果清楚地表明，cyclin D2-CDK4/6 通路在肥大心脏受到调节，那么进一步阐明预防 cyclin D2$^{-/-}$ 小鼠生理性肥大机制的研究将有助于更好地了解运动介导肥大的发生机制。

根据以上内容可以推测出，细胞周期调控与心肌病时心肌细胞的增殖及肥大也存在着密切联系，但是仍然不清楚其具体相关机制。所以，建立心肌病的模型，并且研究细胞周期调控与心肌病的关系，以及通过调控细胞周期的方式来预防心肌细胞的增殖及肥大，进而更好地防治心力衰竭也许会为临床上治疗心肌病提供一个新的思路或方向。

总而言之，增生反应的最终共同通路是细胞周期调控，目前已有基于各种不同的动物模型研究结果表明：心肌细胞及血管在受到损伤后会导致 cyclins、CDK 的表达量上调，而 CKI 的表达量下调，这一点能成为干预细胞周期调控的理论基础。细胞增殖可以被有效的细胞周期抑制剂明显抑制，从而预防一系列心血管疾病的发生和发展，但是否可以安全合理地使细胞周期抑制剂进入临床使用，并且有效地预防及治疗心血管疾病，同时将其副作用减至最低，这些问题都已成为目前的研究热点，基于此，细胞周期的调控一定会成为预防及治疗心血管疾病的新途径。

参 考 文 献

王丽珍，张敬各，王树人，2007. 同型半胱氨酸对人血管平滑肌细胞 5,10-亚甲基四氢叶酸还原酶基因启动子甲基化修饰及 mRNA 表达的影响. 卫生研究, 36（3）：291-294.

Ahn CS，2009. Effect of taurine supplementation on plasma homocysteine levels of the middle-aged Korean women. Adv Exp Med Biol, 643：415-422.

Amaluddin MS，Yang X，Wang H，2007. Hyperhomocysteinemia，DNA methylation and vascular disease. Clin Chem Lab Med, 45（12）: 1660-1666.

Angelis E，Garcia A，Chan SS，et al. 2008. A cyclin D2-Rb pathway regulates cardiac myocyte size and RNA polymerase III after biomechanical stress in adult myocardium. Circ Res，102：1222-1229.

Bedel A，Negre-Salvayre A，Heeneman S，et al. 2008. E-cadherin/beta-catenin/t-cell factor pathway is involved in smooth muscle cell proliferation elicited by oxidized low-density lipoprotein. Circ Res，103：694-701.

Bednarek-Tupikowska G，Tworowska-Bardzinska U，Tupikowski K，et al. 2008. The correlations between endogenous dehydroepiandr-osterone sulfate and some atherosclerosis risk factors in premenopausal women. Med Sci Monit，14（1）: CR37-41.

Bentzon JF，Otsuka F，Virmani R，et al. 2014. Mechanisms of plaque formation and rupture. Circ Res，114：1852-1866.

Bernardo Rodriguez-Iturbe，Hector Pons，Richard J. Johnson，2017. Role of the Immune System in Hypertension. Physiol Rev，97（3）: 1127-1164.

Campos AC，Molognoni F，Melo FH，et al. 2007. Oxidative stress modulates DNA methylation during melanocyte anchorage blockade associated with malignant transformation. Neoplasia，9（12）: 1111-1121.

Chadjichristos CE，Morel S，Derouette JP，et al. 2008. Targeting connexin 43 prevents platelet-derived growth factor-bb-induced phenotypic change in porcine coronary artery smooth muscle cells. Circ Res，102：653-660.

Daniel Dominguez，Yi-Hsuan Tsai，Robert Weatheritt，et al. 2016. An extensive program of periodic alternative splicing linked to cell cycle progression. eLife，5：e10288.

Daniel J. Wood，Jane A. Endicott，2018. Structural insights into the functional diversity of the CDK-cyclin family. Open Biol，8（9）: 180112.

De Vivo M，Cavalli A，Bottegoni G，et al. 2006. CaudillRole of phosphorylated Thr160 for the activation of the CDK2/Cyclin A complex. Proteins，62（1）: 89-98.

Djuric D，Jakovljevic V，Rasic-Markovic A，et al. 2008. Homocysteine，folic acid and coronary artery disease：possible impact on prognosis and therapy. Indian J Chest Dis Allied Sci，50（1）: 39-48.

Gao D，Nolan DJ，Mellick AS，et al. 2008. Endothelial progenitor cells control the angiogenic switch in mouse lung metastasis.Science，319（5860）: 195-198.

Garanty-Bogacka B，Syrenicz M，Szołomicka-Kurzawa P，et al. 2006. Correlation between serum homocysteine levels and selected atherosclerosis risk factors in children and adolescents with simple obesity. Przegl Lek，63（8）: 645-649.

Hauck L，Harms C，An J，et al. 2008. Protein kinase CK2 links extracellular growth factor signaling with the control of p27（Kip1）stability in the heart. Nat Med，14：315-324.

Huang Y，Peng K，Su J，et al. 2007. Different effects of homocysteine and oxidized low density lipoprotein on methylation status in the promoter region of the estrogen receptor alpha gene. Acta Biochim Biophys Sin（Shanghai），39（1）: 19-26.

Isa Y，Mishima T，Tsuge H，et al. 2006. Increase in S-adenosylhomocysteine content and its effect on the S-adenosylhomocysteine hydrolase activity under transient high plasma homocysteine levels in rats. J Nutr Sci Vitaminol（Tokyo），52（6）: 479-482.

Jamaluddin MS，Yang X，Wang H，2007. Hyperhomocysteinemia，DNA methylation and vascular disease. Clin Chem Lab Med，45（12）: 1660-1666.

Jiang YD，Zhang HP，Xiong JT，et al. 2007. Folate and ApoE DNA methylation induced by homocysteine in human monocytes. DNA and Cell Biology，42（7）: 476-483.

Jiang YD，Zhang JZ，Huang Y，et al. 2007. Hyperhomocysteinemia-mediated globe DNA Hypomethylation and its potential Epigenetic mechanism in rats. Acta Biochim Biophys Sin，39（6）: 392-403.

Joan P. Zape，Carlos O. Lizama，Kelly M. Cautivo，et al. 2017. Cell cycle dynamics and complement expression distinguishes mature haematopoietic subsets arising from hemogenic endothelium.Cell Cycle，16（19）: 1835-1847.

Lichtman A，Binder C，Tsimikas S，et al. 2013. Adaptive immunity in atherogenesis：new insights and therapeutic approaches. J Clin Invest，123：27-36.

Lipskaia L, del Monte F, Capiod T, et al. 2005. Sarco/endoplasmic reticulum Ca^{2+}-ATPase gene transfer reduces vascular smooth muscle cell proliferation and neointima formation in the rat. Circ Res, 97（5）: 488-495.

Picerno I, Chirico C, Condello S, et al. 2007. Homocysteine induces DNA damage and alterations in proliferative capacity of T-lymphocytes: a model for immunosenescence? Biogerontology, 8（2）: 111-119.

Rainis Venta, Ervin Valk, Mardo Kõivomägi, et al. 2012. Double-negative feedback between S-phase cyclin-CDK and CKI generates abruptness in the G1/S switch. Front Physiol, 3: 459.

Scott R. Johnstone, Brett M. Kroncke, Adam C. Straub, et al. 2012. MAPK phosphorylation of connexin 43 promotes binding of cyclin E and smooth muscle cell proliferation. Circ Res, 111（2）: 201-211.

Shukla N, Rowe D, Hinton J, et al. 2005. Calcium and the replication of human vascular smooth muscle cells: studies on the activation and translocation of extracellular signal regulated kinase（ERK）and cyclin D1 expression. Eur J Pharmacol, 509（1）: 21-30.

Sonia JavanMoghadam, Zhang Weihua, Kelly K. Hunt, et al. 2016. Estrogen receptor alpha is cell cycle-regulated and regulates the cell cycle in a ligand-dependent fashion. Cell Cycle, 15（12）: 1579-1590.

Trelle MB, Jensen ON, 2007. Dicer finds a new partner in transcriptional gene silencing. Mol Cell, 27（4）: 519-520.

Vera V. Koledova, Raouf A. Khalil, 2006. Ca^{2+}, Calmodulin, and Cyclins in Vascular Smooth Muscle Cell Cycle. Circ Res, 98（10）: 1240-1243.

Wilson AS, Power BE, Molloy PL, 1775. DNA hypomethylation and human diseases. Biochim Biophys Acta, 1775（1）: 138-162.

Xia L, Zhou XP, Zhu JH, et al. 2007. Decrease and dysfunction of endothelial progenitor cells in umbilical cord blood with maternal pre-eclampsia. J Obstet Gynaecol Res, 33（4）: 465-474.

第2章　高同型半胱氨酸血症FABP4 DNA甲基化作用及特异性miRNA调控机制的研究

一、课　题　设　计

动脉粥样硬化（AS）是以脂代谢紊乱为主的慢性炎症性疾病,高同型半胱氨酸血症（hypo-homocysteinemia，HHcy）是否通过炎症和脂代谢交叉靶基因脂肪酸结合蛋白 4（fatty acid binding protein 4，FABP4）DNA甲基化异常引起 AS 未见报道,前期研究 HHcy 时发现同条件下不同基因的 DNA 高、低甲基化并存,提示存在深层次调控机制。因此,本项目拟复制 HHcy 模型,实时 PCR 等检测 AS 斑块 FABP4 的变化,在单核巨噬细胞中使其沉默和过表达验证 FABP4 的作用;高通量荧光法检测 AS 斑块中 FABP4 DNA 甲基化及 DNA 甲基转移酶（DNA methyltransferase，DNMT）等调控因子变化,分别沉默和过表达 DNMT1,阐明 FABP4 DNA 甲基化的作用机制,确定调控的关键靶点;运用微阵列技术筛选 HHcy 特异性 miRNA 表达,在单核巨噬细胞中使其沉默和过表达后予以验证;构建携载 DNMT1 重组质粒、转染细胞,探讨特异性 miRNA 调控 DNA 甲基化机制。本课题旨在阐明 HHcy 分子机制,为 HHcy 靶向治疗提供理论依据。

AS 是一类以炎症和脂代谢紊乱为主的多基因复杂性疾病,发病率高,危害性大,而且目前尚无有效的治疗方法,因此深入探讨 AS 的发病机制已成为医学领域所关注的热点问题。现已证实 HHcy 是 AS 的独立危险因子,其危害性不亚于高脂血症。国内外学者广泛开展研究,目前认为其形成的机制有:脂质代谢紊乱、炎症反应、内皮细胞功能紊乱、凝血-纤溶系统功能紊乱、平滑肌细胞增生等,但其中关键调控环节和作用机制仍有待进一步研究。因此,确定调控的关键靶基因,寻求防治新途径成为目前研究的重点。

在体内,同型半胱氨酸通过甲硫氨酸循环的转甲基途径将甲基转移至 DNA、蛋白质等受体,从而发挥生物学效应,DNA 甲基化成为调控基因表达的重要方式,也是目前研究的热点。DNA 甲基化是指在 DNMT 的作用下,在 CpG 岛二核苷酸 5′端的胞嘧啶中加入甲基,使之变为 5-甲基胞嘧啶,这种 DNA 修饰方式并没有改变基因碱基序列,但它却调控着基因的表达,其中 DNMT 催化甲基转移至 DNA 胞嘧啶上,实现 DNA 甲基化,建立和维持遗传基因调节;甲基结合蛋白（MeCP2）及去甲基化酶（MBD2）基因等协同参与了 DNA 甲基化反应。基因的 DNA 甲基化调控规律:高甲基化可抑制基因的表达,而低甲基化则可激活基因的表达,即 DNA 甲基化与基因表达呈负相关。AS 是机体生命过程中渐进性发展的一种动脉内膜退行性病变,国内外先后报道了在 AS 形成中出现基因组、雌激素受体-α、基质金属蛋白酶-2 等 DNA 甲基化异常改变,同时观察到 HHcy 也可引起基因组 DNA 甲基化程度下降,p21ras 等基因的启动子区出现高甲基化现象。课题组发现了以下问题:首先,基因组表现为低甲基化的同时为何不同的基因却表现为 DNA 高甲基化和低甲基化并存,其原因是什么?这提示着存在更深层次调控 DNA 甲基化的机制;其次,DNMT 的影响因素及调节机制是什么?因此寻找调控新途径成为研究 HHcy 的关键。如能同时锚定炎症和脂代谢紊乱的交叉靶基因进行研究,将为深入研究 DNA 甲基化及 DNMT1 调控机制,寻求防治 HHcy 的新靶点提供新途径、带来新突破。

　　FABP4 是一类分子质量较小且对脂肪酸有高亲和力的可溶性载体蛋白,广泛参与脂肪酸的吸收、转运和代谢。在多酶系统中关于 FABP4 调控脂肪酸作用的结果表明:FABP4 可阻断或逆转脂肪酸及其酰基-CoA 调控的其他酶从而发挥作用;Agardh HE 等通过慢病毒诱导巨噬细胞中 FABP4 高表达,发现胆固醇酰基转移酶 A1 表达上调,相反 ATP 结合盒转运体 A1 ABCA1 表达下调,其共同作用导致了胆固醇沉积和三酰甘油分解降低;后续 Cabré A 等利用荧光共振能量转换测定法对 FABP4 调控脂肪酸转运功能进行研究,发现膜囊泡的脂肪酸转运比率也发生了变化,提示 FABP4 是脂质代谢关键调控酶。在探讨 FABP4 的作用机制中,Maurice Nachtigal 等报道了 FABP4$^{-/-}$鼠中 MCP-1、TNF-α 等炎症因子的表达降低;而 Hongfeng Gu 等在 FABP4$^{-/-}$鼠中却检测到钟声蛋白样受体表达明显增高,从而引起了系统性炎症反应;在 FABP4 缺失的巨噬细胞中,一些促进炎症反应的酶,如环氧合酶 2(COX-2)、诱导型一氧化氮合酶(iNOS)等的表达和功能明显下调,可见 FABP4 在炎症反应中也起到了重要的作用。Sumner-Thomson 等研究发现,在 ApoE$^{-/-}$鼠,同时敲除 FABP4 基因能明显减少 AS 的形成;Cai H 等也观察到类似现象,FABP4$^{-/-}$能减少 ApoE$^{-/-}$小鼠因饲养高脂饮食所致的 AS,并大大提高小鼠在致 AS 饮食下的存活率,表明 FABP4 也与 AS 密切相关。综上所述,FABP4 是调控炎症和脂代谢、促进 AS 形成的关键靶基因,而作为 AS 独立重要危险因子之一的 HHcy 引起的炎症和脂代谢紊乱也是其致病重要机制,提示 FABP4 可作为研究 HHcy 的靶点,然而关于 Hcy 是否通过干扰甲硫氨酸循环引起 FABP4 DNA 甲基化异常从而引起 AS 尚未见报道。如以 FABP4 为靶点,深入探讨其调控机制,有利于解决前期研究 HHcy 中存在的问题并寻找调控的关键靶点。

　　课题组预实验结果表明:在 HHcy 模型中,ApoE$^{-/-}$鼠 AS 斑块中 FABP4 的 mRNA 表达增加,且 FABP4 DNA 低甲基化;在单核细胞中加入佛波酯刺激成巨噬细胞后,在 oxLDL 的刺激下转变为泡沫细胞,实时定量 PCR、免疫印迹法检测 FABP4 的变化,巢氏降落式甲基化特异性 PCR(nMS-PCR)检测 FABP4 DNA 甲基化的变化,结果表明 FABP4 表达增高,且 FABP4 DNA 发生低甲基化改变,这为后续深入研究 HHcy 的作用机制提供了保证。

　　miRNA 是近年来发现的一类内源性单链小分子非编码 RNA,主要通过特异性识别靶基因 mRNA3′非翻译区(3′UTR)上相应位点并与之碱基互补配对结合,导致 mRNA 的降解或翻译抑制,在转录后水平发挥基因沉默效应,这为疾病的研究提供了新途径。不同组织和细胞具有特异性的 miRNA,其中 miR-142 和 miR-223 与造血系统、miR-133 与肌肉组织,以及 miR-1、miR-30c 和 miR-26 与心肌细胞具有特异性;而动脉血管的特异性 miRNA 为 miR-145、let-7、miR-125b 和 miR-143。正常组织与病理组织中 miRNA 的表达存在显著的差异,Tatsuguchi M 等首次在大鼠颈动脉球囊损伤模型中发现 miRNA 异常表达,其中 miR-21 等在损伤后的血管中明显上调,而 miR-125b 等表达下降;Sun Y 在大鼠胚胎心肌中也证实了 miR-1 过量表达抑制了心肌细胞的增殖。寻找和确定各种疾病的特异性 miRNA,已成为探索疾病的新靶点,这种特异性 miRNA 对于疾病的早期诊断、预后监测与评估及靶向治疗都具有重要的意义,但目前国内外尚无 HHcy 特异性 miRNA 的研究报道。在细胞中,特异性 miRNA 可以结合于 E-钙黏素基因启动子区的 CpG 岛,诱导 DNA 甲基化,当破坏细胞中的 DNMT 时,miRNA 不能使 DNA 甲基化,这表明 miRNA 可能通过 DNMT 介导 DNA 甲基化的发生。Lu F 等在肿瘤的研究中发现 DNMT1、DNMT3b 基因双敲除(DKO)细胞中 miRNA 的表达,发现缺乏 DNMT1、DNMT3b 的细胞中,18/320 的 miRNA 表达升高了 3 倍以上,其中 miR-124a、miR-143

及 miR-517c 这 3 种 miRNA 包埋于典型的 CpG 岛内，而 miR-143 所处的 CpG 岛在 DKO 细胞中被特异性甲基化。Tamia A 等通过转染增加大肠癌细胞 miR-143 的表达可以引起 DNMT1 基因 mRNA 显著降低，并抑制肿瘤细胞的生长，而使用 siRNA 沉默 DNMT1 基因同样使肿瘤细胞的生长受到抑制。在肿瘤中，miRNA 与 DNMT 存在相互调控作用，HHcy 引起的 AS 是一种慢性增生性疾病，与肿瘤相似，有 "良性肿瘤" 之称，在形成机制方面有一定关联性。基于 AS 与肿瘤发病机制的相似性、血管中特异性表达的 miRNA 和生物信息学对 miRNA 的综合分析，因此，筛选 HHcy 的特异性 miRNA，探讨 miRNA 调节 FABP4 DNA 甲基化的机制，有助于解决前期研究中存在的问题，为进一步研究 HHcy 提供新思路。

课题组前期研究 DNA 甲基化调控 HHcy 引起 AS 机制时发现，同条件下不同基因 DNA 高甲基化与低甲基化并存，提示存在更深层次的调控机制，miRNA 是基因表达调控的又一重要方式，FABP4 是炎症和脂代谢交叉的靶基因，可作为关键基因。因此我们的假设是：FABP4 DNA 甲基化是 HHcy 的重要机制，HHcy 特异性 miRNA 通过调控 DNMT 的表达，介导 FABP4 DNA 甲基化的发生，引起 FABP4 表达改变，从而引起炎症和脂代谢紊乱，导致 HHcy 的形成　（图 2-1）。

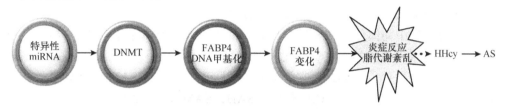

图 2-1　课题假说

因此，本项目拟在前期工作的基础上，复制 HHcy ApoE$^{-/-}$鼠模型和单核细胞源性泡沫细胞模型，实时定量 PCR 和 Western blotting 检测 FABP4 的表达，基因重组和 RNA 干扰技术分别使 FABP4 过表达和沉默，转染细胞，Hcy 干预后，观察泡沫细胞的变化和细胞内胆固醇的流出，明确 FABP4 的作用；运用高通量 MethyLight 法检测 FABP4 DNA 甲基化的变化，实时定量 PCR 和 Western blotting 检测 DNMT、MBD2 和 MeCP2 等 DNA 甲基化调控相关因子的变化，揭示 FABP4 DNA 甲基化在 HHcy 中的作用机制；分别沉默和过表达 DNMT1，明确其是调控 DNA 甲基化的关键靶点；运用微阵列技术筛选 HHcy 特异性 miRNA，在泡沫细胞中通过转染导入特异性 miRNA 抑制物和 PSuper-miRNA 并予以验证，探讨 HHcy 特异性 miRNA 对 FABP4 DNA 甲基化的影响；构建携载 DNMT1 基因 mRNA3'非翻译区的 pGL3 重组荧光素酶报告基因质粒，转染细胞，检测荧光素酶的活性，明确特异性 miRNA 与 DNMT1 的关系，阐明特异性 miRNA 调控 FABP4 DNA 甲基化的作用机制。本课题的实施将有利于阐明 HHcy 的分子机制，寻找致病环节，确定关键靶点，为 HHcy 的靶向治疗提供新的干预途径，为 AS 这一全球重大疾病的防治工作提供更多研究资料。

二、高同型半胱氨酸血症的研究进展

同型半胱氨酸（Hcy）是机体内部代谢过程中产生的一种重要的含硫氨基酸，由于其浓度受到多种因素的影响，加之在体内的特殊作用，如果在代谢过程中血浆中浓度过高即形成 HHcy，会影响到其甲基化过程、转硫化过程和甜菜碱替代过程，可能通过表观遗传学机制导致糖尿病性视网膜病变、冠心病、阿尔茨海默病、卒中等心血管疾病，所以从 Hcy 经表观遗传学机制导致心血管疾病来进行基础研究，成为解决心血管疾病的一个新思路和新途径。

Hcy 是机体内部代谢过程中产生的一种重要的含硫氨基酸，其代谢过程中也有叶酸及维生素 B_{12} 的参与，同型半胱氨酸的致病机制主要是首先影响血管内皮功能，进而使血管平滑肌细胞大量增殖，最终影响纤溶和凝血机制等。Hcy 不仅在心血管疾病患者血液化验结果中升高，亦在肾病、妊娠期高血压疾病、肝病及某些癌症患者血液化验结果中升高，除此之外，摄入某些药物也能够影响血液中的 Hcy 浓度，最终损害血管功能。如果早期能够干预血液 Hcy 水平，就可以阻断因高 Hcy 所导致的血管损害，若可以将这一机制运用于临床，将可以极大程度地造福患者。Hcy 水平升高与糖尿病性视网膜病变、冠心病、阿尔茨海默病、卒中等多种疾病存在关联，其中 Hcy 与心、脑血管疾病相关性的研究最广泛。

1. Hcy 的生化特征　　Hcy 也就是氨基羟基丁酸，是机体内的一种含硫氨基酸，也是甲硫氨酸代谢过程中的一种中间产物，因此 Hcy 可作为心血管疾病的一种标志物。世界卫生组织指出，健康成人的空腹血浆 Hcy 水平为 5～15μmol/L。Hcy 来源于饮食摄取的甲硫氨酸，每日食物中含甲硫氨酸为 1～2g，成人每日需甲硫氨酸量为 0.9g。

Hcy 是通过两种中间体化合物 S-腺苷甲硫氨酸（SAM）和 S-腺苷同型半胱氨酸（SAH）脱甲基化后衍生为甲硫氨酸的含硫氨基酸。甲硫氨酸是主要从甲硫氨酸循环过程中获得的必需氨基酸，部分来自饮食（图 2-2），它可与三磷酸腺苷结合产生 SAM，SAM 是人体甲基最重要的供体。随着甲基的转移，SAM 转化为 SAH，SAM/SAH 比率可作为细胞内甲基化能力的指标。大多数 SAM 依赖性甲基转移酶，包括 DNA 甲基转移酶（DNMT），可被 SAH 抑制，SAH 与甲基转移酶的亲和力高于 SAM。SAH 可以进一步水解成 Hcy 和腺苷。这种反应是可逆的，具有热力学平衡，非常有利于 SAH 的合成而不是 SAH 的水解。

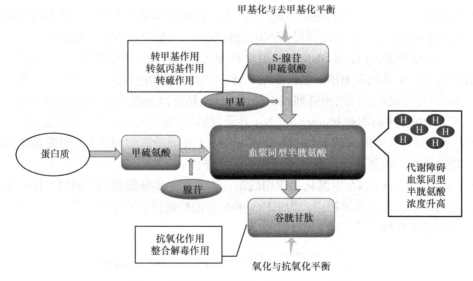

图 2-2　同型半胱氨酸的来源与影响示意图

2. Hcy 在体内的代谢

（1）转甲基途径：这是 Hcy 代谢的主要途径，在此代谢过程中，Hcy 生成甲硫氨酸，所需甲基由四氢叶酸作为供体，甲硫氨酸继续活化生成腺苷甲硫氨酸，后者成为体内诸多代谢过程所需的甲基供体，DNA 甲基化所需的甲基即由其所提供。DNA 甲基化可以改变体内基因表达，诱发疾病发生，如 Hcy 所致粥样斑块形成可能和此过程有关。因此，有人将腺苷甲硫氨酸与腺苷同型半胱氨酸的比值作为体内甲基化的客观指标。体内产生的 Hcy 由 5-甲基四氢叶酸还原酶提供甲基，生成甲硫氨酸，此即甲硫氨酸循环（图 2-3）。此过程须有叶酸和维生素 B_{12} 作为辅酶，若体内叶酸和维生素 B_{12} 缺乏会影响该过程，导致体内 Hcy 堆积，因此，补充叶酸和维生素 B_{12} 是目前临床上治疗 HHcy 的主要方法，即通过人为地补充叶酸和维生素 B_{12}，促进 Hcy 转化，减少体内蓄积。

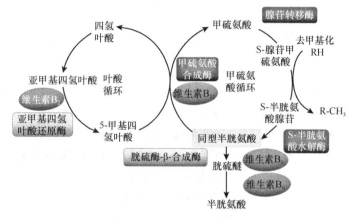

图 2-3　甲硫氨酸循环过程示意图

（2）转硫化途径：是甲硫氨酸代谢的主要途径，转硫化途径反应的主要场所在肝和肾，是不可逆的过程。此过程生成半胱氨酸及牛磺酸，前者经过多步反应产生硫化物，以无机盐的形成经肾排泄（图 2-4）。有一项关于肝硬化及肝癌患者的研究显示，肝硬化和肝癌患者的血 Hcy 水平明显升高，肝硬化患者血浆 Hcy 水平随着 Child-Pugh 分级的升高而递增，而且肝硬化组各级之间与肝癌组的血浆 Hcy 水平相比较，它们之间的差异很明显。随访了部分肝癌患者后所得到的结果中，同样证实了肝细胞损伤程度越严重，血中的 Hcy 越高，说明 Hcy 可以较为准确地反映肝细胞损伤程度。与对照组相比较，原发性肝癌组患者血 Hcy 水平显著增高。同时，在肝功能检查中发现，血 Hcy 随血清谷氨酰转肽酶、谷草转氨酶、谷丙转氨酶水平的升高而升高，这些变化说明随着肝细胞损伤程度的加重，肝对 Hcy 的代谢能力逐渐减弱，从而引起血液中的 Hcy 蓄积。另外，在肝癌晚期患者体内，由于超氧化物的表达量上升及酶基因突变会导致肝细胞进一步损伤，其代谢 Hcy 的能力明显减弱，造成血中的 Hcy 水平上升。

（3）甜菜碱替代途径：甜菜碱也是体内重要的甲基供体，在 Hcy 代谢过程中，体内甜菜碱可以提供一个甲基，生成甲硫氨酸及二甲基甘氨酸。这一过程仅在肝内进行。

（4）直接入血：Hcy 直接释放入血，在细胞外液发挥生理作用。Hcy 在血浆中有 3 种形式：分别为同型半胱氨酸-半胱氨酸、游离型同型半胱氨酸和双硫同型半胱氨酸。

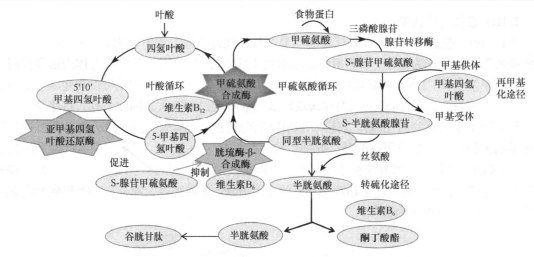

图 2-4　甲硫氨酸循环、再甲基化途径、转硫化途径与叶酸循环示意图

3. 影响 Hcy 的因素

（1）遗传因素：在遗传性 HHcy 中占主导的是遗传因素，机体亚甲基四氢叶酸还原酶（methylenetetrahydrofolate reductase，MTHFR）缺陷是导致该疾病最常见的原因，MTHFR 基因控制该酶的生成。MTHFR 基因定位是染色体 1P36.3，其中最常见的突变是 677C→T 碱基点突变，经研究分析证明，当个体的基因型为 MTHFR677TT 时，其血浆总 Hcy 水平比正常人高 20%，与 677CC 基因型相比较，其发生缺血性心脏病的危险性高 16%。

（2）营养因素：影响 Hcy 水平的重要非遗传因素有很多，主要包括维生素 B6、叶酸和维生素 B12。从 Hcy 在体内的代谢过程中可以看出，在一碳单位的转运和利用方面上发挥重要作用的物质是叶酸，而且叶酸也为 Hcy 的代谢提供甲基，它也在核酸的合成及甲硫氨酸的再循环上发挥重要作用；与此同时，Hcy 代谢反应过程中重要的辅酶为维生素 B12 及维生素 B6，此二者对平衡 Hcy 在血液循环中的浓度发挥着关键作用。当人体对这些物质摄入量不足或是由于某些疾病造成其中某些物质缺乏时，Hcy 浓度会大幅升高。

（3）性别因素：通常来说，女性血浆 Hcy 浓度比男性低。当女性绝经后，血浆 Hcy 浓度可以增高或不变。而造成男性血浆 Hcy 浓度比女性高的原因主要有：男性骨骼肌发达及其肌酐浓度较高，以及性激素会影响甲硫氨酸代谢。

（4）年龄因素：研究发现，随着年龄的增长，血中 Hcy 也会随着升高，这一现象是由于体内维生素 B6、维生素 B12 停留时间与年龄呈负相关，也与叶酸缺乏等原因有关，同时也与老年人的 Hcy 代谢中的一些酶活性降低、肾功能减退、激素水平的改变有关系。

（5）疾病因素：严重硬皮病因叶酸缺乏可以导致血浆 Hcy 浓度增高。胰腺癌、卵巢瘤、淋巴细胞白血病及乳腺癌等患者中血浆 Hcy 浓度也会增高，这可能与恶性细胞中甲硫氨酸代谢发生障碍有关。还有研究表明血浆 Hcy 浓度与血浆肌酐浓度变化一致。

（6）药物因素：严重贫血、甲状腺功能减退症、严重硬皮病及恶性肿瘤等疾病，以及服用利尿药、抗癫痫药、烟酸、一氧化氮、甲氨蝶呤等药物均可以致血浆 Hcy 水平发生大幅度变化。

（一）高同型半胱氨酸血症与糖尿病性视网膜病变

1. 糖尿病性视网膜病变概述　糖尿病性视网膜病变的特征在于出现血管病变，随着病情严重性的增加，最终导致新血管出现。早期或非增殖性糖尿病性视网膜病变的特征是视网膜血管微动脉瘤、斑点出血、棉毛斑、视网膜周细胞丢失、血管视网膜通透性增加、局部血流改变和视网膜微血管异常等，所有这些都会导致视网膜缺血。而增殖性糖尿病性视网膜病变是一种更严重的状态，其特征是易于出血的异常脆弱的新血管形成。

2. 糖尿病性视网膜病变的研究进展　糖尿病性视网膜病变（diabetic retinopathy，DR）作为糖尿病最易见的微血管并发症，也是导致失明的常见原因。由于糖尿病的全球流行，糖尿病性视网膜病变可能成为未来公共健康的主要威胁，预计到 2030 年将影响 4.38 亿人。

近年来，有大量研究将 Hcy 作为重要的生物标志物及心血管疾病重要的危险因素，包括眼睛的血管闭塞性疾病在内的许多疾病。HHcy 的决定因素，如低浓度叶酸和 B 族维生素辅酶，以及参与 Hcy 分解酶的活性改变，也与心血管并发症风险增加有关。

糖尿病性视网膜病变是糖尿病患者失明的主要原因之一。有学者通过研究发现，Hcy 在糖尿病微血管病变中发挥着重要作用。亦有研究表明，Hcy 水平与糖尿病患者的视网膜病变有明显的相关性，但是其与无糖尿病的视网膜病变没有明显的相关性。

Hcy 诱导的表观遗传修饰可能与 HHcy 相关的视网膜病变有关，如糖尿病性视网膜病变。Hcy 是含有硫基团的氨基酸，并且是甲硫氨酸循环系统的关键组分。Hcy 在甲基供体生物合成中起着重要作用，它与 DNA 中发现的主要表观遗传密码相关。以往的研究已经报道，HHcy 时会破坏内和外血-视网膜屏障（blood-retinal barrier，BRB）的完整性。完整 BRB 的存在对于维持视网膜的结构完整性和正常功能至关重要。BRB 的通透性增加是视网膜疾病发展的标志，如糖尿病性视网膜病变或与年龄相关的黄斑变性（age-related macular degeneration，AMD）。在过去的 10 年中，半胱氨酸血症已受到特别的关注，尤其在一些临床和流行病学研究涉及糖尿病性视网膜病和 AMD 时，这提示血浆同型半胱氨酸水平升高与糖尿病性视网膜病变及 AMD 的风险存在关联。然而，HHcy 诱导的 BRB 功能障碍的潜在机制尚不明确。

（二）高同型半胱氨酸血症与冠心病

1. 冠心病概述　冠状动脉血管发生动脉粥样硬化病变称为冠状动脉粥样硬化性心脏病，该病的特征是血管腔狭窄或阻塞，进一步造成心肌缺血、缺氧或坏死，常被称为冠心病（coronary heart disease，CHD）。通常意义上讲的 CHD 所包含的范围可能更加广泛，其中包括栓塞、炎症等导致的管腔狭窄或闭塞。临床上通常将 CHD 分为稳定性冠心病和急性冠脉综合征。

2. 冠心病的研究进展　Hcy 是含硫氨基酸，为去甲基化的甲硫氨酸代谢中的关键中间体。HHcy 临床上定义为血浆 Hcy 浓度大于 15μmol/L，增加不对称二甲基精氨酸（asymmetric dimethyl arginine，ADMA）的水平，可能导致 eNOS 的解偶联，导致 NO 的产生减少和超氧化物的产生增加。超氧化物与 NO 的氧化反应可产生过氧亚硝酸盐并降低 NO 的生物学功能，引起内皮功能障碍，S-腺苷同型半胱氨酸的积累可以导致与 HHcy 相关的血管并发症的发生。蛋白质精氨酸甲基化是一种关键的翻译后修饰，并产生单甲基精氨酸和 ADMA 残基。研究证实，eNOS 抑制剂 ADMA 水平升高与 HHcy 有关，并且可能部分地促成 Hcy 诱导的内皮功能障碍和 HHcy 的阴性血管效应，具有 ADMA 非依赖性病因。有学者研究了老年人 Hcy 和 ADMA 的心血管危险因素，并再次确认低促性腺素性功能减退症（hypogonadotropin hypogonadism，HH）患者的舒张内皮功能障碍是由于经 Hcy 诱导的 ADMA 积累引起的 NO 生物学功能降低所致。

目前大量证据表明，血清 Hcy 升高与动脉粥样硬化的内皮功能障碍有关，HHcy 被认为是心血管疾病的独立危险因素。其中叶酸和维生素 B_{12} 作为共同底物和辅助因子，是 Hcy 代谢过程中的两个重要调节因素。此外，目前的研究表明，补充叶酸可以显著减轻冠心病患者的内皮功能障碍。另一项研究表明，大蒜和大蒜衍生的有机多硫化物以硫醇依赖的方式诱导 H_2S 产生。H_2S 是内源性心脏保护性血管细胞信号分子。它不仅可以激活 K^+-ATP 通道，还可以与 S-亚硝基硫醇类物质反应释放 NO 作为还原剂和亲核剂，从而引起血管平滑肌细胞松弛。据报道，血清维生素 B_{12} 缺乏和 HHcy 是冠心病患者的心血管危险因素。更好地阐明 HHcy 与冠心病严重程度之间的关系，以及 Hcy 与叶酸、维生素 B_{12} 的相关性可能是冠心病患者早期预警和危险分层的新策略。

大量研究表明，HHcy 是心血管疾病的独立危险因素，血清 Hcy 水平升高与冠心病事件有关。有研究者对 2 个亚组进行了 8 年随访的前瞻性研究，表明 Hcy 与代谢综合征成分相关，HHcy 和代谢综合征都是冠心病的危险因素。

CHD 患者中 HHcy 的患病率为 79.1%，而非 CHD 患者中只有 5% 的患者血浆 Hcy 浓度升高。HHcy 的患病率从非 CHD 对照组的 5% 显著增加至 SAP 组的 66%，UAP 组为 81.9%，AMI 组为 93.15%（$P < 0.001$）。这些发现证实 HHcy 与冠心病的严重程度及一些传统的心血管危险因素有关。一项荟萃分析发现，血浆总 Hcy 升高 25%（约 3μmol/L），其心血管事件风险就会增加 10%，调整其他已知危险因素后卒中风险增加 20%。另一项系统评价和荟萃分析发现，Hcy 水平每升高 5μmol/L，CHD 事件的风险增加约 20%，与传统 CHD 危险因素无关。有研究者进行了动脉粥样硬化的多民族研究和国家健康与营养检查调查Ⅲ数据集发现，Hcy 超过 15μmol/L 可明显预测冠心病事件。

（三）高同型半胱氨酸血症与阿尔茨海默病

1. 阿尔茨海默病概述 阿尔茨海默病（Alzheimer's disease，AD）是一种由于神经系统退化引起的疾病。该病的特征为人格和行为改变、失语、失智、失认、记忆障碍，以及视空间认知能力丧失和执行功能障碍等。至今为止关于该病的发病原因还存在争论。按照发病年龄可以将该病分为两类，一种称为早老性痴呆，发病年龄在 65 岁以前；另一种称为老年性痴呆，发病年龄在 65 岁以后。

2. 阿尔茨海默病的研究进展 HHcy 参与阿尔茨海默病的发生机制可能是通过衰老和降低维生素 B_{12} 或叶酸供应与需求比来实现的，HHcy 具有影响神经细胞功能、结构、遗传和营养的作用。可能的功能决定因素包括 N-甲基-D-天冬氨酸（N-methyl-D-aspartate，NMDA）受体的 Hcy 激活，会引起过多的细胞内钙内流和神经元死亡。HHcy 在阿尔茨海默病的发病机制中产生低甲基化状态，引起 DNA 损伤和凋亡。HHcy 能够抑制成年哺乳动物的海马神经发生。Hcy 可能与 γ-氨基丁酸（γ-aminobutyric acid，GABA）竞争 GABA 受体，并可能影响其发挥抑制性神经递质的功能。

动物体内、体外和人体体内研究表明，AD 病理生理学可能涉及低甲基化状态，其中它具有 3 种可能的命运：甲基化为甲硫氨酸（Met）、转硫化为胱硫醚和腺苷酸化为 SAH。在 Hcy 水平正常时，前两个反应得以维持，第 1 个发生在大脑，第 2 个主要发生在体内，促进稳态甲基化反应和维持健康细胞；随着 Hcy 升高，出现第 3 类反应，促进低甲基化状态导致疾病。

一方面，作为细胞呼吸的基础，没有氧化反应就没有生命；另一方面，如果没有这些反应物质，就不会有活性氧（ROS）。有数以千计的与 ROS 和衰老有关的出版物，都说明这是散发性 AD 的最显著的危险因素，异常的线粒体酶可能促进这一过程，从而有助于从病理生理学角度解释 AD 发生的机制。

Hcy 迅速氧化生成同型半胱氨酸硫代内酯、高胱氨酸和混合二硫化物，产生 ROS，包括单线态氧、超氧阴离子、羟基自由基和过氧化氢，可能阻碍维生素 B_{12} 和叶酸进入神经细胞，并且淀粉样蛋白 β（amyloid β，Aβ）肽从脑组织中清除。在某些系统中，Hcy 升高导致淀粉样蛋白前体和 tau 蛋白过度磷酸化，Hcy 氧化产生与 Aβ 和 tau 蛋白交联的产物，导致其沉淀。

在 ROS 产生和免疫激活之间可能发生恶性循环。Hcy 可以促进这种循环，因为 ROS 的产生与 Hcy 升高有关，Hcy 升高与免疫激活有关，免疫激活与 Hcy 升高有关，这与 ROS 的产生过程有关（图 2-5）。其他研究证据表明 ROS、低甲基化、免疫组分、Aβ 和 tau 蛋白及与 tau 相关的神经变性有关，ROS 的产生使 tau 蛋白磷酸化失调，与 S-腺苷甲硫氨酸（SAM）减少、SAH 增加、SAM/SAH 值降低有关，也与抗氧化剂和四氢叶酸（tetrahydrofolate，THF）的高消耗有关。

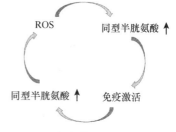

图 2-5　ROS 和免疫激活之间恶性循环示意图

（四）高同型半胱氨酸血症与卒中

1. 卒中的概述　卒中是全球第二大死亡原因，也是许多国家老年人残疾的主要原因。卒中可以是缺血性或出血性事件，其影响到部分大脑的血液灌流量，如血管闭塞或破裂。

2. 卒中的研究进展　通过大量临床研究发现，卒中的临床前标志物包括 Hcy，其可能与卒中相关性血栓形成有着重要的关系。针对 Hcy 与血栓形成之间的关系，临床数据回顾性研究揭示了存在正相关，在绝大多数研究中，优势比（OR）为 2～13.22，促进了 8-异前列腺素F（2α）的形成，在具有纯合胱硫醚 β 合成酶（CBS）缺乏的 Hcy 患者中观察到脂质过氧化的标记（此标记代表血小板衍生的花生四烯酸的过氧化），表明血小板活化增强了脂质过氧化在CBS 缺陷受试者的 Hcy 相关缺血性卒中中的作用。现已发现仅仅是 Hcy 轻度增加，但在卒中患者的中颈动脉夹层中的发生率大幅升高。这一发现与病例研究相吻合，该研究结果显示自发性颈动脉夹层患者的 Hcy 水平显著升高。通过解剖发现，相对于正常受试者，自发性颈动脉夹层的卒中患者与无解剖异常的动脉粥样硬化患者的血栓形成之间无明显差异。据报道，复发性非动脉炎性前部缺血性视神经病变和 CBS 缺乏引起颈部颈动脉夹层所致视网膜栓塞有关联。

进一步观察到，血浆 Hcy 升高的幅度与缺血性卒中患者的所有颅内动脉的搏动指数（为检查动脉远端血管阻力进行分级的指标）的分级增加有关，其中没有颈动脉狭窄、闭塞的缺血性卒中患者的 Hcy 水平明显高于无颈动脉狭窄、闭塞的患者。若 Hcy 高于 14.0μmol/L，则与主动脉弓粥样硬化的进展显著相关，这是短暂性脑缺血发作和卒中患者复发性血管疾病的独立危险因素。这些发现表明 Hcy 可作为主动脉斑块进展的介质（图 2-6）。

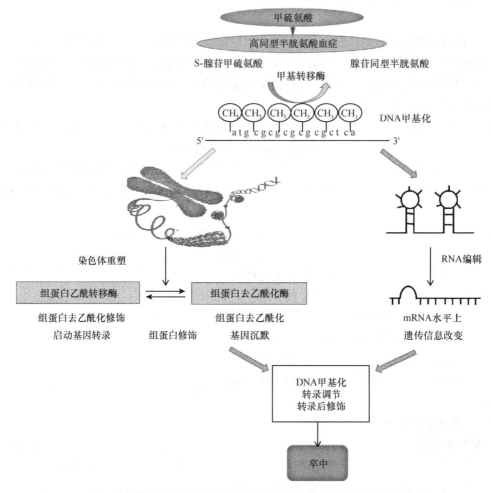

图 2-6 高同型半胱氨酸血症诱导卒中的表观遗传学机制示意图

由于 Hcy 可以通过维生素（叶酸、维生素 B_{12} 或维生素 B_6）缺乏症产生，故补充维生素是治疗该病的首选方案，有望降低相关疾病（如卒中）的风险。临床数据研究表明，补充叶酸是降低轻度至中度 Hcy 的最有效药物，最佳效果出现在具有较高预处理 Hcy 或较低预处理叶酸水平的个体中。补充维生素 B_{12} 效果较小，而未证明补充维生素 B_6 可产生任何效果。每天补充多种维生素，含有 $400\sim1000\mu g$ 叶酸、维生素 B_{12} 为 $400\sim600\mu g$、维生素 B_6 为 $2\sim10mg$，这一措施已被建议作为已知脑血管疾病和 Hcy 患者的主要预防措施。然而，仍然缺乏有关卒中预防方案中令人信服的治疗效果的报道。

目前已有大量研究发现，多种疾病中都出现了 Hcy 的升高，除上述疾病以外，精神病、周围血管疾病、肝硬化、肾功能不全、糖尿病等都与 Hcy 的升高有关。人们正在深入探究 Hcy 与各类疾病的关系，除了对于各类疾病的标准化治疗，适量补充叶酸、B 族维生素及调整饮食结构也可以作为一种辅助的治疗方式，以实现降低血中 Hcy 含量的目的。还可以采用基因治疗，但是目前该方法正处在研究当中，能否从中找到有效预防和治疗 HHcy 的新手段尚有待于进一步研究。

参 考 文 献

黄丹丹，王树人，2008. 同型半胱氨酸致巨噬细胞 TNFSF4 基因启动子去甲基化并增加其 mRNA 表达.第三军医大学学报，30（7）：614-617.

刘大男，吴立荣，方颖，等，2009.动脉粥样硬化形成过程中内源性一氧化碳和一氧化氮的变化及其相互关系.中国老年学杂志，11（29）：2730-2732.

王峰，秦环龙，2010. 大肠癌 microRNA 与 DNA 甲基化修饰相互调控的研究进展.世界华人消化杂志，18（8）：808-814.

Agardh HE, Folkersen L, Ekstrand J, et al. 2010. Expression of fatty acid-binding protein 4/aP2 is correlated with plaque instability in carotid atheros-clerosis.J Intern Med，18（10）：1365-1367.

Akyürek Ö, Akbal E, Güneş F, 2014. Increase in the risk of ST elevation myocardial infarction is associated with homocysteine level. Arch Med Res，45：501-506.

Alberto Gandarillas, 2012. The mysterious human epidermal cell cycle, or an oncogene-induced differentiation checkpoint. Cell Cycle，11（24）：4507-4516.

Antoniades C, Antonopoulos AS, Tousoulis D, et al. 2009. Homocysteine and coronary atherosclerosis: from folate fortification to the recent clinical trials. Eur Heart J，30：6-15.

Benavides GA, Squadrito GL, Mills RW, et al. 2007. Hydrogen sulfide mediates the vasoactivity of garlic; Proc Natl Acad Sci USA，104（46）：17977-17982.

Cabré A, Lázaro I, Girona J, 2009. Plasma fatty acid binding protein 4 is associated with atherogenic dyslipid-emia in diabetes. J Lipid Res，49（8）：1746-1751.

Cai H, Yan G, Zhang X, et al. 2010. Discovery of highly selective inhibitors of human fatty acid binding protein 4（FABP4）by virtual screening.Bioorg Med Chem Lett，20（12）：3675-3679.

Coldschmidt-clermont PJ, Seo DM, Wang L, et al. 2010. Inflammation stem cells and atherosclerosis genetics. Curr Opin Mol Ther，12（6）：712-723.

Cunha-Vaz J, 2017. The blood-retinal barrier in the management of retinal disease: EURETINA Award Lecture. Ophthalmologica. 237：1-10.

Cunha-Vaz J, Bernardes R, Lobo C, 2011. Blood-retinal barrier. Eur J Ophthalmol，21（Suppl 6）：S3-9.

Davin Townley-Tilsona WH, Callis TE, Wang D, 2010. MiRNAs 1133 and 206: Critical factors of skeletal and cardiac muscle development, function, and disease. The International Journal of Biochemistry & Cell Biology，42（8）：1252-1255.

Emeksiz HC, Serdaroglu A, Biberoglu G, et al. 2013. Assessment of atherosclerosis risk due to the homocysteine-asymmetric dimethylarginine-nitric oxide cascade in children taking antiepileptic drugs. Seizure，22：124-127.

Esse R, Florindo C, Imbard A, et al. 2013. Global protein and histone arginine methylation are affected in a tissue-specific manner in a rat model of diet-induced hyperhomocysteinemia. Biochim Biophys Acta，1832：1708-1714.

Esteghamati A, Hafezi-Nejad N, Zandieh A, et al. 2014. Homocysteine and metabolic syndrome: From clustering to additional utility in prediction of coronary heart disease. J Cardiol，64：290-296.

Fabian E, Kickinger A, Wagner KH, et al. 2011. Homocysteine and asymmetric dimethylarginine in relation to B vitamins in elderly people. Wien Klin Wochenschr，123：496-501.

Garanty-Bogacka B, Syrenicz M, Szołomicka-Kurzawa P, et al. 2006. Correlation between serum homocysteine levels and selected atherosclerosis risk factors in children and adolescents with simple obesity. Przegl Lek，63（8）：645-649.

Gu HF, Tang CK, Peng K, 2009. Effects of chronic mild stress on the development of atherosclerosis and expression of toll-like receptor 4 signaling pathway in adolescent knockout mice.J Biomed Biotechnol，27（4）：547-553.

Huang P, Wang F, Sah BK, et al. 2015. Homocysteine and the risk of age-related macular degeneration: a systematic review and meta-analysis. Sci Rep，5：10585.

Jiang YD, Liu ZH, Xiong JT, et al. 2008. Homo cysteine- Mediated PPARα, γ DNA Methylation and Its Potential Pathogenic Mechanism in Monocytes.DNA and CELL Biology，27（3）：143-150.

Li WZ, Huo QJ, Wang XY, 2010. Effect of cyclooxygenase-2 inhibitor on expression of matrix metalloprot -einase-2 and invasion of tongue squamous cell carcinoma cell line Tca8113. Hua Xi Kou Qiang Yi Xue Za Zhi，28（6）：591-594.

Liu Y, Tian T, Zhang H, et al. 2014. The effect of homocysteine-lowering therapy with folic acid on flow-mediated vasodilation in patients with coronary artery disease: a meta-analysis of randomized controlled trials. Atherosclerosis，235：31-35.

Lu F, Stedman W, Yousef M, et al. 2010. Epigenetic regulation of Kaposi's sarcoma associated herpesvirus latency by virus-encoded microRNA that target Rta and the cellular Rbl2-DNMT pathway.J Virol，84（6）：2697-2706.

Mahalle N，Kulkarni MV，Garg MK，et al. 2013. Vitamin B_{12} deficiency and hyperhomocysteinemia as correlates of cardiovascular risk factors in Indian subjects with coronary artery disease. J Cardiol，61：289-294.

Matthew P. Swaffer，Andrew W. Jones，Helen R. Flynn，et al. 2018. Quantitative phosphoproteomics reveals the signaling dynamics of cell-cycle kinases in the fission yeast schizosaccharomyces pombe.Cell Rep，24（2）：503-514.

Maurice Nachtigal，Abdul Ghaffar，Eugene P，2008. MayerGalectin-3 gene inactivation reduces atherosclerotic lesions and adventitial inflammation in ApoE-deficient mice.Am J Pathol，172（1）：247-255.

Pierre-Olivier Estève，Jolyon Terragni，Kanneganti Deepti，et al. 2014. Methyllysine Reader Plant Homeodomain（PHD）Finger Protein 20-like 1（PHF20L1）Antagonizes DNA（Cytosine-5）Methyltransferase 1（DNMT1）Proteasomal Degradation.J Biol Chem，289（12）：8277-8287.

Rocha MS，Teerlink T，Janssen MC，et al. 2012. Asymmetric dimethylarginine in adults with cystathionine β-synthase deficiency. Atherosclerosis，222：509-511.

Sumner-Thomson JM，Vierck JL，McNamara JP，2011. Differential expression of genes in adipose tissue of first-lactation dairy cattle.J Dairy Sci，94（1）：361-369.

Sun Y，Ge Y，Drnevich J，et al. 2010. Mammalian target of rapamycin regulates miRNAs-1 and follistatin in skeletal myogenesis. J Cell Biol，189（7）：1157-1169.

Tamia A. Harris，Munekazu Yamakuchi，2008. MiRNAs-126 regulates endothelial expression of vascular cell adhesion molecule 1.Proc Natl Acad Sci USA，105（5）：1516-1521.

Tatsuguchi M，Seok HY，Callis TE，et al. 2007. Expression of microRNA is dynamically regulated during cardiomyocyte hypertrophy. J Mol Cell Cardiol，42（6）：1137-1141.

Tawfik A，Markand S，Al-Shabrawey M，et al. 2014. Alterations of retinal vasculature in cystathionine-beta-synthase heterozygous mice：a model of mild to moderate hyperhomocysteinemia. Am J Pathol，184：2573-2585.

Thomas Zerjatke，Igor A. Gak，Dilyana Kirova，et al. 2017. Quantitative Cell Cycle Analysis Based on an Endogenous All-in-One Reporter for Cell Tracking and Classification.Cell Rep，19（9）：1953-1966.

Veeranna V，Zalawadiya SK，Niraj A，et al. 2011. Homocysteine and reclassification of cardiovascular disease risk. J Am Coll Cardiol，58：1025-1033.

Wang G，Gu SY，Chen KN，et al. 2011. Expression of estrog en receptor alpha in the testis of infertile men with spermatogenic arrest.Zhonghua Nei Ke Xue，17（1）：27-31.

Yideng J，Jianzhong Z，Ying H，et al. 2007. Homocysteine- mediated expression of SAHH，DNMT，MBD2，and DNA hypomethylation potential pathogenic mechanism in VSMCs. DNA Cell Biol，26（8）：603-611.

Yideng Jiang，Tao Sun，Jian tuan Xiong，et al. 2009. Hyper homocys teinemia-mediated globe DNA Hypomethylation and its potential Epigenetic mechanism in rats.Acta Biochim Biophys Sin，39（6）：392-403.

Yoshikazu Furuta，Hiroe Namba-Fukuyo，Tomoko F. Shibata，et al. 2014. Methylome Diversification through Changes in DNA Methyltransferase Sequence Specificity. PLoS Genet，10（4）：e1004272.

Yu ML，Wang JF，Wang GK，et al. 2011. Vascular smooth muscle cell proli-aion is influenced by let-7d microRNA and its interaction with KRAS.Circ J，75（3）：703-709.

Zeng R，Xu CH，Xu YN，et al. 2015. The effect of folate fortification on folic acid-based homocysteine-lowering intervention and stroke risk：a meta-analysis. Public Health Nutr，18：1514-1521.

第3章 FABP4 在动脉粥样硬化中调控的靶位及 JAK/STAT 信号通路的作用研究

一、课题设计

动脉粥样硬化（AS）是以脂代谢紊乱为主的慢性炎症性疾病，脂肪酸结合蛋白4（FABP4）是调控脂代谢和炎症反应的关键靶基因，课题组前期已证实了 FABP4 在 AS 中的作用，但 FABP4 调控 AS 的下游靶位及作用机制尚未阐明。本项目拟在前期工作基础上，复制 AS 动物和细胞模型，以 FABP4 为靶点，在整体水平，采用基因和蛋白芯片筛选脂代谢和炎症相关靶基因，确定 FABP4 显著调控的靶位；在泡沫细胞上，以 RNA 干扰和基因重组分别沉默和过表达 FABP4，构建稳定表达载体并转染细胞，寻找与整体水平上一致的 FABP4 调控位点；从 FABP4、JAK 和 STAT 等 3 个层面采用阻断策略，明确 FABP4 调控下游靶位的主要受损环节和潜在干预靶点及 JAK/STAT 信号通路在 FABP4 调控关键靶位中的作用；通过慢病毒转染突变的 SOCS1、SOCS3，探讨 STAT3 和 SOCS1、SOCS3 的相互作用，为寻找治疗 AS 的新途径提供实验依据。

AS 所致的心、脑血管疾病，已在世界范围内对人类生命健康构成巨大威胁，其发病率和死亡率居各类疾病之首。在 AS 形成过程中，VSMC 的活化、增殖和浸润功能的改变是 AS 形成的中心机制，国内外学者从整体、细胞、分子水平广泛开展研究，取得丰硕成果，但引起 VSMC 增殖的发生机制尚未完全阐明。

循证医学证据表明，Hcy 是 AS 的独立危险因子之一，即单纯高同型半胱氨酸血症即可引起显著的 AS 改变。El Oudi M 通过 587 例冠状动脉粥样硬化患者（其中 64 例在随后的 5 年内死亡）的统计数据表明：冠状动脉疾病死亡率与患者血浆总 Hcy 水平呈正相关。当血浆总 Hcy 水平在 $15 \sim 20 \mu mol/L$ 或以上，患者 5 年期存活率不到 75%；总 Hcy 水平为 $9 \sim 15 \mu mol/L$，患者 5 年期存活率在 90% 左右；而低于 $9 \mu mol/L$，则 5 年期存活率高于 95%。1998 年的一项 Meta 分析表明，当 Hcy 水平在 $10 \mu mol/L$ 以上时，循环中的 Hcy 每升高 $5 \mu mol/L$，可显著增加冠状动脉病变的危险性（女性 80%，男性 60%），能使脑血管疾病、周围血管疾病危险系数增加 50% 和 68%，其作用相当于血浆总胆固醇升高 $0.5 mmol/L$。鉴于 Hcy 危害性大，涉及全身血管，2011 年 5 月，国家心血管病中心、中华医学会心血管疾病学分会等正式发布了 2010 年版的《中国高血压防治指南》，明确提出降低血浆 Hcy 水平是协同防治心血管疾病的重要策略，将 Hcy 的危害性提高到新的高度，但 Hcy 何以能显著扰乱血管平滑肌增生并最终导致 AS，其机制至今仍没有明确。

Hcy 系氨基酸类物质，其是通过何种机制显著影响平滑肌增殖所致的 AS？很大程度上没有明确。一种解释是：Hcy 可引起显著的氧化应激，有关此种解释的实验证据已有不少累积，但迄今仍疑点重重。半胱氨酸（Cys）在结构上与 Hcy 只相差一个亚甲基（$—CH_2—$），具有同样的自由巯基，许多化学反应特性皆相似，且其血浆浓度远高于 Hcy，是 Hcy 血浆浓度的 $20 \sim 25$ 倍，但 Cys 并不被认为促进氧化应激和引起 AS。更重要的是，对 AS 的大规模临床抗氧化治疗试验效果不满意。显然，HHcy 引起氧化应激一说尚不能揭示 Hcy 作为 AS 独立危险因子的本质。另一种解释是：Hcy 是体内一碳单位代谢的一个中间产物，参与转甲基代谢，其异常升高可能干扰 DNA 的甲基化修饰，而 DNA 的甲基化修饰是目前最受关注的基因转录的表观遗传调控方式。通常的调控规律是：基因启动子区的 DNA 甲基化抑制基因的表达，而 DNA 的去甲基化作用则解除抑制。Hcy 接受甲基四氢叶酸提供的甲基转化为甲硫氨酸，后者在 ATP 供能下活化生成 S-腺苷甲硫氨酸（SAM），DNA 链 CpG 中胞嘧啶的甲基化修饰以 SAM 为唯一甲基供体。SAM 转出甲基后转变成 S-腺苷同型半胱氨酸（SAH），SAH 被 SAH 水解酶（SAHH）水解生成 Hcy 和腺苷，Hcy 可再次接受甲基四氢叶酸提供的甲基转化为甲硫氨酸（甲硫氨酸循环）。因此，Hcy 的异常升高可通过干扰甲硫氨酸循环而改变 DNA 的甲基化修饰状态，那么 Hcy 是否作为一个重要的干扰因素引起 AS 相关基因的表达异常从而影响 AS 的发生和发展？

国内外学者相继探讨了 DNA 甲基化在心血管疾病发病中的作用，Roysland R 等的临床对照研究表明，AS 患者血浆中总 Hcy 升高的同时，基因组 DNA 呈现低甲基化现象。Bromberg A 等采用体外甲基化分析等多种技术对 ApoE$^{-/-}$鼠 AS 动物模型研究表明，血浆中 Hcy 升高，基因组也出现低甲基化现象。Lv H 等相继报道，在 AS 发生、发展中，Hcy 可以引起雌激素基因甲基化改变，同时也观察到 HHcy 可引起基因组 DNA 甲基化程度下降，p21ras 等基因的启动子区出现高甲基化现象，表明 HHcy 在 DNA 甲基化参与调控 AS 形成过程中发挥重要作用。在 Hcy 致 AS 的机制探索中进行的大量前期研究也显示，Hcy 干扰的表观遗传途径确实大量参与了 VSMC 增殖的发生、发展过程，在 VSMC 增殖过程中观察到，基因组 DNA 低甲基化的同时也可引起个别基因如过氧化物酶体增殖物激活受体（PPAR）α、γ 等发生高甲基化，涉及许多酶促反应，且其中 DNMT 的表达上调，甲基结合蛋白 2（methyl-binding domain protein 2，MBD2）、甲基化 CpG 结合蛋白 2（methyl-CpG binding protein2，MeCP2）表达下调，共同加强了 DNA 甲基化的致 VSMC 增殖效应。DNA 甲基化修饰调控属于疾病早期分子事件，许多临床表现未出现之前，表观遗传学修饰就已发生改变，对于疾病早期病变有着更高的敏感性和特异性，被认为是一个理想的早期诊断和药物干预靶点，因此相关基因 DNA 甲基化的研究成为国内外的热点。

近年研究发现：许多基因的表达异常并不一定有基因的突变，常是染色质（组蛋白）修饰或 DNA 链上碱基的修饰发生变化导致基因的表达异常。组蛋白乙酰化修饰可激活基因的转录，而去乙酰化则抑制基因的转录。组蛋白乙酰化修饰和 DNA 甲基化常相互作用，加强或抑制表观遗传学变化。因此，DNA 甲基化和组蛋白修饰相互关联，通过对染色质状态及染色质的控制实现对基因表达的表观调控。那么，Hcy 是否作用于 DNMT 来干扰甲硫氨酸循环，从而引起 AS 的发生？组蛋白乙酰化和 DNA 甲基化常相互作用，组蛋白乙酰化又扮演何种角色呢？因此，如能够锚定关键调控靶点，从 DNA 甲基化和组蛋白乙酰化的角度深入研究 VSMC 增殖的机制，将为研究 AS 提供一个全新的视角和理论依据。

1997 年我国学者陈光慧等首次报道了细胞增殖抑制基因/线粒体融合蛋白-2（hyperplasia suppressor gene/mitofusin-2，HSG/Mfn2），HSG/Mfn2 是 1 个由 757 个氨基酸残基组成，两次跨于线粒体外膜，沿线粒体网络结构分布的线粒体融合蛋白家族成员之一，同时研究发现，HSG/Mfn2 在细胞能量代谢、信号转导和细胞增殖及凋亡等众多细胞生物学过程中通过多条途径参与疾病的发生。在心血管疾病的研究中，Zhou W 等发现，HSG/Mfn2 在高血压大鼠血管平滑肌中表达降低，而给予 HSG/Mfn2 转染可显著抑制 VSMC 增殖；在 ApoE$^{-/-}$鼠的颈动脉中，随着 AS 的发展，HSG/Mfn2 表达水平呈进行性下降，且粥样斑块中 HSG/Mfn2 表达的下降更为显著。同时 Li Y 等观察到 HSG/Mfn2 在多种小鼠心肌肥厚模型中明显降低，表明 HSG/Mfn2 与心血管疾病密切相关。VSMC 增殖作为 AS 发生的中心事件，其关键调控靶点和机制是什么?课题组前期也证实了 Hcy 可以引起 VSMC 增殖，但 Hcy 是否通过 HSG/Mfn2 引起 VSMC 增殖，涉及哪些环节，其作用机制是什么等都有待于进一步研究。课题组利用生物信息学分析 HSG/Mfn2 基因启动子区的功能结构域，并将启动子区存在的启动子片段及按活性分析方法将 PCR 产物克隆入 pGL3-Basic 载体，用脂质体介导的方法瞬时转染 VSMC，结果表明 HSG/Mfn2 基因启动子具有功能活性，这为我们研究 HSG/Mfn2 DNA 甲基化提供了保证。同时在 HHcy 模型中，血管平滑肌中 HSG/Mfn2 的 mRNA 表达减少，且 HSG/Mfn2 DNA 高甲基化，提示 HSG/Mfn2 及其 DNA 甲基化是 HHcy 引起血管平滑肌增生的重要机制。如能从 DNA 甲基化及调控机制深入研究 HSG/Mfn2，可为寻求防治 HHcy 的新靶点提供新途径。

课题组前期研究 DNA 甲基化调控 Hcy 引起 VSMC 增殖时发现，HSG/Mfn2 是调节细胞增殖的关键基因。因此我们的假设是：HSG/Mfn2 DNA 甲基化是 Hcy 引起 VSMC 增殖的重要机制，Hcy 通过调控 DNMT 的表达进而干扰甲硫氨酸循环，使得 HSG/Mfn2 DNA 甲基化，组蛋白乙酰化起到协同作用，引起 HSG/Mfn2 表达改变，从而引起 VSMC 增殖（图 3-1）。因此，本项目拟在前期工作的基础上，复制 HHcy VSMC 增生动物模型，实时定量 PCR 和 Western blotting 检测血管平滑肌中 HSG/Mfn2 的表达。在细胞水平上，基因重组和 RNA 干扰技术分别过表达和沉默 HSG/Mfn2，用 Hcy 干预后，观察 VSMC 增殖的变化，明确 HSG/Mfn2 的作用；运用高通量 MethyLight 法检测 HSG/Mfn2 DNA 甲基化的变化，实时 PCR 和 Western blotting 检测 DNMT、MBD2 和 MeCP2 等 DNA 甲基化调控相关因子的变化，揭示 HSG/Mfn2 DNA 甲基化在 HHcy 引起血管平滑肌增殖中的作用机制；基因重组和 RNA 干扰技术分别使 DNMT1 过表达和沉默，明确其是调控 DNA 甲基化的关键靶点；用 5-氮杂胞苷（5-AZC）和曲古抑菌素 A（TSA）处理 VSMC，观察 HSG/Mfn2 DNA 甲基化程度的变化和组蛋白 H3,4 乙酰化程度变化。本课题的实施将有利于阐明 HHcy 的分子机制，寻找致病环节，确定关键靶点，为 AS 的靶向治疗提供新的干预途径，为这一全球性重大疾病的防治工作提供更多的研究资料。

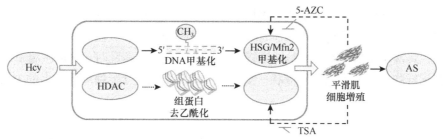

图 3-1　课题假说

二、动脉粥样硬化研究进展

动脉粥样硬化具备独有的病理特征和形成过程，该过程的发生与高脂血症有关。在导致 AS 形成过程中，各种脂蛋白的角色和作用机制各不相同，一旦在不同器官动脉血管中形成粥样硬化斑块，则会引起相应器官的功能障碍，进一步导致器官组织细胞形态异常。在糖尿病患者的动脉损伤中氧化应激机制占有主导地位，也成为针对氧化应激机制采取相应防治措施的试验依据。

动脉粥样硬化与多种危险致病因素有关。大量研究表明，炎症是 AS 主要的致病因素，且 C 反应蛋白水平可以预测心血管疾病，因此成为心血管疾病的预测指标。近年来，由 AS 所导致的心、脑血管疾病在人类死亡原因中所占的比例明显增高，所以关于 AS 的研究已成为当今心血管疾病研究的热点。

（一）动脉粥样硬化的病理特征

1. 动脉粥样硬化斑块的结构

（1）脂纹：是 AS 不用借助显微镜直接肉眼可见的早期病理变化。其形状为点状或条纹状，颜色为黄色，并且轻微隆起于血管内膜。一些有害因子会造成血管内皮细胞（vascular endothelial cell，VEC）损伤，使其血管内膜变得粗糙，增大内皮细胞间隙。已有大量研究证实低密度脂蛋白（LDL）特别是其中的氧化低密度脂蛋白（oxLDL）对血管内皮细胞具有极大的毒性作用，而且能够刺激单核细胞使其出现趋化现象。目前能够已知的是，血管内皮细胞可以分泌血管细胞黏附分子 21（vascular cell adhesion molecule 21，VCAM21）及血浆中细胞间黏附分子 21（inter cell adhesion molecule 21，ICAM21）。ICAM21 能够和白细胞表面的 CD11/18（cluster of differentiation）复合物结合，VCAM21 能够与白细胞受体 24（leukocyte acceptor 24，VLA24）结合，进而使单核细胞黏附在内皮细胞表面，然后迁移至内皮细胞下间隙，接着激活内皮细胞下间隙的单核细胞，使其分化为巨噬细胞。位于巨噬细胞表面的清道夫受体（scavenger receptor，SR）可与氧化脂蛋白（a）[Lp（a）]和氧化 LDL 结合并且摄取这二者，这一摄取行为会使巨噬细胞变为含有大量脂质的泡沫细胞，最终大量的泡沫细胞形成并且聚集，便会形成脂纹。

（2）纤维斑块：是由于斑块表面的胶原纤维不断增加及发生玻璃样变，并将脂质埋于深层所形成的斑块。用显微镜观察纤维斑块，可见其表面为一层瓷白色的纤维帽，这层纤维膜由大量的细胞外基质（包括细胞外脂质胶原、弹性纤维及蛋白聚糖）和多种 VSMC 组成。除此之外，纤维帽下方还有很多数量不等的增生平滑肌细胞、泡沫细胞、巨噬细胞及细胞外脂质和基质。

（3）粥样斑块：也称为粥瘤，它是由纤维斑块深层的坏死细胞发展而来。粥样斑块是隆起于血管内膜表面的灰黄色斑块，深部为大量的黄色粥糜样物质，大量肉芽组织出现在其底部和边缘，其周围亦有少量的泡沫细胞和淋巴细胞浸润。外膜可有不同程度的结缔组织增生，以及淋巴细胞、浆细胞浸润的新生毛细血管。两种主要成分构成了成熟的粥样斑块：一种是柔软的粥样物质，其富含脂质；另一种是纤维帽。当脂质代谢发生紊乱时，正常体温下以胆固醇酯形式存在的粥样物质，呈易流动的液状，使得粥样物质变软，分配到纤维帽上的力增多，粥样斑块变软，所以更容易发生破裂。

（4）复合病变

1）斑块内出血：在斑块边缘经常可以见到许多新生的血管，这些新生的血管管壁较薄，所以比较容易破裂出血从而形成血肿。

2）斑块破裂：斑块外周部分的纤维帽最薄，含有较少的平滑肌细胞、胶原和氨基酸聚糖，此外，还有大量的巨噬细胞源性泡沫细胞，因此其抗张力较差，所以该处常发生破裂。

3）血栓形成：通常，斑块破裂后会导致胶原暴露，进而引起血小板大量聚集，最终形成血栓。

4）钙化：坏死灶及纤维帽内会有钙盐沉积，因此动脉壁会变硬变脆，这些变化使纤维帽更容易破裂，这样的斑块称为软斑块。正常体温下，胆固醇以结晶形式存在并且呈胶态状，此时的斑块纤维帽增厚且不易破裂,这样的斑块称为硬斑块。心血管突发疾病主要由软斑块导致,而硬斑块则不同,主要造成血管狭窄进而导致组织的缺血和缺氧。血清中的纤维蛋白原发挥着促进血管平滑肌细胞增殖、血小板聚集、纤维斑块形成和凝血的作用,促使成纤维细胞大量增殖并且迁移至内膜下方,最终促进了动脉粥样斑块的形成。

2. 动脉粥样硬化病变的发展过程　内皮细胞通过氧化和抗氧化之间的平衡及血管壁中的炎症和抗炎产生和释放的多种生物活性物质,以控制和维持血管正常的功能和结构、VSMC 的增殖和抗增殖、血管的扩张和收缩、血液凝固和纤维蛋白溶解。因此,增加的 LDL 胆固醇水平,高血糖、氧化应激和吸烟可能导致血管内皮功能障碍,导致动脉粥样硬化。

动脉粥样硬化病变的形成是由血管壁中的局部炎症引起的,其由血脂异常,特别是高 LDL 胆固醇水平和高残余脂蛋白水平及其他各种疾病因子诱导。该过程主要包括:第一,由氧化应激或其他因子损伤的血管内皮细胞表达黏附分子并释放细胞因子和趋化因子;第二,趋化因子将单核细胞从血液循环吸引到受损区域,单核细胞通过与黏附分子的相互作用附着于内皮细胞上;第三,单核细胞穿透内皮细胞下,分化、成熟为释放细胞因子的巨噬细胞,当 LDL 胆固醇水平高时,LDL 胆固醇浸润到内皮细胞下空间并保留在内膜中,在那里它被氧化或以其他方式被修饰;第四,巨噬细胞摄取并积累氧化的 LDL 胆固醇,导致泡沫细胞形成和动脉粥样硬化形成;第五,氧化脂质作用于内皮细胞,从而引发各种生长因子的分泌。

VSMC 转化并迁移到内膜中,它们增殖并产生细胞外基质。这些转化的 VSMC 也摄取氧化 LDL 胆固醇,并转化形成有助于 AS 形成的细胞;另一方面,VSMC 的增殖和细胞外基质的增加可能导致血管内膜增厚和硬化。

如上所述,AS 病变通过各种因子复杂的相互作用形成,并且糖尿病(diabetes,DM)加速这些相互作用。已知 DM 患者的 LDL 胆固醇水平高,而 LDL 胆固醇颗粒非常容易导致 AS,因为它们在循环血液中浓度较高,对 LDL 胆固醇受体的亲和力较低,也由于它们的分子小而更倾向于转运到内皮细胞下的空间,并且更可能被氧化或以其他方式被氧化(图 3-2)。

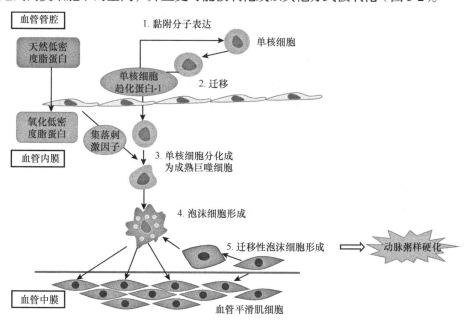

图 3-2　动脉粥样硬化病变形成过程示意图

（二）动脉粥样硬化与糖尿病

1. 糖尿病的概述　　糖尿病是以血糖代谢障碍为特征的疾病。其中，高血糖是由于胰岛素分泌缺陷或其生物作用受损，或者两者同时具有引起的疾病。血糖代谢紊乱会导致各种组织器官发生慢性损害和功能障碍，其中对眼、肾、心脏、血管、神经等发生重要影响。

2. 动脉粥样硬化与糖尿病的研究进展　　糖尿病可以引发许多并发症。糖尿病的动脉粥样硬化经常导致糖尿病大血管病变，尤其可能引起外周动脉疾病、脑血管疾病、缺血性心脏病或其他血管疾病，这些疾病都会造成糖尿病患者死亡。

虽然许多因素与糖尿病患者的动脉粥样硬化发展有关，但事实上，两个最重要的因素是胰岛素抵抗和高血糖。大量基础研究表明，血管细胞中的胰岛素抵抗在动脉粥样硬化的发展中起着重要作用。肝和肌肉中的胰岛素抵抗不仅是糖尿病发生、发展的主要原因，而且还作为其他动脉粥样硬化性疾病（如高血压和血脂异常）发生、发展的危险因素。因此，患有胰岛素抵抗的患者通常具有多种危险因素，这些因素通过各种机制诱导动脉粥样硬化的发展。胰岛素抵抗患者也可能有肥胖或内脏脂肪过多，导致脂肪细胞因子异常。胰岛素抵抗与糖尿病和动脉粥样硬化的关系非常复杂并且涉及众多因素。

（1）增加晚期糖基化终产物（advanced glycation end product，AGE）的形成和 AGE-RAGE 轴的激活：还原糖（如葡萄糖）非酶促地结合体内的蛋白质。当存在高血糖、氧化应激和（或）炎症反应时，这种蛋白质糖化的反应加快。在蛋白质糖化的早期阶段，糖的醛基与氨基酸反应产生席夫碱，其经历一系列修饰可以形成 Amadori 重排产物。已知血红蛋白 A1c（HbA1c）和糖蛋白是蛋白质糖化早期的主要产物。早期的蛋白质糖化产物会经历复杂反应，如氧化、脱水和缩合反应，通过这一系列反应会形成深色、具有荧光和分子交联潜力的 AGE。AGE 不是单一的一种物质，而是一类具有上述特征的不同物质的集合。

AGE 参与动脉粥样硬化的每个步骤。AGE 通过增加内皮细胞上黏附分子的表达，加快单核细胞向内皮细胞下的迁移及转化为巨噬细胞的速度。糖化低密度脂蛋白胆固醇被修饰为氧化的低密度脂蛋白胆固醇或被 AGE 修饰的低密度脂蛋白胆固醇，巨噬细胞上的清道夫受体、巨噬细胞、泡沫细胞可以识别修饰后的糖化低密度脂蛋白胆固醇。除此之外，AGE 还刺激巨噬细胞释放细胞因子，使单核细胞上 ATP 结合盒转运体 A1（ABCA1）的表达量下降，进一步抑制胆固醇逆向转运。此外，AGE 通过增加内皮素-1 的表达水平使血管收缩，通过降低一氧化氮水平来降低血管舒张程度，并且刺激细胞外基质的 AGE 修饰来推动动脉粥样硬化进程。

由于 AGE 促进自分泌产生血管内皮生长因子（VEGF），并由此诱导病理性新血管形成，也参与斑块的出血并使稳定性下降。此外，AGE 通过加速组织因子的产生来激活凝血系统，并通过促进纤溶酶原激活物抑制剂 1（plasminogen activator inhibitor-1，PAI-1）的合成来抑制纤维蛋白溶解来促进凝块形成。这些研究表明 AGE 与动脉粥样硬化血栓性疾病密切相关。

AGE 通过多种机制参与动脉粥样硬化的发生和发展。一种是通过糖化与交联的蛋白质和细胞外基质修饰，以及结构变化的直接细胞毒性机制；另一种是控制细胞并且对细胞表面受体反应的机制，其能够识别 AGE 并且将其作为特异性配体。在 AGE 形成期间发生的氧化应激也参与细胞和组织损伤（图 3-3）。

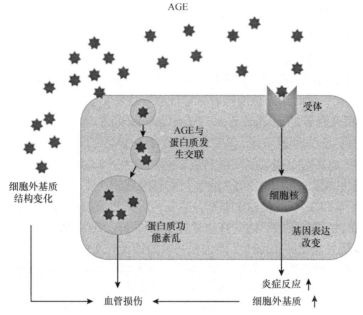

图 3-3　AGE 在血管损伤中的作用示意图

AGE：晚期糖基化终产物

（2）促进氧化应激：通过诱导炎症反应来促进氧化应激、内皮功能障碍、形成血栓倾向、斑块不稳定性及平滑肌细胞的迁移、增殖和转化来加速动脉粥样硬化的发展，并增加心血管事件的风险。在患有糖尿病的患者中，由于葡萄糖自氧化过程加快、糖化过程增强、AGE-RAGE轴活化、多元醇途径增强、谷胱甘肽氧化还原循环受损和蛋白激酶 C（PKC）活化等均导致氧化应激反应增强（图 3-4）。

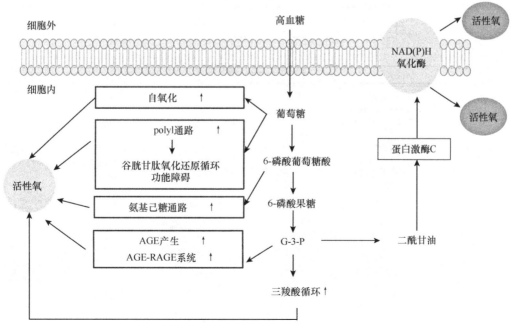

图 3-4　糖尿病患者氧化应激机制示意图

RAGE：晚期糖基化终末产物受体；G-3-P：甘油醛-3-磷酸

糖尿病患者线粒体的活性氧（reactive oxygen species，ROS）的产生也增加。即使在正常的生理情况下，超氧化物是线粒体电子传递链中的氧化磷酸化的副产物，但是当血糖水平高时，糖酵解增强，线粒体电子传递链的电子流传递明显增加，在细胞中产生的超氧化物明显增加。由于线粒体超氧化物生成正常后可以逆转 AGE 增加的过程、己糖胺活化途径和磷脂酰肌醇信号途径中 PKC 的活化，因此认为是细胞内异常代谢导致氧化应激发生。

当核因子 E2 相关因子 2（nuclear factor E2-related factor 2，Nrf 2）（一种转录因子）被 ROS 或活性氮物质激活后，进入细胞核内，调节氧化应激抵抗基因的表达，如编码谷胱甘肽合成酶、谷胱甘肽 S、血红素加氧酶-1 和硫氧还蛋白还原酶。由于 Nrf 2 缺陷小鼠在线粒体损伤模型中显示出新内膜是增生加强的，因此 Nrf 2 或许与动脉粥样硬化有关。

Nrf 2 受 Kelch 样 ECH 相关蛋白 1 调节，这是一种氧化应激传感器分子，在正常条件下，Keap1 能够保证细胞无氧化应激活性。在氧化应激条件下，Nrf 2 从 Kelch 样 ECH 相关蛋白 1 上解离并通过抗氧化反应元件（ARE）促进靶基因的转录。Nrf 2 的异二聚体，是一种碱性区域-亮氨酸拉链（bzip）转录因子，可以明显激活基因表达。Sulforaphane 是一种在花椰菜中发现的物质，通过与 Keap165 的相互作用阻断 Nrf 2 的分解。在糖尿病模型小鼠中，萝卜硫素恢复了主动脉中的 Nrf 2 水平及 Nrf 2 依赖性抗氧化基因的表达，并且防止了主动脉管壁肥大、纤维化、炎症反应、细胞凋亡和细胞增殖。

ROS 与机体组分（如脂肪、蛋白质和核酸）发生反应，使其退化。ROS 通过其直接作用或通过促进 AGE 产生或激活 PKC 诱导许多基因的错误表达，从而导致并发症的发生和发展。已知能够受 ROS 影响的基因编码包括：过氧化氢酶和其他抗氧化酶的基因；血红素加氧酶-1、金属硫蛋白-1 和其他应激反应蛋白；VCAM-1 和其他细胞黏附分子、VEGF、单核细胞趋化蛋白-1 和其他细胞生长因子和细胞因子。在氧化应激作用下，这些基因在活化的转录因子的帮助下发生表达，如 NF-κB、AP-1 和血清反应因子，表达情况受细胞内氧化还原状态的调节（图 3-5）。

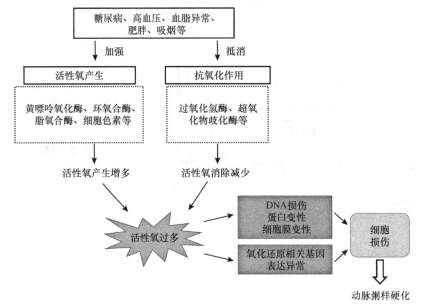

图 3-5　氧化应激在血管损伤中的作用示意图

在氧化应激作用下，激活前癌基因在 VSMC 的增殖中起重要作用。在动脉粥样硬化的发病机制中，氧化应激可能参与了原癌基因 Pim-1 的激活。PDGF 和 RAGE/STA3 信号转导途径是 Pim-168 上游被激活所致。

虽然采用多因素治疗措施可强化控制血糖，但与之相关的心血管疾病风险仍未完全缓解，因此亟待基于发病机制的治疗措施。在这种情况下，如上所述，已经进行了许多使用动物模型和细胞培养的基础研究，部分揭示了参与糖尿病大血管病变发展的主要生化途径，如 ROS 的过量产生、晚期糖基化的形成及增加终产物（AGE）和 AGE-RAGE 轴、PKC 活化和慢性血管炎症的激活等。

（三）动脉粥样硬化与高胆固醇血症

1. 高胆固醇血症的概述　动脉粥样硬化性心血管疾病（atherosclerotic cardiovascular disease, ASCVD）是导致死亡的主要原因，并且已经证实低密度脂蛋白胆固醇（LDL-C）增加是动脉粥样硬化的独立危险因素。最近，越来越多的证据表明，高三酰甘油血症与 ASCVD 风险增加有关，但三酰甘油（TG）的致动脉粥样硬化机制尚不清楚。

高三酰甘油血症是一种常见的临床高脂血症类型。高三酰甘油血症的定义是基于临床上达成共识的数值作为诊断标准。正常 TG 水平为 $<2mmol/L$（$<175mg/dl$）；轻度至中度升高为 $2.0\sim9.9mmol/L$（$175\sim885mg/dl$），而严重升高为 $>10mmol/L$（$>885mg/dl$）。静息或是在非禁食状态下检测 TG 水平是相关脂蛋白紊乱的综合性标记。如 TG 在富含 TG 的脂蛋白中运输，在禁食状态下主要是极低密度脂蛋白（VLDL）。在非禁食状态下，乳糜微粒（CM）瞬时升高，并在不同程度上对 TG 水平升高有辅助作用。此外，CM 和 VLDL 残留物中含有的 TG，以及中密度脂蛋白（IDL），有助于升高总 TG 水平，而且 CM 和 VLDL 这两类脂蛋白统称为富含三酰甘油的脂蛋白（TRL）。当 TG 升高时，载脂蛋白（Apo）B 水平也升高。特别是在餐后状态，当乳糜微粒及其残余物增加时，ApoB 48 的肠道形式会增加，虽然表面上 VLDL 颗粒的肝型 ApoB 100 与进餐有关，但是波动较小。

2. 动脉粥样硬化与高胆固醇血症的研究进展　动脉粥样硬化性心血管疾病的发病率和死亡率在世界范围内仍然非常高。已知高胆固醇血症是 ASCVD 的主要危险因素，采用降低 LDL-C 的疗法已引起广泛关注，已成为 ASCVD 中一级预防和二级预防的基础。然而，在调整某些风险因素（如 LDL-C）或强化 LDL-C 降低他汀类药物和其他最佳疗法后，ASCVD 的实际残留风险依然存在。之前已经强调了血脂异常导致动脉粥样硬化，为致动脉粥样硬化性三酰甘油富含 ApoB 的脂蛋白与抗动脉粥样硬化性载脂蛋白 A1-脂蛋白（如高密度脂蛋白）之间的不平衡，减少脂质量可以改变相关残留心血管风险的因素。最近，有证据表明，高三酰甘油血症与动脉粥样硬化风险增加存在因果关系。

（1）TG/TRL 及其致动脉粥样硬化作用

1）TG 和 TRL：由于 TG 的疏水性，它必须与相关蛋白质结合成脂蛋白颗粒，使其能够在血浆中转运。TG 是脂蛋白，乳糜微粒是其主要成分，是在 TG 代谢过程中产生的 VLDL 及其代谢产物。

CM 是含有大量 ApoB48 的脂蛋白，具有大的 TG 核心（80%～95%），它们通过肠细胞合成，从膳食脂肪中吸收 TG，并促进 ApoB48 进入体循环，通过淋巴系统，获得 ApoC2、ApoC3 和 ApoE。

VLDL 颗粒含有 ApoB100 和 TG 核心，这些核心在肝细胞中由脂肪酸和甘油合成，并分泌到体循环中，是周围组织的能量来源。在分泌过程中，VLDL 颗粒与 ApoC1、ApoC2、ApoC3 和 ApoE 结合。一旦进入循环，CM 和 VLDL 可以通过脂蛋白脂酶（lipoprteinlipase，LPL）沿着毛细血管的腔表面水解，产生游离脂肪酸和 CM 残留物，并且相继逐渐代谢成为 VLDL 和 IDL。

LPL 是 TRL 代谢的关键酶，与糖基胞苷醇高密度脂蛋白结合蛋白 1 结合，提供了在内皮细胞表面发生脂解作用的平台，并由毛细血管内皮细胞合成。当 CM 和 VLDL 颗粒在 TG 水解期间通过 LPL 分解代谢时产生残留物，并且通过胆固醇酯转移蛋白（cholesterol ester transfer protein，CETP）的作用，同时富含胆固醇酯。

并且，微粒体三酰甘油转运蛋白（microsomal triglyceride transporter，MTP）分别在肠和（或）肝细胞 CM 和 VLDL 的组装过程中将 TG 从细胞质转移到含有新生 ApoB 的内质网。MTP 减少或服用 MTP 抑制剂后可以消除和抑制其功能，从而降低 CM 和 VLDL 的生物合成和血浆水平，从而降低血浆 LDL 和 TG 水平。

2）TRL 的致动脉粥样硬化作用：最近的一项研究表明，循环中的脂蛋白通常通过转胞吞过程进入和离开动脉壁，脂蛋白可以通过转移进入内膜下空间。此外，转胞吞转运系统仅限于直径小于约 70nm 的脂蛋白，因此不包括 CM 和较大的 VLDL 颗粒，然而，它们的残留物可以渗透到内膜下空间。与 LDL 相比，TRL 残留物每粒子比胆固醇携带更多的胆固醇，因为它们的体积较大。与 LDL 相比，每个残留颗粒含有大约 40 倍的胆固醇。并且，它们不需要被修饰/氧化即可由巨噬细胞直接摄取并导致动脉粥样硬化。如上所述，与 LDL 相比，TRL 残留物可具有更强导致动脉粥样硬化的作用。

据发现，在人类和遗传性高脂血症兔的 ApoB48 和含有 ApoB100 的脂蛋白中涉及促进动脉粥样硬化主动脉内膜病变的检测位点。并且研究表明，在人类动脉粥样硬化斑块中存在含三酰甘油的残留脂蛋白，明显提示 TRL 参与动脉粥样硬化病变的发生和发展。此外，已经证明的是：在非禁食状态下，血液中 TG 水平升高，富含 TG 的残留颗粒与过早心血管疾病风险增加有关，可以用于临床上针对 TG 的标记物检测。

3）遗传研究和孟德尔随机研究：从遗传学角度研究发现，TG 代谢紊乱为单基因疾病，如 3 型高脂蛋白血症，使得个体易患 CVD，这一事实表明，升高的 TG 和残留胆固醇水平有助于动脉粥样硬化的进程。另外，根据哥本哈根市心脏研究中涉及 10 208 人的数据进行的孟德尔随机研究发现，非空腹血浆 TG 水平的基因被证实可以降低受试者全因死亡率。此外，有学者通过 Meta 分析，针对 LDL-C 和 HDL-C 的影响进行调整，发现即使调整了 LDL-C 和 HDL-C 的影响后，也与 TG 水平的变异效应明显相关，其中 185 578 个基因型个体具有 185 个不同的单个核苷酸多态性。此外，全基因组关联研究（GWAS）已经涉及人类 TG 代谢和冠状动脉粥样硬化疾病（coronary atherosclerotic disease，CAD）发病机制中的许多新基因，TG 基因中发现，罕见的变异及随后这些变异与 CAD 的关联性促进了与脂质疾病有关的基础研究和药物开发。另外，序列中存在参与 TRL（如那些编码 LPL）和调节它蛋白质代谢的几个关键基因变体，看上去与 CVD 风险性明显相关。这些结果表明参与编码 TRL 的关键组分和 TRL 代谢的基因与 CVD 风险密切相关。

最近，进行了几项孟德尔随机研究，以评估 TRL 代谢相关因子是否与动脉粥样硬化和冠心病（coronary heart disease，CHD）存在因果关系，并为 TG 导致 ASCVD 提供了有力证据。

孟德尔随机化研究基于孟德尔遗传学定律特定基因型的分离和独立分类，而且，孟德尔人类遗传随机化研究与随机双盲试验有许多相似之处，这些试验不受观察流行病学研究中混杂因素的影响，因此优于传统流行病学中的观察性研究。此外，使用来自 17 项研究的数据进行孟德尔随机化荟萃分析，涉及 62 199 名参与者和 12 099 起 CHD 事件，基于 67 个单核苷酸多态性（single nucleotide polymorphism，SNP）的无限制等位基因评分和基于 27 个受限等位基因评分都表明 SNP 与冠心病显著相关。

　　总之，三酰甘油和 TRL 的遗传数据与流行病学和临床数据相一致，均支持这些脂质在 ASCVD 中的致病作用。尽管如此，我们仍然需要来自随机干预实验中的研究结果表明降低 TG 和残留胆固醇可以减少主要不良心血管事件的发生率。研究结果表明：在接受他汀类药物治疗的个体中，对正在进行的 2 项试验中使用安慰剂做对照，降低三酰甘油的 ω-3 脂肪酸治疗以降低残留风险。这些研究对 TG 水平高危患者联合使用 ω-3 脂肪酸与他汀类药物治疗，其研究结果可用于指导 ASCVD 的预防和治疗。

　　（2）TRL 致动脉粥样硬化的可能机制：TRL 致动脉粥样硬化的机制引起了人们的广泛关注，但机制目前尚不清楚。最近的研究表明，TRL 容易沉积在动脉壁上，提示可能通过内皮缺陷、动脉粥样硬化斑块的位置、诱导增强单核细胞的募集和附着，从而损伤内皮细胞并进入动脉内膜，在转变成泡沫细胞同时，TRL 通过刺激炎症和调节各种细胞因子参与动脉粥样硬化的发生和发展。

　　1）TRL 和内皮功能障碍：已经证明内皮功能障碍发生在动脉粥样硬化病变之前，其病理、生理学中涉及的首要步骤之一。有人提出 TRL 残留可以促进内皮功能障碍，从而加速动脉粥样硬化形成。已经表明，血液流动介导乙酰胆碱诱导的血管舒张与内皮释放的一氧化氮（NO）有关，这是内皮依赖性血管舒张的敏感指标之一。临床研究发现，通过评估血液流动介导的血管舒张损伤，高脂膳餐后血清 TG 水平快速升高与内皮功能障碍明显相关。还有研究表明，残留脂蛋白有助于人冠状动脉内皮依赖性血管舒缩功能的损害。2016 年，有学者通过体外试验分析了 40 例代谢综合征患者循环分离的 TRL 对内皮功能的影响，并从中发现了 TRL 中 TG 含量与 TRL 对乙酰胆碱介导的血管舒张的抑制程度呈明显正相关的倾向性。

　　在动物实验中也观察到类似的结果。有研究使用餐后高三酰甘油血症兔（PHT 兔）作为一种新的血脂异常模型，结果发现饲喂标准兔饲料后血清胆固醇水平显著升高，血清胆固醇增加很少，健康日本白兔（JW 兔）作为对照组，将餐后 TG 水平升高与动脉粥样硬化发展中的内皮功能障碍联系起来。他们发现 JW 兔（12 个月大、35 个月大）未显示动脉粥样硬化病变，而高三酰甘油血症兔（12 个月大）在主动脉中有明显的内膜增厚。在该研究中，显示 PHT 兔的内皮功能因乙酰胆碱诱导的血管舒张而减少，这可能是由于 NO 的产生减少所致。结果表明，高三酰甘油血症可损害内皮功能，参与动脉粥样硬化的发生和发展过程。

　　此外，已经确定 TRL 残留物可以增加 ROS 的产生，从而增加血管内皮通透性，并且高浓度 ROS 可以引起细胞尤其是内皮细胞的损伤和死亡。残留样脂蛋白颗粒可能通过对一氧化氮合酶的直接和间接作用而损害内皮功能。ROS 和一氧化氮的失衡可能促进内皮功能障碍，尤其是高三酰甘油血症容易导致心血管系统出现并发症。

　　最后，TRL 可能抑制 HDL 的动脉粥样硬化和抗炎作用，已显示其与内皮依赖性冠状动脉血管舒张受损显著相关。

　　2）TRL 和泡沫细胞：已经证明，在动脉粥样硬化病变中，活化的巨噬细胞（含有氧化/

修饰的脂蛋白并转化为富含脂质的泡沫细胞）含量丰富。巨噬细胞中 TG 的积累与巨噬细胞的氧化应激有关，可进一步促进线粒体生成活性氧，促进泡沫细胞形成。此外，来自患有高三酰甘油血症的患者的 VLDL 颗粒富含 ApoE，其可导致 VLDL 颗粒的构象变化，促进与巨噬细胞清道夫受体的结合。CM 残留和 IDL 也小到足以进入内皮下空间，然后被巨噬细胞上的清道夫受体以不受调节的方式摄取，导致泡沫细胞形成。脂蛋白颗粒，如 oxLDL 和 TRL 与巨噬细胞上的清道夫受体结合，未经调节的修饰脂蛋白颗粒被摄取，导致富含脂质的巨噬细胞积聚，这是泡沫细胞质和泡沫细胞的形成过程。此外，已发现 CM 残留物通过迁移到内皮下空间而导致动脉粥样硬化，诱导白细胞活化并促进类似于 oxLDL 的泡沫细胞形成，诱导单核细胞活化并促进单核细胞、中性粒细胞发生迁移。

3）TRL 和炎症：许多文献表明，炎症是动脉粥样硬化发生和发展的重要危险因素。

餐后 TRL 的堆积导致了动脉壁残留颗粒的保留、刺激的炎症反应和氧化应激。已经发现 TRL 通过直接和间接方式参与炎症。来自 LPL 介导的 TRL 水解的高浓度脂肪分解产物，如氧化的游离脂肪酸，以及 TRL 自身，均被认为可激活许多促炎症和促凋亡信号转导途径，其在动脉粥样硬化的发病机制中起基础作用。多项研究表明，该氧化的游离脂肪酸可以增加炎性白细胞介素和细胞因子的表达，导致内皮炎症，已经显示 TRL 残留物能够上调细胞间黏附分子 1（ICAM-1）和血管细胞黏附分子 1（VCAM-1）的表达，促进白细胞跨内皮迁移到炎症部位并增强炎症反应。

TRL 还可以影响 HDL 水平及其粒径。在较高 TG 水平的情况下，含有 ApoB 的脂蛋白的 TG 与通过 CETP 的 HDL 的胆固醇酯（CE）之间的更多的交换导致富含 TG 和 CE 的 HDL 颗粒，可以比其他类型的脂蛋白更快地分解代谢。由于富含大量 CE 的 HDL 出现，该过程带来了较低水平的 HDL-C。并且，还有一项研究表明，餐后高三酰甘油血症导致 HDL 分子向大颗粒转变，以及 HDL3 亚类的 TG 富集导致胆固醇耗竭。HDL 结构的变化与其可能受 HDL 重塑影响的抗氧化能力有关。此外，目前的观点认为，由特定 HDL 相关蛋白的独特簇组成的不同 HDL 颗粒亚群具有特定的生物学功能，尤其是对氧磷酶 1（paraoxonase 1，PON1），它是一种动脉粥样硬化保护蛋白，具有抗氧化和抗炎作用，并具有脂质货物运载功能。富含 TG 和 CE 的 HDL 颗粒是否含有不同的 PON1 含量或 PON1 活性的变化，从而导致动脉粥样硬化，这一过程尚不清楚。

另一方面，轻度至中度高三酰甘油血症（TG 水平为 200～800mg/dl）与低水平的 HDL-C、小而密的 LDL（sd-LDL）颗粒，以及致动脉粥样硬化的富含 TG 的残留相关。并且，sd-LDL 在脱脂过程中由来自 VLDL1（富含 TG 的脂蛋白）的肝脂酶（HL）产生为 IDL 和 LDL 颗粒，并且许多临床研究提示，sd-LDL 的浓度与高三酰甘油血症、心血管疾病风险相关，已经提出其可能的机制是 sd-LDL 导致动脉粥样硬化的发生。由于 LDL 受体分子小和对 LDL 的亲和力低于 LDL，因此 sd-LDL 颗粒容易穿透到动脉壁中，并且不容易从血浆中清除，sd-LDL 和动脉壁中的蛋白多糖具有高亲和力，这会使得 sd-LDL 在内皮下空间停留时间延长，它可以促进脂质储存和动脉粥样硬化斑块发展。此外，sd-LDL 颗粒含有较少的抗氧化维生素（如维生素 E），因此分子比较大的脂蛋白更容易被氧化。最后，其他可能的机制应该进一步研究，如 sd-LDL 可能诱导纤溶酶原激活物抑制剂 1 的刺激并加速血栓素 A_2 的合成。

此外，研究也显示出 TRL 或 TRL 残留可诱导早期单核细胞和中性粒细胞活化导致炎症。

4）TRL 和细胞因子的调节：许多细胞因子参与动脉粥样硬化的发生和发展。TRL 残留物已被证明通过增加促凋亡细胞因子、肿瘤坏死因子 α（tumor necrosis factor-α，TNF-α）和白细胞介素 1β（interleukin-1β，IL-1β）的分泌诱导内皮细胞凋亡，这一过程可导致血管损伤和动脉粥样硬化。已经证明 TNF-α 对内皮细胞功能障碍具有实质性影响，并且是细胞炎症中最重要的分子之一，通过调节一氧化氮合酶（NOS）的表达，从而导致内皮细胞 NO 功能障碍。研究还表明，TNF-α 浓度与 VLDL-C 浓度呈正相关，也可以在 PTH 兔中找到这一证据。还有研究表明，TNF-α 过表达可增加 JAM-1 的表达，从而促进细胞的趋化性和渗出，从而引起动脉粥样硬化。

简而言之，大量研究表明，高三酰甘油血症有助于动脉粥样硬化的发展和进展。TRL 导致动脉粥样硬化机制似乎相当复杂，需要进一步探索。

由于世界范围内死亡的主要原因之一与动脉粥样硬化直接相关，学者一直在寻找动脉粥样硬化的影响因素，试图减少这种疾病的流行。动脉粥样硬化由含 ApoB 的脂蛋白在内皮下积聚引发，其启动由单核/巨噬细胞主导，还包括所有类型的先天性和适应性免疫细胞的炎症反应。这些炎症细胞与增殖的平滑肌细胞和细胞外基质一起促进内皮下损伤或斑块的形成。在绝大多数情况下，这些病变不会引起严重的临床表现，然而，少数致命的病变可发展到引发急性腔内血栓形成，这可能导致不稳定型心绞痛、心肌梗死、心源性猝死或卒中。许多临床上危险的病变具有炎症消退缺陷的标志，包括死细胞清除缺陷（细胞增多症）及坏死、瘢痕反应缺陷的脂质介质水平。但是不断努力减少低密度脂蛋白，阻止肥胖和胰岛素抵抗的流行，并改善其他风险因素对于动脉粥样硬化的预防及治疗仍然至关重要，必将成为未来研究的热点。

参 考 文 献

陈光慧，张晨晖，朱燕青，等，1997. 一个新的高血压病相关基因的克隆和表达.中华医学杂志，77（11）：823-828.

Bauer RC, Khetarpal SA, Hand NJ, et al. 2016. Therapeutic targets of triglyceride metabolism as informed by human genetics. Trends Mol Med，22：328-340.

Bjursell MK, Blom HJ, Cayuela JA, et al. 2011. Adenosine kinase deficiency disrupts the methionine cycle and causes hypermethioninemia, encephalopathy, and abnormal liver function.Am J Hum Genet，89（4）：507-515.

Boren J, Matikainen N, Adiels M, et al. 2014. Postprandial hypertriglyceridemia as a coronary risk factor. Clin Chim Acta，431：131-142.

Bromberg A, Levine J, 2011. Hyperhomocysteinemia does not affect global DNA methylation and nicotinamide N-methyltransferase expression in mice.J Psychopharmacol，25（7）：976-981.

Chen Y, Liu Y, Dorn GW, 2011. Mitochondrial fusion is essential for organelle function and cardiac homeostasis. Circulation research，109（12）：1327-1331.

Do R, Stitziel NO, Won HH, et al. 2015. Exome sequencing identifies rare LDLR and APOA5 alleles conferring risk for myocardial infarction. Nature，518：102-106.

Dron JS, Hegele RA, 2017. Genetics of triglycerides and the risk of atherosclerosis. Curr Atheroscler Rep，19：31.

El Oudi M, Aouni Z, Mazigh C, et al. 2011. Total homocysteine levels and cardiovascular risk factors in healthy Tunisians. Eastern Mediterranean health journal，17（12）：937-942.

Farsetti S, Zanazzi M, Caroti L, et al. 2010. Lower homocysteine levels in renal transplant recipients treated with everolimus：a possible link with a decreased cardiovascular risk.Transplant Proc，42（4）：1381-1382.

Fogelstrand P, Boren J, 2012. Retention of atherogenic lipoproteins in the artery wall and its role in atherogenesis. Nutr Metab Cardiovasc Dis，22：1-7.

Ginnan R, Sun LY, Schwarz JJ, et al. 2012. Mef2 is regulated by CaMKIId2 and a HDAC4/HDAC5 heterodimer in vascular smooth muscle cells.Biochem J，23.

Hegele RA, Ginsberg HN, Chapman MJ, et al. 2014. The polygenic nature of hypertriglyceridaemia：implications for definition, diagnosis, and management. Lancet Diabetes Endocrinol，2（8）：655-666.

Herrmann W, Obeid R, 2005. Hyperhomocysteinemia and response of methionine cycle intermediates to vitamin treatment in renal patients. Clinical chemistry and laboratory medicine . FESCC, 43 (10): 1039-1047.

Higashi Y, Maruhashi T, Noma K, et al. 2014. Oxidative stress and endothelial dysfunction: clinical evidence and therapeutic implications. Trends Cardiovasc Med, 24: 165-169.

Holmes MV, Asselbergs FW, Palmer TM, et al. 2015. Mendelian randomization of blood lipids for coronary heart disease. Eur Heart J, 36: 539-550.

Ivanova EA, Myasoedova VA, Melnichenko AA, et al. 2017. Small dense low-density lipoprotein as biomarker for atherosclerotic diseases. Oxidative Med Cell Longev, 2017: 1273042.

Ix JH, Katz R, de Boer IH, et al. 2012. Fetuin-A is inversely associated with coronary artery calcification in community-living persons: the Multi-Ethnic Study of Atherosclerosis.Clin Chem, 58 (5):887-895.

Kajikawa M, Maruhashi T, Matsumoto T, et al. 2016. Relationship between serum triglyceride levels and endothelial function in a large community-based study. Atherosclerosis, 249: 70-75.

Kloppenborg RP, Nederkoorn PJ, van der Graaf Y, et al. 2011. Homocysteine and cerebral small vessel disease in patients with symptomatic atherosclerotic disease. The SMART-MR study Atherosclerosis, 216 (2): 461-466.

Li L, Xie J, Zhang M, et al. 2009. Homocysteine harasses the imprinting expression of IGF2 and H19 by demethylation of differentially methylated region between IGF2/H19 genes.Acta Biochim Biophys Sin, 41 (6): 464-471.

Li Y, Yin R, Liu J, et al. 2009. Peroxisome proliferator-activated receptor delta regulates mitofusin 2 expression in the heart. Journal of molecular and cellular cardiology, 46 (6): 876-882.

Lucero D, Lopez GI, Gorzalczany S, et al. 2016. Alterations in triglyceride rich lipoproteins are related to endothelial dysfunction in metabolic syndrome. Clin Biochem, 49: 932-935.

Lv H, Ma X, Che T, et al. 2011. Methylation of the promoter A of estrogen receptor alpha gene in hBMSC and osteoblasts and its correlation with homocysteine. Molecular and Cellular Biochemistry, 355 (1-2): 35-45.

Mark L, Dani G, 2016. Diabetic dyslipidaemia and the atherosclerosis. Orv Hetil, 157: 746-752, 779.

Matsumoto S, Gotoh N, Hishinuma S, et al. 2014. The role of hypertriglyceridemia in the development of atherosclerosis and endothelial dysfunction. Nutrients, 6: 1236-1250.

Moren X, Lhomme M, Bulla A, et al. 2016. Proteomic and lipidomic analyses of paraoxonase defined high density lipoprotein particles: association of paraoxonase with the anti-coagulant, protein S. Proteomics Clin Appl, 10: 230-238.

Nordestgaard BG, 2016. Triglyceride-rich lipoproteins and atherosclerotic cardiovascular disease: new insights from epidemiology, genetics, and biology. Circ Res, 118 (4): 547-563.

Nordestgaard BG, Varbo A, 2014. Triglycerides and cardiovascular disease. Lancet, 384: 626-635.

Quintanilla-Cantu A, Pena-de-la-Sancha P, Flores-Castillo C, et al. 2017. Small HDL subclasses become cholesterol-poor during postprandial period after a fat diet intake in subjects with high triglyceridemia increases. Clin Chim Acta, 464: 98-105.

Ray JG, 1998. Meta-analysis of hyperhomocysteinemia as a risk factor for venous thromboembolic disease. Archives of Internal Medicine, 158 (19): 2101-2106.

Rosenson RS, Davidson MH, Hirsh BJ, et al. 2014. Genetics and causality of triglyceride-rich lipoproteins in atherosclerotic cardiovascular disease. J Am Coll Cardiol, 64: 2525-2540.

Sumino H, Nakajima K, Murakami M, 2016. Possibility of new circulating atherosclerosis-related lipid markers measurement in medical and complete medical checkups: small dense low-density lipoprotein cholesterol and lipoprotein lipase. Rinsho Byori, 64: 298-307.

Takahashi S, 2017. Triglyceride rich lipoprotein -LPL-VLDL receptor and Lp (a) -VLDL receptor pathways for macrophage foam cell formation. J Atheroscler Thromb, 24: 552-559.

Tao Y, Xiong Y, Wang H, et al. 2016. APOC3 induces endothelial dysfunction through TNF-alpha and JAM-1. Lipids Health Dis, 15: 153.

Thom NJ, Early AR, Hunt BE, et al. 2016. Eating and arterial endothelial function: a meta-analysis of the acute effects of meal consumption on flow-mediated dilation. Obes Rev, 17: 1080-1090.

Thomsen M, Varbo A, Tybjaerg-Hansen A, et al. 2014. Low nonfasting triglycerides and reduced all-cause mortality: a mendelian randomization study. Clin Chem, 60: 737-746.

Varbo A, Benn M, Smith GD, et al. 2015. Remnant cholesterol, low-density lipoprotein cholesterol, and blood pressure as mediators from obesity to ischemic heart disease. Circ Res, 116 (4): 665-673.

Wang H, Yoshizumi M, Lai K, et al. 1997. Inhibition of growth and p21ras methylation in vascular endothelial cells by homocysteine but not cysteine.J Biol Chem, 272（40）: 25380-25385.

Wang X, Cui L, Joseph J, et al. 2011. Homocysteine induces cardiomyocyte dysfunction and apoptosis through p38 MAPK-mediated increase in oxidant stress.J Mol Cell Cardiol, 29.

Wang Y, Zhang Z, Sun W, et al. 2014. Sulforaphane attenuation of type 2 diabetes-induced aortic damage was associated with the upregulation of Nrf 2 expression and function. Oxid Med Cell Longev, 123963.

Wang Z, Liu Y, Liu J, et al. 2011. HSG/Mfn2 gene polymorphism and essential hypertension: a case-control association study in Chinese. Journal of atherosclerosis and thrombosis, 18（1）: 24-31.

Yideng J, Zhihong L, Jiantuan X, et al. 2008. Homocysteine-mediated PPARalpha, gamma DNA methylation and its potential pathogenic mechanism in monocytes.DNA Cell Biol, 27（3）: 143-150.

Zhang D, Jiang X, Fang P, et al. 2009. Hyperhomocysteinemia promotes inflammatory monocyte generation and accelerates atherosclerosis in transgenic cystathionine beta-synthase-deficient mice. Circulation, 120（19）: 1893-1902.

Zhou W, Chen KH, Cao W, et al. 2010. Mutation of the protein kinase A phosphorylation site influences the anti-proliferative activity of mitofusin 2. Atherosclerosis, 211（1）: 216-223.

第4章 线粒体融合蛋白-2 DNA 甲基化在同型半胱氨酸致血管平滑肌细胞增殖中的作用

一、课 题 设 计

高同型半胱氨酸血症（HHcy）是动脉粥样硬化（AS）的独立危险因子，而细胞增殖抑制基因/线粒体融合蛋白-2（hyperplasia suppressor gene/mitofusin-2，HSG/Mfn2）是调控细胞增殖的关键基因，且 DNA 甲基化是基因表达调控的重要方式，但 Hcy 是否通过 HSG/Mfn2 DNA 甲基化异常引起 VSMC 增殖未见报道。因此，本项目拟复制 Hcy 引起 VSMC 增殖动物和细胞模型，实时 PCR 等检测 HSG/Mfn2 的变化，分别过表达和沉默 HSG/Mfn2，Hcy 干预后，观察 VSMC 增殖的变化，明确 HSG/Mfn2 的作用；高通量 MethyLight 法检测 HSG/Mfn2 DNA 甲基化的变化，实时 PCR 等检测 DNMT 等调控相关因子的变化，揭示 HSG/Mfn2 DNA 甲基化在 Hcy 引起 VSMC 增殖中的作用机制；基因重组和 RNA 干扰技术分别使 DNMT1 过表达和沉默，明确其是调控 DNA 甲基化的关键靶点；本课题旨在阐明 HSG/Mfn2 的作用机制，为 Hcy 靶向治疗提供实验依据。

AS 所致的心、脑血管疾病，已在世界范围内对人类生命健康构成巨大威胁，其发病率和死亡率居各类疾病之首。在 AS 形成过程中，VSMC 的活化、增殖、浸润功能的改变是 AS 形成的中心机制。国内外学者从整体、细胞、分子水平广泛开展研究，取得丰硕成果，但引起 VSMC 增殖的发病机制尚未完全阐明。Hcy 是 AS 的独立危险因子之一，其危害性不亚于高脂血症。早在 2011 年发布的《中国高血压防治指南》中，专家就明确提出：降低血浆 Hcy 水平是协同防治心血管疾病重要的策略，将 Hcy 的危害性提高到新的高度。但 Hcy 何以能显著引起 VSMC 增殖并最终导致 AS？其机制至今仍迷雾重重。Hcy 系氨基酸类物质，其引起平滑肌显著增殖所致 AS 的机制尚不明确。一种解释是：Hcy 可引起显著的氧化应激，有关此种解释的实验证据已有不少累积，但迄今仍存有许多疑点。半胱氨酸（Cys）在结构上与 Hcy 只相差一个亚甲基（—CH_2—），具有同样的自由巯基，许多化学反应特性皆相似，且其血浆浓度远高于 Hcy，是 Hcy 血浆浓度的 20～25 倍，但 Cys 并不被认为可促进氧化应激和 AS。更重要的是，对 AS 的大规模临床抗氧化治疗试验效果不满意。显然，HHcy 引起氧化应激一说尚不能揭示 Hcy 作为 AS 独立危险因子的本质。另一种解释是：Hcy 作为体内一碳单位代谢的中间产物，参与转甲基代谢，其异常升高可能干扰 DNA 的甲基化修饰，而 DNA 的甲基化修饰是目前最受关注的基因转录的表观遗传调控方式。通常的调控规律是：基因启动子区的 DNA 甲基化抑制基因的表达，而 DNA 的去甲基化作用则解除抑制。Hcy 接受甲基四氢叶酸提供的甲基转化为甲硫氨酸，后者在 ATP 供能下活化生成 S-腺苷甲硫氨酸（SAM），DNA 链 CpG 中胞嘧啶的甲基化修饰即以 SAM 为唯一的甲基供体。SAM 转出甲基后转变成 S-腺苷同型半胱氨酸（SAH），SAH 被 SAH 水解酶（SAHH）水解生成 Hcy 和腺苷，Hcy 可再次接受甲基四氢叶酸提供的甲基转化为甲硫氨酸（甲硫氨酸循环）。因此，Hcy 的异常升高可通过干扰甲硫氨酸循环而改变 DNA 的甲基化修饰状态，那么 Hcy 是否作为一个重要的干扰因素引起 AS 相关基因的表达异常从而影响 AS 的发生、发展？国内外学者相继探讨了 DNA 甲基化在心血管疾病发病中的作用，Roysland

R 等的临床对照研究表明，AS 患者血浆中总 Hcy 升高的同时，基因组 DNA 呈现低甲基化。Bromberg A 等采用体外甲基化分析等多种技术对 ApoE^{-/-} 鼠的 AS 动物模型研究表明，血浆中 Hcy 升高，基因组也出现低甲基化现象；Lü H 等相继报道在 AS 发生、发展中，Hcy 可以引起雌激素基因的甲基化改变，同时也观察到 HHcy 也可使基因组 DNA 甲基化程度下降，p21ras 等基因的启动子区出现高甲基化现象，表明 Hcy 在 DNA 甲基化调控 AS 形成过程中发挥着重要作用。在 Hcy 引起 AS 的研究中也发现，Hcy 干扰 DNA 甲基化并参与了 VSMC 增殖，本课题组前期研究观察到：在 VSMC 增殖过程中，基因组 DNA 低甲基化的同时也可引起个别基因如过氧化物酶体增殖物激活受体（PPAR）α、γ 等发生高甲基化，涉及许多酶促反应，且其中 DNMT 的表达上调，甲基结合蛋白 2、甲基化 CpG 结合蛋白 2 表达下调，共同加强了 DNA 甲基化的致 VSMC 增殖效应。DNA 甲基化修饰调控属于疾病早期分子事件，许多临床表现未出现之前，表观遗传学修饰就已发生改变，对于疾病早期病变有着更高的敏感性和特异性，被认为是一个理想的早期诊断和药物干预靶点，因此相关基因 DNA 甲基化的研究成为国内外的热点。经 PubMed 查询，在过去 10 年里，肿瘤研究的相关报道逾万篇，而有关心、脑血管疾病表观遗传学的研究报道并不多，DNA 甲基化和组蛋白修饰的报道远远低于肿瘤的研究报道。但心、脑血管疾病发病远高于肿瘤，因此对于 DNA 甲基化在 AS 发生、发展过程中的作用机制研究具有重要临床意义。因此，从 DNA 甲基化的角度深入研究 VSMC 增殖的机制，将为研究 AS 提供一个全新视角和理论依据。1997 年我国学者陈光慧等首次报道了 HSG/Mfn2，HSG/Mfn2 是由 757 个氨基酸残基组成、两次跨于线粒体外膜、沿线粒体网络结构分布的线粒体融合蛋白家族成员之一，同时研究发现，HSG/Mfn2 在细胞能量代谢、信号转导和细胞增殖及凋亡等众多细胞生物学过程中通过多条途径参与疾病的发生。在心血管疾病的研究中，Zhou W 等发现，HSG/Mfn2 在高血压大鼠血管平滑肌中表达降低，而给予 HSG/Mfn2 转染可显著抑制 VSMC 的增殖；在 ApoE^{-/-} 鼠的颈动脉中，随着 AS 的发展，HSG/Mfn2 表达水平呈进行性下降，且粥样斑块中 HSG/Mfn2 表达的下降更为显著；同时 Li Y 等观察到 HSG/Mfn2 在多种小鼠心肌肥厚模型中明显降低，表明 HSG/Mfn2 与心血管疾病密切相关。VSMC 增殖作为 AS 发生的中心事件，HSG/Mfn 是否参与 VSMC 增殖？课题组前期证实了 Hcy 可以引起 VSMC 增殖，但 Hcy 是否通过 HSG/Mfn2 引起 VSMC 增殖，涉及哪些环节，其作用机制是什么等都有待进一步研究。组蛋白乙酰化修饰和 DNA 甲基化常相互作用，加强或抑制表观遗传学变化。那么 Hcy 是否作用于 DNMT 来干扰甲硫氨酸循环，从而引起 AS 的发生？课题组利用生物信息学分析 HSG/Mfn2 基因启动子区的功能结构域，并将启动子区存在的启动子片段按活性分析方法将 PCR 产物克隆入 pGL3-Basic 载体，用脂质体介导的方法瞬时转染 VSMC，结果表明 HSG/Mfn2 基因启动子具有功能活性，这为我们研究 HSG/Mfn2 DNA 甲基化提供了保证。同时在 HHcy 模型中，血管平滑肌中 HSG/Mfn2 的蛋白及 mRNA 表达减少，且检测到 HSG/Mfn2、启动子区发生高甲基化，这一结果明显地提示 HSG/Mfn2 及其 DNA 甲基化是 HHcy 引起血管平滑肌增生的重要机制。我们的推测（假说）是：HSG/Mfn2 DNA 甲基化是 Hcy 引起 VSMC 增殖的重要机制，Hcy 通过调控 DNMT 的表达进而干扰甲硫氨酸循环，使得 HSG/Mfn2 DNA 甲基化，引起 HSG/Mfn2 表达改变从而引起 VSMC 增殖。本项目复制 HHcy VSMC 增生的动物模型，使用实时定量 PCR 和 Western blotting 检测血管平滑肌中 HSG/Mfn2 的表达。在细胞水平上，基因重组和 RNA 干扰技术分别过表达和沉默 HSG/Mfn2，用 Hcy 干预后，观察 VSMC 增殖的变化，明确 HSG/Mfn2 的作用；运用高通量 MethyLight 法检测 HSG/Mfn2 DNA 甲基化的变化,实时 PCR 和 Western blotting 检测 DNMT1 DNA 甲基化调控因子的变化,揭示 HSG/Mfn2 DNA 甲基化在 HHcy 引起 VSMC 增殖中的作用机制;基因重组和 RNA 干扰技术分别使 DNMT1 过表达和沉默,明确其是调控 DNA 甲基化的关键靶点;用 5-氮杂胞苷(5-AZC)处理 VSMC,观察 HSG/Mfn2 DNA 甲基化程度的变化(图 4-1),本课题的实施将有利于阐明 HHcy 的分子机制,寻找致病环节,确定关键靶点,为 AS 的靶向治疗提供新的干预途径,为这一全球性重大疾病的防治工作提供更多的研究资料。

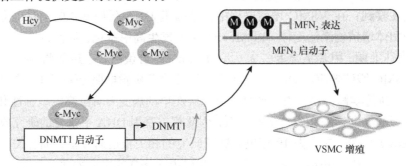

图 4-1　课题假说

二、线粒体融合蛋白与心血管疾病的研究进展

常见的心血管疾病有高血压、动脉粥样硬化、缺血-再灌注损伤、心绞痛、冠心病和心律失常等,影响心血管疾病的危险因素有很多,其发生机制也各不相同。线粒体融合蛋白-2(Mfn2)参与了多种心血管疾病的发生、发展过程。这篇综述将详细描述线粒体融合蛋白(mitofusin,Mfn)的特征和功能,以及其参与动脉粥样硬化、缺血-再灌注损伤及高血压发病机制的过程,以便了解心血管疾病的发展和进展。

众所周知,心血管疾病严重威胁着人类的生命健康,是中国乃至全世界人民的主要死亡原因。线粒体代谢被认为是细胞生长和增殖的关键调节因子,由于心肌是高度氧化的组织,线粒体在维持心脏的最佳表现中起着重要作用,线粒体动力学及线粒体融合、裂变、生物发生和线粒体自噬的过程决定了线粒体的形态、质量和丰度等,都与心血管疾病有关。线粒体功能障碍可能会在所有组织中引起一组简单且可预测的缺陷,线粒体缺陷或功能障碍与神经和心血管疾病的发生、发展有着密切的关系。有研究报道,Mfns 可通过调控 Ras-Raf-ERK/MAPK 和 Ras-PI3K/Akt 信号通路分别参与调控 VSMC 的增殖和凋亡过程。在一项研究中,研究人员为确定 Mfns 在缺氧诱导肺血管重构中的作用,通过免疫组化、肺动脉平滑肌细胞(PASMC) DNA 分析、增殖细胞核抗原表达和细胞周期分析进行了研究。其结果表明,缺氧促进肺动脉平滑肌细胞的增殖,包括在 G_2/M+S 期调节更多的细胞、增加增殖细胞核抗原和细胞周期蛋白 A 的表达,而所有这些缺氧的影响在细胞经 siRNA 处理后均被抑制。也有报道称成年小鼠心脏中心脏 Mfn1 和 Mfn2 的联合消融导致线粒体断裂、嵴形态紊乱,并在数周后诱导致死性心肌病。Mfn2 的这一系列重要的生物学功能有助于其参与高血压、肺动脉高压、动脉粥样硬化、急性缺血-再灌注损伤、扩张型心肌病、心肌肥大、心力衰竭等多种心血管疾病发生与发展的过程。

（一）心血管疾病

心血管疾病（CVD）是指与循环系统相关的一些疾病，循环系统则是在人体内起着运送血液作用的器官和组织，主要包括动脉、静脉、微血管和心脏，心血管疾病分为急性和慢性。许多环境和行为因素相互作用，导致基因表达的变化，并为心血管疾病的发展和进展提供基础。心血管疾病的主要行为危险因素包括烟草、酒精的有害使用及缺乏身体活动和不健康饮食，这些因素导致体内的各种生理变化，从而在动脉粥样硬化发展过程中起到重要的作用。已经有很多研究表明，这些因素增加心血管疾病的风险，而这些不健康的生活方式、行为的减少可有效预防心血管疾病。此外，坚持运动和戒烟等行为改变与心肌梗死（MI）后复发事件或死亡风险降低有关。

1. 动脉粥样硬化

（1）动脉粥样硬化的概述：动脉粥样硬化是心血管疾病最常见的病理过程。动脉粥样硬化是一种累及弹性和肌性动脉的疾病，其大多数会导致心肌梗死，包括心绞痛、缺血性卒中和外周血管疾病。动脉粥样硬化因其动脉内膜上积聚的黄色粥样脂质而得名，最近这几年，动脉粥样硬化在全球的发病率慢慢增多，年轻人患该病的概率也越来越大。当今的周围环境、生活习惯及遗传因素等引起的一系列的病理改变，如血脂异常增高、氧化应激造成的损伤等这些被认为是动脉粥样硬化发生的原因。主动脉粥样硬化常没有什么明显的特异性表现；冠状动脉粥样硬化的患者动脉管径狭窄到一定程度就会发生心绞痛、心肌梗死等心血管疾病；肾动脉粥样硬化会出现顽固性高血压；脑部发生动脉粥样硬化便会引起脑缺血、脑血管破裂出血等。

（2）动脉粥样硬化的发生：动脉粥样硬化发生的过程是连续的，从内皮损伤开始，进展为斑块形成和狭窄。细胞凋亡和坏死是人和小鼠动脉粥样硬化病变的特征性表现，其随病变进展而增加。在脆弱的动脉粥样硬化病变中，坏死核心由坏死细胞、细胞碎片和脂质组成，并且通常占病变的 40%以上，它是斑块不稳定的重要原因。坏死细胞主要是凋亡细胞经历继发性坏死的结果，至少部分是由于细胞毒作用而受损。细胞毒素引起细胞凋亡和细胞因子如 TNF-α，主要来源于细胞毒性细胞，显示由半胱天冬酶 3 介导的继发性坏死。覆盖大的坏死核心的发炎纤维帽内的平滑肌细胞的凋亡也是病变不稳定的重要原因，因为它们的损失导致胶原蛋白减少，致纤维帽变薄。

（3）动脉粥样硬化的发病机制

1）动脉粥样硬化基因组学和蛋白组学研究：众所周知，影响心血管疾病的危险因素可以通过影响个体的易感基因来影响动脉粥样硬化的发展，先是有研究者通过候选基因分析分析了动脉粥样硬化与脂质、内皮等的关系，随后全基因组关联研究发现了动脉粥样硬化的致病基因和易感基因。我国学者也发现 2p24.1、4q32.1 等遗传变异会影响冠心病和心肌梗死的发病风险，这与国外的报道一致。蛋白质组学的研究对于功能基因组学研究是一个重要组成部分，截至目前，心血管领域的一个研究热点是可以通过差异化蛋白来发现动脉粥样硬化潜在的发病机制。Noah 等利用 Shotgun 蛋白质组学技术最终确认了在动脉粥样硬化疾病发生、发展中发挥重要作用的 4 种蛋白，包括血小板衍生因子、转化生长因子 β、碱性成纤维细胞生长因子和基质细胞源性因子 1α。对缺乏抗氧化酶 SOD-2 的 ApoE 缺陷小鼠的研究表明，过量产生的 ROS 会损伤线粒体 DNA 并加速动脉粥样硬化和 VSMC 的增殖。

　　有研究表明，环境压力因子引发内质网（ER）应激并激活未折叠蛋白反应（UPR），未激活的 ER 应激激活 UPR 引发细胞凋亡。由于 PI3K/Akt 途径的活性，巨噬细胞对凋亡刺激具有抗性。巨噬细胞表达了 3 种 Akt 同种型，即 Akt1、Akt2 和 Akt3，它们是同源基因的不同产物。Akt 显示异构体特异性对动脉粥样硬化形成的影响，其随着不同的血管细胞类型而变化。巨噬细胞 Akt2 的缺失促进抗炎 M2 表型并减少动脉粥样硬化。然而，就细胞凋亡而言，Akt 同种型是多余的。c-Jun NH$_2$ 端激酶（JNK）是 UPR 的促细胞凋亡效应子，JNK1 同种型对抗细胞凋亡的 Akt 信号转导。造血细胞中 JNK1 的缺失可保护巨噬细胞免于凋亡并加速早期动脉粥样硬化。IκB 激酶 α（IKKα，丝氨酸/苏氨酸蛋白激酶家族的成员）在巨噬细胞中 mTORC2 介导的 Akt 信号转导中起重要作用，并且 IKKα 缺乏会减少巨噬细胞存活并抑制早期动脉粥样硬化。细胞增多症涉及受体、桥接分子和凋亡细胞配体的相互作用。清道夫受体 B 类 I 型是动脉粥样硬化中 Src/PI3K/Rac1 通路的巨噬细胞吞噬作用的关键介质（图 4-2），为解决炎症的激动剂，提供有希望的治疗潜力，以促进细胞增多症和预防动脉粥样硬化临床事件。

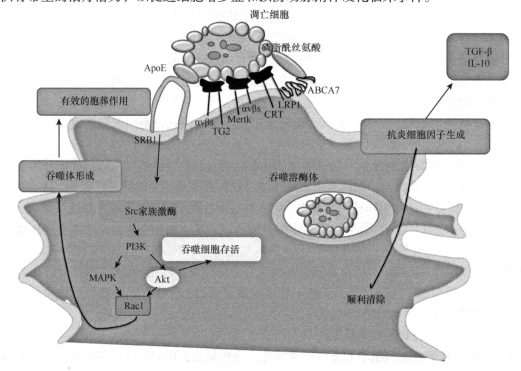

图 4-2　动脉粥样硬化中 Src/PI3K/Rac1 通路示意图

ApoE：载脂蛋白 E；TGF-β：转化生长因子 β；IL-10：白细胞介素 10；ABCA7：三磷酸腺苷结合盒转运体 7；LRP1：低密度脂蛋白相关蛋白 1；αvβs：整合素 αvβs；CRT：钙网蛋白；Mertk：Tyro3 受体酪氨酸激酶；TG2：转谷氨酰胺酶 2；SRB1：清道夫受体 B 类 I 型；PI3K：磷脂酰肌醇-3 激酶；MAPK：丝裂原活化蛋白激酶；Akt：蛋白激酶 B

　　2）动脉粥样硬化内皮损伤学说：在人体正常情况下，主要调节组织与血液间相互进行物质交换的一个重要屏障是动脉血管内膜。多种因素刺激内皮细胞可使其受到严重的损伤，从而导致其发生功能紊乱与剥落，进而改变内膜的完整性与通透性，这时大量的脂质会积聚在已经受损的内膜，这使得平滑肌细胞和单核细胞进入到内膜并且吞噬大量的脂质从而形成泡沫细胞，而泡沫细胞不断的累积就会形成脂肪斑块。线粒体功能障碍也会影响内皮细胞，因为衰老的线粒体产生大量的 ROS 并且具有降低抗氧化酶（如 SOD-2）和硫氧还蛋白还原酶的表达。

过量的 ROS 会增加过氧亚硝酸盐的形成，从而损害内皮细胞一氧化氮（NO）合酶和 NO 介导的扩张。因此，线粒体 ROS 与内皮功能障碍有关，它们的靶向可改善内皮功能。此外，线粒体 ROS 抑制血管周围脂肪组织的平滑肌细胞松弛，并诱导含有蛋白质 parkin 和 MFR1 的内皮细胞外囊泡的形成。在脂肪斑块的不断增加变大时，管腔也在不断地缩小，从而诱发了动脉粥样硬化的形成。

3）动脉粥样硬化炎症反应学说：动脉粥样硬化不仅是脂质在血管壁积聚的一种疾病，而且是一个慢性轻度的炎症反应过程，因此，氧化应激的反应过程贯穿着动脉粥样硬化发生的整个过程，而氧化应激与线粒体的功能密切相关，但其具体的信号通路机制尚不清楚。在动脉粥样硬化病变过程中，血管内膜的功能受损导致了 ICAM1、集落刺激因子-1（M-CSF）、单核细胞趋化蛋白 1（MCP1）、VCAM1 和基质金属蛋白酶（MMP）等因子的表达显著上升，这些因子可以促进单核细胞与内皮细胞相互黏附并迁移到内膜，进而吞噬氧化低密度脂蛋白，从而导致泡沫细胞形成。并且随着动脉粥样硬化的发展，会产生 TNT-α、IL-1、IL-8 等炎症因子，这些因子的增加加重了动脉粥样硬化的发生、发展。

2. 缺血-再灌注损伤

（1）缺血-再灌注损伤的概述：缺血-再灌注损伤并不是指缺血，而是指组织在恢复血液供应后，多余的自由基会袭击重新得到血液供应的组织中的细胞，从而对组织造成损伤，所以称组织缺血-再灌注损伤。心肌缺血-再灌注损伤是目前临床治疗中的一大难题，它的危害自然是不能被忽视的。

（2）缺血-再灌注损伤的发病机制

1）活性氧的作用：活性氧（ROS）是指在机体内或自然环境中由氧组成，含氧并且性质较活泼的一类物质的总称。ROS 是体内一类氧的单电子还原产物，是电子在还没有传递到末端氧化酶之前漏出呼吸链并且消耗了大约 2% 的氧生成的，包含了氧的电子还原产物超氧阴离子、过氧化氢、羟基自由基和一氧化氮等。ROS 对缺血-再灌注损伤能够起作用主要是基于以下 3 点：①增强 ROS 的清除和（或）解毒这一干预措施可以防止再灌注损伤的发展；②人工生成 ROS 正常组织概括了对缺血-再灌注的损伤反应；③在缺血后组织中检测到增强的 ROS 产生及其特征性细胞的"足迹"。在一篇关于暴露于 ROS（或产生 ROS 的酶）的细胞或组织的表型反应的研究中描述了 ROS 对缺血-再灌注的直接损伤，其重现了缺血-再灌注引起的反应。过氧化氢是一种温和且相对稳定的氧化剂，在暴露于缺血-再灌注的组织（细胞）中产生，已被广泛用作代表性的 ROS，以评估细胞对氧化应激的反应。在病理、生理学相关浓度（10～100μmol/L）下，过氧化氢可引起内皮功能的大部分表型变化，这在缺血后组织中可得到证实。心肌细胞和 VSMC 也以与缺血-再灌注一致的方式响应过氧化氢。由过氧化氢引起的细胞反应为分子基础及以这种温和氧化剂发挥信号传递第二信使的作用已经被广泛地表征。最近对暴露于缺血-再灌注的组织或细胞的蛋白质组学和基因组作图的应用，提供了对特定蛋白质和基因伴随这种情况的氧化应激的反应的新见解。

2）细胞内 Ca^{2+} 的超载：细胞内 Ca^{2+} 的超载是缺血-再灌注的主要发病机制之一。在缺血期间，无氧代谢占优势，这使得细胞的 pH 降低，Na^+-H^+ 交换器可以排出过量的 H^+，并产生大量的 Na^+ 以缓冲这种 H^+ 的积累；缺血还耗尽了细胞 ATP，其使 ATP 酶失活（如 Na^+-K^+-ATP 酶），从而降低活性 Ca^{2+} 的流出；同时限制了内质网再摄取钙，因此发生钙超载。这些变化随着线粒体通透性转换孔的开放，可以消散线粒体的膜电位，从而进一步损害 ATP 的产生。其他生化事件也可发生在缺血期间，这些事件本身并不会导致缺血性损伤，但当血液供应重新建立时，由于氧气的输送和血液中形成的元素的燃烧，会引发一系列加剧组织损伤的事件。

3）线粒体膜通透性转换孔（MPTP）：线粒体是急性心肌缺血-再灌注损伤发生后心肌细胞命运的关键决定因素，尤其是再灌注急性缺血性心肌诱导 MPTP 的开放，这是通过解偶联氧化磷酸化并引起线粒体肿胀来介导心肌细胞死亡的事件。在再灌注开始时对 MPTP 开放的抑制已被证明是由局部缺血调节的内源性现象引起的心脏保护的基础，该术语包括心肌调节的各种方法，其中心脏通过对其进行抗性来对急性心肌缺血-再灌注损伤产生抗性。临床前动物研究和初步概念验证，临床试验已证明药理学抑制在再灌注开始时 MPTP 开放可以减弱心肌细胞死亡并减少心肌梗死范围的大小。缺血性条件反射的内源性心脏保护现象，可通过对心脏进行短暂的缺血和再灌注循环来保护心脏免受心肌梗死的影响，通过募集许多信号通路并阻止 MPTP 开放来介导其心脏保护作用。

4）炎症反应：局部缺血产生的环境引发有害代谢物的产生、炎症细胞的流入和上皮细胞的凋亡和坏死。其中参与炎症的细胞因子主要有 TNF-α、IL-6 和 IL-1β 等。有研究报道，发生再灌注后 TNF-α 升高一段时间就会使得组织微环境和器官功能发生变化，伴随时间的变化，血清中的 TNF-α 呈明显的上升趋势，尤其发生急性心肌梗死时，TNF-α 水平会明显上升，随后，TNF-α 会使得大量的中性粒细胞黏附到心肌细胞上，通过释放的毒性物质来损害心肌细胞。此外，也有大量的其他研究证实，IL-1β 和 IL-6 与心肌缺血-再灌注损伤有明显的相关性，并且为调控炎症的纽带。通过以上对缺血-再灌注的 4 种主要的发病机制的概述可以看出，大量的病理过程是再灌注损伤的基础（图 4-3）。首先，通过流入先前缺血组织的动脉血将分子氧重新引入组织，从而提供缺失的底物，以产生细胞毒性活性氧物质；质膜、内质网和线粒体中的缺陷使钙在细胞质和线粒体中积累（钙超载），后者中羟基磷灰石晶体迅速形成；MPTP 的开放、内皮功能障碍、凝血酶原表型的出现、毛细血管无复流的发展和明显的炎症反应也在再灌注损伤的发展中起主要作用。

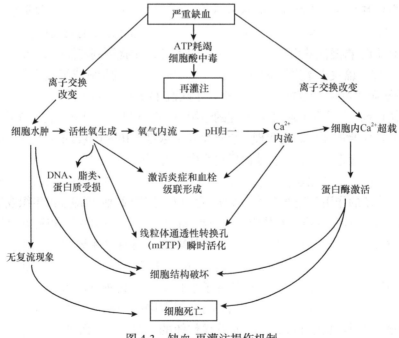

图 4-3　缺血-再灌注损伤机制

3. 高血压

（1）高血压的概述：高血压为血压≥140/90mmHg。过去，对于是否应该治疗高血压，特别是轻度高血压，存在不同意见，因为一些权威人士将其视为应对微血管疾病的代偿现象。直到 20 世纪 60 年代，Framingham 研究和其他明确的流行病学研究表明，即使轻微的高血压也会增加心肌梗死、心力衰竭、卒中和慢性肾损伤的风险，因为高血压被认为是一种重大的公共卫生危害。在 20 世纪初期，世界上大多数地区的高血压很少见（成人患病率为 5%），但除外西欧和美国，其患病率在 5%～10%。在过去的一个世纪中，高血压患者显著增加，而今天，在美国和世界上大多数地区，高血压的患病率在 30%～40%。未来，高血压将成为最常见的非传染性疾病。虽然老年人的单纯收缩期高血压，可能是大动脉僵硬导致血管顺应性降低，但现在青少年中也可见高血压。高血压的发病率增加与肥胖率和胰岛素抵抗的增加密切相关。大脑是受高血压影响的主要靶器官之一。排除年龄因素，高血压是导致卒中和痴呆的脑血管疾病最重要的风险因素。虽然偶尔出现的高血压是可识别病因的，如肾动脉狭窄、嗜铬细胞瘤、肾上腺皮质产生过多醛固酮或单基因，但超过 90% 的病例没有可识别的病因。高血压通常与肥胖、脂代谢紊乱、衰老和胰岛素抵抗共存，因此通常被认为是具有无数表现的复杂代谢表型的一部分。

（2）高血压的发病机制：由于高血压的病因非常复杂，故其发病机制也较多，受到多个环节、多个机制及多种影响因素所调控，如肾素-血管紧张素-醛固酮系统、非编码 RNA、巨噬细胞的极化、NOD 样受体家族蛋白 3 及各种离子通道的作用。因其发病机制较多且复杂，在本综述中就不一一地进行赘述了。

（二）线粒体融合蛋白

1. 线粒体及其功能　线粒体通常被认为是大多数真核细胞的主要能量生成系统，是一种小型双层膜结构的亚细胞细胞器，以 ATP 的形式产生大部分细胞能量，其状态与细胞的存活和死亡密切相关。线粒体不再被认为仅仅是细胞的静态能量来源。虽然线粒体是维持生命和通过氧化磷酸化满足细胞能量需求所必需的，但现在认为线粒体是具有多种功能的高度动态的细胞器，在细胞的生存和死亡中起着关键作用。经过不断的分裂和融合，最终在细胞中形成了一种相互交错的网络状作用模式，为了最大限度地满足细胞的各种需求，它可以在细胞中进行重新分布。线粒体广泛分布在心肌细胞的肌质网、肌丝及 T 管周围，占细胞总体积的 30% 以上。除了发挥供能功能外，线粒体还参与调控细胞的分化、信息传递、凋亡及生长和周期。

2. 线粒体融合蛋白　在刚开始，许多研究主要集中于研究线粒体依赖性的细胞信号和细胞死亡。线粒体融合和裂变主要由发动蛋白样蛋白（DLP）介导。在哺乳动物中，线粒体融合蛋白（Mfn）（酵母中的 Fzo1p）融合线粒体外膜，遗传视神经萎缩基因（OPA1）（酵母中的 Mgm1p）合并内部线粒体膜。在 DLP 中，Mfn 家族是第一个被鉴定为膜重塑因子的家族。Mfn/模糊洋葱/Fzo1p 蛋白定位于线粒体的外膜，它们的缺失导致片段化，表明缺乏膜融合。已在哺乳动物细胞中鉴定出两种 Mfn 同种型，Mfn1 和 Mfn2 在胚胎发育过程中普遍表达和必需，但它们在介导融合中表现出不同的活性，Mfn2 的突变引起神经退行性疾病 Charcot-Marie-Tooth 2A 型（CMT2A）。Mfn 蛋白调节的线粒体形态与几种关键的生理功能有关，包括心肌细胞分化、造血干细胞、维持精子发生和神经元控制的能量代谢。Mfn 介导的线粒体融合被认为受膜电位、磷酸化、泛素化、乙酰化及许多相互作用蛋白（如 MIB、MARCH-V、Gβ）的调节。关于 Bax 和 GPAT，鉴于纯化和重构 Mfn 蛋白的困难，对它们膜融合的充分性尚不清楚。

（1）线粒体融合蛋白的基本结构：Mfn 包括 N 端胞质 GTPase、螺旋束结构域（HB）、跨膜结构域（TM）和胞质 C 端尾部结构域（CT）（图 4-4）。两种七肽重复序列（HRs）被预测存在于 HB 和 CT 中。Mfns 被认为是通过 TM 定位于线粒体膜。Mfn2 的 HB 或 CT 缺失导致一些蛋白扩散到细胞质中，提示 Mfn 的线粒体靶向是由多个序列元素决定的。Mfn 如何介导线粒体融合也知之甚少。已知 GTPase 活性是必需的。Mfn1 的 CT 晶体结构显示了反平行螺旋线圈形式的同型相互作用，这表明 Mfn 的这一区域（第二个预测的 heptad repeat，HR2）在融合前促进了附着的线粒体膜的栓系。最近对 Mfn1 最小 GTPase 域（MGD）的结构分析表明，膜系可能是通过其 gtp 依赖性二聚实现的。使用分离线粒体的低温电子显微镜断层扫描研究证实系泊/对接依赖于 GTP。Mfn 的其他区域是否对融合活性有贡献还有待研究。

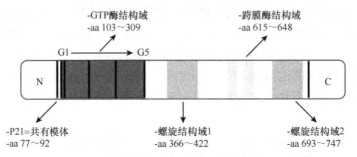

图 4-4　Mfn 的基本结构示意图

（2）线粒体的融合：在全球范围内，线粒体融合的特征在于 3 个不同的步骤：反式连接两个线粒体，两个膜的对接增加了接触表面积并减小了两个膜之间的距离，最后由 GTP 水解诱导的构象变化使两个线粒体外融合（图 4-5）。

在酵母中，线粒体融合需要由 fzo 基因编码的线粒体跨膜 GTP 酶，因为 fzo 基因的抑制会产生片段化的线粒体。其他酵母蛋白，如 Dnm1p 和 Mgm1p 可调节线粒体裂变。Mfn2 在调节线粒体动力学中的作用已在各种细胞系中得到充分证明，因为 L6E9 肌管和 10T1/2 细胞中 Mfn2 的抑制导致片段化和无组织的线粒体。相反，在 HeLa 细胞、L6E9 肌管和 COS 细胞中过表达 Mfn2 可导致线粒体的核周聚集。此外，在各种细胞系中，包括 L6E9 肌管和 HeLa 细胞，降低 Mfn2 的表达会影响线粒体的生化过程，包括减少各种底物的氧化和耗氧率。在低等真核细胞中的也表明线粒体可以在这些模型中迁移，随后的融合事件允许在细胞器之间共享基质成分和信号转导，这可能对线粒体生物能学有利。虽然哺乳动物细胞含有同源蛋白质，但线粒体网状形态的调节在进化上是保守的，这些蛋白质在成熟哺乳动物骨骼肌中的功能作用尚不清楚，该组织与其真核细胞的结构明显不同，其结构支持其生理收缩功能。骨骼肌收缩装置实际上在细胞系中不存在，但在体内包含大量的肌细胞体积，可能限制线粒体迁移；相反，通过穿透肌纤维的管状细丝可以发生亚肌膜下和肌原纤维间线粒体之间的通信。这些管状细丝可以优化从肌膜下线粒体（其中氧和可氧化底物最容易获得）的膜电位传导到肌原纤维间线粒体区域，其中这些化合物的递送可能受损，但在肌肉收缩期间 ATP 需求很大。

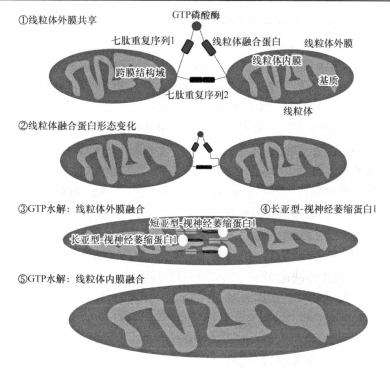

图 4-5　线粒体的融合示意图

①两个相对的线粒体的外膜通过 Mfns 的 HR2 和（或）GTP 酶结构域的反式相互作用而被束缚。②GTP 结合和（或）水解诱导 Mfns 构象变化，导致线粒体对接和膜接触位点的增加。为清楚起见，并非所有最近提出的导致 Mfns 二聚化和构象变化的模型都在该方案中突出显示。③最后，GTP 酶依赖性动力冲程或 GTP 依赖性寡聚化确保线粒体外膜融合。磷脂中线粒体外膜的组成也可以调节该过程。④在线粒体外膜融合后，OPA1 和 CL 驱动线粒体内膜融合。膜的任一侧上的 OPA1 和 CL 之间的相互作用使两个线粒体的内膜系链，其 OPA1 依赖性 GTP 水解后融合。⑤在该模型中，已显示 S-OPA1 增强 OPA1-CL 相互作用和融合。需要注意的是，在线粒体外膜和线粒体内膜融合后，作为膜结合蛋白的 Mfn2 和 OPA1 仍然存在于不同的膜上但是被分解了

（三）线粒体融合蛋白与心血管疾病的研究进展

过去 10 年见证了线粒体动力学领域的一些发展，线粒体形态和运动的变化已被证明会影响细胞生理学和病理学。线粒体是动态细胞器，其能够通过融合产生细长的互联线粒体网络来改变它们的形状，并且裂变，产生离散的片段化线粒体。这些过程分别受线粒体融合蛋白和裂变蛋白的调节，对维持健康的线粒体网络至关重要。特别是心脏线粒体，由于其在成人心脏中的独特空间排列及它们在细胞死亡和存活中发挥的多重作用而引起了很大兴趣。众所周知，线粒体融合蛋白和裂变蛋白的作用超出了介导线粒体形状变化的作用，这些多效性作用可能影响它们在心脏和脉管系统中的作用，如动脉粥样硬化、缺血-再灌注损伤、高血压、糖尿病、心脏肥大和心力衰竭。

1. 线粒体融合蛋白在心脏发育中的作用　Mfn1 和 Mfn2 的基因消融在妊娠中期导致胚胎在子宫内死亡，而胚胎中的两种丝裂霉素的心脏特异性消融在 9.5～10.5d 显示为致死。总之，这些发现暗示了 Mfn 在心脏发育中的作用。成年小鼠心脏中心肌细胞特异性 Mfn2（α-MHC-Cre）的条件性消融导致线粒体变得多形性并略微扩大，而心脏显示出适度的左心室肥大和左心室收缩功能轻度恶化。相比之下，成人心脏中心脏特异性 Mfn1 的基因消融似乎不会诱导明显的心脏表型。正如预期的那样，成年小鼠心脏中心脏 Mfn1 和 Mfn2 的联合消融导致线粒体断裂和嵴形态紊乱，并在数周后诱导致死性心肌病。

2. 线粒体融合蛋白在心血管疾病中的作用

（1）线粒体融合蛋白在动脉粥样硬化中的作用：Mfn2 最初被鉴定为新型增生抑制基因（HSG），能够在多种血管增殖疾病中抑制 VSMC 的增殖。在血管成形术球囊诱导的新内膜损伤、氧化低密度脂蛋白和随后的动脉粥样化形成和颈动脉再狭窄的实验动物模型中，Mfn2 的过表达显示抑制 VSMC 增殖。发现 Mfn2 的抗增殖作用是由于 PKA 诱导的 Ser442 处 Mfn2 的磷酸化。而动脉粥样硬化的特征之一就是位于动脉血管中膜的 VSMC 增生，随后迁移至血管内膜，从而使得新生内膜发生功能障碍。之前就有研究者证实，在动脉粥样硬化小鼠模型中平滑肌细胞的 Mfn2 含量显著下降，这说明 Mfn2 与动脉粥样硬化的关系可能与 VSMC 的增殖相关；之后又有研究者表明 Mfn2 可以通过 RasRaf-ERK/MAPK 和 Ras-PI3K/Akt 通路抑制 VSMC增殖，由此减轻因脂质的积累和血管等的损伤引起的动脉粥样硬化。

（2）线粒体融合蛋白在缺血-再灌注中的作用：急性缺血-再灌注损伤源自持续的缺血期后再灌注开始时 MPTP 的开放。心脏对急性缺血-再灌注损伤及其恢复的易感性严重依赖于其线粒体的功能。因此，在急性缺血-再灌注损伤期间保持线粒体功能和预防 MPTP 开放是心脏保护的重要治疗策略。最近的实验数据表明，操纵心脏中的线粒体裂变和融合蛋白可能影响对急性缺血-再灌注损伤的易感性，从而为心脏保护提供新的治疗靶点。有研究建立了线粒体融合蛋白（Mfn1、Mfn2 和 OPA1）作为心脏保护靶标的作用，即使需要考虑多效性非融合效应。研究人员已经证明，在模拟缺血-再灌注损伤后，在 HL-1 心脏细胞系中过表达 Mfn1 或 Mfn2阻止了 MPTP 的开放并减少了细胞死亡。与 Mfn2 的潜在保护作用一致，在新生儿心肌细胞中证实 Mfn2 的基因消融增加了 MPTP 的开放易感性并使细胞死亡加剧；然而，在 Mfn2 缺陷的成人心肌细胞中发现了对比，具有针对细胞损伤的保护作用。成人心脏线粒体融合蛋白的遗传操作在 MPTP 开放易感性和急性缺血-再灌注损伤敏感性方面产生了对比效应。缺失 Mfn1、Mfn2 或 OPA1 似乎使心脏对 MPTP 开放的耐受性降低，在具有 Mfn1 和 Mfn2 的情况下，据报道心脏对急性缺血-再灌注损伤的耐受性更强，对此的解释尚不清楚。总之，线粒体融合蛋白在成人心脏中对急性缺血-再灌注损伤易感性的作用非常复杂。有研究者特异性敲除了成年小鼠的心肌细胞中的 Mfn2 基因后发现，心肌细胞中的线粒体对于应激和钙诱导的 MPTP 的开放耐受能力增加了，这种特异性敲除 Mfn2 基因的方法能很好地保护心肌细胞免受活性氧应激和缺血-再灌注损伤引起的坏死。

（3）线粒体融合蛋白在高血压中的作用：高血压是 CAD 发展的最重要的风险因素之一。高血压与线粒体结构异常有关，线粒体质量、密度和数量减少，导致能量生产受损；高血压还会影响线粒体的生物发生和动力学，从而影响能量的产生。高血压时线粒体功能障碍导致能量产生受损和钙稳态不足。此外，抗氧化酶的活性降低和细胞区室的氧化修饰与心脏、大脑、肾和血管的损伤有关。高血压大鼠的研究表明，Mfn1 和 Mfn2 的 mRNA 表达下降，而视神经萎缩-1 则与线粒体断裂和氧化应激的刺激有关。与 Mfn2 在正常的大鼠 VSMC 中的表达水平相比，Mfn2 在高血压大鼠中的表达较低，因此若过表达 Mfn2 则可以明显地抑制细胞的增殖，这些结果表明 Mfn2 可能抑制高血压的发展过程。进一步研究表明，Mfn2 可以通过结合 Ras蛋白受体，进而调控 Raf1 及 ERK1/2 通路来抑制细胞的增殖能力。

在心脏中，线粒体占据心肌细胞体积的近 1/3，在过去 10 年见证了线粒体动力学领域的一些发展，线粒体形态和运动的变化已被证明会影响细胞生理学和病理学。线粒体是动态细胞器，对维持健康的线粒体网络至关重要。特别是心脏线粒体由于其在成人心脏中的独特空间排列及它们在细胞死亡和存活中发挥的多重作用而被广泛关注。众所周知，线粒体融合和裂变蛋白的作用超出了介导线粒体形状变化的作用，并且这些作用会影响它们在心脏和脉管系统中的作用。在本文中，我们描述了线粒体融合蛋白与心血管疾病（动脉粥样硬化、缺血-再灌注和高血压）的研究进展和线粒体融合蛋白在心血管疾病中的潜在作用。

参 考 文 献

陈光慧，张晨晖，朱燕青，等，1997. 一个新的高血压病相关基因的克隆和表达. 中华医学杂志，77（11）：823-828.

Alam MR，Baetz D，Ovize M，2015. Cyclophilin D and myocardial ischemia-reperfusion injury：A fresh perspective. J Mol Cell Cardiol，78：80-89.

Alison Kearns，Jennifer Gordon，Tricia H. Burdo，et al. 2017. HIV-1–Associated Atherosclerosis：Unraveling the Missing Link. J Am Coll Cardiol，69（25）：3084-3098.

Andrew T. Grainger，Michael B. Jones，Jing Li，et al. 2016. Genetic analysis of atherosclerosis identifies a major susceptibility locus in the major histocompatibility complex of mice. Atherosclerosis，254：124-132.

Bin Li，Weihong Li，Xiaoli Li，et al. 2017. Inflammation：A Novel Therapeutic Target/Direction in Atherosclerosis. Curr Pharm Des，23（8）：1216-1227.

Bjursell MK，Blom HJ，Cayuela JA，et al. 2011. Adenosine kinase deficiency disrupts the methionine cycle and causes hypermethioninemia，encephalopathy，and abnormal liver function. Am J Hum Genet，89（4）：507-515.

Branco T，Tozer A，Magnus CJ，et al. 2016. Near-Perfect Synaptic Integration by Na v 1.7 in Hypothalamic Neurons Regulates Body Weight .Cell，165（7）：1749-1761.

Bromberg A，Levine J，Belmaker R，et al. 2011. Hyperhomocysteinemia does not affect global DNA methylation and nicotinamide N-methyltransferase expression in mice. J Psychopharmacol，25（7）：976-981.

Cao YL，2017. MFN1 structures reveal nucleotide-triggered dimerization critical for mitochondrial fusion. Nature，542：372-376.

Chen Y，Liu Y，Dorn GW，et al. 2011. Mitochondrial fusion is essential for organelle function and cardiac homeostasis. Circulation research，109（12）：1327-1331.

Chen YC，Huang AL，Kyaw TS，et al. 2016. Atherosclerotic plaque rupture：identifying the straw that breaks the camel's back. Arterioscler Thromb VascBiol，36：e63-e72.

Chouchani ET，Pell VR，James AM，et al. 2016. A Unifying Mechanism for Mitochondrial Superoxide Production During Ischemia-Reperfusion Injury.Cell Metab，23：254-263.

Eisele N，Albrecht C，Mistry HD，et al. 2016. Placental expression of the angiogenic placental growth factor is stimulated by both aldosterone and simulated starvation. Placenta，40：18-24.

Geraldes V，Laranjo S，Rocha I，2018. Hypothalamic Ion Channels in Hypertension. Curr Hypertens Rep，20（2）：14.

Ginnan R，Sun LY，Schwarz JJ，et al. 2012. Mef2 is regulated by CaMKIId2 and a HDAC4/HDAC5 heterodimer in vascular smooth muscle cells.Biochem J，444（1）：105-114.

Hay J，1931. The significance of a raised blood pressure. Br Med J，2：43-47.

Herrmann W，Obeid R，2005. Hyperhomocysteinemia and response of methionine cycle intermediates to vitamin treatment in renal patients. Clin Chem Lab Med，43（10）：1039-1047.

Hongyan Dai，Meifang Wang，Parag N. Patel，et al. 2017. Preconditioning with the BKCa channel activator NS-1619 prevents ischemia-reperfusion-induced inflammation and mucosal barrier dysfunction：roles for ROS and heme oxygenase-1. Am J Physiol Heart Circ Physiol，313（5）：H988-H999.

Ix JH，Katz R，de Boer IH，et al. 2012. Fetuin-A is inversely associated with coronary artery calcification in community-Living persons：the multi-ethnic study of atherosclerosis. Clin Chem，58（5）：887-895.

KeXu，Guo Chen，Xiaobo Li，et al. 2017. MFN2 suppresses cancer progression through inhibition of mTORC2/Akt signaling.Sci Rep，7：41718.

Kpenborg RP，Nederkoorn PJ，van der Graaf Y，et al. 2011. Homocysteine and cerebral small vessel disease in patients with symptomatic atherosclerotic disease. The SMART-MR study. Atherosclerosis，216（2）：461-466.

Li L，Xie J，Zhang M，2009. Homocysteine harasses the imprinting expression of IGF2 and H19 by demethylation of differentially methylated region between IGF2/H19 genes.Acta Biochim Biophys Sin, 41（6）: 464-671.

Li Y, Yin R, Liu J, et al. 2009. Peroxisome proliferator-activated receptor delta regulates mitofusin 2 expression in the heart. Journal of molecular and cellular cardiology, 46（6）: 876-882.

Liu D, Zeng X, Li X, et al. 2017. Role of NLRP3 inflammasome in the pathogenesis of cardiovascular diseases. Basic Res Cardiol, 113（1）: 5.

Lü H, Ma X, Che T, et al. 2011. Methylation of the promoter A of estrogen receptor alpha gene in hBMSC and osteoblasts and its correlation with homocysteine. Mol Cell Biochem, 355（1-2）: 35-45.

Moser M, 2006. Historical perspectives on the management of hypertension. J Clin Hypertens, 15-20.

NCCD China, 2016. Report on cardiovascular diseases in China: Encyclopedia of China Publishing House.

Peng C, Rao W, Zhang L, et al. 2015. Mitofusin 2 ameliorates hypoxiainduced apoptosis via mitochondrial function and signaling pathways. Int J Biochem Cell Biol, 69: 29-40.

Qi J, Yu XJ, Shi XL, et al. 2016. NF-κB blockade in hypothalamic paraventricular nucleus inhibits high-salt-induced hypertension through NLRP3 and caspase-1. Cardiovasc Toxicol, 16（4）: 345-354.

Rogers C, Fernandes-Alnemri T, Mayes L, et al. 2017. Cleavage of DFNA5 by caspase‐3 during apoptosis mediates progression to secondary necrotic/pyroptotic cell death. Nat Commun, 8: 14128.

Roysland R, Kravdal GS, Hoiseth AD, et al. 2012. Cardiac troponin T levels and exercise stress testing in patients with suspected coronary artery disease - the Akershus Cardiac Examination（ACE）1 study. Clin Sci（Lond）, 122（12）: 599-606.

Sansbury BE, Spite M, 2016. Resolution of acute inflammation and the role of resolvins in immunity, thrombosis, and vascular biology. Circ Res, 119: 113-130.

Tay C, Liu YH, Hosseini H, et al. 2016. B-cell-specific depletion of tumour necrosis factor alpha inhibits atherosclerosis development and plaque vulnerability to rupture by reducing cell death and inflammation. Cardiovasc Res, 111: 385-397.

Ting Yuan, Ting Yang, Huan Chen, et al. 2019. New insights into oxidative stress and inflammation during diabetes mellitus-accelerated atherosclerosis Redox Biol, 20: 247-260.

Wang H, Yoshizumi M, Lai K, et al. 1997. Inhibition of growth and p21ras methylation in vascular endothelial cells by homocysteine but not cysteine. J Biol Chem, 272（40）: 25380-25385.

Wang X, Cui L, Joseph J, et al. 2012. Homocysteine induces cardiomyocyte dysfunction and apoptosis through p38 MAPK-mediated increase in oxidant stress. J Mol Cell Cardiol, 52（3）: 753-760.

Wang Z, Liu Y, Liu J, et al. 2011. HSG/Mfn2 gene polymorphism and essential hypertension: a case-control association study in Chinese. J Atheroscler Thromb, 18（1）: 24-31.

WHO, 2014. Global status report on non-communicable disease2014.

Yideng J, Jianzhong Z, Ying H, et al. 2007. Homocysteine-mediated expression of SAHH, DNMT, MBD2, and DNA hypomethylation potential pathogenic mechanism in VSMCs. DNA and cell biology, 26（8）: 603-611.

Yideng J, Zhihong L, Jiantuan X, et al. 2008. Homocysteine-mediated PPARalpha, gamma DNA methylation and its potential pathogenic mechanism in monocytes.DNA DNA Cell Biol, 27（3）: 143-150.

Yufeng Li, Wenyue Dong, Xijin Shan, et al. 2018. The anti-tumor effects of Mfn2 in breast cancer are dependent on promoter DNA methylation, the P21Ras motif and PKA phosphorylation site. OncolLett, 15（5）: 8011-8018.

Zhang D, Jiang X, Fang P, et al. 2009. Hyperhomocysteinemia promotes inflammatory monocyte generation and accelerates atherosclerosis in transgenic cystathionine beta-synthase-deficient mice. Circulation, 120（19）: 1893-1902.

Zhang J, 2016. GASZ and mitofusin-mediated mitochondrial functions are crucial for spermatogenesis. EMBO Rep, 17: 220-234.

Zhigang Hong, Kuang-Hueih Chen, Asish DasGupta, et al. 2017. MicroRNA-138 and MicroRNA-25 Down-regulate Mitochondrial Calcium Uniporter, Causing the Pulmonary Arterial Hypertension Cancer Phenotype. Respir Crit Care Med, 195（4）: 515-529.

Zhou W, Chen KH, Cao W, et al. 2010. Mutation of the protein kinase A phosphorylation site influences the anti-proliferative activity of mitofusin 2. Atherosclerosis, 211（1）: 216-223.

第5章 妊娠期高血压疾病FABP4 DNA甲基化及特异性miRNA调控机制的研究

一、课题设计

妊娠期高血压疾病（hypertension disorder complicating pregnancy，HDCP）是以全身小动脉痉挛致血管内皮广泛损伤为主要特征的一过性血压升高的慢性炎症性疾病。HDCP是否通过炎症和脂代谢交叉靶基因FABP4 DNA甲基化异常引起，未见报道。前期研究发现，HDCP中不同基因DNA高低甲基化并存，且microRNA（miRNA）是基因表达调控的重要方式，提示存在更深层次的调控机制。因此本项目拟复制HDCP动物模型，实时PCR等分析胎盘中FABP4的变化，在细胞中使其沉默和过表达，验证其在HDCP中的作用；高通量MethyLight法等检测胎盘组织中FABP4 DNA甲基化和DNMT等调控因子的变化，阐明HDCP中DNA甲基化的作用机制，采用RNA干扰等阻断策略确定关键靶点；运用微阵列技术筛选HDCP特异性miRNA，转染miRNA抑制物表达载体和携载DNMT重组质粒，探讨特异性miRNA靶向调控DNMT的机制，确定关键靶点，为HDCP靶向治疗提供理论依据。

HDCP是孕妇因妊娠后内环境改变而导致的以一过性血压升高、全身小动脉痉挛等致血管内皮广泛性损伤为主要特征的严重危害母婴健康的疾病，是引起孕产妇和围生儿死亡的主要原因之一。据报道，国内HDCP发病率为9.4%，国外为7.5%~12.8%，发病率高，危害性大，因此，探讨HDCP的防治策略成为亟待解决的重要课题之一，如果能够锚定调控HDCP的关键靶点开展研究，将有利于阐明HDCP的发病机制，为临床防治HDCP提供实验资料。

DNA甲基化是指在DNA甲基转移酶的作用下，未改变基因碱基序列，调控着基因表达的修饰方式，是偶联环境因素和基因表达的基本环节，是除遗传编码信息外又一重要的生物性状调控方式，具有可逆性，已成为疾病诊断和干预的生物学标志。一些学者研究发现与高血压相关的基因出现了DNA甲基化改变，如Scheffer PG等研究发现与高血压密切相关的基因11-β-羟类固醇脱氢酶、内皮转换酶-1等基因启动子区的DNA高甲基化，这些基因通过肾素-血管紧张素-醛固酮系统激活及肾性水钠潴留等途径引起高血压的发生。同时研究也发现DNA甲基化在妊娠期中起了重要的作用，Mitra S等给予妊娠期间的大鼠低蛋白饮食，发现其子代AT1b受体启动子区发生显著的去甲基化，AT1b受体表达也随之上调；体外转染了pGL3 AT1b的Y1细胞，发现AT1b受体启动子区甲基化程度降低，AT1b受体基因表达随之上调。HDCP是一种多因素复杂性疾病，高血压是其主要的临床特征，但DNA甲基化在HDCP中扮演何种角色罕见报道。单细胞受精卵的分裂、发育经历了极其复杂的分化过程，这种有序的改变调控着胎儿发育阶段不同基因的表达或沉默，从而使单细胞得以发育成一个复杂的新生命，其分化过程包含了复杂的表观遗传学变化，特别是DNA的甲基化在胎儿发育过程中起重要作用，这为从DNA甲基化角度研究HDCP提供了理论基础和依据。课题组在母血及脐血中观察到脂代谢和炎症交叉靶基因FABP4 DNA发生低甲基化改变，提示DNA甲基化是HDCP的重要机制之一。因此如锚定调控HDCP的关键基因，以DNA甲基化为突破点探讨其调控机制，将为防治HDCP提供新靶点、带来新突破。

FABP4 是一类分子质量较小且对脂肪酸有高亲和力的可溶性载体蛋白，在糖、脂代谢及炎症反应中起重要的作用。HDCP 是以血管内皮细胞受损、功能紊乱和胎盘血流灌注量减少为特征的一种妊娠期特有疾病。为了满足胎儿对营养的需求，妊娠妇女出现脂肪组织堆积，脂肪细胞发生脂解等脂代谢增强表现，脂肪细胞因子，如瘦素、抵抗素和内脂素等在胎盘中均有表达；同时在前瞻性研究中也发现 HDCP 孕妇的三酰甘油水平明显高于正常孕妇，提示脂代谢异常参与了 HDCP 的形成；由于母体胎盘血流灌注量减少，其主要应答形式为炎症反应，De Jonge LL 等在 HDCP 的研究中发现炎症细胞因子 IL-6 等表达，这些炎症因子又促进内皮细胞、白细胞和血小板表达，参与炎症反应；Vitoratos N 等也发现子痫前期孕妇血浆 IL-18 水平和 C 反应蛋白水平明显高于正常孕妇，表明炎症反应参与了 HDCP 的形成。也有一些研究报道了 FABP4 在正常妊娠有表达，如 Madeleine MM 等在研究正常妊娠中、晚期胎盘底蜕膜基因表达差异时发现，妊娠过程 FABP4 在胎盘底蜕膜的表达逐渐升高，足月时 FABP4 mRNA 表达是妊娠中期时的 12～13 倍；Gallagher KM 等观察到 HDCP 患者比正常妊娠妇女的血清 FABP4 水平明显升高，应用抗高血压药对血清 FABP4 浓度无明显影响；Chan PK 等研究发现子痫前期组 FABP4 浓度明显高于非妊娠组和正常妊娠组，但非妊娠组和正常妊娠组 FABP4 浓度无明显差异。

目前发现仍存在以下问题：①上述研究提示 FABP4 是调控 HDCP 的关键靶基因，涉及糖、脂代谢等多种信号通路，如仅从 FABP4 基因阻断策略角度进行干预是不全面的，因此探索上游关键调控机制成为研究的关键。②课题组前期预实验发现在 HDCP 中 FABP4 DNA 低甲基化改变，且观察到在 HDCP 中不同基因 DNA 高低甲基化并存，其原因是什么？这提示着存在更深层次调控 DNA 甲基化的机制。③DNMT 是调控 DNA 甲基化的关键酶，那么 DNMT 是否还受其他因素的影响，调节机制是什么？

miRNA 是一类通过特异性识别靶基因 mRNA3′非翻译区上相应靶位点并与之碱基互补配对，在转录后水平发挥基因沉默效应的非编码 RNA。在肿瘤的研究中，Minor J 等发现特异 miRNA 可以结合 E 钙黏素基因启动子区的 CpG 岛，诱导 DNA 甲基化，当破坏细胞中 DNMT 时，miRNA 不能使 DNA 甲基化。Lee YM 等也发现 DNMT1、DNMT3b 基因双敲除（DKO）细胞中 miRNA 的表达，在缺乏 DNMT1、DNMT3b 的细胞中，18/320 的 miRNA 表达升高了 3 倍以上，其中 miR-124a、miR-143、miR-200c 及 miR-517c 这 4 种 miRNA 包埋于典型的 CpG 岛内，而 miR-143 所处的 CpG 岛在 DKO 细胞中发生特异性的甲基化；Wang X 等发现通过转染增加大肠癌细胞 miR-143 的表达可以引起 DNMT1 mRNA 显著降低，并抑制了肿瘤细胞的生长，而使用 siRNA 沉默 DNMT1 基因同样使肿瘤细胞的生长受到抑制，以上研究证实了在肿瘤中 miRNA 与 DNMT 之间存在着相互调控作用。Lorenzen JM 等利用 miRNA 特异的寡核苷酸芯片系统，发现有二十余种已知的 miRNA 在人的胎盘组织中表达。此外，Yu X 等应用实时 PCR 技术在母体外周血中检测到 157 个胎盘来源的 miRNA 的表达，并且发现 miR-141、miR-149、miR-299-5p、miR-135b 等胎盘来源的 miRNA 在孕妇母体血浆中高表达，这些 miRNA 在胎盘娩出后 12h 表达量明显降低甚至消失，提示胎盘来源的 miRNA 可以作为新的监测孕期进展的分子标志物。Goyal R 等也发现 miR-152 在子痫前期患者胎盘组织中的表达升高，miR-377 和 miR-411 表达均降低，表明 miRNA 在胎盘中也发挥着重要的调控作用。因此，筛选 HDCP 特异性 miRNA，明确 miRNA 调控 FABP4 DNA 甲基化的机制，确定关键靶点，有助于解决前期研究中存在的问题，为防治 HDCP 提供新思路。

HDCP 是妊娠期特有疾病，若妊娠相关的其他部位发生表观遗传学变化，这种改变将不会随妊娠终止自动消失，而会在母体或新生儿中出现相应的后续效应，最终胎盘随妊娠终止而娩出，表观遗传学效应亦终止，血压随即恢复正常，由此提示，其靶标应该在胎盘。课题组前期研究提示 FABP4 是 HDCP 中的关键基因，DNA 甲基化调控了 HDCP 形成，但同时也发现在 HDCP 中基因 DNA 高低甲基化并存，提示存在更深层次的调控机制。本课题围绕 DNA 甲基化及其在 HDCP 中的作用机制，拟复制 HDCP 动物模型，实时 PCR 等分析胎盘中 FABP4 的变化，在滋养细胞中使其沉默和过表达后予以验证；RNA 干扰和高通量 MethyLight 法等技术检测胎盘和细胞中 FABP4 DNA 的甲基化及 DNMT 等调控因子的变化，阐明 FABP4 DNA 甲基化作用机制并确定调控关键靶点；运用微阵列技术筛选 HDCP 特异性 miRNA、转染 Psuper-miRNA、抑制物表达载体和携载 DNMT 重组质粒，探讨特异性 miRNA 靶向调控 DNMT 的机制（图 5-1）。该课题的实施将有利于阐明 HDCP 的分子机制，寻找致病分子和致病环节，确定关键靶点，为 HDCP 的靶向治疗提供新的干预途径。

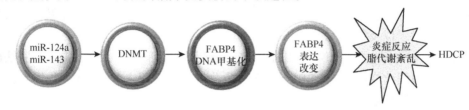

图 5-1　课题假说

二、FABP 家族与心血管系统疾病研究相关进展

截至目前 FABP 家族至少已确定了 9 个成员，FABP 家族的不同成员表现出独特的组织表达模式，并且在参与活性脂代谢的组织中表达最丰富。由于 FABP3、FABP4 与心血管疾病有直接的联系，能通过它们的改变来诊断心血管疾病的损伤程度，故在这篇综述中，将主要介绍 FABP3 和 FABP4 及它们与心血管疾病的关系。

心血管系统是由心脏、动脉、毛细血管和静脉组成，是一个密闭的循环管道，血液将氧、激素、各种营养物质等供给器官和组织，同时将组织代谢的废物运到排泄器官，从而维持机体内环境的稳态、新陈代谢和正常的生命活动。尽早、快速、准确的诊断对于及时有效的治疗至关重要。近年来，有研究证明，FABP 在组织损伤时可快速释放，研究者越来越关注它作为组织损伤标志物的作用。在研究初期，研究者认为 FABP 是可影响细胞内脂质通量、代谢和信号转导的细胞内蛋白质。随着对该蛋白质家族功能的进一步阐明，显而易见它们是局部和全身的代谢和炎症过程的关键介质，因此是免疫、代谢性疾病的潜在治疗靶标。另外，Chow 等报道了以循环 FABP4 浓度预测社区队列中心血管疾病的发展。Eynatten 等发现了循环 FABP4 浓度与冠心病患者长期预后之间的关系。进一步的研究表明，除了它们的细胞内作用，还在细胞外发现了一些 FABP，FABP4 经历了受调节的囊泡分泌，其循环形式在全身代谢中具有关键的激素功能。已有许多的研究证实 FABP 在心血管疾病的发生、发展中有非常重要的作用，如 FABP1～FABP6 都与糖尿病的发病过程有密切的关系，FABP3、FABP4 可以加速动脉粥样硬化等心血管疾病及心脏功能的恶化。

（一）心血管疾病

关于心血管疾病在第 4 章已经详细地描述了，本章主要介绍心肌梗死和急性心力衰竭及它们的分类、发病机制和诊断指标。

1. 心肌梗死

（1）心肌梗死的定义：急性心肌梗死是冠状动脉持续性缺血、缺氧所引起的心肌坏死。心肌梗死（MI）是随着心肌肌钙蛋白（cTn）的升高和（或）降低而引起的心肌细胞坏死。诊断依据：①心肌缺血的症状；②心电图 ST 段/T 波发生新的（或可能是新的）显著改变或左束支传导阻滞（LBBB）；③心电图病理性 Q 波的发展；④影像学检查发现存活心肌或局部壁运动异常的新发损失；⑤冠状动脉内血栓的血管造影或尸检鉴定。

（2）心肌梗死的通用分类

1）1 型：自发性 MI。自发性 MI 是由于动脉粥样硬化斑块破裂、溃疡、裂口、侵蚀或剥离，导致一个或多个冠状动脉腔内血栓形成，导致心肌血流量减少或远端血小板栓子，并伴有心肌细胞坏死。患者可能有潜在的严重冠心病、非阻塞性冠心病或无冠心病。

2）2 型：MI 继发于缺血失衡。MI 的发生是冠心病以外的条件，导致心肌氧供应和（或）需求之间的不平衡，如冠状动脉内皮功能障碍、冠状动脉痉挛、冠状动脉栓塞及心动过速、心动过缓等心律失常，以及贫血、呼吸衰竭、低血压和高血压。

3）3 型：当生物标志物价值不可用时，MI 导致死亡。心脏死亡，症状提示心肌缺血，推测有新的缺血心电图改变或新的 LBBB，但死亡发生在血样获得之前、cTn 生物标志物升高之前或未收集心脏生物标志物之前。

4）4A 型：MI 与经皮冠状动脉介入治疗有关。与经皮冠状动脉介入治疗有关的 MI 的升高值 99%比正常参考上限（URL）大 5 倍多，或者如果 cTn 升高或稳定下降，cTn 增加值大于20%。诊断依据：①提示心肌缺血的症状；②新的缺血心电图改变或新的 LBBB；③冠状动脉主干或侧支通畅性丧失或持续缓慢或无冠状动脉血流或冠状动脉栓塞；④显示新的活心肌丢失或新的局部壁运动异常。

5）4C 型：MI 与再狭窄有关。MI 与再狭窄的关系定义为≥50%狭窄或冠状动脉造影显示的复杂病变。发生于：①支架初始成功置入后；②球囊成形术扩张冠状动脉狭窄。这些冠状动脉造影的改变应该与 cTn 值＞99% URL 的增加和（或）减少有关，没有其他显著的阻塞性冠状动脉疾病。

6）5 型：MI 与冠状动脉旁路移植术相关。MI 合并冠状动脉旁路移植术是由 cTn 升高 10倍以上的正常基线 cTn 值（＜99% URL）定义的。诊断依据：①新的病理性 Q 波或新的 LBBB；②血管造影证实有新的移植物或新的固有冠状动脉闭塞；③成像方式显示的新的活心肌丢失或新的区域壁运动异常。

（3）心肌梗死的诊断指标

1）心肌肌钙蛋白：cTn（I 或 T）具有较高的心肌组织特异性和临床敏感性，因为 cTn T和 I 是心肌细胞的基本收缩成分，几乎只在心肌中表达。cTn 的释放可能是由于心肌细胞的正常周转、心肌细胞凋亡、肌钙蛋白降解产物致心肌细胞释放、肌壁通透性增加、血凝块形成或心肌细胞坏死所致。

心肌缺血引起的心肌坏死定义为心肌梗死。检测以 ng/L 或 pg/ml 表达的 cTn 的上升和下降对急性心肌梗死的诊断至关重要。测量 cTn 的血样应在初次评估时抽取，3～6h 后重复。如果出现进一步的缺血发作，或者初始症状出现的时间不清楚，则需要后续的额外血液样本。肌钙蛋白测量值的升降对于区分急性和慢性 cTn 浓度升高非常重要，cTn 浓度升高可能与结构性心脏病有关，如左心室肥大（LVH）、肾衰竭和心力衰竭患者。

2）心电图（ECG）：仍是 MI 诊断的基石，应在患者出现症状后 10min 内获得。由于 MI 的心电图变化可能是短暂的，心电图应在 15～30min 的间隔内反复测定，尤其是在初始心电图不明确的情况下。广泛而深刻的 ST-T 变化较大程度的与心肌缺血有关。同样，冠状动脉狭窄的程度和严重程度、侧支冠状动脉循环和心肌坏死对心肌缺血后心电图表现亦有影响。现有的心电图应与当前的示踪图进行比较。鉴别诊断时应考虑 MI 的心电图改变，如急性心包炎、LVH、LBBB、Brugada 综合征、应激性心肌病、早期复极化模式等。

2. 急性心力衰竭

（1）急性心力衰竭（acute heart failure，AHF）的概述：急性心力衰竭是由许多潜在的心脏病和诱发因素导致的心功能急性或亚急性恶化。充血是大多数 AHF 患者的主要临床表现，少数人表现为外周低灌注或心源性休克。充血或灌注不足可导致器官损伤、损害，最终导致靶器官（即心、肺、肾、肝、肠、脑）衰竭，这些都与死亡率增加有关。

（2）急性心力衰竭器官损伤的病理、生理机制：AHF 是一种异质性综合征，新生 AHF 患者可能较少出现液体过多，而慢性心力衰竭（CHF）恶化患者更常见的是液体过多。欧洲心脏病学会（ESC）心力衰竭指南根据充血和（或）低灌注对患者进行分类。充血而无低灌注是最常见的表现（超过 90% 的病例）。

（3）器官损伤的血流动力学机制

1）充盈压力升高引起的堵塞：在 AHF 中，血液保持在心室上游，导致充盈压力增加（即充血），损害器官功能。由于左心房压升高，当血仍在左心室上游时发生肺充血和肺水肿；而当血仍在右心室上游时腹腔器官充血发生（图 5-2）。肺和器官充血可单独或同时发生，充血表明中央静脉系统的血管过度充盈，充盈压力取决于静脉顺应性、血浆容量和心功能。事实上，从 CHF 到 AHF 的转变通常归因于钠的缺乏和细胞外体积超载，导致心脏充盈压力的逐渐增加，然而，填充压力并不能很好地代替体积过载。在一项研究中，54% 因 AHF 住院的患者在入院前 30d 内体重≤0.9kg；14 例提示容量超负荷并不能完全表征 AHF 的病理、生理特征。

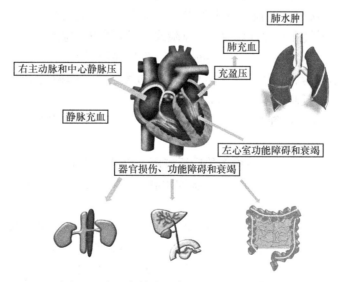

图 5-2　充血与终末器官之间的关系示意图

2）器官灌注不足：临床表现为低心排血量和随后器官低灌注（冷-干或冷-湿）的急性心力衰竭比灌注正常的充血少见得多。通常与低收缩压（<90mmHg）和平均动脉压（<65mmHg）（即心源性休克）有关。在急性心肌梗死和 AHF 中，心源性休克的发生率分别为 1%和约 4%。灌注不足不能满足组织的代谢需求，导致缺氧和有氧代谢不足，最终导致细胞损伤、细胞死亡、组织损伤和器官衰竭。低心排血量综合征患者有更多的慢性或亚急性灌注不良表现，而心源性休克的特点是突然发作。

3）AHF 的神经激素反应和炎症：包括对内皮糖原和血管功能的影响。神经激素和炎症反应引起的全身充血和（或）周围低灌注可能进一步导致器官损伤。在心力衰竭中，神经激素的改变破坏了 GAG 结构，导致间质缓冲能力的丧失和不成比例的间质积液。此外，eGC 的减少导致血管阻力增加，内皮细胞—氧化氮生成紊乱，导致内皮细胞功能障碍。内皮功能障碍增加了左心室和右心室收缩负荷，可能导致器官损伤，是任何阶段心力衰竭发病率和死亡率的预测因子。

（4）急性心力衰竭和器官损伤的临床和生化评估

1）初始检查：出现 AHF 症状的急诊患者需要进行广泛的检查，以区分 AHF 和其他引起呼吸困难的原因，监测治疗反应，量化风险，并确定入院的必要性。快速、准确的诊断可能有助于更快地启动去充血和其他治疗，而这反过来又可能减少或预防器官损伤的程度，但这一假设需要验证。重要的是，诊断和治疗计划通常并行发生在疑似 AHF 患者中。

2）诊断和监测肺水肿：肺水肿的特征是在前负荷或后负荷急剧增加时出现肺充血，并伴有快速发作、广泛的肺泡充血和明显的呼吸窘迫。肺充血的突然增加直接导致肺顺应性下降，从而进一步导致心动过速、呼吸过速和低氧血症。急性肺水肿的特点是呼吸功增加，呼吸速率>25 次/分，脉搏血氧饱和度（SpO_2）<90%。动脉血氧饱和度（SaO_2）的监测提供了可靠的信息，呼吸速率和 SpO_2 也与 AHF 的严重程度和死亡率密切相关。外周水肿和体重的增加在肺水肿患者中所占比例相对较小，这表明相对体积的重新分布，而不是体液总量的绝对增加，可能在肺水肿表型的病理、生理学中起主要作用。

3）血气分析：静脉标本的血气分析可用于酸碱状态的快速评估。动脉血气分析用于怀疑有严重低氧血症、低通气和心源性休克、高风险或怀疑有高碳酸血症的患者，或无法通过脉搏血氧测定可靠地评估氧合的患者。混合性酸中毒（呼吸和代谢）是严重急性肺水肿的主要血气改变。严重代谢性酸中毒，见于心源性休克，引起过度通气（库斯莫尔呼吸），并可能引起呼吸窘迫。血乳酸含量可反映低灌注和休克的严重程度。

4）临床评估：发热、白细胞计数、痰液、培养物和超声检查或 X 线胸片是获得明确诊断的必要条件。

A. 胸部 X 线检查：胸部 X 线检查的广泛应用，仍然是评估 AHF 的标准组成部分。它可以检测肺静脉充血、胸腔积液、肺间质或肺泡水肿和心脏肥大，但在多达 20%的患者中，胸部 X 线检查结果可能是正常的。

B. 超声心动图：在急性情况下，临床医师通常在床边对经胸聚焦超声心动图进行检查和解释，便携式或袖珍超声系统可以提供类似水平的准确性。综合超声心动图提供心脏结构和功能的详细信息，AHF 患者下腔静脉直径可增加，其呼吸变异可被抑制，这一发现支持其诊断。超声心动图是入院 48h 内对新生 AHF 或未知心功能的患者进行的首选检查，对于血流动力学不稳定或疑似急性危及生命的结构性或功能性心脏异常患者，必须立即进行超声心动图检查。

C. 肺的超声波：气喘患者出现急性心衰症状时，肺部超声比胸部 X 线检查用于 AHF 的检测更准确。使用肺部超声进行系列评估可能有助于监测 AHF 患者的治疗效果。重要的是，出院时肺部残留充血的住院患者有继发性心力衰竭住院或死亡的风险。

5）生物标志物

A. 血液和尿液生物标志物可以量化与器官损伤和功能损害密切相关的生化特征。有效且廉价的生物标志物可用于量化心脏、肾或肝的损伤或损害，并可常规使用（如利钠肽、心肌肌钙蛋白、血清肌酐、胱抑素 C、蛋白尿、血尿素氮、转氨酶、凝血因子、碱性磷酸酶、胆红素）。心脏损伤可由高灵敏度的心肌肌钙蛋白 I 或 T 检测；肾损伤可以通过结合尿量和肾功能的血液生物标志物（如胱抑素 C、血清肌酐来计算估计的 GFR、蛋白尿、血尿素氮），或者肾小管损伤可通过血液和（或）尿标志物来检测和量化，如肾小管损伤的血和（或）尿标志物。

B. 天冬氨酸转氨酶（AST）和丙氨酸转氨酶（ALT）水平的急剧升高预示着肝细胞坏死。凝血因子反映了肝的实际合成功能，尤其是在急性器官衰竭时，而白蛋白的半衰期为 2～3 周，代表了慢性稳定状态下肝的合成能力；碱性磷酸酶（GGT）和胆红素（在较小程度上）是胆汁淤积的标志物；动脉氨可以作为肝性脑病的替代标志物；循环三甲胺-氧化物（TMAO）是一种内脏来源的代谢物，与 AHF 有关，可预测死亡；前白蛋白结合 AHF 患者的微量营养评估提供预后信息。

（二）心型脂肪酸结合蛋白与脂肪细胞型脂肪酸结合蛋白

1. 脂肪酸结合蛋白（FABP）概述　脂质有广泛的生物学功能，如脂质可以改变蛋白质的作用或位置，通过蛋白质发出信号。游离脂肪酸也可调节激素作用或参与模式识别受体，这可能有助于代谢调节和疾病。第 1 个 FABP 的发现是在大鼠空肠中的约 12kDa 的小分子质量蛋白质，因为它能够与长链脂肪酸非共价键结合。随后，其他蛋白质也与长链脂肪酸结合，可在肝、心肌、脂肪组织和肾中鉴定出。

2. FABP 家族　自 1972 年最初发现 FABP 以来，至少已确定了 9 个成员。FABP 家族各个成员都有自己独特的表达模式，尤其是在脂代谢较活跃的组织中表达丰富。该家族包含肝、肠道、心脏、脂肪细胞、表皮、回肠、脑、髓鞘和睾丸脂肪酸结合蛋白。当然，需要注意一点，这种分类可能有时候会对有些人产生误导，其实没有 FABP 表达在特定组织或细胞类型中，有可能是有几种不同的组织表达相同的 FABP。

脂肪酸是脂质生物合成、储存或分解的主要底物，特别是在肝细胞、脂肪细胞和心肌细胞中，FABP 占所有可溶性胞质蛋白的 1%～5%，在脂质大量流入这些细胞后，这些量可以进一步增加。L-FABP、H-FABP、FABP4 和 E-FABP 本身由转录因子控制，这些转录因子由脂肪酸或其他疏水性激动剂配位。L-FABP 和 PPARα 在物理上可以相互作用，所以有研究者提出 L-FABP 可能是 PPAR 介导的基因调控中的共激活因子。以类似的方式，E-FABP 与 PPARδ 和 FABP4 与 PPARγ 可相互作用。又有研究报道，连续的核质穿梭可能是 FABP4 转录激活 PPARγ 的基础，然而，在 FABP4 存在的情况下，其作用也提供了终止 PPARγ 作用的负反馈。

3. FABP 的配体亲和力和结构　由于同种型 FABP 之间也会有结构差异，所有 FABP 结合长链脂肪酸都具有其配体选择性、结合亲和力和结合机制的差异。通常，配体越疏水，结合亲和力越强，不饱和脂肪酸除外。有研究者通过各种技术将几种 FABP 同种型作为分离的重组蛋白进行结构研究。FABP 具有极其广泛的序列多样性：不同成员之间的序列同一性为 15%～70%。然而，所有已知的 FABP 几乎共享相同的三维结构。通常，需要一个或两个保守的碱性氨基酸侧链来结合 FABP 口袋中的脂肪酸配体的羧酸酯位点。配体的烃尾部在一侧由疏水性氨基酸残基排列，在另一侧由有序水分子排列，因此在焓和熵对配体结合的贡献中会产生 FABP 类型的小差异。所有 FABP 的共同点是 10 链反平行 β-桶结构，其由两个正交的五链 β-折叠形成。结合袋位于 β-桶的内部，其开口在一侧由 N 端螺旋-环-螺旋"帽"结构域构成，并且脂肪酸结合到内腔。有一个保守的三元素指纹，为所有 FABP 提供签名。

4. FABP 的功能 截至目前已经发现 FABP 有许多功能。FABP 作为脂质伴侣，可积极促进脂质转运至细胞内特定区域储存，如脂滴；到内质网进行信号传递、转运和膜合成；对线粒体或过氧化物酶体进行氧化；调节细胞或其他酶的活性；对细胞核进行脂质介导的转录调控；即使在细胞外也能以自分泌或旁分泌的方式发出信号（图 5-3），以空间控制的方式正确地接触目标，需要有脂质伴侣的作用。有趣的是，迄今为止所研究的脂质伴侣的功能与有害结果有关。大多数细胞中 FABP 的含量一般与脂肪酸代谢率成正比。FABP 还参与脂肪酸转化为二十碳三烯类中间体和稳定白三烯的过程。此外，还报道了激素敏感脂肪酶（HSL）活性与脂肪细胞 FABP4 或 E-FABP 之间的直接蛋白-蛋白相互作用。一般来说，对 FABP 的相互作用蛋白伴侣了解甚少，用传统方法寻找这类蛋白的研究也未见成果。

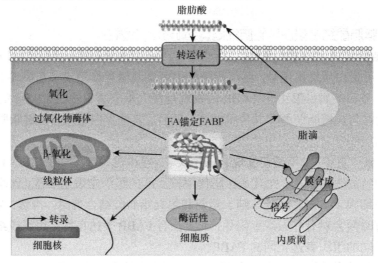

图 5-3 FABP 的功能

FA：脂肪酸；FABP：脂肪酸结合蛋白

5. 心型脂肪酸结合蛋白

（1）心型脂肪酸结合蛋白的概述：心型脂肪酸结合蛋白（heart type-fatty acid binding protein，H-FABP）又称 FABP3，从心脏、骨骼肌、大脑、肾皮质、肺、睾丸、主动脉、肾上腺、乳腺、胎盘、卵巢、棕色脂肪组织等多种组织中分离得到。FABP3 的水平受到运动、PPARα 受体激动剂和睾丸激素与生理昼夜节律的影响。体内外脂肪酸暴露量增加导致 FABP3 表达升高，血脂升高可能导致心肌细胞 FABP3 水平升高，如耐力训练。

（2）心型脂肪酸结合蛋白的相关研究：对 FABP3 缺陷小鼠的研究表明，心脏和骨骼肌对脂肪酸的摄取受到严重抑制，而血浆中游离脂肪酸的浓度却增加了。据报道，当无法获得足够数量的脂肪酸时，心脏和骨骼肌的代谢会从脂肪酸氧化转变为葡萄糖氧化。因此，缺乏 FABP3 的小鼠很快就会因运动而疲劳和筋疲力尽，显示出对体力活动的耐受性下降。局部心肌肥厚也见于老年动物。哺乳期间，乳腺在细胞分化和导管结构形成过程中显著表达 FABP3。在乳腺中，乳腺源性生长抑制剂（MDGI）被鉴定为生长调节剂，后来证明是 FABP3 和 FABP4 的混合物，MDGI 的氨基酸序列与 FABP3 相似度为 95%。已有研究表明，FABP3 可以抑制人类乳腺癌细胞的生长，然而，这种生长抑制似乎与 FABP 的配体结合能力无关。另一方面，有关 FABP3 过表达和消融的研究表明，FABP3 在调节乳腺腺体的发育或功能方面没有发挥作用。因此，FABP3 在乳腺中的生物学功能尚不清楚，且存在一定争议。同样，除了心脏或乳腺组织外，人们对 FABP3 缺乏的影响知之甚少。

FABP3 在心肌中含量丰富，在细胞损伤发生后迅速从心肌细胞释放进入血液循环。血清的 FABP3 浓度已被认为是急性心肌梗死的早期生化指标，是心力衰竭患者心肌损伤检测和评价的敏感指标。然而，FABP3 的浓度受肾清除率的显著影响，因此对肾功能不全患者的治疗作用有限。

6. 脂肪细胞型脂肪酸结合蛋白

（1）脂肪细胞型脂肪酸结合蛋白的概述：脂肪细胞型脂肪酸结合蛋白（adipocyte fatty acid binding protein，A-FABP）也称为 FABP4，首次在成熟脂肪细胞和脂肪组织中发现。这种蛋白也被称为脂肪细胞 P2，因为它与周围髓鞘蛋白 2（M-FABP/FABP8）具有很高的序列相似性（67%）。FABP4 在高度调节脂肪细胞分化期间，和它的 mRNA 转录控制脂肪酸、PPARγ 受体激动剂和胰岛素。FABP4 是整个 FABP 家族中具有最显著生物学特征的亚型（图 5-4，图 5-5）。

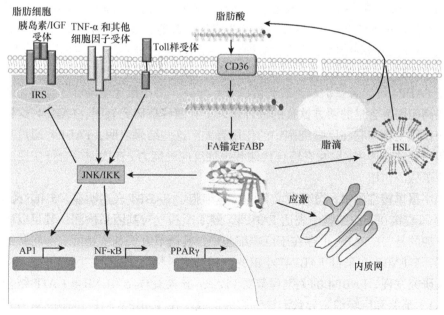

图 5-4　A-FABP 在脂肪细胞中的功能

IGF：胰岛素样生长因子；TNF-α：肿瘤坏死因子 α；IRS：胰岛素受体底物；JNK/IKK：c-Jun 氨基末端激酶/IκB 激酶；AP1：核转录因子激活蛋白-1；NF-κB：核因子 κB；PPARγ：过氧化物酶体增殖剂激活受体；HSL：激素敏感性脂肪酶

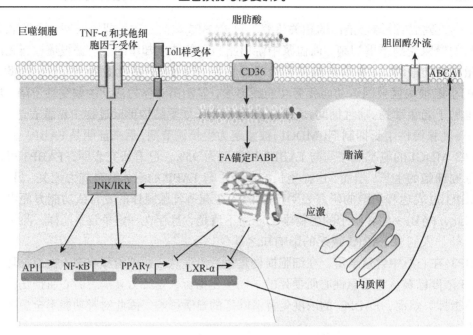

图 5-5　A-FABP 在巨噬细胞中的功能

JNK/IKK：c-Jun 氨基末端激酶/IκB 激酶；AP1：核转录因子激活蛋白-1；NF-κB：核因子 κB；PPARγ：过氧化物酶体增殖剂激活受体 γ；LXR-α：肝 X 受体 α；ABCA1：ATP 结合盒转运体 A1

（2）脂肪细胞型脂肪酸结合蛋白的相关研究：FABP4 缺陷小鼠在饮食和肥胖的情况下均表现出高胰岛素血症和胰岛素抵抗的降低，但在瘦鼠中没有观察到 FABP4 对胰岛素敏感性的影响。在脂肪细胞中，E-FABP（FABP5/mal1）的过表达弥补了 FABP4 的缺失，而正常脂肪细胞中只存在极少量的 E-FABP。最近的研究表明，FABP4 在巨噬细胞向单核细胞分化时表达，随后被（12-）十四酸酯（-13-）乙酸盐、脂多糖、PPARγ 受体激动剂和氧化低密度脂蛋白激活。此外，有报道称 FABP4 也在树突状细胞中表达。有趣的是，在体外，FABP4 在巨噬细胞中的表达被一种降胆固醇的他汀类药物所抑制。值得注意的是，脂肪细胞表达的 FABP4 水平远远高于巨噬细胞（约为 1 万倍）。在巨噬细胞中，FABP4 可调节炎症反应和胆固醇酯的积累，而完全缺乏 FABP4 可显著保护缺乏载脂蛋白 E（ApoE）的小鼠免受动脉粥样硬化的影响，无论是否存在高胆固醇含量的西方饮食的额外诱因。骨髓移植研究表明，FABP4 这种对动脉粥样硬化保护作用主要与它在巨噬细胞中的作用有关。这些结果表明，FABP4 通过在脂肪细胞和巨噬细胞中的独特作用，以及它整合代谢和炎症反应的能力，在代谢综合征主要成分的形成过程中发挥了核心作用。

在人和小鼠单核细胞中，分化或活化的巨噬细胞中 FABP4 表达明显。5.4kb 酶 FABP4 启动子/增强子可直接在脂肪细胞中表达 FABP4，经 3 个独立转基因系检测，其足以诱导巨噬细胞表达。有趣的是，E-FABP 也存在于巨噬细胞中，其调节方式基本相同。与脂肪细胞的代偿性调节不同，E-FABP 在来自 FABP4⁻/⁻小鼠的巨噬细胞（称为 FABP4⁻/⁻巨噬细胞）中没有明显上调。有人研究发现，FABP4 的关键调节器 PPARγ-肝 X 受体-α（LXR-α）ATP 结合盒转运体 A1（ABCA1）通路和巨噬细胞导致泡沫细胞的形成。在 FABP4⁻/⁻巨噬细胞的刺激下，下游目标包括 LXR-α 和 ABCA1、PPARγ 的活性升高，导致胆固醇流出增加。同时，FABP4 协调巨噬细胞的炎症活动，在 FABP4⁻/⁻巨噬细胞，一些炎症信号反应被抑制，包括细胞因子的生成，

如肿瘤坏死因子 α（TNF-α）、白细胞介素 1β（IL-1β）、IL-6 和单核细胞化学引诱物蛋白 1（MCP1）。
此外，诱导型一氧化氮合酶（iNOS）和环氧化酶 2（COX-2）等促炎酶的产生和功能也被抑制。
另外，FABP4 不足导致 κ 激酶（IKK）-核因子-κB（NF-κB）通路的抑制剂活性降低，这可能
造成细胞因子的变化。因此，在小鼠模型中，FABP4$^{-/-}$巨噬细胞的泡沫细胞形成和炎症反应的
整体减少对动脉粥样硬化病变的形成非常有利（图 5-6）。

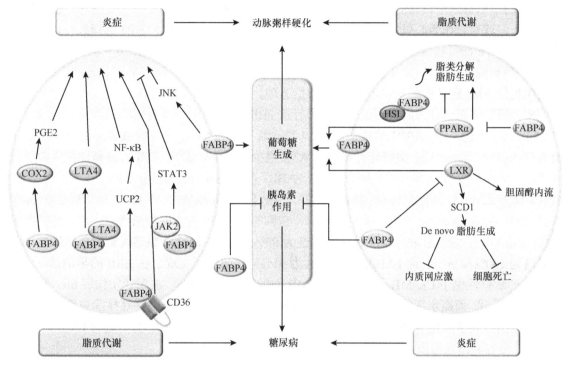

图 5-6　A-FABP 细胞内功能

JNK：c-Jun 氨基末端激酶；PGE2：前列腺素 E2；NF-κB：核因子 κB；COX2：环氧化酶；LTA4：白细胞三烯 A4；STAT3：信号
转导与活化转录因子 3；FABP4：脂肪酸结合蛋白；UCP2：解偶联蛋白 2；HSL：激素敏感性脂肪酶；PPARα：过氧化物酶体增殖
剂激活受体 α；LXR：肝 X 受体；SCD1：硬脂酰辅酶 A 去饱和酶 1

（三）FABP3、FABP4 与心血管疾病

1. FABP3 与急性心肌梗死

（1）急性心肌梗死（AMI）诊断指标的不足：AMI 的早期诊断有助于在事故和急诊部门
迅速和适当地分诊患者，有助于防止 AMI 患者意外出院，它还避免了 AMI 治疗的延迟，并减
少了没有 AMI 的患者接受心肌梗死治疗的可能性，这些治疗对他们没有好处，而且有可能造
成重大损害。十二导联心电图是早期发现 AMI 的重要工具，但它有明显的局限性，如 LBBB
或植入永久性起搏器时，心电图的变化可能在疾病的早期并不明显。另一个重要因素是对十二
导联心电图的解释取决于医师的经验。如果在适当的临床环境中有心肌细胞坏死的生化证据，
则可诊断为 AMI。

无论是对 AMI 的诊断还是对急性胸痛患者进行风险分层，cTn 在现代心脏病学实践中发
挥了重要作用。cTn 的一个主要缺点是，它们相对缓慢地从受损的肌细胞中释放出来。有研究
证实了对急性缺血性胸痛患者在入院时采集 cTn 样本的局限性。入院时初次 cTnI 的敏感性为
62%。初始肌钙蛋白对出现症状 6h 内的患者的敏感性最低（46.1%），随症状出现时间的延长

而升高，对出现胸痛 6 h 后的患者的敏感性为 78.6%。即使是在胸痛发作 6h 后才出现 cTnI 的患者，其初始 cTnI 的假阴性率也为 21.4%。这些发现与 McCann 等的一项研究相似，该研究发现，cTnT 对 AMI 的初始敏感性为 75%。初发 cTnT 对出现症状后 4h 内的患者的敏感性为 55%。

（2）FABP3 在 AMI 诊断中的作用：有研究表明，在所有的研究的生物标志物中，FABP3 在 AMI 的早期诊断中具有潜在的作用。自从 1988 年 FABP3 被证明可以从受伤的心肌中释放出来，人们就对它作为心肌损伤的生化标志物产生了兴趣。AMI 后 FABP3 的释放特征表明，症状出现后 1h 即可检测到升高，2～4h 达到峰值，由于肾快速清除，在 16～24h 恢复到基线水平。几项研究报道了 FABP3 作为 AMI 早期标志物的有效性，这些研究早于 cTn 的广泛使用，但使用现代 AMI 定义诊断 FABP3 入院的数据有限。

相关研究表明，在入院时测量急性缺血性胸痛患者的 FABP3 是有用的，并补充了随后对 cTn 的测量。该研究中 FABP3 的敏感性为 89.7%，特异性为 68%。研究的敏感性优于初始 cTnI 所看到的在 6h 后才出现，但特异性研究的 AMI 很少（68%）。研究 AMI 的特异性在先前的研究报道为 49%～86%。Chan 等的研究显示，FABP3 在入院时的敏感性和 NPV（分别为 72% 和 67%）优于 cTn（分别为 51% 和 51%）。此外，在入院后 1h 取标本，FABP3 的敏感性和 NPV 均提高到 100%。Ruzgar 等的一项研究显示，在胸痛发作 6h 内入院的患者中，cTn 敏感性为 38%，CK-MB 敏感性为 76%，FABP3 敏感性为 95%。在 6～24h，cTn 和 CK-MB 的敏感性分别提高到 100% 和 90%，而 FABP3 的敏感性为 91%。该研究还发现，在 AMI 的早期诊断中，FABP3 的敏感性优于 CK-MB。研究中 CK-MB 的敏感性为 44.8%。在患者发作后 6h，敏感性更低（33.3%），而高水平的特异性研究则为 92% 与 68%。虽然 hsTnT 法在排除急性冠脉综合征方面有很好的诊断性能，Inoue 等最近的一项研究表明，与总体诊断性能相似的 FABP3 相比，hsTnT 法更容易出现假阳性结果。

2. 急性心力衰竭与 FABP3

（1）急性心力衰竭（AHF）诊断指标的不足：钠尿肽被推荐用于所有急性呼吸困难患者的测量，而可疑的 AHF 在 BNP＜100pg/ml、NT-proBNP＜300pg/ml 或 MR-proANP＜120pg/ml 的患者中不太可能发生。钠尿肽水平升高可能是其他心脏或非心脏原因所致，因此，结果必须在临床环境中解释。降钙素原水平可能有助于 AHF 患者和疑似并发感染的肺炎的鉴别诊断。其他生物标志物（如可溶性 ST2、半乳糖苷-3、GDF-15）在未来可能具有临床作用，主要在预后和风险分层方面。尽管 AHF 患者和 cTn 升高患者的风险高于 cTn 检测不出的患者，但目前尚不清楚是否有住院干预影响其风险曲线（在没有 AMI 的情况下）。功能生物标志物具有低敏感性和高特异性，而肾小管损伤标志物对肾损伤的检测具有高敏感性和低特异性。其中一些标志物在急性和慢性心力衰竭中升高，并与较差的生存率相关。然而，它们预测急性肾损伤的能力令人失望，限制了它们的临床应用。

（2）FABP3 在急性心力衰竭中的作用

1）FABP3 评估心肌潜在损伤：心肌损伤在心力衰竭左心室重构过程中起了重要作用。高灵敏度检测试剂盒检测到的 cTn 渗漏报道发生在 20%～25% 的普通人群和 60% 的老年人。重要的是，有研究者在研究中发现所有的受试者均检测到 FABP3。对大鼠的研究及对人类尸检病例的临床研究表明，在没有心肌细胞坏死的情况下，FABP3 会渗漏。由于 FABP3 是一种低分子质量蛋白质，细胞内的 FABP3 很容易通过受损心肌细胞的多孔膜进入循环。因此，FABP3

是检测心肌潜在损伤的敏感指标。

2）FABP3 与心血管危险因素的关系：明显健康人群的心肌损伤可能由多种慢性疾病引起，如慢性肾病、亚临床心肌梗死、冠状动脉疾病和心力衰竭。研究者在高血压、糖尿病、肥胖、代谢综合征等心血管危险因素存在的情况下，观察到 FABP3 可用于评估心肌损伤。潜在心肌损伤的机制涉及肾素-血管紧张素-醛固酮系统激活、交感神经激活、胰岛素抵抗。有趣的是，潜在心肌损伤在心血管危险因素较多的受试者中更为严重。这些研究结果表明，FABP3 是一个有用的标志物，可以检测出患有结构性心脏病（心力衰竭）的高风险人群。

3）一般人群的临床结果和 FABP3：心脏生物标志物浓度的增加已被证明与心血管疾病风险的增加及随后的高死亡率有关。同样，研究结果首次表明，FABP3 是普通人群中全因和心血管疾病死亡的可行指标。考虑到高血压、糖尿病和缺血性心脏病引起的心力衰竭在亚洲国家显著增加，检测 FABP3 来预测普通人群未来心血管疾病死亡率似乎是合理的。由于这是一项前瞻性队列研究，没有确定循环 FABP3 水平与包括癌症死亡在内的全因死亡率相关的确切机制。FABP3 升高的受试者有较高的高血压、糖尿病和慢性肾病患病率，这些都是导致全因死亡和癌症死亡的风险因素。肾素-血管紧张素-醛固酮系统的激活和胰岛素抵抗除了加重心肌损伤外，也是癌症发生的危险因素。这些发现有助于一个事实，即 FABP3 水平升高与未来的全因死亡率及心血管疾病死亡显著相关。据报道，在充血性心力衰竭患者中，FABP3 是一种独立于 BNP 的未来心脏预后的有用指标。

3. FABP4 与心血管疾病　FABP4 又称 aP2，是成熟脂肪细胞和巨噬细胞中最丰富的细胞内脂质转运蛋白之一。然而，来自啮齿动物和人类的数据表明，脂肪组织也会将其分泌到血液中。在动物实验中，FABP4 被证明可以调节多种炎症细胞因子、介导脂肪毒性和内质网应激，通过破坏一氧化氮通路导致内皮功能障碍。最近的人类研究证实它与糖尿病、非酒精性脂肪肝和心血管疾病有关。循环 FABP4 水平也是代谢综合征发展和冠心病结局的独立预测因子。两项亚洲研究显示循环 FABP4 水平与冠状动脉疾病（CAD）的严重程度呈正相关，由冠状动脉造影确定。Tl-201 双嘧达莫单光子发射计算机断层扫描（SPECT）是目前临床评估 CAD 的标准工具，可以显示心肌瘢痕和缺血负荷的程度。

（1）FABP4 与冠状动脉疾病：研究者发现循环 FABP4 浓度可以预测接受经皮冠状动脉介入治疗的稳定型心绞痛患者的心血管事件。使用多变量调整模型的进一步分析支持了 FABP4 浓度与随后心血管事件之间存在独立关联。几项研究评估了循环 FABP4 浓度与未来心血管事件之间的关系。Chow 等报道了循环 FABP4 浓度预测社区队列中心血管疾病的发展。Eynatten 等发现了循环 FABP4 浓度与冠心病患者长期预后之间的关系。在他们的研究中，许多参与者是接受冠状动脉旁路移植术、经皮冠状动脉介入治疗和无创治疗的老年心肌梗死患者。其他研究小组报道了循环 FABP4 浓度在急性冠脉综合征患者和终末期肾病患者中作为预后生物标志物的有效性。

目前的研究表明，女性的 FABP4 浓度高于男性；在之前的几项研究中已经报道了与性别有关的循环 FABP4 浓度差异。FABP4 在皮下脂肪组织中的表达高于内脏脂肪组织。男性通常有更多的内脏脂肪，而女性有更多的皮下脂肪。此外，在女性中，FABP4 浓度与游离睾酮浓度呈负相关，提示睾酮抑制了 FAPB4 的表达。区域脂肪分布和性激素的差异可以解释性别相关的差异。

（2）FABP4 与心血管事件之间的潜在机制：循环 FABP4 浓度与未来心血管事件之间关联的潜在机制尚不清楚。然而，有几种可能的解释。首先，来自脂肪组织或活化巨噬细胞的 FABP4 可能直接影响血管系统。以往的实验研究表明，FABP4 诱导平滑肌细胞增殖，抑制血管内皮细胞内皮一氧化氮合酶的表达/活化。另一项研究表明，血管周围脂肪和血管斑块中的巨噬细胞局部产生的 FABP4 参与了冠状动脉粥样硬化的形成。其次，高循环 FABP4 浓度的存在是心脏代谢风险累积的结果。临床研究表明，FABP4 浓度与体重指数及三酰甘油、高密度脂蛋白胆固醇、脂联素、C 反应蛋白浓度有关。因此，循环的 FABP4 浓度与肥胖、胰岛素抵抗和 2 型糖尿病密切相关。然而，在一项研究中，多变量分析显示，循环 FABP4 浓度是与未来心血管事件相关的独立因素。此外，一项基因型-表型研究表明，在 FABP4 位点携带 T-87C 多态性的人患冠心病的风险较低。基本上，FABP4 是细胞中脂肪酸的伴侣。因此，FABP4 与其调节心血管危险因素的相互作用可能是另一种解释。他们证明了基线循环 FABP4 浓度作为预测未来心血管事件的有用性。同时，可对循环 FABP4 浓度进行调整。

<h1 style="text-align:center">参 考 文 献</h1>

Alhadi H.A，Fox K.A.A，2010. Heart-type fatty acid-binding protein in the early diagnosis of acute myocardial infarction：the potential for influencing patient management. Sultan Qaboos Univ Med J，10：41-49.

Anjith Vupputuri，Saritha Sekhar，Sajitha Krishnan，et al. 2015. Heart-type fatty acid-binding protein（H-FABP）as an early diagnostic biomarker in patients with acute chest pain. Indian Heart J，67（6）：538-542.

Blondeau B，Joly B，Perret C，et al. 2011. Exposure in utero to maternal diabetes leads to glucose intolerance and high blood pressure with no major effects on lipid metabolism. Diabetes Metab，37（3）：245-251.

Chan PK，Cheung JL，Cheung TH，et al. 2007. HLA-DQB1 polymorphisms and risk for cervical cancer：a case-control study in a southern Chinese population. Gynecol Oncol，105（3）：736-741.

de Jonge LL，Steegers EA，Ernst GD，2011. Lindemans J C-reactive protein levels，blood pressure and the risks of gestational hypertensive complications：the Generation R Study.J Hypertens，29（12）：2413-2421.

Doganay M，Ozyer SS，Var T，et al. 2015. Associations between adipocyte fatty acid-binding protein and clinical parameters in polycystic ovary syndrome. Arch Gynecol Obstet，291（2）：447-450.

Erbay E，Babaev VR，Mayers JR，et al. 2009. Reducing endoplasmic reticulum stress through a macrophage lipid chaperone alleviates atherosclerosis. Nat Med，15（12）：1383-1391.

Figueras J，Baneras J，Pena-Gil C，et al. 2016. Acute arterial hypertension in acute pulmonary edema：mostly a trigger or an associated phenomenon? Can J Cardiol，32：1214-1220.

Friso S，Pizzolo F，Choi SW，et al. 2008. Epigenetic control of 11 beta-hydroxysteroid dehydrogenase 2 gene promoter is related to human hypertension. Atherosclerosis，199（2）：323-327.

Funke-Kaiser H，Thomas A，Bremer J，et al. 2010. Regulation of the major isoform of human endothelin-converting enzyme-1 by a strong housekeeping promoter modulated by polymorphic microsatellites. J Hypertens，21（11）：2111-2114.

Furuhashi M，Fuseya T，Murata M，et al. 2016. Local Production of Fatty Acid-Binding Protein 4 in Epicardial/Perivascular Fat and Macrophages Is Linked to Coronary Atherosclerosis. Arterioscler Thromb Vasc Biol，36（5）：825-834.

Gallagher KM，Man S，2007. Identification of HLA-DR1- and HLA-DR15-restricted human papillomavirus type 16（HPV16）and HPV18 E6 epitopes recognized by CD[4+] T cells. J Gen Virol，88（5）：1470-1478.

González-Hernández Mde L，Godínez-Hernández D，Bobadilla-Lugo RA，et al. 2010. Angiotensin-II type 1 receptor（AT1R）and alpha-1D adrenoceptor form a heterodimer during pregnancy-induced hypertension. Auton Autacoid Pharmacol，30（3）：167-172.

Goyal R，Goyal D，Leitzke A，et al. 2010. Brain renin-angiotensin system：fetal epigenetic programming by maternal protein restriction during pregnancy. Reprod Sci，17（3）：227-238.

Lee MY，Li H，Xiao Y，et al. 2011. Chronic administration of BMS309403 improves endothelial function in apolipoprotein E-deficient mice and in cultured human endothelial cells. Br J Pharmacol，162（7）：1564-1576.

Lee YM，Lee JY，Ho CC，et al. 2011. MicroRNA 34b as a tumor suppressor in estrogen-dependent growth of breast cancer cells. Breast

Cancer Res, 13（6）: R116.

Llaverias G, 2004. Atorvastatin reduces CD68, FABP4, and HBP expression in oxLDL-treated human macrophages. Biochem Biophys Res Commun, 318: 265-274.

Lorenzen JM, Martino F, Thum T, 2012. Epigenetic modifications in cardiovascular disease. Basic Res Cardiol, 107（2）: 1-10.

Madeleine MM, Johnson LG, Smith AG, et al. 2008. Comprehensive analysis of HLA-A, HLA-B, HLA-C, HLA-DRB1, and HLA-DQB1 loci and squamous cell cervical cancer risk. Cancer Res, 68（9）: 3532-3539.

Martindale JL, Wakai A, Collins SP, et al. 2016. Diagnosing acute heart failure in the emergency department: a systematic review and meta-analysis. Acad Emerg Med, 23: 223-242.

Minor J, Wang X, Zhang F, et al. 2012. Methylation of microRNA-9 is a specific and sensitive biomarker for oral and oropharyngeal squamous cell carcinomas. Oral Oncol, 48（1）: 73-78.

Mitra S, Khaidakov M, Lu J, et al. 2011. Prior exposure to oxidized low-density lipoprotein limits apoptosis in subsequent generations of endothelial cells by altering promoter methylation. Am J Physiol Heart Circ Physiol, 301（2）: H506-513.

Papadimitriou L, Georgiopoulou VV, Kort S, et al. 2016. Echocardiography in acute heart failure: current perspectives. J Card Fail, 22: 82-94.

Ponikowski P, Voors AA, Anker SD, et al. 2016. ESC Guidelines for the diagnosis and treatment of acute and chronic heart failure: the Task Force for the diagnosis and treatment of acute and chronic heart failure of the European Society of Cardiology（ESC）. Developed with the special contribution of the Heart Failure Association（HFA）of the ESC. Eur J Heart Fail, 18: 891-975.

Portelinha A, Belo L, Cerdeira AS, et al. 2010. Lipid levels including oxidized LDL in women with history of preeclampsia.Hypertens Pregnancy, 29（1）: 93-100.

Reiser H, Klingenberg R, Hof D, et al. 2015. Circulating FABP4 is a prognostic biomarker in patients with acute coronary syndrome but not in asymptomatic individuals. Arterioscler Thromb Vasc Biol, 35（8）: 1872-1879.

Scheffer PG, de Haas M, van der Schoot CE, 2011. The controversy about controls for fetal blood group genotyping by cell-free fetal DNA in maternal plasma. Curr Opin Hematol, 18（6）: 467-473.

Shum BO, 2006. The adipocyte fatty acid-binding protein aP2 is required in allergic airway inflammation. J Clin Invest, 116: 2183-2192.

Toruner F, Altinova AE, Akturk M, et al. 2011. The relationship between adipocyte fatty acid binding protein-4, retinol binding protein-4 levels and early diabetic nephropathy in patients with type 2 diabetes. Diabetes Res Clin Pract, 91（2）: 203-207.

Vining KJ, Pomraning KR, Wilhelm LJ, et al. 2012. Dynamic DNA cytosine methylation in the Populus trichocarpa genome: tissue-level variation and relationship to gene expression. BMC Genomics, 13（1）: 27.

Vitoratos N, Economou E, Iavazzo C, et al. 2010. Maternal serum levels of TNF-alpha and IL-6 long after delivery in preeclamptic and normotensive pregnant women.Mediators Inflamm, 2010: 908649.

von Eynatten M, Breitling LP, Roos M, et al. 2012. Circulating adipocyte fatty acid-binding protein levels and cardiovascular morbidity and mortality in patients with coronary heart disease: a 10-year prospective study. Arterioscler Thromb Vasc Biol, 32（9）: 2327-2335.

Wang X, Prins BP, Söber S, et al. 2011. Beyond genome-wide association studies: new strategies for identifying genetic determinants of hypertension. Curr Hypertens Rep, 13（6）: 442-451.

Wataru Takagi, Toru Miyoshi, Masayuki Doi, et al. 2017. Circulating adipocyte fatty acid-binding protein is a predictor of cardiovascular events in patients with stable angina undergoing percutaneous coronary intervention. BMC Cardiovasc Disord, 17: 258.

Xu A, Vanhoutte PM, 2012. Adiponectin and adipocyte fatty acid binding protein in the pathogenesis of cardiovascular disease. Am J Physiol Heart Circ Physiol, 302（6）: H1231-H1240.

Yoichiro Otaki, Tetsu Watanabe, Hiroki Takahashi, et al. 2014. Association of Heart-Type Fatty Acid-Binding Protein with Cardiovascular Risk Factors and All-Cause Mortality in the General Population: The Takahata Study. PLoS One, 9（5）: e94834.

Yu X, Zhang X, Dhakal IB, et al. 2012. Induction of cell proliferation and survival genes by estradiol-repressed microRNA in breast cancer cells. BMC Cancer, 12（1）: 29.

第6章 同型半胱氨酸致动脉粥样硬化中"c-myc/miRNA/FABP4"交互作用分子网络的构建及潜在干预靶位的研究

一、课 题 设 计

高同型半胱氨酸血症（HHcy）是动脉粥样硬化（AS）的独立危险因子，脂肪酸结合蛋白4（FABP4）是调控脂代谢和炎症的关键靶基因，但 FABP4 在 Hcy 引起 AS 中的机制仍未清楚。miRNA 和 c-myc 是基因表达调控的重要方式，前期研究提示转录因子、miRNA 和靶基因之间存在交互作用，因此本项目拟复制 ApoE$^{-/-}$鼠 HHcy AS 模型，采用 ChIP 和基因重组等分析 FABP4 和 c-myc 在 AS 中的作用；构建封闭 c-myc 表达稳定载体转染细胞，筛选并确定受 c-myc 转录调控的差异性 miRNA，明确 FABP4 是 miRNA 调控的关键基因，构建"c-myc/miRNA/FABP4"交互作用分子网络；采用阻断为主的策略，阐明 PPARγ/LXR-α/ABCA 1 与 JNK/IKK/NF-κB 是 FABP4 调控 AS 的信号通路，旨在确定 c-myc 与 FABP4 之间受损的关键靶点，为防治 AS 提供理论依据。

AS 是一种发生于动脉内膜以脂代谢紊乱和炎症反应为主要特征的慢性增生性疾病。研究表明 HHcy 是 AS 的独立危险因子，其危害性不亚于高脂血症。2011 年，国家心血管病中心发布的《中国高血压防治指南》，明确提出降低 Hcy 水平是协同防治心血管疾病的重要策略。在体内，Hcy 可通过增加自由基的生成引起炎症反应造成脂质氧化损伤进而促进泡沫细胞形成，有关此种解释的证据已有不少累积，但其深层机制迄今尚存疑点，FABP4 是调控脂代谢紊乱和炎症反应的关键靶基因，而 c-myc 和 miRNA 作为基因表达调控因子，广泛参与了基因转录后调控，已成为疾病早期诊断的分子标志物。因此，阐明 c-myc、miRNA 和 FABP4 之间的交互作用和分子网络机制，确定 c-myc 与 FABP4 之间受损的关键环节和致病途径，寻求降低 Hcy 的有效策略成为防治 AS 的重要课题。

miRNA 是基因表达调控的重要方式，主要通过特异性识别靶基因 mRNA3′非翻译区（3′UTR）上相应靶位点并与之碱基互补配对结合，导致 mRNA 的降解或翻译抑制，从而在转录水平发挥基因沉默效应。关于 miRNA 的调控作用已成为疾病研究的热点，Harris 等发现 miR-126 可以降低血管细胞黏附分子 1 在内皮细胞上的表达且对血管炎症有控制作用；同时 Chen 等用 oxLDL 刺激人外周血单核细胞后用微点阵法检测，发现多个 miRNA 表达发生改变，以 miR-125a-5p、miR-9、miR-46a、miR-146b-5p、miR-155 最为显著，其中 miR-125a-5p 通过氧化固醇类结合蛋白-9（ORP-9）减少单核细胞和巨噬细胞因子的分泌，同时还间接调节脂质摄取。随后 Rotllan N 等在 C57BL/6J 小鼠体内注射腺病毒载体过表达特异性 miR-122，可以显著上调胆固醇合成相关基因 Hmgrcsl、Sqle 和 Dhcr7 的表达；反之，当采用与 miR-122 碱基序列完全互补的反义核苷酸特异性抑制 miR-122 后，胆固醇合成的限速酶羟甲基戊二酰辅酶 A（HMG-CoA）还原酶活性下降，表明 miRNA 在心血管疾病发生过程中起重要作用。因此，寻找和确定各种疾病的特异性 miRNA 成为探索疾病的新靶点，这种特异性 miRNA

对于疾病的早期诊断、预后监测与评估及靶向治疗都具有重要的意义，但国内外尚无 Hcy 引起 AS 特异性 miRNA 的研究报道。目前，人类对 miRNA 的转录调控研究甚少，主要在尝试发现和鉴定新的 miRNA 及其靶基因，但是 miRNA 靶基因的发现和鉴定并不是研究的终点，恰恰相反，它是人们深入了解 miRNA 内生物学重要性的开始，根据 miRNA 的研究动态、AS 多基因调控的发病特征及 miRNA 存在的表达规律和表达调控模式，探讨以 miRNA 为中心的交互网络，明确其作用机制，有助于解决 AS 研究中存在的问题，为研究 Hcy 提供新思路。

原癌基因 c-myc 位于 8 号染色体的 8q24 区，是一个序列高度保守的细胞癌基因，是基因表达调控的重要转录因子，它通过调控基因的异常激活、过度表达等参与疾病的发生、发展，在疾病调控中扮演了重要的角色。Dews 等研究显示，在肿瘤的血管发生过程中，发现 miR-17-92 簇在 c-myc 克隆细胞中呈明显过表达状态，且转染 miR-17-92 的 2-氧甲基修饰的反义寡核苷酸抑制物后，则会抑制肿瘤血管的发生；反之，若过表达 miR-17-92 则会促进其发生。Zhi-Ning Zhao 等用 TSA（组蛋白去乙酰化酶抑制剂）干预子宫内膜癌细胞时，发现 miR-106b-93-25 簇表达降低，而其靶基因 p21 和促凋亡蛋白基因 BIM 表达升高促进了癌细胞的凋亡，进一步研究发现 c-myc 调节了 miR-106b-93-25 簇的表达含量，使其低表达。Zhang X 等在研究淋巴瘤时发现，c-myc 在 HDAC3 和 EZH2（enhancer of zeste homolog 2）辅助作用下可以抑制 miR-29 的表达，且 c-myc 在 miR-26a 靶向调控 EZH2 的过程中介导了 EZH2 表达上调，而 EZH2 通过 miR-494 靶向抑制 c-myc 含量调节了 c-myc 的表达，可见在肿瘤中 c-myc 和 miRNA 与靶基因之间存在直接的相互调节关系。AS 是机体生命过程中渐进性发展的一种动脉内膜退行性病变，有"慢性肿瘤"之称，AS 的发生、发展与部分肿瘤细胞增殖、过度表达有一定相似性，可能涉及一系列基因表达的激活或抑制，但在 Hcy 引起 AS 中转录因子 c-myc 与 miRNA 之间的相互调节作用未见报道。在特定类型细胞中基因被激活或抑制，取决于该细胞能够结合该基因顺式元件的特异性反式作用因子，其中转录因子密码和 miRNA 密码共同决定细胞身份，因此，如能阐明 Hcy 引起 AS 中转录因子和 miRNA 调控分子网络将成为 AS 重要的研究方向。

FABP4 是存在于胞质中对脂肪酸有高亲和力的小分子可溶性蛋白，广泛参与脂肪酸的吸收、转运和代谢。已有实验证据表明，FABP4 在脂代谢紊乱和炎症反应中起重要作用，如在多酶系统中关于 FABP4 调控脂肪酸作用的结果表明，FABP4 可阻断或逆转脂肪酸及其酰基-CoA 调控的其他酶，从而参与细胞内脂肪酸的转运扩散。Nieman KM 等利用荧光共振能量转换测定法对 FABP4 调控脂肪酸转运功能进行研究，发现膜囊泡的脂肪酸转运比率增加。Sahler J 等研究发现，当单核细胞被佛波酯、脂多糖、PPARγ 激动剂、oxLDL 等激活为巨噬细胞时，FABP4 的表达明显增高。以上均表明 FABP4 参与脂代谢紊乱的调控。Park SE 等也相继报道了 FABP4$^{-/-}$ 鼠中单核细胞趋化因子 1（MCP-1）、肿瘤坏死因子 α（TNF-α）等炎症因子的表达降低；Kazemi MR 等在 FABP4$^{-/-}$ 鼠中检测到钟声蛋白样受体（TLR）表达明显增高，从而引起了系统性炎症反应；在 FABP4 缺失的巨噬细胞，一些促进炎症反应的酶，如环氧合酶 2（COX-2）、诱导型一氧化氮合酶等的表达和功能明显下调。ApoE$^{-/-}$ 鼠是一个经典的遗传型 AS 模型，研究发现，当敲除 FABP4 基因后（ApoE$^{-/-}$、FABP4$^{-/-}$），小鼠显示出对 AS 的显著抵抗，其血管的 AS 病损降幅高达 88%（与 ApoE$^{-/-}$、FABP4$^{+/+}$ 相比），表明 FABP4 也参与了炎症反应的调控。为了进一步明确 FABP4 的作用，Lee K 等对 FABP4 的三维分子结构分析显示，其重要的功能结构域包括核定位信号域、调节位点、核输出信号域、激素敏感脂酶结合位点，显示出核信号和脂代谢调控的结构基础。相继 Dong SZ 等也对取自 FABP4$^{-/-}$ 鼠的巨噬细胞研究显示，PPARγ 的活性升高，同时伴其下游靶分子 LXR-α 和 ABCA1 的激活，胆固醇外流加速；同时，FABP4 还显示出对 IKK/NF-κB、JNK/AP1 炎症通路的调控作用，PPARγ/肝 X 受体（LXR-α）/ATP 结合盒转运体 A1（ABCA1）与 JNK/IKK/NF-κB 信号通路这两条通路也已被证实与 AS 的发生紧密相关，提示 FABP4 是调控脂代谢紊乱和炎症反应的交叉靶基因。本课题组预实验发现，在 ApoE$^{-/-}$ 鼠 HHcy AS 模型斑块中 FABP4 的 mRNA 和蛋白表达增加；在泡沫细胞中观察到 FABP4 表达增高，构建 FABP4 稳定过表达载体转染细胞，发现泡沫细胞数目及细胞内胆固醇酯流出明显减少，这进一步证实了 FABP4 可作为研究 Hcy 引起 AS 的关键基因。

关于转录因子、miRNA 和靶基因之间组成的分子网络在疾病中的调控机制有一些报道，如 Ma L 等发现 miR-10b 在侵袭性乳腺癌中高表达，与乳腺癌的侵袭转移程度呈正相关，并发现转录因子 Twist 直接结合在 miR-10b 的启动子区域，正性转录调控 miR-10b 的表达，随后该 miRNA 通过其直接调控的靶分子 HOXD10 影响乳腺癌的侵袭和转移；Zhang L 等也发现，has-miR-141 和 has-miR -200e 是受 c-myc 正性调控的 miRNA 分子，且在鼻咽癌组织比正常组织表达要高，起到瘤基因的作用，BRD3 是 has-miR-141 调控的靶基因，而 PTEN 是 Has-mir-141 和 has-miR-200e 共同调控的靶基因，c-myc 通过 has-miR-141 和 has-miR-200e 的靶分子（BRD3 和 PTEN）正性调控 Rb/EZF、Akt 信号转导通路，参与鼻咽癌细胞周期进程和侵袭转移，以上研究为转录因子、miRNA 和靶基因之间的分子网络调控 Hcy 引起 AS 提供了依据。课题组前期预实验在构建封闭内源性 c-myc 表达的稳定载体，转染泡沫细胞并用 Hcy 干预后，采用 miRNA 荧光法发现 miR-142 和 miR-126-5p 表达降低且随着 Hcy 的变化而改变，且 FABP4 是 miR-142 和 miR-126-5p 的潜在靶基因，因此，筛选在 Hcy 促进 AS 形成中受 c-myc 调控的特异性 miRNA，构建 c-myc、miRNA 和靶基因 FABP4 之间的交互分子网络，确定 FABP4 下游的关键调控位点，将为研究 AS 提供新靶点和新思路。

综上所述，Hcy 引起炎症和脂代谢紊乱是 AS 致病的重要机制，FABP4 是炎症和脂代谢交叉的关键靶基因，PPARγ/肝 X 受体（LXR-α）/ATP 结合盒转运体 A1 与 JNK/IKK/NF-κB 信号通路是参与脂代谢及炎症反应的重要的信号通路。而 miRNA 和 c-myc 是基因表达调控的重要方式，因此我们的假设是：在 Hcy 引起 AS 中，miR-142 和 miR-126-5p 是封闭内源性 c-myc 表达的稳定载体，转染细胞后 miRNA 的差异性，FABP4 是关键靶基因，且为特异性 miRNA 的潜在靶点，c-myc 与特异性 miRNA（miR-142/126-5p）和 FABP4 形成交互作用的分子网络，经 PPARγ/肝 X 受体（LXR-α）/ATP 结合盒转运体 A1 与 JNK/ IKK/NF-κB 信号通路介导，FABP4 表达增高，引起 AS（图 6-1）。本课题组拟在泡沫细胞中封闭内源性 c-myc 的表达，筛选受 c-myc 转录调控的 miRNA 分子，初步构建 "c-myc/miRNA/FABP4" 交互作用的分子网络，阐明 PPARγ/肝 X 受体（LXR-α）/ATP 结合盒转运体 A1 与 JNK/IKK/NF-κB 信号通路在 Hcy 引起 AS 中的作用。本课题的实施有利于从分子水平阐明 Hcy 引起 AS 的机制，确定关键靶点，为 AS 这一全球重大疾病的防治工作提供新途径。

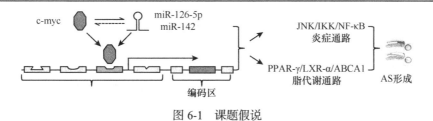

图 6-1　课题假说

二、miRNA 与心血管疾病研究进展

小分子 RNA（miRNA）是一种小的非编码单链 RNA，在转录后调控基因表达中发挥作用，其参与了细胞代谢、成熟、存活、增殖、分化和凋亡。miRNA 已作为心血管疾病治疗的诊断或预后方法、监测治疗效果的生物标志物，了解 miRNA 与心血管疾病的关系，能够使我们进一步加深对人类疾病病理学的理解。因此，本文综述了近年来 miRNA 在心血管疾病（动脉粥样硬化、心肌梗死、高血压、心脏肥大、卒中等）的研究进展。

miRNA 多种独立的危险因素已被证明与心血管疾病有关。健康饮食、锻炼和戒烟的结合可以控制这些危险因素，并有助于维持体内平衡。动态单层内皮细胞的完整性和细胞与细胞的通讯是维持体内平衡的基本机制。冠状动脉疾病和动脉粥样硬化是由遗传和环境因素引起的复杂的病理过程。近年来，小分子非编码 RNA（ncRNA）在调控转录后或翻译前修饰的基因方面发挥着重要作用。它们还控制不同的生物功能，如发育、分化、生长和代谢。在 ncRNA 中，短干扰 RNA（short-RNA、siRNA）和 miRNA 已经得到了广泛的研究，但它们的具体功能仍不为人所知。作为参与大多数生物学过程的重要候选分子之一，miRNA 被有效地研究，并已涉及许多人类疾病。因此，miRNA 的识别和各自的靶点可能为治疗疾病提供新的分子视角和新的治疗策略。miRNA 在冠状动脉疾病和动脉粥样硬化患者中的差异表达已得到证实，但其与高血脂、高血压、肥胖、糖尿病、缺乏体育锻炼和吸烟等心血管疾病危险因素的关系尚不清楚。

（一）miRNA

1. miRNA 的概述　miRNA 是一种小的非编码单链 RNA，大约有 22 个核苷酸，在转录后调控基因表达中发挥作用。miRNA 在原核生物和真核生物中广泛存在，在物种间广泛分布，常具有保守性。miRBase 22 数据库收录了 38 589 个发夹前体 miRNA，它们与 271 个物种的 48 885 个成熟 miRNA 产物的表达相关。

据估计，miRNA 参与调控人类基因组中多达 60% 的蛋白编码基因。此外，个体的遗传背景可以影响 miRNA 与靶 mRNA 结合并调控基因表达的能力。目前已知的大约 11% 的单核苷酸多态性（SNP）位于多个基因的 3′UTR 中，由于结合位点的破坏或新的结合位点的产生，可能会干扰 miRNA-mRNA 的相互作用。大量的突变位点也位于 pri-、pre- 和成熟 miRNA 序列中。越来越多的证据表明，这种基因多态性参与了高血压、糖尿病、肥胖和心血管疾病等多种疾病的发展。除了个体变异性的作用外，miRNA 调控网络研究面临的众多挑战之一是单个 miRNA 调控多个靶点的能力，这增加了对结果的分析和解释的复杂性。在不同的环境、组织和细胞间隔中建立改变的 miRNA 谱的生物学意义是很有挑战性的。然而，很明显，miRNA 参与了很多生物过程的微调控：细胞的代谢、成熟、存活、增殖和分化及凋亡。因此，miRNA 在生理条件下表达发生的改变，可能参与了疾病的发病机制。

2. miRNA 的细胞释放　早在 2008 年，科学家就在体液中发现了细胞外 miRNA。这项观察导致了 miRNA 在血液循环中的发现，与大多数 RNA 不同，miRNA 对降解具有显著的弹性。越来越多的证据表明，内源性循环 miRNA 受到保护，不受 RNAe 和其他形式的降解，这是由于内源性循环 miRNA 被包裹在细胞外囊泡中，或与 RNA 结合蛋白复合物（如 Ago2 或脂蛋白，包括 HDL 和 LDL）结合而导致的。调控 miRNA 释放到细胞外空间的机制尚不完全清楚。

3. miRNA 的生物合成　　miRNA 的生物合成是一个复杂、多步骤的过程，在细胞核中开始并在细胞质中成熟（图 6-2）。合成过程是从 RNA 聚合酶 II 或聚合酶 III 转录的 miRNA 基因开始的，这些转录要么来自蛋白质编码基因的内含子，要么来自前体 miRNA（pre-miRNA）转录的独立基因。这些基因转录本有自己独立表达的促进位点，并为转录调控而成簇排列。微处理器酶复合物 DROSHA 和 DGCR8（DiGeorge 临界区 8）裂解产生的 pre-miRNA，它们存在于细胞核中。DGCR8 确定了 pre-miRNA 的精确裂解位点。裂解的 pre-miRNA 分子具有局部发夹结构，长度约为 100bp。miRNA 的成熟过程首先由细胞核中的 RNA 聚合酶 III 家族蛋白 DROSHA 完成。然后，由 Exportin-5 酶以 GTP—GDP 梯度从细胞核出口到细胞质。在细胞质中，来自 RNA 聚合酶 III 家族的 DICER 与另一个蛋白伴侣反活化反应 RNA 结合蛋白（TRBP）相互作用，共同将 pre-miRNA 裂解为短的双链 RNA。这最终形成成熟的 miRNA。一个成熟人类 miRNA 的平均长度包含 33 个碱基对的发夹环。多种重叠蛋白和 RNA 相互作用参与并在 miRNA 的生物发生调控中发挥重要作用，miRNA 生物合成涉及 3 个主要途径。成熟 miRNA 基因表达受 RISC 方向调控，同时阿尔古（Ago）组装至靶基因 mRNA，这导致 miRNA 不完全或完全互补，miRNA 在 3′UTR 区域的相互作用，分别导致翻译抑制或转录降解。研究表明，p53/p73/p63 作为转录因子发挥作用，但它也调控 miRNA 的处理机制 DROSHA- DGCR8、DICER-TRBP2 和 Ago 蛋白。其中调控 miRNA 加工的转录因子有 let-7、miR-200c、miR-143、miR-107、miR-16、miR-145、miR-134、miR-449a、miR-503 和 miR-21。自从 miRNA 发现以来，生物学、临床研究已经在许多方面进行，包括心血管疾病。miRNA 的过度表达和抑制揭示了 miRNA 在病理、生理学中的重要性。

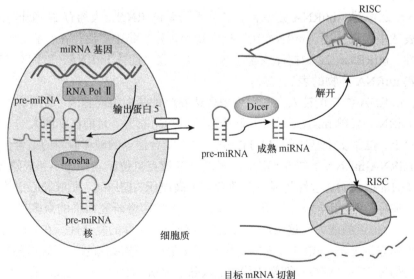

图 6-2　miRNA 的生物合成示意图

4. miRNA 促进细胞间的通讯　体外和体内研究已阐明细胞外 miRNA 作为细胞间通信介质的潜在作用。Valadi 等观察到，包裹在外泌体中的细胞外 miRNA 可以被细胞吸收，并触发这些受体细胞的基因表达和功能的变化。此外，通过 miR-12627 的表达，冠状动脉内皮细胞释放的囊泡结构可以恢复血管损伤小鼠内皮细胞的稳态。随着越来越多的证据表明，细胞应激反应导致细胞外微泡的强力释放，循环 miRNA 可能在多种疾病的环境中大量存在，并可能导致任何将其内在化的细胞发生关键变化。因此，健康受试者与冠状动脉疾病及其他心血管疾病患者 miRNA 表达模式不同。

5. miRNA 具有模拟和抑制作用　单个 miRNA 模拟物和抑制剂是调节特定细胞表型的有用工具。miRNA 模拟物是一种小的、经过化学修饰的双链 RNA，可以模拟成熟的 miRNA。这些 miRNA 模拟物增强了内源性 miRNA 的功能，导致蛋白表达下降。研究表明，miRNA 模拟物可能是调节人类衰竭心脏的一个有用工具。miRNA 抑制剂是单链寡核苷酸，不可逆地与内源性 miRNA 结合并使其功能失活。与 miRNA 模拟物相反，miRNA 抑制剂也被称为抑制内源性 miRNA 功能并导致蛋白表达增加的抗肿瘤药。抗肿瘤药也可作为潜在的预防癌症的工具，因此可以在临床实践中用于抑制肿瘤生长。此外，使用反义 miRNA 治疗是克服脊髓损伤和缺血性卒中等其他病理状态的重要策略。因此，RNA 模拟物和抑制剂在识别和确认由计算工具预测的 miRNA/靶基因对方面是有用的。

6. miRNA 作为生物标志物　miRNA 存在于有核血细胞、血浆、血小板和红细胞中，这一发现为研究其在病理过程中的作用提供了机会。通过对 miRNA 稳定性的研究，研究者发现，即使在波动的条件下（如温度、pH 的变化），血浆 miRNA 也是极其稳定的，而添加到样品中的外源性 miRNA 则被血浆 RNAe 快速降解。这一现象可能是由于发现血浆 miRNA 由 Ago2 和 HDL 等蛋白伴随。这一观察结果为使用 miRNA 作为诊断工具提供了实质性的证据。多项研究考察了 miRNA 在各种疾病中的诊断潜力。影响 miRNA 质量的一个因素是来自蛋白质和其他血浆成分的高干扰。血浆中含有蛋白质和其他有助于凝血的因素。因此，血液必须用柠檬酸盐或其他抗凝剂处理，以防止丢失 miRNA。血浆和血清中微量的 miRNA 在标准分析中可能无法检测到。

（二）心血管疾病与 miRNA

最近，有几项研究报道，组织中 miRNA 表达的失调与心血管疾病有关。此外，研究表明，miRNA 也存在于血液中，以循环 miRNA 的形式存在。循环 miRNA 目前作为生物标志物被广泛应用于心血管疾病，包括动脉粥样硬化（AS）。

1. miRNA 与 AS　AS 的最早的特征是血管平滑肌细胞（VSMC）的增生，在血管壁内形成一层被称为新内膜的中层膜的多层间室和 LDL 的浸润。LDL、单核细胞及巨噬细胞聚集进而形成血管斑块，这使得 AS 斑块变得脆弱，可能因未成熟或进展期病变而破裂或侵蚀，这些病变与薄的、缺乏胶原蛋白的纤维帽有关。新内膜病变的形成损害了动脉壁的弹性，导致心绞痛，这导致了血流受限性狭窄，从而导致了如外周动脉疾病、冠状动脉疾病、心肌梗死、动脉瘤等心血管疾病。

动物和人类证据表明，AS 的发生是由于动脉壁内皮细胞功能障碍，受到不同的有害刺激和损伤。引起内皮细胞功能障碍的主要的刺激/损伤有糖尿病、血脂异常、衰老和吸烟。这些损伤引起的氧化应激和促炎介质是引起 AS 的主要因素。因此，了解 miRNA 在 AS 中的作用可以为心血管疾病的研究和治疗提供新的靶点和机会（图 6-3）。

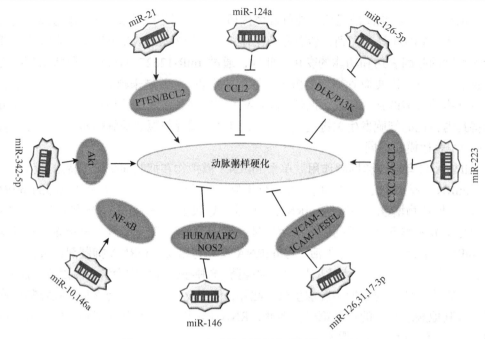

图 6-3　miRNA 在动脉粥样硬化中的作用示意图

PTEN：磷酸酯酶与张力蛋白同源物；BCL2：B 细胞淋巴瘤-2；CCL2：趋化因子(C-C 基元)配体 2；DLK：磷脂酰肌醇-3 激酶；
CCL3：趋化因子(C-C 基元)配体 3；Akt：蛋白激酶 B；NF-κB：核因子 κB；HUR：RNA 结合蛋白；MAPK：丝裂原活化蛋白激酶；
NOS2：一氧化氮合酶 2；VCAM-1：血管细胞黏附分子-1；ICAM-1：细胞间黏附分子-1；ESEL：E 选择素

（1）miR-181b：在小鼠和人类受试者中大量的研究表明，在急性（如脓毒症）和慢性（如 AS）血管疾病中，miR-181b 作为内皮炎症反应抑制剂的关键作用，是通过靶向调控 NF-κB 信号转导实现的。miR-181b，一种基因间 miR-40，通过靶向输入蛋白-α3（一种对 NF-κB 细胞质-核易位重要的蛋白质），仅在内皮细胞中而不是白细胞中抑制 NF-κB 信号转导。在白细胞中，介导 NF-κB 核输入的主要同种型是输入蛋白-α5。尽管如此，在全身静脉内递送时，miR-181b 降低了内皮细胞 NF-κB 的活化，这种作用足以显著抑制 AS 倾向的 ApoE$^{-/-}$小鼠中的白细胞募集和 AS 病变形成。重要的是，miR-181b 抗 AS 作用与脂质谱的任何变化无关。一系列促炎刺激物（如 TNF-α、LPS）可以减少 miR-181b 在体外内皮细胞中的表达。在体内，在 ApoE$^{-/-}$小鼠中仅 4 周的高胆固醇饮食后，miR-181b 在血管内皮中的表达降低了 53%，在小鼠血浆中降低了 40%。与这些观察结果一致，与没有冠状动脉疾病的患者相比，血管造影定义的冠状动脉疾病患者的血浆中 miR-181b 的表达也降低。细胞特异性 miR-181b 对血管内皮 NF-κB 有抑制作用，而对骨髓细胞没有作用，也可能是有利的，以便保持对感染性病原体的最佳保护。事实上，miR-181b 的传递也会抑制内皮炎症并对小鼠脓毒症有保护作用。这些研究结果提供了有力的证据，证明 miR-181b 可作为血管内皮中 NF-κB 信号转导的重要调节因子，以应对不同的刺激，并为抗炎"替代"疗法提供新的机会。

（2）miR-146a：是另一种细胞因子的反应性 miRNA，具有血管壁的 AS 保护特性。细胞因子（如 TNF-α 和 IL-1β）在内皮细胞中以延迟的动力学方式诱导 miR-146a 和 miR-146b 的表达，这与炎症基因表达的消退一致。miR-146a 过表达抑制内皮细胞中的细胞因子反应性，表明它可能参与负反馈机制以限制内皮细胞炎症信号的传导。有趣的是，miR-146a 在人和小鼠 AS 斑块中的表达也有所增加。事实上，miR-146a 通过直接靶向 HuR 来抑制 NF-κB 和 MAPK

信号通路，HuR 是一种对内皮细胞一氧化氮合酶具有抑制作用的 RNA 结合蛋白。此外，miR-146a 通过靶向调控上游衔接蛋白 TRAF6 和 IRAK1/2，抑制内皮细胞黏附分子的诱导。与 miR-181b 对内皮细胞 NF-κB 信号转导的更具选择性抑制作用相反，miR-146a 抑制 NF-κB 信号转导。miR-146a 在实验性 AS 中具有的这些有利作用的特定细胞亚群（如内皮细胞或白细胞）和机制（如 NF-κB 依赖性或非依赖性）将需要进一步研究。然而，考虑到 miR-146a 在调节一系列免疫细胞（巨噬细胞、树突细胞和 T 细胞）中的抗炎作用，它可能更广泛地应用到限制炎症刺激。然而，miR-146 是另一种重要的细胞因子响应性 miRNA，可以负反馈方式抑制内皮细胞炎症。

（3）miR-92：是 miR-17～miR-92 簇的成员，在内皮细胞中高表达，在体外和体内均受剪切应力的动态调节。将内皮细胞暴露于脉冲 L-流，miR-92a 表达减少，而脉冲 D-流增加其表达。此外，miR-92a 与 KLF2 的 3'UTR 结合，KLF2 是一种流动反应性转录因子，具有调节层流的作用。同样，体内 miR-92a 的表达在 AS 易发区域高度诱导。体外研究表明 miR-92a 过表达抑制 KLF2 和 KLF4 的 3'UTR66。相反，miR-92a 介导的 TNF-α 诱导的细胞因子和白细胞黏附的抑制可部分地通过 KLF4 siRNA 恢复，表明部分地依赖于 KLF476。在单独的微阵列分析研究中，Loyer 等鉴定内皮细胞暴露于 oxLDL 和低剪切应力后，miR-92a 和促炎标志物（MCP-1 和 IL-6）的表达以依赖于 STAT3 的方式增加。内皮细胞中 miR-92a 的过表达降低了 KLF2 和 KLF4 流动响应转录因子的表达，而 miR-92a 的拮抗作用减轻了内皮细胞炎症。miR-92a 还在 oxLDL 和低剪切应力条件下靶向调控内皮细胞中的 SOCS5。虽然 SOCS5 在 AS 中的体内作用仍不清楚，但 siRNA 介导的 SOCS5 敲低增加了 MCP-1 和 IL-6 的表达。

（4）miR-126：是内皮细胞中表达最丰富的 miRNA 之一，并参与了调控炎症和血管生成。miR-126 最初被认为与 VCAM-1 的 3'UTR 结合以限制白细胞黏附，随后的研究显示，miR-126 缺陷小鼠出现血管完整性受损和缺陷。事实上，miR-126 可能被 KLF2 诱导，通过控制血流来调控血管生成。在 AS 中，Zernecke A 等证明 miR-126 是内皮细胞诱导凋亡中表达最丰富的 miRNA，它通过靶向 RGS16 诱导 CXCL12 表达，RGS16 是 SDF-1/CXCR4 信号通路和祖细胞动员的负调控因子。与该通路一致，静脉输注内皮细胞凋亡体可激活循环中的祖细胞，并增强其与主动脉斑块的结合，从而以 miR-126 依赖的方式抑制 AS 进展。转染 miR-126-5p 模拟物可挽救内皮细胞在易损部位的增殖并抑制病变进展。由于炎症转录因子 Ets-1、Ets-2 也诱导 miR-126 表达，miR-126 从力学上看可能会以负反馈的方式限制血管内皮的炎症因子，如 TNF-α 和 Ang-Ⅱ。此外，ApoE⁻/⁻ 主动脉的易感位点 miR-126-5p 和 miR-126-3p 表达都降低。对 AS 起保护作用的脉冲 L 增加了从细胞外微囊泡中释放的 miR-126 与 Ago2 的结合，而细胞外微囊泡是通过靶向调控血管平滑肌细胞收缩表型的基因（如 FOXO3、Bcl-2 和 IRS1）来增加血管平滑肌细胞的周转率来维持对 AS 的保护作用。

（5）miR-712/miR-205：miRNA 的生物发生通常利用典型的 Drosha/DGCR8 和 Dicer miRNA 通路，大量的研究也强调了 miRNA 成熟的非典型通路中的重要作用。miR-712（人类同源 miR-205）被认为是一种从非典型的前核糖体 RNA 中提取的 D-流响应的 miRNA。D-流诱导的 miR-712 靶向调控 TIMP3，这是一种增加 MMP 和 ADAM 以刺激内皮细胞促炎症反应的效应。未来的研究将需要确定 miR-712 的体内中和是否直接影响其他相关细胞类型，如免疫亚群和血管平滑肌细胞。

（6）miR-143/miR-145：细胞间通讯是指组织中 miRNA 从一个细胞转移到另一个细胞。如在对内皮细胞中的 L-流或 KLF2 过表达做出反应时，释放含有 miR-143 和 miR-145 的细胞外微泡，使邻近的心血管平滑肌细胞具有抗 AS 的特性。静脉注射这些细胞外囊泡也能以一种依赖于 miR-143/miR-145 的方式阻止 AS 病变的进展。有趣的是，与体外基础条件下的内皮细胞相比，miR-143/miR-145 在血管平滑肌细胞中的表达更高，它也可能通过被称为隧道纳米的细胞间管参与血管平滑肌细胞到内皮细胞的通讯。为了促进这种血管平滑肌细胞到内皮细胞的传递，小鼠中平滑肌细胞特异性的 miR-143/miR-145 簇缺失有效地阻断了冠状动脉内皮细胞中 miR-143/miR-145 表达对主动脉收缩引起的压力超负荷的反应，这种效应可能是通过激活 TGF-β 信号通路和 miR-143/miR-145 共同作用于已糖激酶 Ⅱ 和整合素 β 介导的。但在 AS 中平滑肌细胞和内皮细胞之间是否存在双向胞外 miRNA 通路仍有待确定。

（7）其他 miRNA：包括 miR-10a、miR-663、miR-155、miR-30-5p。miR-10a、miR-663 和 miR-155 已经通过各种分析方法被识别出来，但这 3 种 miRNA 在调节小鼠实验性 AS 中的功能作用尚未得到证实（miR-10a、miR-663）或尚不清楚（miR-155）。尽管如此，它们可能在大血管系统的易感部位起重要作用。如 miR-10a 在猪主动脉内弓（AS 形成区）和降主动脉的内皮细胞的 miRNA 微阵列分析中发现，miR-10a 表达在 AS 形成区显著降低。事实上，miR-10a 可过度抑制 NF-κB 内皮细胞体外信号。由于 miR-10a 的家族成员 miR-10b 也可能与靶基因有相似的共识位点结合，因此 miR-10 的传递可能需要密切观察才能获得治疗效果。有趣的是，与 miR-712 一样，人类 miR-663 也可能来自相同的核糖体 RNA 基因 RN45S。由于 XRN1 外切酶可以快速降解产生该 RNA 的间隔区，有学者研究了沉默 XRN1 是否会影响 miR-663 和 miR-712 的表达。事实上，D-流降低了小鼠颈动脉和主动脉弓 XRN1 的表达，体外内皮中 XRN1 缺失显著增加了 miR-663 和 miR-712 的表达，提示血管内皮中非典型机械敏感 miRNA 的调控和治疗调节水平。有项研究检测了 miR-155 在小鼠实验性 AS 中的作用，这些研究强调了 miR-155 在不同环境下对 AS 的促进和抑制作用。如含有缺乏 miR-155 的骨髓的 LDLR$^{-/-}$小鼠显示 AS 增加，斑块稳定性降低。miR-155 在体内的传递减少了 AS 病变的形成，这一作用可能通过靶向调控 MAP3K10 介导。由于 miR-155 也靶向调控内皮细胞中的肌球蛋白轻链激酶（MYLK），ApoE$^{-/-}$小鼠中和 MYLK 缺失通过改善内皮屏障功能障碍和单核细胞迁移来减少 AS，因此内皮源性 miR-155 可能被视为血管壁中潜在的保护性 miRNA。

miRNA 参与心血管疾病主要是参与内皮细胞和血管平滑肌细胞的增殖、分化和血管张力，故大多数引起 AS 的 miRNA 也会引起其他的心血管系统疾病，如高血压等，并且机制相似，因此，接下来就不赘述其机制了。

2. miRNA 与心肌梗死 缺血性心脏病是导致心肌细胞丢失或功能障碍的主要死因。组织特异性的 miRNA 在心肌梗死的生理、病理状态中均有报道。已有大量的文献报道，miRNA 作为一种重要的调节因子，参与心血管疾病的发生与发展。不同组织中 miRNA 的表达水平均有所不同。miR-1、miR-133a 和 miR-133b 在心脏和骨骼肌中表达强烈。然而，急性心肌梗死后，miR-1、miR-133a 和 miR-133b 的表达无明显差异，而 miR-1、miR-133a 和 miR-133b

在心脏内的表达水平通常较高。研究还表明，心肌缺血预处理后，miR-1、miR-21 和 miR-24 均显著升高。miR-320 通过靶向 HSP20 来参与缺血-再灌注的调控。miR-21 可以通过 PTEN 通路来调控心肌梗死区基质金属蛋白酶 2 的表达。miR-26 家族在心血管疾病中对不同的细胞类型有不同的影响。miR-29 家族是通过靶向编码纤维化相关蛋白来参与心血管疾病。成纤维细胞中 miR-29 的表达增加可以降低胶原蛋白的表达，进而保护心脏免受心肌梗死的影响。同时，也有研究表明 miR-29 家族通过激活 p53、靶向 p85 和细胞分裂控制蛋白诱导细胞凋亡。

3. miRNA 与高血压　高血压是持续升高的全身血压，是涉及心肌梗死、卒中等心血管疾病最常见的医疗状况之一，也是导致肾衰竭的首要原因。在最近的几年，miRNA 被认为可以作为高血压的潜在生物标志物。有研究表明，在与高血压相关的肺动脉平滑肌细胞中 miR-204 均有所下调。miR-21 也被认为是 Rho/Rho 激酶信号通路引起高血压的一种修饰 miRNA。另有一项研究数据表明，miR-124 参与了肺血管 FB 的增殖、迁移及炎症表型。它可以通过 Notch1/PTEN/FOXO3/P21cip1 和 P27kip1 信号通路来调控 FB 增殖。

4. miRNA 与脑缺血（CI）和卒中　卒中的人占全球医疗保健总人数的 2%～4%，是第二大最常见的死因。在卒中病因学中，miRNA 具有独特的表达模式，可以调节发病过程。miRNA 在调控基因表达的神经元网络中调控 30% 的蛋白编码基因。通过 miRNA 微阵列分析揭示了大动脉、小动脉和心脏栓塞性卒中的 3 种不同亚型。在脑卒中患者的血液样本中已经列出了 836 个 miRNA。其中，let-7f、miR-126、miR-1259、miR-142-3p、miR-15b、miR-186、miR-519e 和 miR-786-5p 表达较差，但 let-7e、miR-1184、miR-1246、miR-1261、miR-1285、miR-181a、miR-25、miR-513a-5p、miR-550、miR-602、miR-891a、miR-933、miR-923 和 miR-939 miRNA 表达较高。

miR-29c 的下调导致其靶基因甲基转移酶 3a 的去抑制作用，从而促进缺血性脑损伤。大鼠局灶性缺血和缺氧葡萄糖剥夺（OGD）后，PC12 细胞中 miR-29c 的高表达下调。Pandi 和他的团队已经很好地证明 pre-miR-29c 可以防止 OGD 诱导的细胞死亡。miR-497 是一种促凋亡调节因子，其作用靶点是 Bcl-2 等抗凋亡基因的表达。miR-497 和 miR-15a 的下调被认为是有益的，因为它们通过靶向 Bcl-2 促进缺血后脑死亡。而 miR-21 上调可阻止 Fas 配体的翻译，从而减少缺血后细胞凋亡。miR-29c 被认为是一种神经保护物质，因为它在成人大脑和细胞功能中发挥着重要的作用。miR-9、miR-124a、miR-124b、miR-135、miR-153、miR-183 和 miR-219 是小鼠的脑特异性 miRNA，也影响哺乳动物的神经元过程。体内和体外实验均显示，miR-29b-2、miR-339-5p、miR-19b 和 miR-341 在脑缺血情况下均上调。这些研究清楚地表明，在脑缺血或卒中期间，miRNA 在疾病发病机制中起着重要作用。

5. miRNA 与心脏肥大　肥厚型心肌病是一种遗传疾病，是指心脏某些部位的心肌变厚。肥厚型心肌病主要是以生理和病理两种形式存在。病理肥厚与存在于心脏中的 miRNA 的关系已被广泛研究和综述（图 6-4）。为了了解 miRNA 在心脏肥大中的具体作用，van Rooij 等首次报道了使用两种不同的病理心脏肥大动物模型的微阵列分析数据，他们发现这两种模型的 miRNA 表达模式相似，表明 miRNA 控制心脏肥大的机制有相同之处。有研究证实 IGF-1 的信号失调也参与了由 miRNA 调控的病理性肥大。

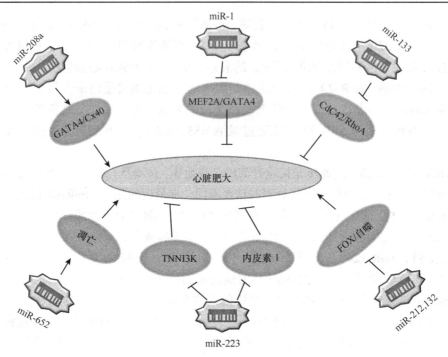

图 6-4　miRNA 在心脏肥大中的作用

Cx40：间隙连接蛋白 40；MEF2A：心肌细胞特异性增强因子 2A；CdC42：细胞分裂周期蛋白 42；TNNI3K：肌钙蛋白 I 相关激酶；FOX：叉头框；GATA4：有关心脏的转录因子

　　不足 10 年的对 miRNA 的研究阐明了细胞和 miRNA 在不同病理条件下的不同表达模式。迄今为止，肥厚型心肌病、肺动脉高压等许多心血管疾病的诊断主要依赖于心脏成像技术，其成本昂贵，难以定量。检测 miRNA 已作为心血管疾病治疗的诊断或预后方法、监测治疗效果的生物标志物，因为 miRNA 非常敏感，并且其检测只需要很少的外周血。此外，血清中的 miRNA 在室温下是稳定的，并且对冻融循环具有抗性。因此，了解 miRNA 与心血管疾病的关系，能够使我们进一步加深对人类疾病病理学的理解。

参 考 文 献

Basak Icli，Mark W. Feinberg，2017. MicroRNA in dysfunctional adipose tissue：cardiovascular implications.Cardiovasc Res，113（9）：1024-1034.

Cabré A，Babio N，Lázaro I，et al. 2012. FABP4 predicts atherogenic dyslipidemia development. The PREDIMED study. Atherosclerosis，222（1）：229-234.

Chen T，Huang Z，Wang L，et al. 2009. MicroRNA-125a-5p partly regulates the inflammatory response, lipid uptake, and ORP9 expression in oxLDL-stimulated monocyte/macrophages. Cardiovascular research，83（1）：131-139.

Climent M，Quintavalle M，Miragoli M，et al. 2015. TGFbeta Triggers miR-143/145 Transfer From Smooth Muscle Cells to Endothelial Cells，Thereby Modulating Vessel Stabilization. Circulation research，116：1753-1764.

Daniel Pérez-Cremades，Ana Mompeón，Xavier Vidal-Gómez，et al. 2018. miRNA as a New Regulatory Mechanism of Estrogen Vascular Action.Int J Mol Sci，19（2）：473.

Devaux Y，Stammet P，Friberg H，et al. 2015. MicroRNA：new biomarkers and therapeutic targets after cardiac arrest? Crit Care，19：767.

Dews M，Fox JL，Hultine S，et al. 2010. The myc-miR-17～92 axis blunts TGF signaling and production of multiple TGF-dependent antiangiogenic factors. Cancer research，70（20）：8233-8246.

Dong SZ，Zhao SP，Wu ZH，et al. 2011. Curcumin promotes cholesterol efflux from adipocytes related to PPARgamma-LXRalpha-ABCA1 passway. Molecular and cellular biochemistry，358（1-2）：281-285.

Emde A, Hornstein E, 2014. miRNA at the interface of cellular stress and disease. EMBO J, 33 (13): 1428-1437.

Francesca Vacante, Laura Denby, Judith C. Sluimer, et al. 2019. The function of miR-143, miR-145 and the MiR-143 host gene in cardiovascular development and disease.Vascul Pharmacol, 112: 24-30.

Gao Q, Jiang Y, Dai S, et al. 2012. Interleukin 17A Exacerbates Atherosclerosis by Promoting Fatty Acid-Binding Protein 4-Mediated ER Stress in Macrophages. Circulation research, 9.

Harris TA, Yamakuchi M, Kondo M, et al. 2010. Ets-1 and Ets-2 regulate the expression of microRNA-126 in endothelial cells. Arterioscler Thromb Vasc Biol, 30 (10): 1990-1997.

Ho JN, Son ME, Lim WC, et al. 2012. Anti-obesity effects of germinated brown rice extract through down-regulation of lipogenic genes in high fat diet-induced obese mice. Biosci Biotechnol Biochem, 76 (6): 1068-1074.

Isiklar OO, Barutcuoglu B, Kabaroglu C, et al. 2012. Do cardiac risk factors affect the homocysteine and asymmetric dimethylarginine relationship in patients with coronary artery diseases? Clinical biochemistry, 45 (16-17): 1325-1330.

Izarra A, Moscoso I, Levent E, et al. 2014. miR-133a enhances the protective capacity of cardiac progenitors cells after myocardial infarction. Stem Cell Reports, 3: 1029-1042.

Joladarashi D, Srikanth Garikipati VN, Thandavarayan RA, et al. 2015. Enhanced Cardiac Regenerative Ability of Stem Cells After Ischemia-Reperfusion Injury: Role of Human CD34 (+) Cells Deficient in MicroRNA-377. J Am Coll Cardiol, 66: 2214-2226.

Kazemi MR, McDonald CM, Shigenaga JK, et al. 2005. Adipocyte fatty acid-binding protein expression and lipid accumulation are increased during activation of murine macrophages by toll-like receptor agonists. Arterioscler Thromb Vasc Biol, 25 (6): 1220-1224.

Kralisch S, Fasshauer M, 2013. Adipocyte fatty acid binding protein: a novel adipokine involved in the pathogenesis of metabolic and vascular disease? Diabetologia, 56 (1): 10-21.

Lee K, Santibanez-Koref M, Polvikoski T, et al. 2013. Increased expression of fatty acid binding protein 4 and leptin in resident macrophages characterises atherosclerotic plaque rupture. Atherosclerosis, 226 (1): 74-81.

Li SP, Liu B, Song B, et al. 2015. miR-28 promotes cardiac ischemia by targeting mitochondrial aldehyde dehydrogenase 2 (ALDH2) in mus musculus cardiac myocytes. Eur Rev Med Pharmacol Sci, 19: 752-758.

Loyer X, Potteaux S, Vion AC, et al. 2014. Inhibition of microRNA-92a prevents endothelial dysfunction and atherosclerosis in mice. Circulation research, 114: 434-443.

Ma L, Teruya-Feldstein J, Weinberg RA, 2007. Tumour invasion and metastasis initiated by microRNA-10b in breast cancer. Nature, 449 (7163): 682-688.

Masood Abu-Halima, Martin Poryo, Nicole Ludwig, et al. 2017. Differential expression of microRNA following cardiopulmonary bypass in children with congenital heart diseases.J Transl Med, 15: 117.

Nagalingam RS, Sundaresan NR, Noor M, et al. 2014. Deficiency of cardiomyocyte-specific microRNA-378 contributes to the development of cardiac fibrosis involving a transforming growth factor beta (TGFbeta1)-dependent paracrine mechanism. J Biol Chem, 289: 27199-27214.

Nieman KM, Kenny HA, Penicka CV, et al. 2011. Adipocytes promote ovarian cancer metastasis and provide energy for rapid tumor growth. Nat Med, 17 (11): 1498-1503.

Novo G, Guarneri FP, Ferro G, et al. 2012. Association between asymptomatic carotid atherosclerosis and degenerative aortic stenosis. Atherosclerosis, 223 (2): 519-522.

Park SE, Rhee EJ, Lee WY, et al. 2012. The role of serum adipocyte fatty acid-binding protein on the development of metabolic syndrome is independent of pro-inflammatory cytokines. Nutr Metab Cardiovasc Dis, 22 (6): 525-532.

Rotllan N, Fernandez-Hernando C, 2012. MicroRNA Regulation of Cholesterol Metabolism. Cholesterol, 12 (1): 847-849.

Saheli Samanta, Sathyamoorthy Balasubramanian, Sheeja Rajasingh, et al. 2016. MicroRNA: A new therapeutic strategy for cardiovascular diseases.Trends Cardiovasc Med, 26 (5): 407-419.

Sahler J, Woeller C, Spinelli S, et al. 2012. A novel method for overexpression of peroxisome proliferator-activated receptor-γ in megakaryocyte and platelet microparticles achieves transcellular signaling. J Thromb Haemost, 10 (12): 2563-2572.

Sathyamangla V. Naga Prasad, Manveen K. Gupta, Zhong-Hui Duan, et al. 2017. A unique microRNA profile in end-stage heart failure indicates alterations in specific cardiovascular signaling networks.PLoS One, 12 (3): e0170456.

Sayed AS, Xia K, Salma U, et al. 2014. Diagnosis, prognosis and therapeutic role of circulating miRNA in cardiovascular diseases. Heart Lung Circ, 23: 503-510.

Schober A, Nazari-Jahantigh M, Wei Y, et al. 2014. MicroRNA-126-5p promotes endothelial proliferation and limits atherosclerosis by suppressing Dlk1. Nature medicine, 20: 368-376.

Sun X, He S, Wara AK, et al. 2014. Systemic delivery of microRNA-181b inhibits nuclear factor-kappaB activation, vascular inflammation, and atherosclerosis in apolipoprotein E-deficient mice. Circulation research, 114: 32-40.

Sun X, Sit A, Feinberg MW, 2014. Role of miR-181 family in regulating vascular inflammation and immunity. Trends Cardiovasc Med, 24: 105-112.

Tinahones F, Salas J, Mayas MD, et al. 2009. VEGF gene expression in adult human thymus fat: a correlative study with hypoxic induced factor and cyclooxygenase-2. PLoS One, 4 (12): e8213.

Volny O, Kasickova L, Coufalova D, et al. 2015. microRNA in Cerebrovascular Disease. Adv Exp Med Biol, 888: 155-195.

Zhang L, Deng T, Li X, et al. 2010. microRNA-141 is involved in a nasopharyngeal carcinoma-related genes network. Carcinogenesis, 31 (4): 559-566.

Zhang X, Zhao X, Fiskus W, et al. 2012. Coordinated silencing of MYC-mediate miR-29 by HDAC3 and EZH2 as a therapeutic target of histone modification in aggressive B-Cell lymphomas. Cancer cell, 22 (4): 506-523.

Zhao ZN, Bai JX, Zhou Q, et al. 2012. TSA suppresses miR-106b-93-25 cluster expression through downregulation of MYC and inhibits proliferation and induces apoptosis in human EMC. PloS one, 7 (9): e45133.

Zhu J, Chen T, Yang L, et al. 2012. Regulation of microRNA-155 in atherosclerotic inflammatory responses by targeting MAP3K10. PLoS One, 7: e46551.

第7章 特异性 miRNA 经 LSD1 调节 H3K9 甲基化促同型半胱氨酸致动脉粥样硬化的研究

一、课 题 设 计

动脉粥样硬化（AS）是以脂代谢紊乱为特征的全身性疾病，前期研究同型半胱氨酸（Hcy）致 AS 时发现不同基因 DNA 高、低甲基化并存，提示存在更深层次的调控机制；组蛋白甲基化具有协同 DNA 甲基化调控基因转录的作用，但 Hcy 是否通过组蛋白甲基化异常引起 AS 未见报道。miRNA 是基因表达调控的重要方式，因此本课题拟复制高同型半胱氨酸血症（HHcy）AS 模型，ChIP 法分析动脉斑块中 H3K9 的变化，明确其在 HHcy 中的作用；MeDIP-qPCR 等方法检测斑块中 H3K9 甲基化和赖氨酸特异性组蛋白去甲基化酶 1（LSD1）等调控因子的水平，采用 RNA 干扰等阻断策略确定关键靶点，阐明 H3K9 甲基化的作用机制；运用微阵列技术筛选 HHcy 特异性 miRNA，转染 miRNA 抑制物和过表达载体，观察其对 H3K9 甲基化的影响；构建携载 LSD1 重组质粒及突变荧光素酶报告质粒并转染，探讨特异性 miRNA 靶向调控 LSD1 的机制，确定关键靶点，为 AS 靶向治疗提供理论依据。

HHcy 是动脉粥样硬化的独立危险因子，其致病率高、危害性大，目前尚无有效的防治方法，因此深入探讨 HHcy 的致病机制已成为医学领域所关注的焦点问题。在体内，Hcy 通过甲硫氨酸循环的转甲基途径将甲基转移至 DNA 和蛋白质等受体从而发挥生物学效应，因此基因甲基化修饰调控成为研究 Hcy 致病的新途径。课题组前期也观察到 DNA 甲基化是 Hcy 引起 AS 的重要机制，但仍存在以下问题：为何相同条件下不同基因 DNA 高低甲基化并存，这提示存在更深层次的调控机制。组蛋白甲基化和 DNA 甲基化是基因表达调控的重要方式，且组蛋白甲基化具有协同 DNA 甲基化调控基因转录的作用，如能阐明 Hcy 引起 AS 时组蛋白甲基化的调控机制，确定关键靶点，将为防治 AS 提供理论依据。

组蛋白甲基化参与了基因转录调控，是表观遗传学的重要方式，依据其甲基化位点的不同呈现不同的生物学效应，如 H3K4、H3K36 甲基化可以激活基因转录；而 H3K9、H3K20、H3K27、H3K79 甲基化则抑制基因转录。其中 H3K9 甲基化是基因沉默的重要标志，也是指导 DNA 甲基化的一种常规信号，因此成为疾病治疗的新靶点。在肿瘤研究中，He L 等在喉癌细胞中发现抑癌基因 CHFR 启动子区组蛋白 H3K9 甲基化与 DNA 甲基化呈正相关，两者在其基因表达缺失或下调中起协调作用；Wu 等研究发现，组蛋白去甲基化酶抑制剂 depsipeptide 可引起 H3K9 甲基化酶 G9a 和 SUV39H1 表达下调，导致 p16 基因启动子区 H3K9me2/3 水平下降，使结合在该区域的异染色质结合蛋白 1（HP1）数量减少，该区域的 DNMT1 募集能力下降，DNA 甲基化水平下调，p16 基因得以表达，可见，H3K9 甲基化在基因沉默中起重要作用，且协同其位点基因 DNA 甲基化引起基因沉默。组蛋白甲基化在心血管疾病中的作用也引起了人们的广泛关注，Zhang Qing-Jun 等采用充血性心力衰竭的大鼠模型，发现 H3K9me3 显著影响心力衰竭大鼠的心肌细胞；Brasacchio D 等研究表明，高糖血症 p65 基因表达持续上调是通过抑制 H3K9m2 和 H3K9m3 与 p65 启动子结合而发挥作用；El Gazzar M 等研究发现，在内毒素耐受 THP-1 细胞中，G9a 催化 H3K9 发生二甲基化，进而引起位点基因 TNF-α 启动子区 DNA 发生甲基化改变，TNF-α 转录受到抑制。以上研究表明 H3K9 甲基化也是心血管疾病的重要机制，但其确切的作用及能否成为心血管疾病治疗药物作用的靶点仍有待深入探究。AS 是一种慢性增生性疾病，与肿瘤相似，有"良性肿瘤"之称，在形成机制方面有一定关联性，且 Hcy 是甲硫氨酸循环的中间环节，也是蛋白质和 DNA 甲基化的主要供体，并已证实 Hcy 通过调控 DNA 甲基化参与疾病的发生，提示 H3K9 甲基化参与了 Hcy 引起 AS 的形成。因此，如能阐明 HHcy 中 H3K9 甲基化的作用机制，将为防治 AS 提供新思路。

目前关于调控 H3K9 表达的酶包括：G9a、SUV39H1、LSD1 和 jumonji 家族蛋白等，其中 LSD1 能够特异性脱去组蛋白赖氨酸残基上的甲基基团，成为关注的焦点。研究发现，LSD1 在多种肿瘤细胞中高表达，Huang 等应用 LSD1 抑制剂 bisguanidinelc 抑制人结肠癌细胞的 LSD1 活性，引起一些异常沉默的基因（SFRP1、SFRP4、SFRP5 和 GATA5）重新表达，染色质免疫沉淀显示这些基因的启动子区 H3K9me2 显著增加；Bennani-Baiti IM 等报道 LSD1 与神经母细胞瘤分化密切相关，同时发现低分化的神经母细胞瘤中 LSD1 高表达，siRNA 沉默 LSD1 后，瘤细胞的生长受到抑制，体内实验也证实了 LSD1 可以促进神经母细胞瘤的生长；Kong X 在人前列腺癌细胞中发现 LSD1 与雄激素受体结合后促进了其依赖的基因高表达，RNA 干扰抑制 LSD1 后 H3K9me2 增加，相应的雄激素受体依赖基因表达下降，表明 LSD1 通过 H3K9 去甲基化激活基因转录，是调控组蛋白修饰的关键靶基因。研究发现多种胺氧化酶抑制剂（如氯苯吡哌嗪、反苯环丙胺、苯乙胺等）可以阻断 LSD1 的作用；Hwang S 等发现小类泛素修饰因子（SUMO）能够与 CoREST1 的 SIM（SUMO-inte raction motif）结构域结合，增强 LSD1 的活性，解除 SUMO 结合后，LSD1 活性明显降低；Lan F 等研究发现，组蛋白去乙酰化酶（HDAC1）可以激活 LSD1 活性，应用去乙酰化酶抑制剂 Trichostatin A 抑制组蛋白去乙酰化活性后，LSD1 的去甲基化酶活性也被抑制，提示 LSD1 调节的组蛋白甲基化反应可受多个正向或负向调节因子调控。课题组前期在 ApoE$^{-/-}$ 鼠 HHcy AS 模型上采用 qRT-PCR 和蛋白印迹技术已观察到 AS 斑块中 LSD1 表达发生显著变化，在泡沫细胞中转染 LSD1 RNA 干扰表达载体，不同浓度 Hcy 干预后，发现 H3K9 表达下降，但在 HHcy 中 LSD1 受哪些因素的影响及具体调控机制尚未清楚。因此，深入研究 LSD1 的作用有助于阐明 Hcy 引起 AS 时基因转录调控的机制，为疾病治疗和药物开发提供理论依据。

miRNA 是一种长度约 22 个核苷酸的内源性非编码 RNA 分子，能够通过碱基互补配对结合到靶基因 mRNA 的 3′非翻译区（3′UTR），抑制靶基因的翻译，导致其 mRNA 降解，在转录后水平发挥基因沉默效应，这为疾病的研究提供了新途径。不同组织和细胞具有特异性的 miRNA，正常组织与病理组织中 miRNA 的表达存在显著差异，因此，寻找和确定各种疾病的特异性 miRNA 已成为探索疾病的新靶点，阐明特异性 miRNA 的作用机制，对于疾病的早期诊断、预后监测与评估及靶向治疗都具有重要意义。Ohta 等在胃癌细胞中发现，miR-212 通过直接结合组蛋白去甲基化酶 RBP2 3′UTR 的特定区域对 RBP2 的蛋白表达进行负调节引起 H3K9me2 和 H3K4me3 水平增加，影响细胞周期关键调控蛋白 P21 和 P27 的表达，从而显著抑制胃癌细胞增殖；Smits M 等发现，miR-101 通过靶向抑制 EZH2、EED 及 DNMT3a 的表达降低 LMO3 核心启动子区 H3K27me3 水平，增加 H3K9 me3 和 H4K20me3 水平及 LMO3 启动子区甲基化水平，间接抑制 LMO3 在脑胶质瘤细胞中的表达。以上研究表明 miRNA 通过调控甲基化关键酶引起了组蛋白甲基化改变。最近研究报道在糖尿病平滑肌细胞中 miR-125b 含量增高，而 miR-125b 可以作用于 LSD1 使 H3K9me3 水平降低，导致炎症基因表达增加，单核细胞结合增多；Ng EK 等通过基因重组技术增加大肠癌细胞 miR-143 的表达，发现 LSD1 基因 mRNA 表达显著降低，并抑制肿瘤细胞生长，使用 siRNA 沉默 LSD1 基因同样引起肿瘤细胞生长抑制，提示 LSD1 是 miRNA 调控 H3K9 甲基化的关键基因。课题组前期在 ApoE⁻/⁻鼠 AS 斑块中运用微阵列基因芯片对 HHcy 引起 AS 的相关特异性 miRNA 进行分析：模型组织与正常对照组比较，共有 14 个差异表达的 miRNA，采用 qRT-PCR 验证发现，miR-144、miR-342 有表达且随着 Hcy 的变化而发生改变，但 miR-144、miR-342 是不是 HHcy 特异性 miRNA 尚未能确定，因此我们推测 miR-144、miR-342 可能通过调控 LSD1 促进了 AS 形成，但有待进一步证实。

课题组前期研究发现，HHcy 引起 AS 时不同基因 DNA 高、低甲基化并存，提示存在更深层次的调控机制，miRNA 是基因表达调控的又一重要方式，因此我们的假设是：H3K9 甲基化是 HHcy 引起 AS 的重要机制，LSD1 是其关键靶基因，miR-342、miR-144 是 HHcy 特异性 miRNA，miR-342、miR-144 经 LSD1 调节 H3K9 甲基化促进了 AS 的形成（图 7-1）。因此，本项目拟复制 ApoE⁻/⁻鼠 HHcy AS 模型和细胞模型，明确 H3K9 及其甲基化在 HHcy 中的作用；通过微阵列技术筛选 HHcy 特异性 miRNA 并予以验证，阐明其对 LSD1 的调控作用，揭示特异性 miRNA 调控 H3K9 甲基化的作用机制。本课题的实施将有利于阐明 HHcy 的分子机制，寻找致病环节，确定关键靶点，为 HHcy 的靶向治疗提供新的干预途径，为 AS 这一全球重大疾病的防治工作提供更多研究资料。

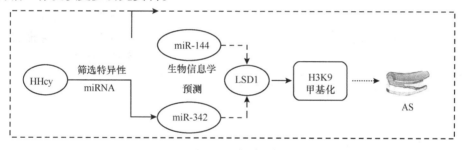

图 7-1　课题假说

二、组蛋白修饰与动脉粥样硬化研究进展

AS 是导致我国中老年患者死于心血管疾病（CVD）的最主要原因。研究 AS 的发病机制，明确其发生、发展过程一直是医学界的热点问题。新的证据表明，AS 是一种表观遗传病，是多种表观遗传机制的相互作用所致。表观遗传学是指基因组功能发生改变，而不涉及核苷酸序列改变的一种调控机制，其中组蛋白修饰（histone modification）是表观遗传调控的重要机制之一。研究发现，组蛋白修饰的异常与 AS 的发生、发展息息相关。本文就近几年来组蛋白修饰在 AS 中的研究进展做一综述，旨在为研究 AS 的致病机制提供新的方向，为临床上的诊断和预防提供新的切入点。

AS 是一类以脂质沉积和粥样斑块形成为主要特征的高发性、常见性的严重危害人类健康的心血管疾病，且 AS 及其伴随的并发症（如心律失常、心肌梗死、卒中等心血管疾病）是我国中老年患者死亡的最主要原因，因此明确其发病机制，为临床提供有效治疗和预防措施至关重要。一直以来，AS 形成被认为是一种代谢性疾病，表现为动脉壁脂肪沉积阻塞动脉，主要累及大、中动脉，具体表现为在血管壁内膜，异常脂质的沉积导致内皮细胞（vascular endothelial cell，VEC）损伤，继发血管平滑肌细胞大量增殖和迁移及炎症细胞之间的相互作用，最终导致 AS 斑块的形成，从而发展为 AS（图 7-2）。然而，AS 的发病机制尚未完全清楚，已存在多

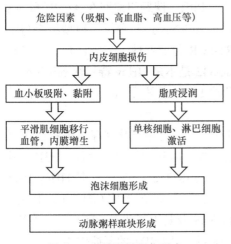

图 7-2　动脉粥样硬化形成

种学说，涉及多个危险因素。大量的基础和临床研究表明，导致 AS 的危险因素包括大量吸烟、饮酒、高脂血症、高血压、年龄、糖尿病、高半胱氨酸血症、高尿酸血症、肥胖、肾素-血管紧张素-醛固酮系统（RAAS）活化等，解释 AS 发病机制的学说有脂质浸润学说（脂源性学说）、炎症反应学说、血栓形成学说、氧化应激学说、同型半胱氨酸学说、基因组和蛋白组学说及遗传学说等，但具体调控机制尚未明确。

　　新的证据表明，AS 也是一种表观遗传病，是遗传因素和环境因素共同相互作用导致的一种疾病，具有多种表观遗传机制的相互作用。从根本上讲，表观遗传是外在环境和内在遗传物质之间发生相互作用后出现的一种状态。表观遗传学是指基因组功能发生改变，而不涉及核苷酸 DNA 序列改变的一种调控机制，具有可遗传性，主要包括 RNA 调控、DNA 甲基化、组蛋白修饰、染色质构象变化及假突变等（图 7-3）。国内外已先后证实，miRNA、DNA 甲基化、长链非编码 RNA（long non-coding RNA，LncRNA）在 AS 的发病过程中发挥着重要的作用，而近些年发现，组蛋白修饰亦在基因的表达中起着不可或缺的作用，异常的组蛋白修饰常能够导致某些基因表达失衡，从而介导某些疾病的发生、发展，在肿瘤、AS、免疫性疾病等的发生过程中，组蛋白修饰的作用已得到证实。现就对组蛋白修饰在 AS 中的研究现状及进展进行综述。

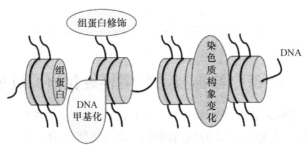

图 7-3　表观遗传学修饰模式示意图

（一）组蛋白修饰概述

　　组蛋白（histone）是最早由 Albrecht Kossel 在 1884 年发现的，是高度保守的碱性带正电蛋白，组蛋白是染色体的基本结构蛋白，因富含精氨酸（Arg）和赖氨酸（Lys）等碱性氨基酸而呈碱性，可与酸性的 DNA 紧密结合，常与带负电荷的双螺旋 DNA 结合成 DNA-组蛋白复合物。在过去的几十年中，结构生物学技术已经确定了组蛋白的高分辨率结构，分为两组：核心组蛋白（H2A、H2B、H3 和 H4）和连接组蛋白（H1 和 H5），4 个核心组蛋白具有相似的结构，具有保守的中心基序结构域（称为组蛋白折叠）和非结构化的氨基端尾部，核心组蛋白的N 端具有延伸通过 DNA 回旋并进入核小体周围空间的基本区域，其为组蛋白修饰提供多个位

点。组蛋白在细胞核中最重要的功能是构建核小体，它是真核细胞染色质的基本单位，由 4 个核心组蛋白家族（H2A、H2B、H3、H4）和 DNA 组成。组蛋白修饰是已经确定用于调节许多人类疾病中的基因表达的关键表观遗传机制，包括乙酰化、甲基化、磷酸化、泛素化、糖基化、巴豆酰化等（图 7-4）。

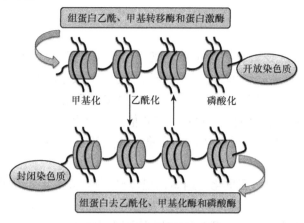

图 7-4　组蛋白修饰示意图

1. 组蛋白乙酰化和去乙酰化　是一种众所周知的表观遗传学调控基因表达的机制，是最早研究，亦是研究最广泛的组蛋白修饰形式。其组蛋白尾部 N 端可逆乙酰化和去乙酰化在基因活性调控中起着至关重要的作用，组蛋白的高乙酰化可以降低与 DNA 链的亲和性，使染色质结构松弛，与转录激活有关，而组蛋白的低乙酰化则诱导染色质致密化和基因抑制。组蛋白乙酰化和去乙酰化分别由组蛋白乙酰化转移酶（histone acetyltransferase，HAT）和组蛋白去乙酰化酶（histone deacetylase，HDAC）催化。目前已知有 18 种不同的 HDAC，按功能和结构分为Ⅰ、Ⅱ、Ⅲ、Ⅳ共 4 类。Ⅰ类包括 HDAC-1、HDAC-2、HDAC-3、HDAC-8；Ⅱ类包括 HDAC-4、HDAC-5、HDAC-6、HDAC-7、HDAC-9、HDAC-10；Ⅲ类（也称为 sirutins）包括 sirutins1～sirutins7；Ⅳ类为 HDAC-11。

2. 组蛋白甲基化和去甲基化　组蛋白甲基化，主要是指发生在核小体中组蛋白 H3 和 H4 位点 N 端的精氨酸或赖氨酸残基上的一种生化修饰。与组蛋白乙酰化等其他几种组蛋白修饰方式相比，甲基化是当前研究比较清楚的一种组蛋白修饰，也是一种更加稳定的表观遗传标记，因此常作为 AS 的预后标志物。已发现，组蛋白甲基化和去甲基化是一个动态的过程，甲基化状态由组蛋白甲基转移酶（histone methyltransferase，HMT）维持，而去甲基化则由组蛋白去甲基化酶（histone demethylase，HDM）调控。根据甲基化酶的不同，组蛋白甲基化可分为赖氨酸甲基化和精氨酸甲基化。研究发现，组蛋白甲基化可通过参与异染色质形成、基因印记、X 染色体失活和转录调控等调控基因表达，在细胞增殖分化、信号转导、胚胎发育和疾病发生、发展等多种生理、病理过程中发挥重要作用。不同位点的甲基化及甲基化程度则会引发不同的效应，研究表明 H3K4、H3K36 和 H3K79 甲基化可激活基因转录，而 H3K9、H3K27、H3K20 和 H4K20 甲基化则会抑制基因转录。

3. 组蛋白磷酸化和去磷酸化　组蛋白磷酸化主要发生在组蛋白尾部的丝氨酸（S）、苏氨酸（T）和酪氨酸（Y）残基上，是组蛋白修饰的一种。磷酸化破坏组蛋白与 DNA 之间的相互作用，归因于染色质结构的不稳定性，这是染色质凝集在有丝分裂过程中重组为同源染色体的结构要求，重要的是组蛋白内不同类型的磷酸化位点与不同的染色质功能密切相关。此外，组蛋白磷酸化常与组蛋白乙酰化等其他组蛋白修饰共同参与基因转录、DNA 修复、凋亡和染色体浓缩等，如组蛋白 H3 通过苏氨酸磷酸化（H3T45）参与细胞凋亡和 DNA 复制，可促进 H3K56 的乙酰化。有多种激酶负责组蛋白磷酸化，如极光激酶（AK）、蛋白激酶 B（PKB/Akt）、周期蛋白依赖性激酶（CDK）、蛋白激酶 C（PKC）、酪蛋白激酶 2（CK2）和 Rad3 相关激酶 ATR。

4. 组蛋白泛素化和去泛素化　组蛋白泛素化一般在组蛋白 H2A 和 H2B 位点 C 端赖氨酸残基上修饰，指蛋白质的赖氨酸残基位点与泛素分子的羧基端相互结合的过程，具有可逆性。泛素（ubiquitin，Ub）是高度保守的、含 76 个氨基酸的蛋白质，在真核生物体内广泛存在。泛素化由 3 种不同的酶催化，分别为 ATP 依赖的泛素灭活酶（E1）、泛素转移酶（E2）和端泛素连接酶（E3）。组蛋白泛素化修饰在染色体失活、基因转录激活及沉默中起着重要作用。

5. 组蛋白巴豆酰化和去巴豆酰化　组蛋白巴豆酰化是 2011 年才发现的一种修饰方式，其发生在赖氨酸位点，现已被证实具有促进基因表达的功能。目前，发现其激活基因存在两种机制：一种是类似于乙酰化修饰，巴豆酰基团和组蛋白尾部赖氨酸残基结合，降低组蛋白与 DNA 链的亲和性，使染色质结构更加疏松，从而有利于转录因子与 DNA 的结合；一种是巴豆酰化修饰的组蛋白 D，与其他类型的组蛋白修饰相比，这种更有利于被体内染色质结合蛋白模块识别，从而促进基因表达的发生，但是具体的机制仍有待考证。

（二）组蛋白修饰与动脉粥样硬化

组蛋白修饰是表观遗传调控的重要分子机制之一，在体内多种生理过程中发挥着重要作用。而异常组蛋白修饰常能引起相关基因表达的激活和沉默，最终导致细胞表型和功能发生改变。有研究发现，在人类发育的早期阶段，如子宫内和出生后阶段，组蛋白修饰对基因调控和细胞生长至关重要。在组蛋白修饰中，组蛋白乙酰化研究最广泛，而甲基化则是更加稳定，随着对组蛋白修饰的不断深入研究，发现组蛋白修饰在 AS 的发生、发展中扮演着重要角色，在 AS 的致病因素作用下，组蛋白甲基化和乙酰化等修饰可以通过对血管内皮细胞、血管平滑肌细胞及单核巨噬细胞的基因表达进行调控，从而参与 AS 的发生和发展。

1. 组蛋白修饰和内皮细胞　血管内皮细胞是由单层扁平上皮细胞组成，存在于血管表面，主要起着屏障保护作用，同时还具有重要的内分泌功能，在维持血管正常功能时发挥重要作用。内皮细胞的活化和功能障碍在 AS 发病机制中起着重要作用，其参与 AS 的启动和进展过程。AS 的危险因素氧化低密度脂蛋白（oxLDL）能通过对组蛋白尾部进行乙酰化、甲基化等修饰，调控与内皮相关基因的表达，从而引起内皮细胞障碍的发生。一项研究发现，oxLDL 可刺激内皮细胞中转录因子 MRTF-A 的表达，促进组蛋白 H3、组蛋白 H4 乙酰化和 H3K4 单甲基化，抑制 H3K9 三甲基化，从而上调黏附分子 1（intercellular adhesion molecule 1，ICAM-1）的下调和内皮一氧化氮合酶（endothelial nitric oxide synthase，eNOS）的表达来破坏内皮细胞的正常功能，最终引起 AS 的发生。在生理条件下，血管系统主要通过 eNOS 产生一氧化氮（NO），扩张血管和降低血小板活性，在 AS 的发生、发展过程中，发现 NO 合成减少，eNOS 的基因表达亦受组蛋白修饰调控。研究证实，在 AS 的发展中，oxLDL 能使内皮细胞 eNOS 基因启动子区的组蛋白 H3、组蛋白 H4 乙酰化和 H3K4 甲基化水平升高，H3K9 位点甲基化水平降低，从而沉默内皮细胞 eNOS 基因，导致 NO 分泌减少，进一步加快 AS 斑块的形成。

HDAC 作为组蛋白去乙酰化酶，在正常内皮细胞中亦可表达，调节组蛋白乙酰化水平，维持内皮细胞的正常功能。而有些研究显示，HDAC-2 在 AS 患者斑块处的内皮细胞中呈低表达，这说明组蛋白修饰酶也参与 AS 的发生、发展。Jung SB 等进一步研究发现，通过对 HDAC-3 进行乙酰化修饰，使 HDAC-3 含量下调，促进了 eNOS 的赖氨酸乙酰化，从而使内皮细胞 NO 的生成增加。

近几年，也发现了其他几种组蛋白修饰在 AS 中的作用。Pandey D 等研究发现，在人类主动脉内皮细胞中，oxLDL 可以增加组蛋白泛素化水平，并降低 HDAC-2 水平，用泛素化激活酶（NAE）抑制剂 MLN4924（一种蛋白质泛素化抑制剂）对小鼠主动脉环进行治疗，可以防止 oxLDL 诱导 HDAC-2 下调和精氨酸 2 上调，从而改善内皮功能，阻止 AS 的发生、发展。这些研究对临床找到新的靶点、预防 AS 提供新的方向。

2. 组蛋白修饰与血管平滑肌细胞　血管平滑肌细胞（vascular smooth muscle cell，VSMC）是血管壁的主要组成，其主要功能是通过血管壁的收缩和放松来调节血流和血压，不具有终末分化能力，但具有显著的可塑性，介导的血管重塑是 AS 的发生、发展过程的重要环节。最近研究发现，在 AS 斑块内含有的各种细胞中，平滑肌细胞来源的细胞占 70% 左右。①平滑肌细胞增殖、迁移和合成细胞外基质（extracellular matrix，ECM）导致 AS 早期损伤的形成；②平滑肌细胞分泌的促炎、促增殖细胞因子通过自分泌或旁分泌的方式激活平滑肌细胞并将巨噬细胞募集到损伤部位；③平滑肌细胞可通过其细胞膜表面表达的脂蛋白受体摄取脂质，形成肌源性泡沫细胞。组蛋白修饰亦在这 3 个过程中发挥着重要作用。VSMC 的异常增殖和迁移是 AS 的重要病理、生理特点，有研究发现，HAT-PCAF 可通过组蛋白乙酰化修饰肿瘤抑制因子 p53，从而抑制平滑肌细胞增殖，阻止 AS 的发展。另外，Qi H 等研究发现，组蛋白去甲基化酶 JMJD2A 能通过恢复 MCP-1 和 IL-6 启动子 H3K9 三甲基化水平，抑制 MCP-1 和 IL-6 的表达，最终抑制 VSMC 的增殖、迁移和炎症，延缓 AS 的发生。Ⅰ型胶原蛋白是 ECM 的主要成分，在 VSMC 中通过促炎细胞因子干扰素 γ（IFN-γ）抑制Ⅰ型胶原基因（COL1A2）转录是 AS 形成过程中的关键步骤，Weng X 等研究发现，通过 HDAC-2 介导的 RFX5 去乙酰化，将 HDAC 复合物的组分 Sin3B 募集到 COL1A2 转录起始位点，解除 IFN-γ 对 COL1A2 转录的抑制，阻止 AS 的形成。

3. 组蛋白修饰和单核巨噬细胞　单核巨噬细胞起源于骨髓造血干细胞，先后经历髓系祖细胞、巨噬细胞克隆形成单位、成单核细胞和幼稚单核细胞等一系列分化后成熟形成。根据最终的去处不同命名也不同，在外周血中叫单核细胞，在组织中则叫巨噬细胞，共同承担机体的免疫保护作用。当机体血管因脂质沉积造成血管内皮损伤后，血液中的单核细胞会聚集在血管内膜下转化为巨噬细胞，帮助清除侵入内膜下的脂质。在这个过程中，由凝集素样 oxLDL 受体 1、CD36 等清道夫受体共同介导巨噬细胞吞噬脂质，最终转变为巨噬源性泡沫细胞，形成 AS 早期的特征性结构——脂质条纹，因此，单核巨噬细胞参与 AS 斑块的形成，在 AS 的发生、发展中起着关键的作用，而组蛋白修饰在其中亦扮演着重要角色。SUV39H1 是组蛋白甲基转移酶中的一种，负责 H3K9 三甲基化，导致基因转录沉默，是一种抑制性表观遗传标记。研究发现，在巨噬细胞中，高葡萄糖治疗可降低 SUV39H1 的蛋白水平和 H3K9 的三甲基化水平，以及减少 H3K9 三甲基化对 IL-6、巨噬细胞炎性蛋白（MIP）1α 和 MIP1β 基因启动子的募集。另外，用毛壳素（组蛋白甲基化酶 SUV39H1 抑制剂）抑制 SUV39H1 可增加炎症细胞因子（IL-6、MIP1α 和 MIP1β）的表达。Zhang 等发现，在高甲硫氨酸饮食 ApoE$^{-/-}$小鼠模型中，HDAC-1 表达增加，小鼠主动脉 H3K9 乙酰化降低，从而证明 HDAC-1 过表达降低了 H3K9 乙酰化的水平，促进了泡沫细胞的脂质积累，加快了 AS 发展的进程。SIRT1 是染色质调节巨噬细胞炎症反应的主要调节因子，因为巨噬细胞特异性缺失 SIRT1 可导致体外和体内核转录因子（nuclear factor-kappa B，NF-κB）的高度乙酰化和依赖性炎症基因的表达。Stein S 等研究发现，在 SIRT1$^{+/-}$ApoE$^{-/-}$小鼠模型的巨噬细胞中，通过抑制 NF-κB 途径可降低 LOX-1 表达，使 oxLDL 摄取和巨噬细胞衍生泡沫细胞形成减少。Wang 等研究发现，在 AS 患者的巨噬细胞中，H3K9 的二甲基化水平显著下调，并与血清中炎症因子的表达呈负相关。另外，巨噬细胞中 H3K9 二甲基化的下调可以增强 NF-κB 与炎症因子启动子区结合，进而促进炎症因子的大量产生，而通过敲减 LSD1 则可显著抑制炎症因子的表达，进而抑制 AS 的发生与发展。

（三）结语

现在普遍认为，AS 是一种表观遗传病，近些年，已有大量试验结果证明 DNA 甲基化、miRNA 调控及组蛋白修饰三者单独或互相调控，在 AS 疾病的发生、发展过程中具有重要作用。本文就近几年组蛋白修饰在动脉粥样硬化发生、发展中的研究进展进行了综述，分别从内皮细胞、血管平滑肌细胞、单核巨噬细胞方面总结了组蛋白修饰的作用。

组蛋白修饰异常与多种疾病的病理过程密切相关，参与疾病的发生、发展。组蛋白修饰是一个由多种酶共同调控的动态过程，具有可逆性，而这些酶本身亦参与多种疾病的发生与发展。这就为疾病的早期诊断提供了依据，为疾病的治疗提供了潜在的药物靶点，我们可以通过抑制或激活组蛋白修饰酶逆转异常的组蛋白修饰，达到治疗疾病的目的。如目前已有抑制 HAT 和 HDAC 的药物应用于肿瘤的临床治疗，这是否意味着这些药物也能是 AS 的治疗靶点，还需要广大科研人员进行探索。

组蛋白修饰作为表观遗传学修饰的重要组成部分，可作为 AS 的标志物，但是相对 DNA 甲基化和 miRNA 调控来说，对于组蛋白修饰调控的研究相对有限，仍然存在着很多问题。而组蛋白修饰作为一个新的思路，将会为我们研究 AS 的致病机制提供新的方向，对 AS 的发病机制更加明确，为今后诊断和治疗 AS 提供理论基础，有利于发现新的治疗靶点。

参 考 文 献

Bekkering S，Quintin J，Joosten LA，et al. 2014. Oxidized low-density lipoprotein induces long-term proinflammatory cytokine production and foam cell formation via epigenetic reprogramming of monocytes. Arterioscler Thromb Vasc Biol，34（8）：1731-1738.

Bennani-Baiti IM，Machado I，Llombart-Bosch A，et al. 2012. Lysine-specific demethylase 1（LSD1/KDM1A/ AOF2/BHC110）is expressed and is an epigenetic drug target in chondrosarcoma. Hum Pathol，43（8）：1300-1307.

Brasacchio D，Okabe J，George P，et al. 2009. Hyperglycemia induces a dynamic cooperativity of histone methylase and demethylase enzymes associated with gene-activating epigenetic marks that coexist on the lysine tail. Diabetes，58（5）：1229-1236.

Caro E，Stroud H，Greenberg MV，et al. 2012. The SET-domain protein SUVR5 mediates H3K9me2 deposition and silencing at stimulus response genes in a DNA methylation-independent manner. PLoS Genet，8（10）：e1002995.

Chang HH，Chien CY，Chen KH，et al. 2017. Catechins blunt the effects of oxLDL and its primary metabolite phosphatidylcholine hydroperoxide on endothelial dysfunction through inhibition of oxidative stress and restoration of eNOS in rats. Kidney Blood Press Res，42（5）：919-932.

Chistiakov DA，Orekhov AN，Bobryshev YV，2015. Vascular smooth muscle cell in atherosclerosis. Acta Physiol（Oxf），214（1）：33-50.

Costa M，2019. Review of arsenic toxicity，speciation and polyadenylation of canonical histones. Toxicol Appl Pharmacol，S0041-008X（19）：30175-30179.

Coto E，Reguero JR，Avanzas P，et al. 2019. Gene variants in the NF-KB pathway（NFKB1，NFKBIA，NFKBIZ）and risk for early-onset coronary artery disease. Immunol Lett, 208: 39-43.

Di Stefano V, Soddu S, Sacchi A, et al. 2005. HIPK2 contributes to PCAF-mediated p53 acetylation and selective transactivation of p21Waf1 after nonapoptotic DNA damage. Oncogene, 24 (35): 5431-5442.

El Gazzar M, Yoza BK, Hawkins GA, et al. 2008. G9a and HP1 couple histone and DNA methylation to TNFalpha transcription silencing during endotoxin tolerance El. J Biol Chem, 283 (47): 32198-32208.

Emeksiz HC, Serdaroglu A, Biberoglu G, et al. 2013. Assessment of atherosclerosis risk due to the homocysteine-asymmetric dimethylarginine-nitric oxide cascade in children taking antiepileptic drugs. Seizure, 22 (2): 124-127.

Fang F, Yang Y, Yuan Z, et al. 2011. Myocardin-related transcription factor A mediates oxLDL-induced endothelial injury. Circ Res, 108 (7): 797-807.

Findeisen HM, Gizard F, Zhao Y, et al. 2011. Epigenetic regulation of vascular smooth muscle cell proliferation and neointima formation by histone deacetylase inhibition. Arterioscler Thromb Vasc Biol, 31 (4): 851-860.

Garshick MS, Vaidean GD, Vani A, et al. 2019. Cardiovascular risk factor control and lifestyle factors in young to middle-aged adults with newly diagnosed obstructive coronary artery disease. Cardiology, 42 (2): 83-90.

He L, Ji W, Yang J, et al. 2012. Effects of trichostatin A on expression and methylation of CHFR in human laryngreal carcinoma cell line. Lin Chung Er Bi Yan Hou Tou Jing Wai Ke Za Zhi, 26 (9): 418-421.

Huang Y, Stewart TM, Wu Y, et al. 2009. Novel oligoamine analogues inhibit lysine-specific demethylase 1 and induce reexpression of epigenetically silenced genes. Clin Cancer Res, 15 (23): 7217-7228.

Hwang S, Schmitt AA, Luteran AE, et al. 2011. Thermodynamic characterization of the binding interaction between the histone demethylase LSD1/KDM1 and CoREST. Biochemistry, 50 (4): 546-557.

Jackson AO, Regine MA, Subrata C, et al. 2018. Molecular mechanisms and genetic regulation in atherosclerosis. Int J Cardiol Heart Vasc, 21: 36-44.

Jiang W, Agrawal DK, Boosani CS, 2018. Cell-specific histone modifications in atherosclerosis (Review). Mol Med Rep, 18 (2): 1215-1224.

Jung SB, Kim CS, Naqvi A, et al. 2010. Histone deacetylase 3 antagonizes aspirin-stimulated endothelial nitric oxide production by reversing aspirin-induced lysine acetylation of endothelial nitric oxide synthase. Circ Res, 107 (7): 877-887.

Khyzha N, Alizada A, Wilson MD, et al. 2017. Epigenetics of atherosclerosis: emerging mechanisms and methods. Trends Mol Med, 23 (4): 332-347.

Kitada M, Ogura Y, Koya D, 2016. The protective role of Sirt1 in vascular tissue: its relationship to vascular aging and atherosclerosis. Aging (Albany NY), 8 (10): 2290-2307.

Kong X, Ouyang S, Liang Z, et al. 2011. Catalytic mechanism investigation of lysine-specific demethylase 1(LSD1): a computational study. PLoS One, 6 (9): e25444.

Lan F, Collins RE, De Cegli R, et al. 2007. Recognition of unmethylated histone H3 lysine 4 links BHC80 to LSD1-mediated gene repression. Nature, 448 (7154): 718-722.

Laska MJ, Nissen KK, Nexø BA, 2013. (Some) Cellular mechanisms influencing the transcription of human endogenous retrovirus, HERV-Fc1. PLoS One, 8 (1): e53895.

Meng CF, Zhu XJ, Peng G, et al. 2009. Promoter histone H3 lysine 9 di-methylation is associated with DNA methylation and aberrant expression of p16 in gastric cancer cells. Oncol Rep, 22 (5): 1221-1227.

Mittelstadt ML, Patel RC, 2012. AP-1 mediated transcriptional repression of matrix metalloproteinase-9 by recruitment of histone deacetylase 1 in response to interferon β. PLoS One, 7 (8): e42152.

Ng EK, Tsang WP, Ng SS, et al. 2009. MicroRNA-143 targets DNA methyltransferases 3A in colorectal cancer. Br J Cancer, 101 (4): 699-706.

Ohta M, Mimori K, Fukuyoshi Y, et al. 2008. Clinical significance of the reduced expression of G protein gamma 7(GNG7)in oesophageal cancer. Br J Cancer, 98 (2): 410-417.

Pandey D, Hori D, Kim JH, et al. 2015. NEDDylation promotes endothelial dysfunction: a role for HDAC2. J Mol Cell Cardiol. 81: 18-22.

Pereira F, Barbáchano A, Singh PK, et al. 2012. Vitamin D has wide regulatory effects on histone demethylase genes. Cell Cycle, 11 (6): 1081-1089.

Qi H, Jing Z, Xiaolin W, et al. 2015. Histone demethylase JMJD2A inhibition attenuates neointimal hyperplasia in the carotid arteries of balloon-injured diabetic rats via transcriptional silencing: inflammatory gene expression in vascular smooth muscle cells. Cell Physiol Biochem, 37（2）: 719-734.

Schenk T, Chen WC, Göllner S, et al. 2012. Inhibition of the LSD1（KDM1A）demethylase reactivates the all-trans-retinoic acid differentiation pathway in acute myeloid leukemia. Nat Med, 18（4）: 605-611.

Smith DE, Smulders YM, Blom HJ, et al. 2012. Determinants of the essential one-carbon metabolism metabolites, homocysteine, S-adenosylmethionine, S-adenosylhomocy steine and folate, in cerebrospinal fluid. Clin Chem Lab Med, 50（9）: 1641-1647.

Smits M, Nilsson J, Mir SE, et al. 2010. miR-101 is down- regulated in glioblastoma resulting in EZH2-induced proliferation, migration, and angiogenesis. Oncotarget, 1（8）: 710-720.

Sturtzel C, 2017. Endothelial Cells. Adv Exp Med Biol, 1003: 71-91.

Talmon M, Rossi S, Pastore A, et al. 2018. Vortioxetine exerts anti-inflammatory and immunomodulatory effects on human monocytes/macrophages. Br J Pharmacol, 175（1）: 113-124.

Wang Y, Yuan Q, Xie L, 2018. Histone modifications in aging: the underlying mechanisms and implications. Curr Stem Cell Res Ther, 13（2）: 125-135.

Wei W, Liu X, Chen J, et al. 2017. Class I histone deacetylases are major histone decrotonylases: evidence for critical and broad function of histone crotonylation in transcription. Cell Res, 27（7）: 898-915.

Weng X, Cheng X, Wu X, et al. 2014. Sin3B mediates collagen type I gene repression by interferon gamma in vascular smooth muscle cells. Biochem Biophys Res Commun, 447（2）: 263-270.

Wort SJ, Ito M, Chou PC, et al. 2009. Synergistic induction of endothelin-1 by tumor necrosis factor alpha and interferon gamma is due to enhanced NF-kappaB binding and histone acetylation at specific kappaB sites. J Biol Chem, 284（36）: 24297-24305.

Wu LP, Wang X, Li L, et al. 2008. Histone deacetylase inhibitor depsipeptide activates silenced genes through decreasing both CpG and H3K9 methylation on the promoter. Mol Cell Biol, 28（10）: 3219-3235.

Xu SS, Alam S, Margariti A, 2014. Epigenetics in vascular disease - therapeutic potential of new agents. Curr Vasc Pharmacol, 12（1）: 77-86.

Yanan W, Yingyu X, Ao Z, et al. 2019. Exosomes: An emerging factor in atherosclerosis. Biomed Pharmacother, 115: 108951.

Yi-Deng J, Tao S, Hui-Ping Z, et al. 2007. Folate and ApoE DNA methylation induced by homocysteine in human monocytes. DNA Cell Biol, 26（10）: 737-744.

Zhang D, Fang P, Jiang X, et al. 2012. Severe hyperhomocysteinemia promotes bone marrow-derived and resident inflammatory monocyte differentiation and atherosclerosis in LDLr/CBS-deficient mice. Circ Res, 111（1）: 37-49.

Zhang QJ, Chen HZ, Liu ZP, 2011. The histone trimethyllysine JMJD2A promotes cardiac hypertrophy in response to hypertrophic stimuli in mice. J Clin Invest, 121（6）: 2447-2456.

第8章　miRNA 与 DNA 甲基转移酶 1 相互作用在同型半胱氨酸致血管平滑肌细胞增殖中的分子机制

一、课　题　设　计

高同型半胱氨酸血症（HHcy）是动脉粥样硬化（AS）重要的独立危险因子，前期研究 HHcy 时发现不同基因高、低甲基化并存，提示存在更深层次的调控机制。miRNA 是调控基因表达的重要方式，HHcy 是否通过特异性 miRNA 调控 DNA 甲基化致 VSMC 增殖不清楚。本项目拟复制 HHcy 致 VSMC 增殖动物/细胞模型，检测 VSMC 中 PTEN 表达及其 DNA 甲基化和 DNMT1 等调控因子的变化，沉默/过表达 DNMT1，阐明 DNA 甲基化的作用机制，确定关键靶点；微阵列技术筛选特异性 miRNA 并予以验证，构建特异性 miRNA 前体、抑制物和携载 DNMT1 的靶向载体，明确 VSMC 特异性 miRNA 调控 DNA 甲基化的机制；用 5-氮杂胞苷处理 VSMC，观察特异性 miRNA 甲基化的变化，分析 DNMT 负反馈调控 miRNA 的作用机制。旨在阐明 miRNA 与 DNMT1 相互调控的机制，为 HHcy 靶向治疗提供依据。

AS 所致的心、脑血管疾病是严重危害人类健康的主要疾病之一，其发病率呈逐年上升趋势，已成为重点防治的慢性非传染性疾病。研究表明，HHcy 是 AS 的独立危险因子之一，降低 Hcy 是协同防治心血管疾病的重要策略。在 AS 形成过程中，VSMC 增殖是 AS 的重要环节，因此，深入研究 VSMC 功能变化及其机制，是阐明 AS 形成的重要依据，但 Hcy 引起 VSMC 增殖的机制仍有待进一步研究。

Hcy 系氨基酸类物质，引起 AS 的机制尚不明确，一种解释是：Hcy 可引起显著的氧化应激，但迄今仍存有许多疑点。半胱氨酸（cysteine，Cys）在结构上与 Hcy 只相差一个甲基（—CH_2—），具有同样的自由巯基，许多化学反应特性与 Hcy 也相似，且 Cys 血浆浓度远高于 Hcy，是 Hcy 血浆浓度的 20～25 倍，但 Cys 并不被认为能促进氧化应激和 AS，显然，Hcy 引起氧化应激一说尚不能揭示 Hcy 作为 AS 独立危险因子的本质。另一种解释是：Hcy 是体内一碳单位代谢的一个中间产物，参与转甲基代谢，其异常升高可能干扰 DNA 的甲基化修饰。DNA 甲基化是指在 DNA 甲基化转移酶的作用下使 CpG 二核苷酸 5'端的胞嘧啶转变为 5'甲基胞嘧啶，这种 DNA 修饰方式并没有改变基因序列，但它调控了基因的表达。Castro R 等的临床对照研究表明，AS 患者血浆中总 Hcy 升高的同时，基因组 DNA 呈现低甲基化；Lv H 等相继报道，在 AS 发生、发展中，Hcy 可以引起雌激素基因甲基化改变，同时也观察到 Hcy 也可引起基因组 DNA 甲基化程度下降、p21ras 等基因的启动子区出现高甲基化现象。本课题组前期也在 Hcy 引起 AS 的细胞和动物模型中观察到，ABCA1、LDL 受体和基因组 DNA 低甲基化的同时也可引起个别基因如过氧化物酶体增殖物激活受体 α、γ 等基因发生高甲基化，其中 DNMT1 是调控 DNA 甲基化的关键酶。但随着研究的深入，发现仍存在以下问题：①Hcy 在引起 AS 的过程中基因组表现为低甲基化的同时为何其他基因却表现为高甲基化？这提示存在着更深层次调控机制。②miRNA 是表观遗传学的另一重要调控方式，那么在 Hcy 引起 AS 中是否存在特异性 miRNA？miRNA 是通过何种途径调控 DNA 的甲基化？其自身转录是否受

DNA 甲基化的严密调控？因此，如能锚定关键调控靶点，从 miRNA 调控 DNA 甲基化的角度深入研究 Hcy 引起 VSMC 增殖的机制，将为研究 AS 提供一个全新的视角。

　　磷酸酶张力蛋白同源物（phosphatase and tensin homolog，PTEN）基因是近期发现的一个具有磷酸酶活性的肿瘤抑制基因，可负性调控细胞周期、抑制细胞增殖、诱导细胞凋亡。Kong L 等将 Ad-PTEN 导入前列腺癌细胞，检测发现体外 PTEN 基因表达不能抑制肿瘤的致瘤性，但可明显缩小肿瘤大小并完全抑制肿瘤转移；Xiao L 构建子宫内膜癌细胞株 Ishikawa 3H12 及 RL95-2 转染后可完全灭活 PTEN，发现 PTEN 基因可以通过诱导其凋亡而完全抑制由 Ishikawa 3H12 细胞形成的体外肿瘤细胞生长。近年来，对 PTEN 的研究已从肿瘤领域逐渐延伸到非肿瘤领域，研究发现，过表达的 PTEN 可显著抑制体外活化肝星状细胞（hepatic stellate cell，HSC）的增殖，诱导其凋亡，且 PTEN 可通过下调活化 HSC 的 cyclin D1、CDK4 mRNA 及其蛋白的表达；通过对心血管疾病的研究，Dong X 等发现，在血管紧张素 II 诱导的 VSMC 增殖和迁移中 PTEN 水平降低，而给予 PTEN 转染可显著抑制 VSMC 增殖和迁移；同时 Xu X 等观察到 PTEN 在多种小鼠心肌肥大模型中明显降低，表明 PTEN 与心血管疾病密切相关。VSMC 增殖是 AS 发生的中心事件，在 Hcy 致 AS 过程中 PTEN 是否参与 VSMC 增殖，涉及哪些环节，其作用机制是什么，尚有待进一步研究。课题组对 PTEN 基因起始密码启动子上游约 3000bp 区域进行活性分析，发现 PTEN DNA 基因启动子富含 CpG 岛区域存在功能活性，且受 DNA 甲基化调控，同时在 HHcy 模型中，Wistar 大鼠 VSMC 增殖中 PTEN 的 mRNA 表达减少，且 PTEN DNA 高甲基化，而干扰 VSMC 内的 PTEN 表达后，细胞的增殖活力增强，这为我们研究 VSMC 增殖提供了保证。可见如能锚定 PTEN 基因并进行研究，将为深入研究 DNA 甲基化及 DNMT 调控机制、寻求防治 HHcy 的新靶点提供新途径。

　　miRNA 是近年来发现的一类内源性单链小分子非编码 RNA，主要通过特异性识别靶基因 mRNA 3′非翻译区（3′UTR）上相应位点并与之碱基互补配对，导致 mRNA 的降解或翻译抑制，在转录后水平发挥基因沉默效应。不同组织和细胞具有特异性的 miRNA，其中 miR-142 和 miR-223 与造血系统、miR-133 与肌肉组织、miR-1、miR-30c、miR-26 与心肌细胞具有特异性；而动脉血管的特异性 miRNA 为 miR-145、miR-let-7、miR-125b 和 miR-143。正常组织与病理组织中，miRNA 的表达存在显著的差异，在大鼠股动脉球囊损伤模型中发现 miRNA 异常表达，其中 miR-21 等在损伤后的血管中表达明显上调，而 miR-125b 等则表达下调；大鼠胚胎心肌中也证实了 miR-1 过量表达抑制了心肌细胞的增殖，这种特异性 miRNA 对于疾病的早期诊断、预后监测、评估及靶向治疗具有重要意义，但目前国内外尚无 HHcy 特异性 miRNA 的研究报道。在对肿瘤的研究中发现，miRNA 可直接或间接调节 DNMT1 的表达，从而影响基因 DNA 甲基化水平。Ng EK 等发现，大肠癌的肿瘤组织中 miR-143 的表达与 DNMT3a 基因 mRNA 及蛋白的表达呈负相关，通过转染增加大肠癌细胞 miR-143 的表达可引起 DNMT3a 表达显著降低，而使用 siRNA 沉默 DNMT3a 基因同样使肿瘤细胞的生长受到抑制；Fabbri M 等在研究 miR-29 家族与 DNA 甲基化之间的关系后发现，miR-29 家族可与 DNMT3a、DNMT-3b 的 3′UTR 互补，调节后两者的表达，用细胞转染方法提高 miR-29 家族在肺癌细胞中表达水平，发现 DNMT3a、DNMT3b 表达随之降低。提示 miRNA 通过调节 DNMT 介导了 DNA 甲基化。在肿瘤细胞中，已发现有 20 多个具有抑癌作用的 miRNA 沉默是由于 DNA 甲基化所导致，如 miR-137、miR-193a 等，其启动子区域 CpG 岛在肿瘤细胞中常被异常甲基化，从而导致这些基因表达沉默；Ferguson LR 等使癌细胞中 DNMT3 表达减少，发现 CpG 岛过度甲基化是导致 miRNA 下调的机制之一，提示 DNA 甲基化对 miRNA 有调控作用。miRNA 可通过疾病相关的信号转导通路发挥作用，其中包括 Wnt/β-catenin 通路、P53 通路等。Wnt/β-catenin 信号通路通过核心转录因子 TCF/LEF1 家族调控下游基因的表达，许多蛋白质编码调控基因如 c-myc、c-jun 等都受其调控，并介导 Wnt/β-catenin 信号通路引起的生物学效应。在 AS 发病的过程中，VSMC 的迁移、增殖与肿瘤细胞有一定的相似性，可能涉及了一系列基因表达的激活或改变。在肿瘤中，miRNA 与 DNMT 存在相互调控作用，AS 是一种慢性增生性疾病，与肿瘤相似，有"良性肿瘤"之称，在形成机制方面有一定关联性，基于 AS 与肿瘤发病机制的相似性、血管中特异性表达的 miRNA 和生物信息学对 miRNA 的综合分析，课题组前期预实验在 Wistar 大鼠 AS 斑块中采用荧光法发现 miR-125b/miR-143 有表达，在不同干预条件下其表达也不同，表明该 miRNA 的表达与 Hcy 水平有关。同时，生物信息学分析提示 miR-125b/miR-143 调控 DNA 甲基化是通过 Wnt/β-catenin 通路实现的，但有待进一步研究，但 miR-125b/miR-143 是否是 HHcy 的特异性 miRNA，是否还存在其他特异性 miRNA 等尚不能确定。因此，如能筛选 HHcy 的特异性 miRNA，阐明 Hcy 引起 VSMC 增殖中特异性 miRNA 及其与表观遗传学的相互调控机制，寻找关键靶点，将为 AS 的治疗提供更稳定有效的靶点。

课题组前期研究 DNA 甲基化调控 Hcy 引起 AS 时发现，相同条件下不同基因 DNA 高、低甲基化并存，提示存在更深层次的调控机制，同时也证实了 miRNA 参与 AS 形成的调控；并观察到 Hcy 引起 VSMC 增殖时 PTEN 基因 DNA 甲基化。因此，我们以 PTEN 基因 DNA 甲基化为靶标，深入探讨特异性 miRNA 在 Hcy 引起 VSMC 增殖调控中的作用，故我们的假设是：PTEN 基因 DNA 甲基化是 Hcy 引起 VSMC 增殖的重要机制，miR-125b/miR-143 是 Hcy 引起 VSMC 增殖的特异性 miRNA，miR-125b/miR-143 通过靶向性调控 DNMT 从而引起 DNA 甲基化，DNMT 在调控靶基因时也引起 miR-125b/miR-143 基因自身内部或邻近的 CpG 岛 DNA 甲基化的改变，发挥负反馈调控作用，二者相互作用共同调控了 PTEN 的表达，从而引起血管平滑肌细胞增殖（图 8-1）。本课题的实施将有利于阐明 HHcy 引起 VSMC 增殖的分子机制，寻找致病环节，确定关键靶点，为 HHcy 的靶向治疗提供新的干预途径，为 AS 这一全球重大疾病的防治工作提供更多研究资料。

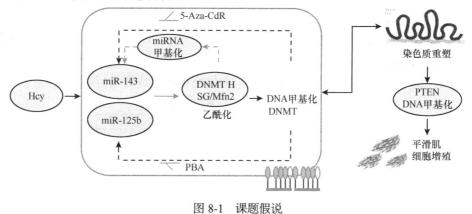

图 8-1　课题假说

因此，本项目拟在前期工作的基础上，复制 HHcy VSMC 增生动物模型，实时定量 PCR 和 Western blotting 检测 PTEN 的表达，基因重组和 RNA 干扰技术分别使 PTEN 过表达和沉默，转染细胞，Hcy 干预后，观察泡沫细胞的变化和细胞内胆固醇酯的流出，明确 PTEN 的作用；运用高通量 MethyLight 法检测 PTEN DNA 甲基化的变化，实时定量 PCR 和 Western blotting 检测 DNMT、MBD2 和 MeCP2 等 DNA 甲基化调控相关因子的变化，揭示 PTEN DNA 甲基化在 HHcy 中的作用机制；分别沉默和过表达 DNMT1，明确其是调控 DNA 甲基化的关键靶点；运用微阵列技术筛选 HHcy 特异性 miRNA，在泡沫细胞中通过转染导入特异性 miRNA 抑制物和 PSuper-miRNA 并予以验证，探讨 HHcy 特异性 miRNA 对 PTEN DNA 甲基化的影响；构建携载 DNMT1 基因 mRNA 3′UTR 的 pGL3 重组荧光素酶报告基因质粒，转染细胞，检测荧光素酶的活性，明确特异性 miRNA 与 DNMT1 的关系，阐明特异性 miRNA 调控 PTEN DNA 甲基化的作用机制。本课题的实施将有利于阐明 HHcy 的分子机制，寻找致病环节，确定关键靶点，为 HHcy 的靶向治疗提供新的干预途径，为 AS 这一全球重大疾病的防治工作提供更多研究资料。

二、DNA 甲基化与心血管疾病研究进展

心血管疾病（CVD）严重威胁着人类健康，目前普遍认为，其发生、发展是由环境因素与遗传因素共同相互作用所致。作为内在遗传因素与外界环境因素相互联系的纽带和桥梁——表观遗传学，系指 DNA 序列在不发生变化的前提下，使目的基因表达的程度发生改变的一种修饰方式，包括染色质构象变化、DNA 甲基化、组蛋白修饰、RNA 调控及假突变等。其中 DNA 甲基化是最重要的一种表观遗传修饰，也是目前该领域研究的热点和最深入的方面。有研究发现，DNA 甲基化的异常与心血管疾病（如动脉粥样硬化、冠心病、高血压、心肌梗死和心力衰竭等）发生、发展过程中的致病因素和相关基因有着密切联系。本文就最近几年心血管疾病与 DNA 甲基化相关性研究的最新进展进行综述。

CVD 是一类全身性血管病变或系统性血管病变在心脏表现出来的疾病总称，是一种多因素共同作用的疾病，由动脉粥样硬化、高血压、心律失常、心脏肥大、心肌梗死和卒中等多种疾病组成（图 8-2）。资料显示，全球每年大约有 1700 万人死于心血管疾病，目前已成为全世界首位死亡原因，亦是我国中老年人死亡的主要原因，且发病率和死亡率总体呈逐年递升的趋势，严重威胁着人类健康。然而，目前心血管疾病发生、发展的具体机制仍不清楚。其发病高危因素有年龄、吸烟、饮酒、血脂异常、糖尿病、肥胖及遗传因素。表观遗传修饰是连接环境与遗传因素的桥梁，DNA 甲基化是广泛存在于真核生物中的基因修饰机制，在细胞分化过程和基因转录中发挥着重要的调节功能。近些年的研究发现，DNA 甲基化与心血管疾病的发生、发展密切相关，其危险因素均可引起相关基因甲基化异常，促进心血管疾病的发生、发展（图 8-3）。现就对 DNA 甲基化在心血管疾病中的研究现状及进展进行综述。

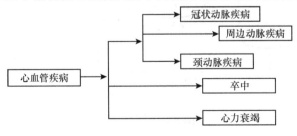

图 8-2　心血管疾病类型

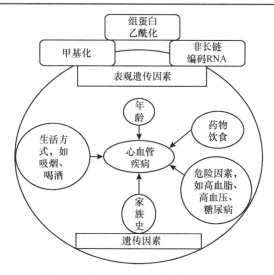

图 8-3　表观遗传与心血管疾病的关系

（一）DNA 甲基化

DNA 甲基化是广泛存在于真核生物中的基因修饰方式，是最早发现的表观遗传修饰方式之一，是表观遗传改变的主要形式，可在不改变 DNA 分子一级结构的情况下调节基因的表达，具有重要的生物学功能。1975 年，Riggs 和 Holliday 提出 DNA 甲基化在真核细胞的表观遗传学中有极为重要的作用这一假设，后来的大量研究表明，DNA 甲基化能够通过改变染色质结构、DNA 构象、稳定性及与蛋白质相互作用的方式等来达到调控基因表达的目的。

1. DNA 甲基化原理　DNA 甲基化，是指在 S-腺苷甲硫氨酸（SAM）提供甲基供体的前提下，经过 DNA 甲基转移酶（DNMT）的催化，在 DNA 序列特定的碱基位置上，通过共价键结合的方式获得一个甲基基团的化学修饰过程。修饰可以发生在胞嘧啶的 C-5 位、腺嘌呤的 N-6 位及鸟嘌呤的 N-7 位等位点。在原核生物中，甲基化修饰常发生在胞嘧啶和腺嘌呤位点上，而在真核生物中，DNA 甲基化位点修饰几乎全部存在于 CpG 二核苷酸中，从而形成 5-甲基胞嘧啶（5-methylcytosine，5-mC）。CpG 二核苷酸大约占人类全部基因组的 10%，有 2 种形式：一是广泛分布于 DNA 中，以甲基化的形式存在，占 CpG 二核苷酸的 70%～80%；二是高度聚集在一起形成一个叫"CpG 岛"的特殊结构，仅占基因组的 1%～2%，多存在于基因的 5′端启动子区域内。正常组织中 CpG 岛为非甲基化状态，当 CpG 岛异常甲基化时，胞嘧啶从 DNA 双螺旋上突出，进入能与酶结合的裂隙中，在胞嘧啶甲基转移酶催化作用下，把有活性的甲基从 SAM 转移至胞嘧啶 C-5 位上，形成 5-mC，选择性调节基因表达。DNA 甲基化作为一种相对稳定的表观遗传修饰状态，在 DNA 甲基转移酶的催化作用下，可随 DNA 的半保留复制过程遗传给子代的 DNA，具备可遗传性。

2. DNA 甲基化类型　DNA 甲基化分为 2 种类型：一种是 DNA 双链均未甲基化的 DNA 被甲基化过程，称为从头甲基化；另一种是 DNA 双链的其中一条链已被甲基化，另一条未甲基化的链被甲基化过程，称为保留甲基化。

3. DNA 甲基化酶　DNMT 是催化甲基从甲基供体转移到胞嘧啶 5′位的关键酶，根据其功能不同分为从头合成 DNMT 和维持性 DNMT。从头合成 DNMT 主要出现在胚胎干细胞，识别 DNA 链上非甲基化的胞嘧啶，完成从头合成甲基化过程；而维持性 DNMT 主要负责每一次 DNA 复制细胞分裂后建立子链的甲基化过程。

目前已发现，DNMT 有 3 个家族，即 DNMT1、DNMT2 及 DNMT3，其中 DNMT3 又分为 3 种：DNMT3a、DNMT3b、DNMT3L。

（1）DNMT1：DNMT1 由 1573 个氨基酸组成，相对分子质量为 183 000，构成两个结构域：调节结构域和催化结构域。它是哺乳动物中含量最高的 DNMT，也是极重要的维持性 DNMT，主要功能是维持 DNA 的持续甲基化状态，使 DNA 分子中未甲基化的那一条子链甲基化。

（2）DNMT2：DNMT2 作用目前尚未明确，其序列与原核生物和真核生物的 5-甲基胞嘧啶甲基转移酶具有极强的相似性，但并不对 DNA 进行甲基化修饰。

（3）DNMT3：结构类似于 DNMT1，但催化效率低。DNMT3a 和 DNMT3b 属于重新甲基化酶，主要参与 DNA 甲基化的从头合成。其中 DNMT3a 的催化效率低于 DNMT1，但高于DNMT3b。DNMT3L 是一种定位于细胞核的结构组成蛋白，与 DNMT3a 和 DNMT3b 具有明显的同源性，缺乏 DNA 甲基转移酶活性，但可以通过与 DNMT3a 和 DNMT3b 的直接或不直接相互作用参与从头甲基化反应，间接使 DNA 甲基化发生改变。

4. DNA 甲基化功能和作用机制　目前认为，基因调控元件（如启动子）的 CpG 岛中发生 5-mC 修饰会在空间上阻碍转录因子复合物与 DNA 的结合，通过甲基化与去甲基化，调控下游基因的表达，是细胞开闭基因表达的一种方式。下游基因表达水平通常与其甲基化水平呈负相关，抑制基因转录，因而 DNA 甲基化一般与基因沉默相关联（图 8-4）。DNA 甲基化调控基因表达的机制有：DNA 轴的主沟是许多蛋白因子与 DNA 结合的部位，当胞嘧啶被甲基化后，5-mC 则突出至主沟中，从而干扰了转录因子复合物与 DNA 序列结合，直接抑制基因的转录；某些甲基化结合蛋白（methylated binding protein，MBD/MeCP）能特异性地结合甲基化的 DNA 序列，阻止转录因子与启动子区的结合，从而间接抑制基因的转录；甲基化的 DNA通过募集结合转录抑制因子，调控基因表达。

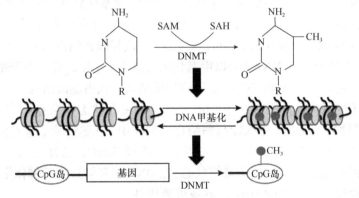

图 8-4　DNA 甲基化机制示意图

SAM：S-腺苷甲硫氨酸；SAH：S-腺苷同型半胱氨酸；DNMT：DNA 甲基转移酶

（二）DNA 甲基化和心血管疾病

目前已有相关文献报道，在动脉粥样硬化、高血压、冠心病、心力衰竭等疾病的发生、发展过程中，均发现了异常的 DNA 甲基化状态（图 8-5），这进一步说明了 DNA 甲基化和心血管疾病的密切关系。随着广大科研工作人员的不断研究，DNA 甲基化影响 CVD 危险因素及相关基因发生、发展的研究已取得诸多进展。接下来将以这几种心血管疾病为例，重点讲述 DNA 甲基化在 CVD 发生、发展中的研究进展。

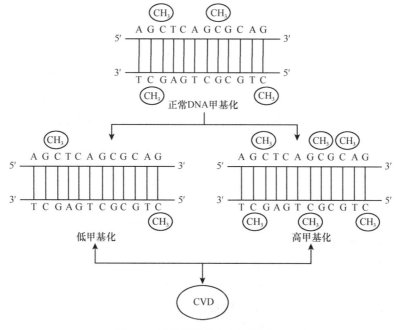

图 8-5　甲基化异常与心血管疾病

1. DNA 甲基化与动脉粥样硬化

（1）动脉粥样硬化：是一类以脂质沉积和粥样斑块形成为特征的多因素复杂性疾病，是 CVD 的病变基础，涉及脏器多，发病率高，是我国中老年患者死亡的主要原因。调查显示，其发病率和死亡率正逐年上升。其发病高危因素包括年龄、大量吸烟、饮酒、高脂血症、高血压、糖尿病、高同型半胱氨酸血症、高尿酸血症、肥胖及遗传因素等。AS 的症状主要取决于血管病变及受累器官的缺血程度，常无特异性症状，若血管管径轻度狭窄，则无明显不适。若血管堵塞严重，冠状动脉粥样硬化，则会出现心绞痛、心肌梗死、心律失常等，甚至猝死，严重威胁生命；脑动脉粥样硬化者，可引起脑缺血、脑萎缩等，严重者常出现脑出血症状；肾动脉粥样硬化常引起夜尿增多和血压升高，严重者可引发肾功能不全。

（2）DNA 甲基化异常与动脉粥样硬化

1）AS 的危险因素与 DNA 甲基化：AS 的危险因素主要有以下几个。①同型半胱氨酸：研究发现，高同型半胱氨酸血症作为 AS 发生、发展的独立危险因素，其危害性不亚于高脂血症。在 1999 年，Newman 首次发现，在 AS 斑块内的基因组整体呈低甲基化水平，其机制是在 AS 患者血液中，高水平的同型半胱氨酸抑制甲基供体 SAM 的转化过程，间接降低甲基化状态，促进 AS 的发生、发展。后来越来越多的研究证实，高同型半胱氨酸能够降低机体的总甲基化水平，从而导致某些特定基因的表达，如核转录因子 NF-κB，导致炎症介导的血管损伤，从而促进 AS 的形成。②高脂血症：血脂异常是 AS 的危险因素之一，其是 AS 粥样斑块形成的关键，适当控制血脂可以有效预防 AS 的发生、发展。高脂血症一般指血浆中的总胆固醇（total cholesterol，TC）和（或）总三酰甘油（total triglyceride，TG）、低密度脂蛋白胆固醇（low-density lipoprotein cholesterol，LDL-C）、高密度脂蛋白胆固醇（high density lipoprotein cholesterol，HDL-C）中的任意一项或多项升高。已知三磷酸腺苷结合盒转运体 G1（adenosine triphosphate binding box transporter G1，ABCG1）与脂代谢息息相关，一项研究表明，ABCG1 基因启动子区的甲基化水平与 HDL-C 的含量呈负相关，这说明我们可以通过升高 ABCG1 启动子序列的 DNA 甲基化水平，降低体内的血脂含量，从而抑制 AS 的发生与发展。

2）AS 相关基因的甲基化：①雌激素受体基因甲基化。雌激素受体（estrogen receptor，ER）基因属于核受体家族，正常生理状态下，雌激素可通过与 ER 基因结合，促进一氧化氮（NO）产生，从而保护体内的血管循环系统，临床研究发现，ER 基因的表达与 AS 的发生密切相关。Kim 等发现在 AS 的发生、发展中，当 ER 基因启动子 CpG 岛甲基化水平异常升高时，会使 ER 基因的表达量降低，相应的核受体数量减少，体内 NO 下降，最终使 AS 病情进一步恶化。另有文献报道，在 AS 斑块部位 ER 基因甲基化水平比周围正常组织明显升高。这些发现均表明，ER 基因的甲基化修饰参与了 AS 的发生、发展。②组织因子途径抑制物 2 基因甲基化。组织因子途径抑制物 2（tissue factor pathway inhibitor 2，TFPI-2）是一种内源性抑制物，最初是从胎盘组织中分离出来的一种 30~36kDa 糖蛋白，可以间接或通过蛋白-蛋白相互作用抑制多种基质金属蛋白酶（matrix metalloproteinase，MMP）。TFPI-2 在绝大多数细胞中表达，主要在细胞外基质消化和重塑的调节中起重要作用，其合成减少与许多病理、生理过程有关，如炎症、血管生成、AS、视网膜变性和肿瘤生长/转移等。近几年发现，TFPI-2 基因甲基化与 AS 的发生相关。采用甲基化特异性 PCR（MSP）和焦磷酸测序技术，在 59 例颈动脉粥样硬化斑块和 26 例对照乳腺动脉中鉴定 TFPI-2 启动子的 18 个 CpG。结果表明，AS 斑块中 TFPI-2 基因甲基化水平明显升高，而对照组中未发现甲基化，并且 TFPI-2 基因表达量高于 AS 斑块。

当然，AS 相关的基因和危险因素还有很多，包括现在我们不知道的，其异常甲基化均可能引起 AS 的发生、发展。随着研究的不断深入，我们会有越来越多的新的发现，为临床预防和治疗 AS 提供新的靶点和依据。在这里，只叙述几个重要的，下面的疾病也是一样。

2. DNA 甲基化与高血压

（1）高血压：高血压是以体循环收缩压和（或）舒张压异常增高为主要特征的临床综合征，可伴随心、脑、肾等器官的功能和器质性损害。高血压的病因机制复杂，遗传、环境、饮食、药物及其他疾病等因素均可能引发高血压，对患者生命健康产生严重威胁。高血压分原发性高血压和继发性高血压，原发性高血压是一种病因不明的以血压升高为主要临床表现的疾病，占高血压患者的 90% 以上；而继发性高血压病因明确，血压高仅仅是这种疾病的一种表现。高血压的症状因人而异，早期可能无症状或症状不明显，偶尔有头痛、头晕等；后期当血压升高到一定程度，可出现剧烈头痛、神志不清、蛋白尿等，严重者会出现心、脑、肾的并发症，危及生命。

（2）DNA 甲基化异常与高血压：研究发现，与血压调节相关的基因发生甲基化或去甲基化修饰会影响相关受体和酶的表达，从而引起血压升高，促进高血压的发生、发展。

高血压相关基因的甲基化：①血管紧张素转换酶基因甲基化。肾素-血管紧张素-醛固酮系统（RAAS）在体内主要调节血压，维持水和电解质的平衡，是由一系列肽类激素及酶组成的重要的体液调节系统。病理情况下，RAAS 是参与高血压发病的重要机制，其中血管紧张素 Ⅱ（Ang Ⅱ）扮演着重要的角色，使血管强烈收缩、血压升高。血管紧张素转换酶（angiotensin converting enzyme，ACE）是 RAAS 催化血管紧张素 Ⅰ（Ang Ⅰ）转化为 Ang Ⅱ 的关键酶。ACE 基因启动子甲基化可以调控其基因表达，实现对高血压的调控。据报道，妊娠期间孕妇体内蛋白质缺乏会增加血管紧张素原和ACE mRNA的表达，降低AngⅡ受体mRNA表达，但血管紧张素原蛋白表达并未改变，且ACE和AngⅡ受体表达降低，这些变化与ACE基因启动子区域中CpG岛的低甲基化有关。Rivière等研究证实，ACE基因启动子区域中CpG岛的高甲基化可以抑制其基因转录，使ACE含量下调，进而抑制Ang Ⅰ向Ang Ⅱ转化过程，参与高血压的发生、发展。②11β-羟基类固醇脱氢酶-2基因甲基化。11β-羟基类固醇脱氢酶-2（11β-hydroxysteroid dehydrogenase-2，11β-HSD-2）是一种可以将皮质醇转化为代谢不活跃的可的松的关键酶，主要存在于肾、脂肪组织和肠道。该酶活性降低时，皮质醇的浓度升高，盐皮质激素受体可与之结合，进而引起水钠潴留、血容量增加，最终导致高血压的发生。有文献报道，11β-HSD-2基因启动子区域甲基化水平升高时，11β-HSD-2的表达下降，从而使该酶活性降低，参与高血压的发生、发展。Friso等也进一步证实，在高血压患者的外周血单核细胞中，11β-HSD-2基因启动子甲基化水平升高时，11β-HSD-2酶表达水平会下降。

3. DNA甲基化与冠心病

（1）冠心病（coronary heart disease，CHD）：全称是冠状动脉粥样硬化性心脏病，系指由于冠状动脉粥样硬化导致的血管狭窄及堵塞、限制或完全中断，从而引发心肌缺血和（或）缺氧或坏死的一类心血管疾病。CHD的危险因素包括可变因素和不可变因素，如吸烟、肥胖、缺氧、血脂异常、高血压、糖尿病等为可变因素，性别、年龄、家族史等为不可变因素。世界卫生组织将CHD分为心绞痛、无症状心肌缺血、心肌梗死、缺血性心脏病和猝死5种类型；而临床上常将其分为稳定型心绞痛和急性冠脉综合征两大类。CHD最典型的临床特征是胸痛，特别是压榨性和放射性痛，休息或含服硝酸甘油可缓解症状。目前，冠心病的诊断仍有赖于冠状动脉造影。

（2）DNA甲基化异常与冠心病：CHD是由多种因素所导致的复杂疾病，主要分为两大类：环境因素和遗传因素。已有文献报道，CHD相关致病环境因素的改变可以导致体内基因的表观遗传学改变（如DNA甲基化），从而使基因功能发生紊乱，增加患CHD的风险。Kim等对286名受试者外周血白细胞基因组甲基化水平的监测随访发现，基因组甲基化水平和冠心病风险呈正相关。接下来，将从CHD危险因素和相关基因两方面阐述DNA甲基化异常与CHD的关系。

1）CHD的危险因素与DNA甲基化：①缺氧。缺氧是导致患CHD风险增加的重要原因之一。研究报道，长时间缺氧会诱导心肌细胞发生纤维化，且相关基因的甲基化程度及DNMT的表达也会增加，这是否意味着缺氧可引起DNA甲基化异常修饰，参与CHD的发生与发展，还需要我们进一步研究。②血脂异常。血脂在CHD发病的起始阶段——粥样斑块形成过程中发挥着关键作用，是CHD的独立危险因子。有研究发现，肥胖母亲较正常体重母亲其子代体重明显增加，并且成年后患CHD的概率较正常人增加。

2）CHD相关基因的甲基化：①凝血因子Ⅶ基因甲基化。凝血因子（coagulation factor，F）是参与血液凝固过程的各种蛋白质组分，而FⅦ在凝血通路中起关键作用。已知FⅦ的浓度高低是判断CHD患病风险的一个标志物。Friso等研究发现，CHD患者末梢血单核细胞FⅦ基因启动子DNA甲基化水平明显降低，血浆FⅦ的浓度明显升高，这两者呈负相关，且只有FⅦ基因在多态性位点-402G＞A的A1A1状态下DNA甲基化水平升高才与CHD有关。②细胞外超氧化物歧化酶基因甲基化。超氧化物歧化酶（super oxide dismutase，SOD）是一种来源于生命体的活性物质，别名肝蛋白，可以中和体内的超氧化物自由基，是人体最重要的抗氧化物酶，同时也能够清除机体新陈代谢所形成的有害物质。近年来研究表明，细胞外超氧化物歧化酶（extracellular super oxide dismutase，EC-SOD）甲基化程度升高，将会导致 EC-SOD 表达降低，使得机体抗氧化反应减弱，导致 AS 形成，最终增加患 CHD 的风险。Kliment 等也进一步证实，EC-SOD 的缺乏容易导致心肌损伤的增加、心肌纤维化及心脏功能的丧失，导致 CHD 的风险上升。

4. DNA 甲基化与心力衰竭

（1）心力衰竭（heart failure，HF）：是指心脏收缩和（或）舒张功能出现障碍，而不能将静脉回心血量充分排入主动脉，从而导致静脉血液淤积，动脉中血液灌注不足，最终引起心脏循环障碍的临床综合征。HF 不是一个简单的独立疾病，而是冠心病、高血压、心律失常、心肌梗死等绝大多数 CVD 发展的终末阶段，严重危害人类身体健康，是我国 CVD 患者死亡的直接原因。HF 是在原有心脏病的基础上由于感染、药物、心律失常、妊娠、不当活动及情绪等外界因素诱发的。根据 HF 发生的急缓可分为急性 HF 和慢性 HF；而根据发生部位可分为左心衰、右心衰和全心衰。其临床症状因为发生部位不同而有所不同，主要是呼吸困难和水肿等。目前，HF 的诊断主要依靠基础心脏病病史、临床表现及心肌坏死标志物等，治疗方面只是以控制为主，而不能根治。

（2）DNA 甲基化异常与心力衰竭：HF 发病机制仍然不明确，我们在前面已分别介绍了 DNA 甲基化在 AS、高血压、冠心病发生、发展中的作用，作为绝大多数 CVD 的终末阶段，是不是可以假设 DNA 甲基化的改变参与了终末阶段 HF 的发生、发展？

一项研究显示，在对 HF 患者和正常人左心室心肌组织进行基因组 DNA 免疫共沉淀和 qPCR 检测时，发现存在甲基化水平的不同，在 HF 心脏组织中 3 个血管生长因子的表达受基因甲基化调控，表明 DNA 甲基化可能参与 HF 的发生、发展。Vujic A 等在敲除了心脏组织 DNMT3b 的成年老鼠中研究发现，成年老鼠的心肌收缩力减弱，心肌纤维和肌小节紊乱，导致心功能下降，最终出现 HF；而 HF 组与正常对照组的心肌组织 DNMT3b 甲基化水平无明显差异，但 DNMT3b 启动子区及 CpG 岛甲基化水平明显降低。SERCA2a 是肌质网 Ca^{2+}-ATP 酶的一种，主要在心肌细胞中表达，调节心肌细胞的 Ca^{2+} 浓度，维持心脏正常收缩和舒张功能。研究发现，肿瘤坏死因子 α（TNF-α）可以通过调控 DNMT，使 SERCA2a 基因启动子区域的甲基化水平升高，导致 SERCA2a 表达量下降，最终打破 Ca^{2+} 浓度在心肌细胞中的动态平衡，参与 HF 的发生、发展。上述研究均表明，在 HF 的发生、发展中，DNA 甲基化异常起着重要的作用。

（三）结语

近些年来，随着表观遗传学研究的不断深入，DNA 甲基化作为重要的表观遗传学调控方式，其检测技术不断得到发展和完善，使得人们逐渐认识到 DNA 甲基化在基因调控、蛋白质表达、胚胎发育、个体生长中的重要作用，并且在肿瘤疾病中的研究已得到肯定。CVD 是一类环境因素和遗传因素共同作用的复杂疾病，DNA 甲基化水平异常在 CVD 的发病机制中极其重要。本章在前面已分别介绍了 DNA 甲基化在 AS、高血压、冠心病及心力衰竭等心血管疾病发生、发展中的作用。但其他部分 CVD 的具体发病机制与 DNA 甲基化改变之间的关系仍然没有明确的报道，因此，我们仍需进一步研究 DNA 甲基化在 CVD 中的发病机制，为临床 CVD 的治疗提供新的靶点和方向。

参 考 文 献

Abhijit S, Bhaskaran R, Narayanasamy A, et al. 2013. Hyperinsulinemia-induced vascular smooth muscle cell (VSMC) migration and proliferation is mediated by converging mechanisms of mitochondrial dysfunction and oxidative stress. Mol Cell Biochem, 373 (1-2): 95-105.

Ai J, Zhang R, Gao X, et al. 2012. Overexpression of microRNA-1 impairs cardiac contractile function by damaging sarcomere assembly. Cardiovasc Res, 95 (3): 385-393.

Bader M, 2010. Tissue renin-angiotensin-aldosterone systems: Targets for pharmacological therapy. Annu Rev Pharmacol Toxicol, 50: 439-465.

Balaguer F, Link A, Lozano JJ, et al. 2010. Epigenetic silencing of miR-137 is an early event in colorectal carcinogenesis. Cancer Res, 70 (16): 6609-6618.

Baños-González MA, Anglés-Cano E, Cardoso-Saldaña G, et al. 2012. Lipoprotein (a) and homocysteine potentiate the risk of coronary artery disease in male subjects. Circ J, 76 (8): 1953-1957.

Burroughs Peña MS, Rollins A, 2017. Environmental exposures and cardiovascular disease: a challenge for health and development in low- and middle-income countries. Cardiol Clin, 35 (1): 71-86.

Cao DJ, 2014. Epigenetic regulation and heart failure. Expert Rev Cardiovasc Ther, 12 (9): 1087-1098.

Carey RM, Whelton PK, 2018. Prevention, detection, evaluation, and management of high blood pressure in adults: synopsis of the 2017 American college of cardiology/American heart association hypertension guideline. Ann Intern Med, 168 (5): 351-358.

Castro R, Rivera I, Struys EA, et al. 2003. Increased homocysteine and S-adenosylhomocysteine concentrations and DNA hypomethylation in vascular disease. Clin Chem, 49 (8): 1292-1296.

Chand HS, Foster DC, Kisiel W, 2005. Structure, function and biology of tissue factor pathway inhibitor-2. Thromb Haemost, 94 (6): 1122-1130.

Cheng X, Blumenthal RM, 2018. Mammalian DNA methyltransferases: a structural perspective. Structure, 16 (3): 341-350.

Crippa S, Cassano M, Sampaolesi M, 2012. Role of miRNA in muscle stem cell biology: proliferation, differentiation and death. Curr Pharm Des, 18 (13): 1718-1729.

Cyr AR, Hitchler MJ, Domann FE, 2013. Regulation of SOD2 in cancer by histone modifications and CpG methylation: closing the loop between redox biology and epigenetics. Antioxid Redox Signal, 18 (15): 1946-1955.

Delbridge LM, Mellor KM, Wold LE, 2015. Epigenetics and cardiovascular disease. Life Sci, 129: 1-2.

Djuric D, Jakovljevic V, Zivkovic V, et al. 2018. Homocysteine and homocysteine-related compounds: an overview of the roles in the pathology of the cardiovascular and nervous systems. Can J Physiol Pharmacol, 96 (10): 991-1003.

Dong X, Yu LG, Sun R, et al. 2013. Inhibition of PTEN expression and activity by angiotensin II induces proliferation and migration of vascular smooth muscle cells. J Cell Biochem, 114 (1): 174-182.

Duan L, Hu J, Xiong X, et al. 2018. The role of DNA methylation in coronary artery disease. Gene, 646: 91-97.

Eyster KM, 2016. The estrogen receptors: an overview from different perspectives. Methods Mol Biol, 1366: 1-10.

Fabbri M, Garzon R, Cimmino A, et al. 2007. MicroRNA-29 family reverts aberrant methylation in lung cancer by targeting DNA methyltransferases 3A and 3B. Proc Natl Acad Sci USA, 104 (40): 15805-15810.

Ferguson LR, Tatham AL, Lin Z, et al. 2011. Epigenetic regulation of gene expression as an anticancer drug target. Curr Cancer Drug Targets, 11 (2): 199-212.

Fernández-Sanlés A, Sayols-Baixeras S, Subirana I, et al. 2017. Association between DNA methylation and coronary heart disease or other atherosclerotic events: A systematic review. Atherosclerosis, 263: 325-333.

Friso S Pizzolo F, Choi SW, Guarini P, et al. 2008. Epigenetic control of 11 beta-hydroxysteroid dehydrogenase 2 gene promoter is related to human hypertension. Atherosclerosis, 199 (2): 323-327.

Friso S, Lotto V, Choi SW, et al. 2012. Promoter methylation in coagulation F7 gene influences plasma FVII concentrations and relates to coronary artery disease. J Med Genet, 49 (3): 192-199.

Gehrke I, Gandhirajan RK, Kreuzer KA, 2009. Targeting the WNT/beta-catenin/TCF/LEF1 axis in solid and haematological cancers: Multiplicity of therapeutic options. Eur J Cancer, 45 (16): 2759-2767.

Hao LS, Zhang XL, Wang J, et al. 2012. The mechanisms of inhibitory effect of adenovirus-mediated wild-type PTEN gene on the proliferation in activated hepatic stellate cells in vitro. Zhonghua Gan Zang Bing Za Zhi, 20 (7): 503-506.

Higashikata T, Yamagishi M, Higashi T, et al. 2006. Altered expression balance of matrix metalloproteinases and their inhibitors in human carotid plaque disruption: results of quantitative tissue analysis using real-time RT-PCR method. Atherosclerosis, 185（1）: 165-172.

Jentzsch C, Leierseder S, Loyer X, et al. 2012. A phenotypic screen to identify hypertrophy-modulating microRNA in primary cardiomyocytes. J Mol Cell Cardiol, 52（1）: 13-20.

Jiang YD, Liu ZH, Xiong JT, et al. 2008. Homocysteine-mediated PPARalpha, gamma DNA methylation and its potential pathogenic mechanism in monocytes. DNA Cell Biol, 27（3）: 143-150.

Kadayifci FZ, Zheng S, Pan YX, 2018. Molecular mechanisms underlying the link between diet and DNA methylation. Int J Mol Sci, 19（12）. pii: E4055.

Kim J, Kim JY, Song KS, et al. 2007. Epigenetic changes in estrogen receptor beta gene in atherosclerotic cardiovascular tissues and in-vitro vascular senescence. Biochim Biophys Acta, 1772（1）: 72-80.

Kim M, Long TI, Arakawa K, et al. 2010. DNA methylation as a biomarker for cardiovascular disease risk. PLoS One, 5（3）: e9692.

Kong L, Schäfer G, Bu H, et al. 2012. Lamin A/C protein is overexpressed in tissue-invading prostate cancer and promotes prostate cancer cell growth, migration and invasion through the PI3K/Akt/PTEN pathway. Carcinogenesis, 33（4）: 751-759.

Kumarswamy R, Lyon AR, Volkmann I, et al. 2012. SERCA2a gene therapy restores microRNA-1 expression in heart failure via an Akt/FoxO3A-dependent pathway. Eur Heart J, 33（9）: 1067-1075.

Liang Y, Yang X, Ma L, et al. 2013. Homocysteine-mediated cholesterol efflux via ABCA1 and ACAT1 DNA methylation in THP-1 monocyte-derived foam cells. Acta Biochim Biophys Sin, 45（3）: 220-228.

Lü H, Ma X, Che I. et al. 2011. Methylation of the promoter A of estrogen receptor alpha gene in Hbmsc and osteoblasts and its correlation with homocysteine. Mol Cell Biochem, 355（1-2）: 35-45.

Morgan AE, Davies TJ, Mc Auley MT, 2018. The role of DNA methylation in ageing and cancer. Proc Nutr Soc, 77（4）: 412-422.

Movassagh M, Choy MK, Goddard M, et al. 2010. Differential DNA methylation correlates with differential expression of angiogenic factors in human heart failure. PLoS One, 5（1）: e8564.

Muramatsu F, Kidoya H, Naito H, et al. 2013. MicroRNA-125b inhibits tube formation of blood vessels through translational suppression of VE-cadherin. Oncogene, 34（2）: 414-421.

Niu N, Xu S, Xu Y, et al. 2019. Targeting mechanosensitive transcription factors in atherosclerosis. Trends Pharmacol Sci, 40（4）: 253-266.

Pfeiffer L, Wahl S, Pilling LC, et al. 2015. DNA methylation of lipid-related genes affects blood lipid levels. Circ Cardiovasc Genet, 8（2）: 334-342.

Reamy BV, Williams PM, Kuckel DP, 2018. Prevention of cardiovascular disease. Prim Care, 45（1）: 25-44.

Tousoulis D, Kampoli AM, Papageorgiou N, et al. 2011. Pathophysiology of atherosclerosis: the role of inflammation. Curr Pharm Des, 17（37）: 4089-4110.

Turczynska KM, Sadegh MK, Hellstrand P, et al. 2012. MicroRNA are essential for stretch-induced vascular smooth muscle contractile differentiation via microRNA（miR）-145-dependent expression of L-type calcium channels. J Biol Chem, 287（23）: 19199-19206.

Vujic A, Robinson EL, Ito M, et al. 2015. Experimental heart failure modelled by the cardiomyocyte-specific loss of an epigenome modifier, DNMT3B. J Mol Cell Cardiol, 82: 174-183.

Webster AL, Yan MS, Marsden PA, 2013. Epigenetics and cardiovascular disease. Can J Cardiol, 29（1）: 46-57.

Xiao L, Yang YB, Li XM, et al. 2010. Differential sensitivity of human endometrial carcinoma cells with different PTEN expression to mitogen-activated protein kinase signaling inhibits and implications for therapy. J Cancer Res Clin Oncol, 136（7）: 1089-1099.

Xu XD, Song XW, Li Q, et al. 2012. Attenuation of microRNA-22 derepressed PTEN to effectively protect rat cardiomyocytes from hypertrophy. J Cell Physiol, 227（4）: 1391-1398.

Zhang D, Fang P, Jiang X, et al. 2012. Severe hyperhomocysteinemia promotes bone marrow-derived and resident inflammatory monocyte differentiation and atherosclerosis in LDLr/CBS-deficient mice. Circ Res, 111（1）: 37-49.

第9章 H3K27me3 和 CFTR DNA 甲基化在同型半胱氨酸致肝细胞凋亡中的相互作用机制研究

一、课 题 设 计

同型半胱氨酸（Hcy）并不直接参与脂代谢，为何能扰乱血管壁脂质转运平衡并导致动脉粥样硬化（AS），目前尚不清楚。前期发现 Hcy 引起 AS 时也触发了肝内质网应激（endoplasmic reticulum stress，ERs）并引起细胞凋亡，CFTR 是对 Ca^{2+} 具有调节作用的关键跨膜因子，而表观遗传学修饰是基因表达调控的重要方式，那么 Hcy 是否通过 H3K27me3 和 CFTR 甲基化调控 ERs 介导 AS 还未见报道。本项目拟复制 HHcy AS 模型，ChIP 检测 H3K27me3 和 CFTR 的变化，明确 H3K27me3 和 CFTR 在细胞凋亡中的作用；MeDIP-ChIP 检测肝组织中 H3K27me3 和 CFTR 甲基化改变，构建 H3K27me3 甲基化酶和去甲基化酶载体及拮抗剂干预，逆转 H3K27me3 甲基化，从 DNA 和组蛋白甲基化双向调控入手，阐明 H3K27me3 与 CFTR DNA 甲基化相互作用及在 Hcy 致细胞凋亡中的作用机制，确定关键靶基因，为 AS 的靶向治疗提供实验依据。

Hcy 是甲硫氨酸代谢的中间产物，已被证实是动脉粥样硬化重要的独立危险因子之一。课题组前期已证实 Hcy 导致脂代谢紊乱从而加速了 AS 的形成，Hcy 系氨基酸类物质，本身并不直接参与脂代谢，何以能显著扰乱血管壁的脂质转运平衡，引起脂代谢紊乱并最终导致 AS？肝是脂代谢的重要场所，有文献报道肝脂代谢异常也参与了 Hcy 致 AS 的形成，提示肝细胞功能障碍可能是 Hcy 引起 AS 的重要机制，但 Hcy 如何引起肝细胞功能障碍尚未阐明。细胞凋亡（apoptosis）是指为了维持内环境稳定由基因控制的细胞自主的程序性死亡，且已有研究证实 Hcy 可以引起细胞凋亡，然而 Hcy 通过何种方式和途径调控肝细胞凋亡尚未见报道，因此如能阐明 Hcy 引起肝细胞凋亡的作用机制将为防治 AS 提供重要的实验依据。

内质网（endoplasmic reticulum，ER）是细胞内蛋白合成后修饰、折叠的重要场所，当其功能发生异常时主要表现在两个方面：一是 ERs 反应，二是内质网对 Ca^{2+} 的调控。ERs 是由于某种原因导致以细胞内质网生理功能发生紊乱、钙稳态失衡、错误折叠或未折叠的蛋白质在内质网腔内聚集为特征的一种保护性应激反应。但若应激过强，保护机制不能与损伤相抗衡，最终诱导细胞发生凋亡，其通过启动未折叠蛋白反应（UPR）经激活内质网类似激酶/真核细胞翻译起始因子 2α（PERK/eIF2α）、激活转录因子 6（ATF6）和需肌醇酶 1α/X 盒结合蛋白 1（IRE-1α/XBP1）等信号途径发挥生物学效应。内质网也是细胞内 Ca^{2+} 的主要储存库，它包含有钙调节分子伴侣 GRP78 等，并决定了细胞对内质网应激和凋亡的敏感性，相对高浓度的 Ca^{2+} 可以激活胞质中的钙依赖性蛋白酶，影响内质网通透性的改变，进而促进凋亡；同时位于内质网上的抑凋亡蛋白 Bcl-2 则可以调节内质网腔中的游离 Ca^{2+} 浓度，使胞质中的 Ca^{2+} 维持在合适的水平，从而起到抑制凋亡的作用，可见 Ca^{2+} 在细胞凋亡过程中起到了重要的调控作用。细胞凋亡是机体细胞在生理或病理状态下发生的一种自发的程序性死亡过程，涉及一系列基因的激活表达和调控，在疾病的发生过程中发挥了重要作用。目前，关于 Hcy 引起 ERs 已有一些报道，Dall'Acqua S 等发现，在培养的血管内皮细胞和血管平滑肌细胞中，Hcy 诱导的 ERs 激活了固醇调节元件结合蛋白，进而引起胆固醇/三酰甘油生物合成和摄取的基因表达增加，导致细胞内胆固醇的积聚；Zhang D 等用高甲硫氨酸饮食饲喂 $CBS^{-/-}$ 小鼠诱发形成 HHcy 并导致 AS，发现粥样斑块中 ERs 的标志蛋白质 GRP78/94 及 pho-PERK 的表达水平增高，这些结果表明 ERs 介导脂代谢异常参与了 Hcy 引起 AS 的形成。课题组前期研究发现 Hcy 可以引起巨噬细胞内 ERs 蛋白 GRP78、XBP1 和 CHOP 等的改变，进一步表明 ERs 引起细胞凋亡是 Hcy 致 AS 的重要机制。Hcy 是体内一碳单位代谢的中间产物，其分子构成上仅比半胱氨酸多一个—CH_2—基团，高浓度的半胱氨酸未产生损伤而 Hcy 却产生一系列的损害效应。研究发现，在体内 Hcy 通过转甲基和转硫作用两条途径发挥生物学效应，而肝是内源性和外源性脂代谢途径的交汇点，是脂代谢紊乱的首发器官，如能锚定 Hcy 调控内质网应激的关键靶标，阐明其导致肝细胞凋亡的作用机制，将为防治脂代谢紊乱导致的 AS 提供新思路。

囊性纤维化跨膜传导调节因子（cystic fibrosis transmembrane conductance regulator，CFTR）是 ATP 结合转运体超家族的一类以跨膜方式镶嵌在细胞膜上多次跨膜的膜内在糖蛋白（图 9-1），CFTR 在哺乳动物体内广泛表达，对于维持机体正常的生理功能具有重要的作用。Wang 等共同培养小鼠精子与用反义寡核苷酸失活 CFTR 的子宫内膜细胞，发现精子获能率及其与卵子结合的能力显著降低；研究还发现 CFTR 功能下降会引起一些常见的疾病，如眼干燥症、习惯性便秘等，可见 CFTR 在疾病发生、发展中的作用受到了广泛关注。CFTR 含有 2 个跨膜结构域（MSD）、2 个核苷酸结合域（NBD）和 1 个特殊的调控域（RD），构成了一个介导 Cl^- 跨膜转运的通道，同时还具有调节 ENaCNa、ORCC 等 K^+ 通道的功能及转运 HCO_3^- 等其他离子的作用。Fabrice Antigny 等研究表明 CFTR 通过激活 Ca^{2+}、K^+ 和 Cl^- 通道，介导 IGFBP-3 表达上调、1,25-$(OH)_2D_3$ 表达增加，促进前列腺癌细胞的生长；Lee RJ 研究发现，使用无 Ca^{2+} 和含 Ca^{2+} 的细胞培养基分别培养人上皮细胞时，后者细胞内 CFTR 蛋白质合成速度明显增加，在含 Ca^{2+} 培养基中加入促进内质网 Ca^{2+} 向胞质转运的抑制剂 Thapsigargin（内质网钙泵 Ca^{2+}、Mg^{2+} ATPAse 抑制剂）以降低胞质中 Ca^{2+} 水平，结果发现 CFTR 蛋白合成速度有所下降，提示 Ca^{2+} 是 CFTR 致病的重要调控因子，而 Ca^{2+} 在 ERs 引起的细胞凋亡中起到了重要的调控作用，表明 CFTR 与 ERs 之间有共同的分子作用基础，但是作为跨膜传导调节因子的 CFTR 对 ERs 是否有调控作用尚未清楚。关于 CFTR 与 ERs 之间的研究已有一些报道，Nery FC 等研究发现，在 CFTR 过表达的 HeLa 细胞中 GRP78 和 XBP1 的 mRNA 水平显著增加，CFTR 水平与内质网相关降解（ERAD）的程度呈正相关；Bevivino A 等研究发现，在囊性纤维化病变的人类支气管上皮细胞中，CFTR 在内质网腔大量聚集，Caspase 1、Caspase 2、Caspase 3 的蛋白表达量显著增加；Bartoszewski R 等在人上皮细胞内质网应激模型中发现，cAMP 的分泌减少，CFTR 的活性降低，Cl^- 通道开放减少，同时 Ca^{2+} 通道开放增加。提示 CFTR 可能对 ERs 有抑制作用，表明 CFTR 与 ERs 之间存在一定的关系，那么 Hcy 作为甲硫氨酸循环的中间产物，Hcy 是否通过 CFTR 调控 ERs 进而引起肝细胞凋亡的作用机制尚未清楚，如果同时以 CFTR 为靶标，阐明 CFTR 与细胞凋亡的关系，将为探究防治 AS 的新靶点提供新途径、指示新方向。

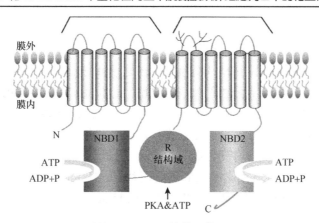

图 9-1 CFTR 结构及作用

DNA 甲基化是指在 DNA 甲基转移酶（DNMT）的作用下，在 CpG 岛二核苷酸 5′端的胞嘧啶加入甲基，使之变为 5-甲基胞嘧啶，这种 DNA 修饰方式并没有改变基因碱基序列，但它却调控着基因的表达，其中 DNMT 催化甲基转移至 DNA 胞嘧啶上，实现了 DNA 甲基化，建立和维持着遗传基因调节。国内外先后报道了在 AS 形成中出现基因组、雌激素受体-α、基质金属蛋白酶 2 等 DNA 甲基化异常改变，同时也观察到 Hcy 可引起 DNA 甲基化改变。Castro R 等的临床对照研究表明，血浆中 Hcy 升高的同时，基因组 DNA 呈现低甲基化；Cong G 等在研究 CBS⁻/⁻鼠 HHcy 致 AS 动物模型时发现，肝中 S-腺苷同型半胱氨酸水解酶（SAHH）活性升高，同时伴有 SAHH 依赖性的甲基化反应加强；Planque C 等相继报道，Hcy 可以引起雌激素的基因甲基化改变。课题组前期在整体和细胞水平上也观察到了 Hcy 引起基因组 DNA 低甲基化的同时也可引起个别基因（如 PPARα、γ 等）发生高甲基化。DNA 甲基化修饰调控属于疾病早期分子事件，在许多临床表现出现之前，表观遗传学修饰就已发生改变，因此对于疾病早期诊断有着更高的敏感性和更强的特异性，被认为是一个理想的早期诊断方向和药物干预靶点，因此 AS 致病的相关基因 DNA 甲基化的研究成为国内外的热点。组蛋白甲基化是表观遗传学调控的另一种方式，它与基因 DNA 甲基化相互作用，共同调控疾病的发生、发展。不同位点的组蛋白甲基化在疾病的发生、发展中发挥着重要的生物学功能，研究表明，H3K4、H3K36 和 H3K79 甲基化与基因激活有关，而 H3K9、H3K27 和 H4K20 甲基化与基因沉默有关，其中组蛋白 H3K27 三甲基化（H3K27me3）修饰后参与了包括基因沉默在内的多种重要的生物学过程。Zhang L 等系统地分析了在胃癌组织细胞中相关基因的组蛋白 H3K27me3 水平，RB1 组蛋白 H3K27me3 水平出现增高；Ke XS 等研究发现，在正常细胞中受 H3K27me3 修饰调控的基因，其启动子区往往在肿瘤细胞中发生高甲基化，从而使抑癌基因在 H3K27me3 和基因 DNA 甲基化修饰的双重作用下被深度沉默而导致肿瘤的发生；Wong CM 等在肝癌中发现，与正常肝组织相比，H3K27me3 在肝癌中高表达，H3K27me3 表达明显高于正常肝组织，使用生存分析发现 H3K27me3 蛋白表达与肝癌患者预后有关，H3K27me3 表达越高的患者预后越差，因此 H3K27me3 可能成为一个潜在的起开关作用的表观遗传学标志物和将来的关键治疗靶点。在表观遗传学修饰过程中，组蛋白甲基化又往往早于 DNA 甲基化，提示其是否存在并通过某种内部调控机制发挥作用，目前还不明确。基于 AS 与肿瘤发病机制的相似性，以及对 H3K27me3 生物信息学的综合分析，提示 H3K27me3 可能参与了 AS 的形成。课题组通过生物信息学分析提示 CFTR 是 H3K27me3 甲基化位点基因，肝细胞凋亡引起脂代谢紊乱是 AS 的重要机制之一，Hcy 是否通过 H3K27me3 与其甲基化位点基因 CFTR DNA 甲基化相互作用调控 ERs 引起肝细胞凋亡的机制有待进一步研究。

肝细胞凋亡致脂代谢紊乱是 Hcy 引起血管 AS 的重要机制之一，课题组前期已证实 Hcy 参与了脂代谢的调控，继而介导了血管 AS 的形成，且对 ERs 有调控作用但其机制尚未清楚。CFTR 是 Cl⁻通道，同时也是 Ca^{2+}转运的重要调控因子，与 ERs 有共同的离子基础；H3K27me3 及其位点基因甲基化是表观遗传学的重要方式，是联系遗传因素和环境因素的纽带，但 Hcy 引起 AS 是通过何种方式和途径调控肝细胞凋亡未见报道。故我们的假设是：在 Hcy 引起 AS 的过程中，CFTR 是 ERs 调控肝细胞凋亡的重要靶基因，H3K27me3 和 CFTR DNA 甲基化相互作用，通过调控 ERs 介导肝细胞凋亡（图 9-2）引起 AS。因此，本项目拟在前期工作的基础上，复制 ApoE⁻/⁻鼠 HHcy AS 模型，应用实时定量 PCR 和 Western blotting 检测 CFTR 的表达，ChIP 检测 H3K27me3 组蛋白的变化，膜片钳技术分析细胞膜内外电位和离子的变化，探讨 H3K27me3 和 CFTR 在 Hcy 中的作用；基因重组和 RNA 干扰技术分别使 CFTR 过表达和沉默，转染肝细胞，Hcy 干预后，观察肝细胞的变化，验证在细胞水平 CFTR 的作用。通过芯片技术分析、筛选肝中与 ERs 和细胞凋亡等信号通路中基因表达的变化，采用阻断为主的策略，明确 ERs 信号转导通路及关键调控点；采用高通量 MeDIP-ChIP 技术检测肝组织中 H3K27me3 和 CFTR 甲基化改变，探讨 CFTR 启动子 DNA 甲基化在 Hcy 引起肝细胞凋亡中的作用机制；构建针对 H3K27me3 去甲基化酶 KDM6B 基因的干扰质粒转染肝细胞，沉默诱导基因以逆转 H3K27me3 甲基化；从 DNA 和组蛋白甲基化双向调控机制入手，阐明 H3K27me3 与靶基因 DNA 甲基化之间相互作用对 Hcy 引起细胞凋亡的调控机制。本课题的实施将有利于阐明 Hcy 致 AS 的分子机制，寻找致病环节，确定关键靶点，为 Hcy 的靶向治疗提供新的干预途径，为 AS 这一全球重大疾病的防治工作提供更多的研究资料。

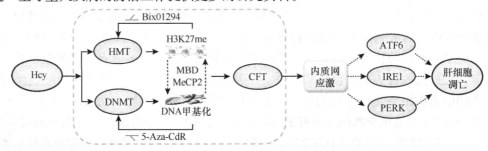

图 9-2　课题假说

二、组蛋白甲基化与肝病研究进展

组蛋白甲基化（histone methylation）作为组蛋白修饰的重要调控机制之一，通过参与异染色质形成、基因印记、X 染色体失活和转录调控等，在细胞繁殖分化、信号转导、胚胎发育和疾病发生发展等多种生理、病理过程中发挥着重要作用，是当前表观遗传学研究的热点领域之一。越来越多的研究表明，组蛋白甲基化在肝病的发生与发展过程中扮演着重要角色。组蛋白甲基化通过调控肝内的细胞脂代谢、细胞增殖活化、炎症反应等基因的转录表达，从而影响酒精性肝病、肝纤维化、病毒性肝炎及肝癌等肝病的发生、发展过程。本文就最近几年肝病与组蛋白甲基化相关性研究的最新进展进行综述。

肝脏疾病（hepatic disease）是指发生在肝的所有疾病的总称，是外界环境因素和遗传因素共同作用的复杂疾病，简称肝病（hepatopathy）。肝是人体内最大、最重要的消化及代谢器官，其解毒功能在维持正常生命活动中不可或缺。据估计，人体内超过 500 个化学反应在肝内进行。我国是一个肝病大国，根据中国疾病预防控制中心的统计，目前，中国有 9000 多万乙肝病毒感染者，760 万左右的丙肝病毒携带者和感染者，以及众多因酒精、不良饮食、过度劳累、化学物质、遗传及代谢性疾病等导致的其他类型肝病的人群，并且肝病的发病人数和死亡人数逐年上升。各种慢性肝病严重危害了人们的健康和生命，可逐渐导致肝功能改变，进而引起肝硬化甚至肝癌的发生。然而，肝病的发病机制至今仍不明确。

组蛋白修饰是生物体内蛋白质常见的翻译后修饰方式之一，在体内甲基化修饰过程是可逆的。近些年来研究发现，组蛋白甲基化修饰能通过调控肝内细胞脂代谢、增殖活化及炎症反应等相关基因的转录表达，从而参与酒精性肝病、肝纤维化、病毒性肝炎及肝癌等多种肝病的发生、发展。本文就以上述几种肝病为例，对组蛋白甲基化在肝病中的研究现状及进展进行综述。

（一）组蛋白甲基化

组蛋白修饰是基因调控的重要表观遗传机制之一，随着组蛋白修饰检测技术的不断成熟和完善，与组蛋白乙酰化等其他几种组蛋白修饰方式相比，目前甲基化是研究比较清楚的一种组蛋白修饰，也是一种更加稳定的表观遗传标记。

1. 组蛋白　是由德国生物化学家科塞尔（Albrecht Kossel）在 1884 年最先在细胞核中发现的一种携带正电荷且显碱性的物质，具有高度保守的特征。组蛋白因富含精氨酸（Arg）和赖氨酸（Lys）等碱性氨基酸而呈碱性，可与酸性的 DNA 紧密结合，故常与带负电荷的双螺旋 DNA 结合形成 DNA-组蛋白复合物，从而调节基因的表达。组蛋白的两组成员：核心组蛋白（H2A、H2B、H3 和 H4）和连接组蛋白（H1 和 H5），共同参与核小体的构建。在真核细胞中，基因组 DNA 通过与组蛋白的结合以染色质的形式存在，由 4 个核心组蛋白家族（H2A、H2B、H3、H4）和 1 个连接组蛋白家族（H1）组成。核心组蛋白与 DNA 结合形成核小体，核小体是染色质的循环结构单元（图 9-3），而连接组蛋白与核小体结合则形成染色质的下一个结构单元，即染色质小体。每个核心组蛋白都具有相似的结构：由保守的中心基序结构域（称为组蛋白折叠）和非结构化的氨基端结构域共同组成，后者在核小体核心结构以外，像一条"尾巴"。氨基端"尾巴"上的许多残基为组蛋白修饰提供多个位点，可以被共价修饰，如乙酰化、甲基化、磷酸化、巴豆酰化等，而不同位点的组蛋白甲基化修饰在疾病发生、发展中起着重要的生物学功能。

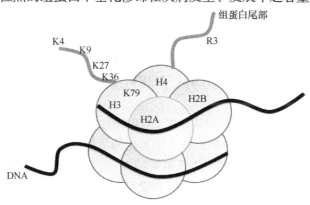

图 9-3　核小体结构示意图

2. 组蛋白甲基化类型 组蛋白甲基化主要是指发生在染色质核小体中组蛋白 H3 和 H4 位点 N 端的精氨酸或赖氨酸残基上的一种生化修饰，影响基因表达而不改变 DNA 序列。根据修饰位点的不同可分为组蛋白赖氨酸甲基化和组蛋白精氨酸甲基化，前者较常见，已知有 H3K4、H3K9、H3K27、H3K36、H3K79 和 H4K20 等，K4 和 K9 便是其中两个组蛋白甲基化的常发位点，每个赖氨酸可分别为单甲基化、二甲基化和三甲基化（me1、me2 和 me3）；后者已知主要有 H4R3、H3R2、H3R8、H3R17 和 H3R26 等，可发生单甲基化、不对称二甲基化和对称二甲基化，不能发生三甲基化。

3. 组蛋白甲基化酶 研究证实，组蛋白甲基化是一个动态的过程，具有可逆性，甲基化状态由组蛋白甲基转移酶（histone methyltransferase，HMT）维持，去甲基化则由组蛋白去甲基化酶（histone demethylase，HDMS）调控。

（1）组蛋白甲基转移酶（HMT）：是组蛋白甲基化修饰的关键酶，根据甲基化修饰位点的不同分为两大类：赖氨酸甲基转移酶和精氨酸甲基转移酶。

1）赖氨酸甲基转移酶：组蛋白赖氨酸甲基化主要是由一系列含有高度保守的核心 SET 及富含半胱氨酸的前和后 SET 结构域的 HMT 调节。SET 结构域中的催化结构域负责确定 HMT 的催化活性，pre-SET 结构域作为蛋白质结构稳定性的维持者发挥作用，而后 SET 结构域提供疏水通道以参与酶活性位点的部分组成。不是所有的具有 SET 结构域的蛋白质都有 HMT 的功能，亦有报道，非 SET 结构域蛋白质催化甲基化过程，如 DOT1 家族催化 H3K79 的甲基化。目前已发现，含有 SET 结构域的蛋白质主要分为 7 个家族：SUV39 家族、SET1 家族、SET2 家族、EZ 家族、RIZ 家族、SMYD 家族和 SUV4～20 家族。其中不同的酶催化不同赖氨酸位点的甲基化反应，SUV39 是发现的第 1 个组蛋白赖氨酸甲基转移酶，只催化 H3K9 甲基化；SET1、SET2 主要催化 H3K4 甲基化；RIZ 则主要催化 H3K9 甲基化。

2）精氨酸甲基转移酶：精氨酸甲基化主要发生在组蛋白 H3R2/R17/R26 等位点上，由组蛋白精氨酸甲基转移酶（protein arginine methyltransferase，PRMT）调控，一般与基因激活有关。根据催化功能不同，PRMT 可分为两大类，都能够形成单甲基，另外前者可形成非对称的二甲基，而后者可形成对称的二甲基。目前已知，PRMT 家族包括 PRMT1、RMT1/HMT1、PRMT3、PRMT4/CAMR1 和 PRMT5。其中只有 PRMT5 属于后者，其余都属于前者。

（2）组蛋白去甲基化酶（HDMS）：同样，组蛋白去甲基化酶根据修饰位点氨基酸的不同也分为两大类。

1）赖氨酸去甲基化酶：主要有 LSD1 和 JmjC 家族两大类。赖氨酸特异性组蛋白去甲基化酶 1（lysine specific histone demethylase 1，LSD1）是发现的第 1 个组蛋白去甲基化酶，位于含有 CoREST、HDAC1 和 HDAC2 的转录抑制复合物中，具有从单甲基和二甲基 H3K4 位点中除去甲基的活性，而对于三甲基化则无能为力；JmjC 家族是以铁离子和 α-酮戊二酸为辅因子的去甲基化酶，其家族成员可对 H3K4、H3K9、H3K36 等多个位点进行去甲基化修饰，比 LSD1 作用更广泛。

2）精氨酸去甲基化酶：主要是 JMJD6 和 PADI4 两种。JMJD6 是 JmjC 家族中的一种，在 2004 年研究发现 JMJD6 具有组蛋白精氨酸去甲基化酶活性，可对 H3R2、H4R3 进行去甲基化。PADI4 主要通过将甲基化的精氨酸转换为瓜氨酸的方式，达到去甲基化的目的，并且只催化单甲基化的精氨酸，对二甲基化无效。PADI4 因为没有移除甲基，故并不是真正意义上的去甲基化酶。

4. 组蛋白甲基化功能　组蛋白甲基化通过参与异染色质形成、基因印记、X 染色体失活和转录调控等，从而调控基因表达，在细胞繁殖分化、信号转导、胚胎发育和疾病发生、发展等多种生理、病理过程中发挥重要作用。不同位点的甲基化及甲基化程度则会引发不同的效应，研究表明，H3K4、H3K36 和 H3K79 甲基化可激活基因转录，而 H3K9、H3K27、H3K20 和 H4K20 甲基化则抑制基因转录。

（二）组蛋白甲基化和肝病

随着对组蛋白甲基化研究的不断深入，越来越多的证据表明，组蛋白甲基化在肝病的发生与发展过程中扮演着重要角色（图 9-4）。

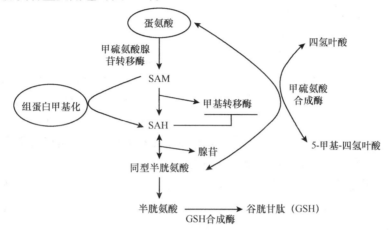

图 9-4　肝中组蛋白甲基化途径

1. 酒精性肝病与组蛋白甲基化

（1）酒精性肝病（alcoholic liver disease，ALD）：是由于长时间过度饮酒而出现肝功能紊乱的一种肝病，是我国常见的肝病之一。根据临床症状和组织病理学，ALD 可进一步分为脂肪肝、酒精性肝炎（alcoholic hepatitis，AH）、肝纤维化及肝硬化。严重酗酒时可诱发肝细胞广泛坏死，甚至导致肝衰竭，威胁生命。流行病学资料显示，近年来 ALD 在肝病中所占比例呈上升趋势，其引起的肝硬化已成为全球第 12 大死亡威胁，目前占总死亡率的 0.9%，对全球公共卫生和社会发展构成严重威胁。目前国内外研究已经发现，ALD 的危险因素包括：饮酒、种族、性别、肥胖、肝炎病毒感染、遗传及个体差异等，其中饮酒是 ALD 最主要的危险因素，也是 ALD 患者疾病进展和长期预后的决定性因素。ALD 临床症状为非特异性，早期可无明显症状，随着病情加重主要表现为恶心、呕吐、黄疸，可伴有肝大和压痛。目前无特效药，仅仅通过戒酒和营养支持来减轻 ALD 的严重程度。

（2）组蛋白甲基化修饰与酒精性肝病：乙醇是导致 ALD 最重要的原始危险因素，可通过多种途径导致 ALD。研究证实，乙醇代谢过程中产生的有毒代谢物和活性氧可以改变组蛋白表观遗传学状态，而这种表观遗传学改变可以反过来涉及各种信号通路，增进了 ALD 的发生和发展，使得患 ALD 的风险增加。急性或慢性乙醇介导的组蛋白甲基化是一种稳定的基因组印记，是否决定了致病基因的转录状态，目前尚不清楚。阐明组蛋白甲基化改变与乙醇损伤的关系，不仅加深了我们对 ALD 发病机制的认识，而且为 ALD 的临床诊断、治疗和药物研究提供了新的靶点。

一项研究发现，在小鼠模型中给予乙醇喂养一段时间后，肝细胞中组蛋白 H3 和 H4 位点出现甲基化现象，H3K9 甲基化与 L-丝氨酸脱水酶和细胞色素 P450 2C11 等基因下调有关，而 H3K4 甲基化与乙醇脱氢酶（alcohol dehydrogenase）基因上调有关，这间接表明组蛋白甲基化参与了 ALD 的发生、发展。另外，细胞的再甲基化途径是甲基化机制的主要参与者，它为甲基化提供甲基供体，而众所周知，长期摄入乙醇会导致这一途径的严重失调。Song Z 等在喂食乙醇的大鼠肝中发现，负责将甲硫氨酸转化为 SAM 的甲硫氨酸腺苷转移酶表达 1α 下降。Joan 等也研究发现，慢性乙醇喂养可显著抑制细胞核内泛素蛋白酶体通路，引起肝再甲基化反应减少，从而导致组蛋白甲基化减少。上述发现都能说明组蛋白甲基化在 ALD 的发病过程中扮演着重要角色。

2. 肝纤维化与组蛋白甲基化

（1）肝纤维化（hepatic fibrosis）：是一种常见的慢性疾病，由长期刺激肝中的一种或多种物理、化学或微生物因素引起。任何肝损伤在肝修复愈合的过程中都会发生肝纤维化。肝纤维化的特征是成纤维细胞异常聚集和过度的细胞外基质（extracellular matrix，ECM）沉积，伴有明显的炎症损伤和结构改变，常见的临床表现是食欲缺乏、疲乏无力、消化不良等。尽管肝纤维化的发病机制尚不清楚，但早期诊断和治疗可以降低患者的死亡率。如果长期肝纤维化而不去治疗，则会进一步恶化为肝硬化，甚至进展成肝衰竭和肝癌，给患者带来生命威胁。因此，减轻或逆转肝纤维化已成为防治慢性肝损伤和肝硬化的重要方法。

（2）组蛋白甲基化修饰与肝纤维化：肝纤维化是所有肝病发展的必经之路。肝星状细胞（hepatic stellate cells，HSCs）是肝损伤过程中参与纤维化形成的关键细胞，主要由 DNA 甲基化和组蛋白甲基化参与调控。这些卵形细胞位于肝窦腔和蝶窦腔，HSCs 细胞质中可见大量类视黄质脂滴，其主要功能是储存和代谢维生素 A、分泌 ECM 和产生胶原酶。因此，HSCs 主要参与肝内胶原蛋白的合成。在正常肝中，HSCs 处于静止状态，而在肝纤维化发生过程中，HSCs 被激活并转化为促纤维化的肌成纤维细胞。

HSCs 持续激活是肝纤维化发生、发展过程中的关键环节，包括两个主要阶段：启动阶段和持续阶段。启动阶段是指早期基因表达的改变及在细胞因子等刺激因素作用下发生的细胞表型改变，促进 HSCs 转化；持续阶段是指炎症因子持续作用于 HSCs 以维持其激活状态并有纤维形成。有研究发现，在 HSCs 的活化过程中，常伴随着组蛋白甲基化的出现，甲基转移酶 ASH1 可以调节 H3K4 甲基化使其活化，促进纤维化基因的表达，当 ASH1 消失时，则会极大程度地抑制基因的表达。Hong F 等研究发现，组蛋白 H3K4 甲基化修饰亦在 HSCs 激活过程中起着重要作用，通过降低组蛋白 H3K4 三甲基化水平，影响缺氧诱导因子-1(hypoxia-inducible factor-1，HIF-1）核运输，最终影响自噬和 HSCs 的激活，抑制肝纤维化的发展。在肝纤维化进展过程中，HSCs 中的 Wnt 信号通路被激活。Yang 等研究发现，甲基转移酶 EZH2 通过 H3K27 三甲基化修饰，激活 Wnt 信号通路使 HSCs 激活，从而增加患肝纤维化的风险。

3. 病毒性肝炎与组蛋白甲基化

（1）病毒性肝炎（viral hepatitis）：是由多种病毒感染引起的肝的炎症，具有极强的传染性，是我国最主要的传染病之一，严重威胁身体健康。嗜肝病毒、巨细胞病毒、EB 病毒、单纯疱疹病毒等均能引起病毒性肝炎，而最常见的是嗜肝病毒，主要分为五大类：甲型肝炎病毒（HAV）、乙型肝炎病毒（HBV）、丙型肝炎病毒（HCV）、丁型肝炎病毒（HDV）和戊型肝炎病毒（HEV）。根据感染病毒的不同，病毒性肝炎可细分为甲型肝炎、乙型肝炎、丙型肝炎、丁型肝炎和戊型肝炎，不同的肝炎其临床表现也不完全相同。除了甲型肝炎和戊型肝炎通过消化道传染外,其他类型肝炎均通过密切接触、血液等途径传染。HAV 通常引起急性肝炎,总病程 2～4 个月,肝功能可恢复,危害性相对较小;HBV 和 HCV 是慢性肝炎的主要病因,它们可导致肝硬化、肝细胞癌甚至死亡,其危害性极大。病毒性肝炎的临床表现因人而异,大部分人以食欲缺乏、恶心、上腹部不适、肝区痛、乏力为主要表现,症状轻,而小部分患者可有发热、黄疸、肝大及肝功能损害,症状较重。

(2)组蛋白甲基化修饰与病毒性肝炎:组蛋白甲基化修饰在调控病毒性肝炎的发生与发展中亦发挥着重要作用。文献报道,乙肝病毒可与宿主基因结合,形成一个共价闭合环状 DNA(covalently closed circular DNA,cccDNA)的结构,然后通过调控自身基因的表观遗传学水平,或者通过改变宿主 DNA 的表观遗传学状态,最终影响肝病的发生、发展。

cccDNA 微型染色体作为病毒 RNA 转录的模板,在病毒感染中起关键作用,研究显示,与 cccDNA 结合的组蛋白 H3 与 H4 的甲基化状态在 HBV 基因的表达调控中具有重要的作用。Zhang W 等研究发现,在 HBV 感染的细胞模型和慢性 HBV 感染患者的肝组织中,cccDNA 上 H4 上的精氨酸 3 的对称二甲基化是抑制 cccDNA 转录的标志物,并受甲基转移酶 PRMT5 调控。此外,PRMT5 在 cccDNA 微型染色体上触发 H4 上精氨酸 3 的对称二甲基化,与 HBV 核心蛋白和基于 Brg1 的人 SWI/SNF 染色质重构蛋白相互作用,导致 RNA 聚合酶Ⅱ与 cccDNA 结合下调,从而抑制 HBV 复制。另外有研究发现,酶 LSD1 和 SET1A 招募到病毒启动子中,分别通过去甲基化 H3K9 介导和甲基化 H3K4 介导与病毒蛋白 HBx 协同作用,能激活被抑制 HBV cccDNA 染色质状态,促进 HBV 复制表达。上述研究均表明通过组蛋白甲基化调控 cccDNA 微型染色质,将会是慢性 HBV 感染患者的一种潜在的治疗方法。

4. 肝癌与组蛋白甲基化

(1)肝癌(liver cancer):是指发生在肝的一系列恶性肿瘤的总称,根据起源不同可分为原发性肝癌和继发性肝癌两大类。前者主要为肝细胞癌(hepatocellular carcinoma,HCC),起源于肝的上皮或间叶组织,具有恶性程度高、病情进展快、早期诊断困难等特点。而继发性肝癌是由起源于身体其他器官的恶性肿瘤侵犯至肝引起,一般多见于胃、肺、胆道、结直肠等器官,与原发性肝癌相比较为少见。流行病学资料显示,肝癌的发病率在全球中排第五位,死亡率排第二位,是人类常见的恶性肿瘤之一,严重影响人们的身体健康与生活质量。目前普遍认为其发病是多因素、多步骤的复杂过程,肝炎病毒感染(HBV、HCV)、黄曲霉素、乙醇、肝硬化及亚硝胺类物质等均与肝癌的发生相关,但其发病机制尚不清楚。早期肝癌常无明显症状,中晚期主要以肝大、肝区疼痛、黄疸和消瘦等临床症状为主,故临床就诊者多为中晚期患者。肝癌是一种容易侵袭转移的恶性肿瘤,手术切除率低,未经治疗的肝癌患者 5 年生存率极低,即使早期切除,术后 5 年复发率也在 60% 以上。

(2)组蛋白甲基化修饰与肝癌:在 1939 年,Waddington 首先提出了表观遗传学改变的现象,现今,表观遗传学已成为肿瘤研究中的热点问题,越来越多的证据显示,在许多肿瘤的发生与发展中,表观遗传学水平扮演着关键角色。肝癌的发展是一个长期的过程,是各类肝病发展的最终及最坏的结局。前面已经阐述了组蛋白甲基化在 ALD、肝纤维化及病毒性肝炎等肝病发生、发展中的作用,同样,组蛋白甲基化修饰在肝癌的发病进程中亦起着重要作用。

目前,有大量报道证实组蛋白甲基化水平与肝癌的发生、发展密切相关。He C 等在早期肝癌患者研究中发现,H3K4 三甲基化的表达水平越高预后越差,并且通过整理大量病例得出结论,在肝癌Ⅰ/Ⅱ期患者中,H3K4 三甲基化可以作为判定预后的标志。此外,Cai MY 等通过对肝癌组织进行实验分析，发现组织中 H3K27 三甲基化水平升高，这些实验数据都表明组蛋白甲基化在肝癌中发挥着重要作用。而组蛋白甲基化酶和去甲基化酶亦参与肝癌的发生、发展。Cheng 等研究发现，EZH2 在肝癌组织中过表达，通过 Wnt/β-catenin 信号通路调控其下游基因异常表达，导致肝癌细胞的增殖，而当敲除 EZH2，抑制 Wnt/β-catenin 信号通路后，则减缓了肝癌细胞的生长，这一过程参与肝癌的发生、发展。JMJD2A 蛋白是一种在多种肿瘤中过表达的去甲基化酶，一项研究表明，JMJD2A 的体内和体外实验都加速了肝癌细胞的恶性进展。

　　组蛋白甲基化的出现让我们对肝癌的发生、发展机制有了进一步认识，这为我们研发治疗肝癌的新型药提供了方向，但仍有现在无法解释的现象和问题，需要不断发现和研究。

（三）结语

　　组蛋白甲基化修饰是表观遗传学修饰中的重要部分，是蛋白质常见的翻译后修饰方式之一，其表达和功能异常与人类疾病的发生、发展密切相关。在许多肝病的发生与发展过程中，常伴随着组蛋白甲基化水平的异常升高与降低。本章就近些年组蛋白甲基化修饰与几种典型肝病发展的关系及研究进展进行了总结，虽然目前组蛋白甲基化在一些肝病中的作用及机制研究已经取得了一定的进展，但更多具体发病机制与组蛋白甲基化的关系仍然没有明确的报道。因此，我们仍需进一步研究组蛋白甲基化在肝病中的发病机制，为临床肝病的预防、治疗提供新的靶点和方向。

参 考 文 献

Alarcon V，Hernández S，Rubio L，et al. 2016. The enzymes LSD1 and Set1A cooperate with the viral protein HBx to establish an active hepatitis B viral chromatin state. Sci Rep，6：25901.

Bartoszewski R，Rab A，Fu L，et al. 2011. CFTR expression regulation by the unfolded protein response. Methods in enzymology，491：3-24.

Bassett SA，Barnett MP，2014. The role of dietary histone deacetylases（HDAC）inhibitors in health and disease. Nutrients，6（10）：4273-4301.

Bernelot Moens S J，Schnitzler G R，Nickerson M，et al. 2012. Rapid estrogen receptor signaling is essential for the protective effects of estrogen against vascular injury. Circulation，126（16）：1993-2004.

Bevivino A，Pirone L，Pilkington R，et al. 2012. Interaction of environmental Burkholderia cenocepacia strains with cystic fibrosis and non-cystic fibrosisbronchial epithelial cells in vitro.Microbiology，158（5）：1325-1333.

Börsch-Haubold AG，Montero I，Konrad K，et al. 2014. Genome-wide quantitative analysis of histone H3 lysine 4 trimethylation in wild house mouse liver：environmental change causes epigenetic plasticity. PLoS One，9（5）：e97568.

Bravo E，Palleschi S，Aspichueta P，et al. 2011. High fat diet-induced non alcoholic fatty liver disease in rats is associated with hyperhomocysteinemia caused by down regulation of the transsulphuration pathway. Lipids in Health and Disease，10：60.

Cai MY，Hou JH，Rao HL，et al. 2011. High expression of H3K27me3 in human hepatocellular carcinomas correlates closely with vascular invasion and predicts worse prognosis in patients. Mol Med，17（1-2）：12-20.

Campbell MJ，Turner BM，2013. Altered histone modifications in cancer. Advances in Experimental Medicine and Biology，754：81-107.

Castro R，Rivera I，Struys EA，et al. 2003. Increased homocysteine and S-adenosylhomocysteine concentrations and DNA hypomethylation in vascular disease. Clin Chem，49（8）：1292-1296.

Chen K C，Wang Y S，Hu C Y，et al. 2011. OxLDL up-regulates microRNA-29b，leading to epigenetic modifications of MMP-2/MMP-9 genes：a novel mechanism for cardiovascular diseases. FASEB journal：official publication of the Federation of American Societies for Experimental Biology，25（5）：1718-1728.

Cheng AS，Lau SS，Chen Y，et al. 2011. EZH2-mediated concordant repression of Wnt antagonists promotes β-catenin-dependent hepatocarcinogenesis. Cancer Res，71（11）：4028-4039.

Childers RE，Ahn J，2016. Diagnosis of alcoholic liver disease：key foundations and new developments. Clin Liver Dis，20（3）：457-471.

Cong G，Jia S，Luo C，et al. 2012. Folic acid prevents Bcl-2 hypomethylation in rats with hyperhomocysteinemia. Wei Sheng Yan Jiu，41（2）：268-272.

Dall'Acqua S，Bolego C，Cignarella A，et al. 2011. Vasoprotective activity of standardized Achillea millefolium extract. Phytomedicine，18（12）：1031-1036.

Derks S，Bosch L J，Niessen H E，et al. 2009. Promoter CpG island hypermethylation- and H3K9me3 and H3K27me3-mediated epigenetic silencing targets the deleted in colon cancer（DCC）gene in colorectal carcinogenesis without affecting neighboring genes on chromosomal region 18q21. Carcinogenesis，30（6）：1041-1048.

Dorfman R T，Nalpathamkalam C，Taylor T，et al. 2010. Do common in silico tools predict the clinical consequences of amino-acid substitutions in the CFTR gene? Clinical Genetics，77（5）：464-473.

Fabrice Antigny，Caroline Norez，Frederic Becq，et al. 2011. CFTR and Ca^{2+} signaling in cystic fibrosiss. Frontier in Pharmacology，2（67）：1-6.

Fulton MD，Brown T，Zheng YG，2018. Mechanisms and inhibitors of histone arginine methylation. Chem Rec，18（12）：1792-1807.

Guo JT，Guo H，2015. Metabolism and function of hepatitis B virus cccDNA：Implications for the development of cccDNA-targeting antiviral therapeutics. Antiviral Res，122：91-100.

Hardy T，Mann DA，2016. Epigenetics in liver disease：from biology to therapeutics. Gut，65（11）：1895-1905.

He C，Xu J，Zhang J，et al. 2012. High expression of trimethylated histone H3 lysine 4 is associated with poor prognosis in hepatocellular carcinoma. Hum Pathol，43（9）：1425-1435.

Ho V，Massey T E，King W D，2011. Thymidylate synthase gene polymorphisms and markers of DNA methylation capacity. Mol Genet Metab，102（4）：481-487.

Hong F，Wan L，Liu J，et al. 2018. Histone methylation regulates Hif-1 signaling cascade in activation of hepatic stellate cells. FEBS Open Bio，8（3）：406-415.

Jiang L，Huang S，Li W，et al. 2012. Expression of autophagy and ER stress-related proteins in primary salivary adenoid cystic carcinoma. Pathol Res Pract，208（11）：635-641.

Ke XS，Qu Y，Rostad K，et al. 2009. Genome-wide profiling of histone h3 lysine 4 and lysine 27 trimethylation reveals an epigenetic signature in prostate carcinogenesis. PLoS One，4（3）：e4687.

Koumbi L，Karayiannis P，2016. The epigenetic control of hepatitis B virus modulates the outcome of infection. Front Microbiol，6：1491.

Koz ST，Etem EO，Baydas G，et al. 2012. Effects of resveratrol on blood homocysteine level，on homocysteine induced oxidative stress，apoptosis and cognitive dysfunctions in rats. Brain Res，1484：29-38.

Lee RJ，Foskett JK，2010. cAMP-activated Ca^{2+} signaling is required for CFTR-mediated serous cell fluid secretion in porcine and human airways. The Journal of Clinical Investigation，120（9）：3137-3148.

Liang Y，Yang X，Ma L，et al. 2013. Homocysteine-mediated cholesterol efflux via ABCA1 and ACAT1 DNA methylation in THP-1 monocyte-derived foam cells. Acta Biochim Biophys Sin，45（3）：220-228.

Lin XX，Lian GH，Peng SF，et al. 2018. Reversing epigenetic alterations caused by alcohol：a promising therapeutic direction for alcoholic liver disease. Alcohol Clin Exp Res，42（10）：1863-1873.

Massey V，Cabezas J，Bataller R，2017. Epigenetics in liver fibrosis. Semin Liver Dis，37（3）：219-230.

Morera L，Lübbert M，Jung M，2016. Targeting histone methyltransferases and demethylases in clinical trials for cancer therapy. Clin Epigenetics，8：57.

Nebbioso A，Tambaro FP，Dell'Aversana C，et al. 2018. Cancer epigenetics：moving forward. PLoS Genet，14（6）：e1007362.

Nery FC，Armata IA，Farley JE，et al. 2011. TorsinA participates in endoplasmic reticulum-associated degradation. Nat Commun，2：393.

Pal-Bhadra M，Bhadra U，Jackson DE，et al. 2007. Distinct methylation patterns in histone H3 at Lys-4 and Lys-9 correlate with up- & down-regulation of genes by ethanol in hepatocytes. Life Sci，81（12）：979-987.

Pirola L，Ciesielski O，Balcerczyk A，2018. The methylation status of the epigenome：its emerging role in the regulation of tumor angiogenesis and tumor growth，and potential for drug targeting. Cancers（Basel），10（8）：E268.

Planque C，Dairou J，Noll C，et al. 2012. Mice deficient in cystathionine beta synthase display increased dyrkiA and SAHH activities in brain. J Mol Neurosci，15.

Sia D，Villanueva A，Friedman SL，et al. 2017. Liver cancer cell of origin，molecular class，and effects on patient prognosis. Gastroenterology，152（4）：745-761.

Tang CM, Yau TO, Yu J, 2014. Management of chronic hepatitis B infection: current treatment guidelines, challenges, and new developments. World J Gastroenterol, 20（20）: 6262-6278.

Toh TB, Lim JJ, Chow EK, 2019. Epigenetics of hepatocellular carcinoma. Clin Transl Med, 8（1）: 13.

Wang XF, Zhou CX, Shi QX, et al. 2003. Involvement of CFTR in uterine bicarbonate secretion and the fertilizing capacity of sperm. Nature Cell Biology, 5（10）: 902-906.

Wong CM, Wong CC, Ng YL, et al. 2011. Transcriptional repressive H3K9 and H3K27 methylations contribute to DNMT1-mediated DNA methylation recovery. PloS One, 6（2）: e16702.

Yang Y, Chen XX, Li WX, et al. 2017. EZH2-mediated repression of Dkk1 promotes hepatic stellate cell activation and hepatic fibrosis. J Cell Mol Med, 21（10）: 2317-2328.

Yideng J, Jianzhong Z, Ying H, et al. 2007. Homocysteine-mediated expression of SAHH, DNMT, MBD2 and DNA hypomethylation potential pathogenic mechanism in VSMCs. DNA and Cell Biology, 26（8）: 603-611.

Yideng J, Zhihong L, Jiantuan X, et al. 2008. Homocysteine-mediated PPARalpha, gamma DNA methylation and its potential pathogenic mechanism in monocytes. DNA and Cell Biology, 27（3）: 143-150.

Zhang D, Chen Y, Xie X, et al. 2012. Homocysteine activates vascular smooth muscle cells by DNA demethylation of platelet-derived growth factor in endothelial cells. J Mol Cell Cardiol, 53（4）: 487-496.

Zhang L, Zhong K, Dai Y, et al. 2009. Genome-wide analysis of histone H3 lysine 27 trimethylation by ChIP-chip in gastric cancer patients. Journal of Gastroenterology, 44（4）: 305-312.

Zhang W, Chen J, Wu M, et al. 2017. PRMT5 restricts hepatitis B virus replication through epigenetic repression of covalently closed circular DNA transcription and interference with pregenomic RNA encapsidation. Hepatology, 66（2）: 398-415.

Zhang Y, Reinberg D, 2001. Transcription regulation by histone methylation: interplay between different covalent modifications of the core histone tails. Genes Dev, 15（18）: 2343-2360.

第10章 组蛋白和DNA甲基化相互作用调控内质网应激通路介导同型半胱氨酸致肝脂代谢紊乱的分子机制

一、课 题 设 计

同型半胱氨酸（Hcy）并不直接参与脂代谢过程，何以能显著扰乱肝脂质转运平衡引起血脂异常尚不清楚。肝作为内源性脂代谢的主要场所，易发生内质网应激（ERs），且前期发现Hcy可引起肝细胞功能障碍致脂代谢紊乱，并且DNA甲基化是Hcy致病的重要机制，同时组蛋白甲基化是协同DNA甲基化编码遗传信息的重要调控方式，但组蛋白和DNA甲基化在Hcy经ERs致脂代谢紊乱的机制未见报道。本项目拟以ERs通路基因为靶基因，ChIP检测H3K9me3及其位点相关的ERs通路基因的变化，明确其在脂代谢紊乱中的作用；构建HMT和去甲基化酶（UTX）载体及拮抗剂干预，逆转H3K9甲基化，通过双向干预组蛋白和DNA甲基化模式的平衡，探讨H3K9和DNA甲基化相互作用及对关键靶基因的调控机制，研究其对肝细胞生物学活性和ERs通路的影响，揭示Hcy致病的表观遗传学机制，确定关键靶点，为靶向治疗提供实验依据。

Hcy是AS重要的独立危险因子，其危害性不亚于高脂血症。国家心血管病中心等已明确提出降低血浆Hcy是协同防治心血管疾病的重要策略。Hcy系氨基酸类物质，本身并不直接参与脂代谢，何以能显著扰乱脂质转运平衡尚未阐明。有文献报道肝细胞功能障碍导致脂代谢紊乱是Hcy致AS的重要机制，课题组前期也观察到Hcy引起肝脂代谢紊乱并致血脂异常，且DNA甲基化是Hcy致病的重要机制，但仍存在以下问题。

（1）前期在高同型半胱氨酸血症动物模型中采用HE和油红O染色显示肝组织脂滴沉积，肝细胞脂肪变明显，肿胀呈空泡状，且总胆固醇（TC）和三酰甘油（TG）显著升高。而肝作为内源性脂代谢的重要场所，其功能障碍所致血脂异常也是AS形成的重要机制，但Hcy如何干扰肝脂代谢紊乱引起血脂异常尚未见报道。

（2）肝细胞内含有大量内质网，易发生ERs，课题组通过电镜观察到肝组织中内质网腔肿胀明显，染色质稀疏呈颗粒状，胞质肿胀且有外溢，同时CHOP、GRP78、XBP1表达增高，提示ERs可能是Hcy引起肝脂代谢紊乱的重要机制，但Hcy通过何种方式调控ERs尚不清楚。

（3）文献回顾及课题组研究发现：Hcy致病时同条件下不同基因DNA高、低甲基化并存，提示存在更深层次的调控机制。随着分子生物学技术的发展，表观遗传学领域已不仅限于对单一修饰机制的研究，而是力求揭示不同修饰机制之间的相关性和相互作用机制，组蛋白甲基化是协同DNA甲基化编码遗传信息的又一重要的调控方式，已成为疾病诊断和干预的生物学标志，但组蛋白和DNA甲基化相互作用在Hcy致肝脂代谢紊乱中的作用机制未见报道。

基于以上事实，如锚定调控ERs的关键基因，以组蛋白和DNA甲基化相互作用为主轴，阐明Hcy引起肝脂代谢紊乱的机制，确定干预靶点，将为防治AS提供新思路。

ERs是由多种生理或病理条件导致的以细胞内质网生理功能紊乱、内质网腔内错误折叠与未折叠蛋白聚集及细胞内Ca^{2+}平衡紊乱为特征的一种保护性应激反应。ERs通过启动未折叠蛋白反应（UPR）经激活内质网类似激酶/真核细胞翻译起始因子 2α（PERK/eIF2α）、激活转录因子 6（ATF6）和肌醇酶 1α/X 盒结合蛋白 1（IRE-1α/XBP1）等信号途径发挥生物学效应（图 10-1）。近年来研究发现，ERs 作为内源性防御体系及疾病的信号通路，参与 AS、高血压和血管钙化等多种疾病的病理、生理过程，针对 ERs 及其通路进行研究，寻找关键靶点，已成为疾病防治的新策略。Hammouda O 等发现，Hcy 释放入血后，可促进脂蛋白沉积，并被巨噬细胞吞噬形成泡沫细胞，它还与载脂蛋白 B 的游离氨基酸形成肽键半胱氨酸（脂化），促进细胞摄取并凝聚 LDL 和胆固醇沉着，另外，Hcy 还对 LDL 进行氧化修饰，形成 oxLDL、直接损伤内皮细胞，同时还可促进单核巨噬细胞和 VSMC 不受负反馈抑制地吞噬脂质而转变为泡沫细胞，以上研究表明脂代谢异常是 Hcy 致病的重要机制。关于 Hcy 引起 ERs 已有一些报道，Fernandez A 等发现在原代培养的血管内皮细胞和 VSMC 中，Hcy 诱导的 ERs 激活了固醇调节元件结合蛋白，进而引起胆固醇/三酰甘油生物合成和摄取的基因表达增加，导致细胞内胆固醇的积聚；Zhou J 等用高甲硫氨酸饮食饲喂 ApoE$^{-/-}$鼠诱发 AS，发现 GRP78/94 主要位于富含平滑肌细胞的粥样斑块病变区，且 GRP78/94 的表达水平增高；Namjoshi DR 等在 HHcy AS 模型主动脉根部组织检测 GRP78、磷酸化 PERK、CHOP 和 TDAG51，在早期的内膜巨噬细胞和进展型斑块和脂纹泡沫细胞中尤为明显；课题组用 Hcy 干预后发现肝细胞 ERs 相关蛋白 CHOP 和 XBP1 等表达增加，提示 ERs 贯穿 Hcy 致脂代谢紊乱的整个过程，且 ERs 是其引起脂代谢紊乱的重要机制。Shukla N 等在上皮细胞 ERs 模型中观察到囊性纤维化跨膜传导调节因子（CFTR）表达减少时，与 ERs 相关的 eIF2α 和 GADD153 等明显下调，重组 CFTR 转染后，发现 eIF2α 和 GADD153 明显增加，表明 CFTR 对 ERs 有调控作用；Afonyushkin T 等研究也发现，氧化的 1-软脂酰-2-花生酰基-3-甘油-磷脂胆碱（ox-PAPC）在动脉粥样病变处积累，可激活 UPR 介导的内皮细胞的慢性炎症，且在不同个体 ox-PAPC 激活 UPR 的能力存在显著性差异，构建 ox-PAPC RNA 干扰载体转染内皮细胞，抑制了 UPR 的效应，表明 ERs 可受多种因子调控。

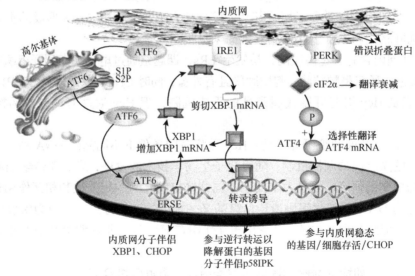

图 10-1　内质网应激信号通路

Hcy 系氨基酸类物质，目前认为 Hcy 主要通过氧化应激途径引起脂代谢紊乱，有关此种解释的实验证据已有不少累积，但迄今仍存有许多疑点，更重要的是对 AS 的大规模临床抗氧化治疗也远不尽如人意，显然 Hcy 引起氧化应激一说尚不能揭示 Hcy 致病的本质，提示存在更深层次的机制。而肝是脂代谢的重要场所，代谢功能活跃，内质网数量丰富，且膜蛋白的合成和分泌、胆固醇的合成均与内质网有关，提示肝细胞功能障碍是 Hcy 引起脂代谢紊乱的重要机制，但 Hcy 经何种途径引起 ERs 通路介导肝脂代谢紊乱的机制未见报道。

表观遗传学主要包括 DNA 甲基化修饰、组蛋白修饰（甲基化和乙酰化等）等多种调节性机制，在整体上可以影响染色体的包装，局部则影响与疾病发生、发展相关的重要基因的转录。其中基因 DNA 甲基化是疾病早期分子生物学事件，已成为疾病诊断及预后判断的分子标志物，AS 是机体生命过程中渐进性发展的一种动脉内膜退行性病变，国内外先后报道了在 AS 中整体基因组、雌激素受体-α、基质金属蛋白酶-2 等 DNA 甲基化异常改变，同时也观察到 Hcy 可引起基因组 DNA 甲基化程度下降，p21ras 等基因的启动子区出现高甲基化现象；课题组前期在整体和细胞水平上观察到了 Hcy 引起基因组 DNA 低甲基化的同时也可引起个别基因如 PPARα、γ 等发生高甲基化，可见 Hcy 会导致基因甲基化异常改变，是调节基因组功能的重要手段。2000 年 Strahl 等提出"组蛋白密码"假说之后，组蛋白修饰作用备受关注，其中以组蛋白甲基化研究居多，研究表明，H3K4、H3K36 和 H3K79 甲基化与基因激活有关，而 H3K9、H3K27 和 H4K20 甲基化则与基因沉默有关，其中组蛋白 H3K9 三甲基化（H3K9me3）参与了包括基因沉默在内的多种生物学过程，如 Chappell G 等在肝癌中发现，与正常肝组织相比，H3K9me3 表达明显高于正常肝组织，使用生存分析发现 H3K9me3 蛋白表达越高，肝癌患者预后越差；Zhang Y 等研究发现，在正常细胞中受 H3K9me3 调控的基因，其启动子区往往在肿瘤细胞中发生高甲基化，从而使抑癌基因在 H3K9me3 和基因 DNA 甲基化修饰的双重作用下被深度沉默而导致肿瘤的发生，因此 H3K9me3 成为一个潜在的起开关作用的表观遗传学标志物和关键治疗靶点。组蛋白甲基化与 DNA 甲基化之间尤其是赖氨酸甲基化与基因转录调节关系密切，Meng 等对 p16 基因启动子区域 DNA 高度甲基化而沉默的多个胃癌细胞中使用甲基化抑制剂 5-Aza-CdR 处理后，可引起 H3K9me2 水平降低，p16 基因启动子区 DNA 去甲基化，诱导 p16 基因活化；Thambirajah AA 等研究发现，DNA 甲基化可能对赖氨酸甲基化产生正反馈作用，甲基化 CpG 结合蛋白（MeCP2）调控了甲基化基因邻近 H3K9 甲基化；而甲基化的组蛋白尾端可与异染色质蛋白（HP1）结合，募集 DNMT，导致 DNA 启动区 CpG 岛甲基化，使基因长期沉默，由此可见组蛋白/DNA 甲基化修饰机制是相辅相成、相互协同的，构成了表观遗传学特有复杂的网络调控机制。Lakshmnan AP 等报道，在糖尿病患者血管组织中存在 ERs 通路抑制基因 eIF2α 和 GADD153 DNA 高甲基化改变，且其甲基化程度与疾病发生、疗效及预后关系密切；同时也发现 ERs 可上调 GSK3β 和 ACCα 等生脂基因的表达，其中 ERs 调控基因 GRP78 和 CHOP DNA 高甲基化表达增加，采用 MSP 法检测到其启动子区 DNA 低甲基化改变，ERs 通路是一条经典的细胞信号转导途径，上述研究也证实了 ERs 信号转导的异常与表观遗传修饰机制有关。Hcy 是体内一碳单位代谢的中间产物，在体内 Hcy 通过转甲基和转硫作用两条途径发挥生物学效应，而肝是内源性和外源性脂代谢途径的交汇点，是脂代谢紊乱的首发器官，且课题组前期研究发现，Hcy 可以引起巨噬细胞内 ERs 蛋白 GRP78、XBP1 和 CHOP 等的改变，但其机制未清，因此如能锚定 Hcy 调控 ERs 的关键靶标，阐明组蛋白/DNA 甲基化相互作用调控 ERs 的作用机制，将为防治 Hcy 致肝脂代谢紊乱提供新思路。

综上所述，Hcy 系氨基酸类物质，本身并不直接参与脂代谢，何以能显著扰乱脂代谢紊乱，其机制未清；课题组前期观察到 Hcy 引起了肝脂代谢紊乱致血脂异常，且 DNA 甲基化是 Hcy

致病的重要机制，但目前研究多局限于基因 DNA 甲基化或组蛋白甲基化等单一的表观遗传学修饰机制，而肝是内源性脂代谢重要器官，易发生 ERs，且 ERs 是 Hcy 致病的重要机制。故我们的假设是：ERs 是 Hcy 引起肝脂代谢紊乱致血脂异常的重要机制，H3K9me3 及其位点相关的 ERs 通路关键基因 DNA 甲基化相互作用调控通路基因转录异常介导的肝脂代谢紊乱，从而引起肝脂代谢异常（图 10-2）。因此，本项目拟在前期工作的基础上，复制 ApoE$^{-/-}$ 鼠 HHcy 动物模型，筛选肝中与 ERs 和脂代谢异常等信号通路中表达变化的基因，采用阻断为主的策略，明确 ERs 通路及关键调控点；采用高通量 MeDIP-ChIP 技术检测肝组织中 H3K9me3 和 ERs 相关基因甲基化改变，探讨 H3K9me3 和 DNA 甲基化在 Hcy 引起脂代谢紊乱中的作用机制；构建针对 H3K9me3 去甲基化酶 HMT 和 UTX 基因的干扰质粒转染肝细胞，沉默诱导基因以逆转 H3K9me3 甲基化；从组蛋白和 DNA 甲基化双向调控机制入手，阐明 H3K9me3 与靶基因 DNA 甲基化之间相互作用对 Hcy 引起脂代谢紊乱的调控机制。本课题的实施将有利于阐明 Hcy 引起脂代谢紊乱的分子机制，寻找致病环节，确定关键靶点，为 Hcy 的靶向治疗提供新的干预途径，为 AS 这一全球重大疾病的防治工作提供更多研究资料。

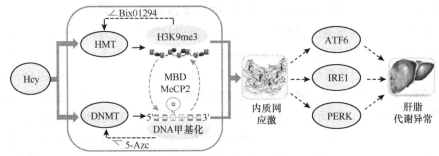

图 10-2　课题假说

二、内质网应激与脂代谢研究进展

内质网作为真核细胞中的主要细胞器，对于调节钙稳态、脂代谢、蛋白质合成及翻译后修饰和运输非常重要。其中一些细胞表面和分泌系统特定的蛋白质一旦进入内质网腔，新合成的多肽折叠成它们的三维结构，组装成更高级的多聚体复合物，并进行翻译后修饰，因此在蛋白质合成与修饰过程中，内质网的作用不可或缺。如果内质网腔中蛋白质折叠错误或堆积过多会导致内质网应激的发生，进而导致细胞凋亡和机体损伤，特别是会引起肝和心血管方面的许多疾病。而脂代谢中的脂质堆积会促进细胞死亡和器官的损伤。最近的研究发现，内质网应激与脂代谢异常有密切的联系，通过深入研究这些机制可以让我们更加清楚地认识和了解一些疾病的发生与防控，也为疾病治疗方面提供了新的思路和潜在靶向治疗。本章我们着重围绕内质网应激和脂代谢的机制和功能等方面介绍最新的研究成果及未来发展的趋势。

内质网应激是指内质网中蛋白质折叠能力与其功能需求之间失衡导致内质网腔中未折叠或错误折叠的蛋白质的过度积累和钙离子的平衡紊乱而导致内质网超负荷，为了恢复内质网腔内的稳态，细胞会引发内质网应激反应，即 UPR。这种调控反应在相应折叠酶和分子伴侣的参与下来增加内质网折叠蛋白的功能，另一方面在真核翻译起始因子（eIF2α）的磷酸化、mRNA 降解的参与下来减弱蛋白质翻译，从而减少新的蛋白质合成，通过内质网膜上的内质网应激传感器、腔结构域、细胞质结构域来调控这两种反应，然而过度或延长 UPR 活化导致细胞凋亡继而引发自我破坏。

（一）内质网应激通路

UPR 是一种基本的包括多种信号转导通路的稳态过程，包括激酶 R 样内质网激酶（PERK）、
IRE1、转录因子 6（ATF6）等信号通路。除了应激条件外，UPR 还被用于正常生理条件下的
调节，如胆固醇合成代谢的负反馈调控。内质网应激在肌醇需求酶 1α 的参与下可引起 ATF6
和 PERK 的激活。在正常的生理情况下，葡萄糖调节蛋白（GRP78）在 PERK、IRE1 和 ATF6
信号通路下，使跨膜蛋白保持无活性状态。UPR 具有修复细胞损伤的能力，如果 UPR 未能修
复细胞损伤则会激活并延长内质网应激的通路。内质网应激通过结合 CCAAT/增强子结合蛋白
同源蛋白（CHOP）来诱导细胞凋亡。因此，内质网应激既能诱导葡萄糖调节蛋白（glucose
regulated protein，GRP）78、GRP94 等内质网分子伴侣表达而产生保护细胞效应，也可以单独
地诱导细胞凋亡。内质网应激直接影响相应细胞的适应、损伤或凋亡（图 10-3）。

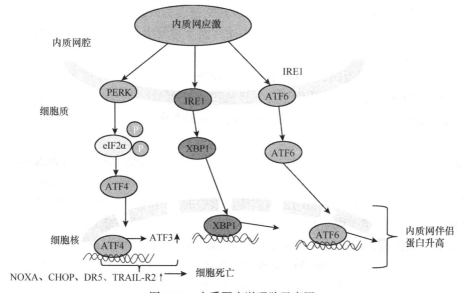

图 10-3　内质网应激通路示意图

当细胞受到过量的内质网应激时，通过激活未折叠的蛋白应答包括 PERK-eIF2α-ATF4、IRE1-XBP1 和 ATF6 这三种途径，来激活
ER 伴侣和细胞因子来避免致命的 ER 应激。当蛋白酶体抑制触发致命的内质网应激时，UPR 通过激活一些促凋亡因子如 NOXA、
CHOP 和 DR5 来促进细胞死亡。PERK：激酶 R 样内质网激酶；eIF2α：真核翻译起始因子 2α；ATF3：转录因子 3；ATF4：转录因
子 4；ATF6：转录因子 6；IRE1：需肌醇酶 1；XBP1：X-box 结合蛋白 1

1. 内质网应激通路

（1）在哺乳动物中，UPR 通过激活 3 个内质网跨膜内质网应激传感器发出信号。

1）肌醇需要的酶 1α（IRE1α）。

2）双链 RNA 激活的蛋白激酶样真核起始因子 2α 激酶（PERK）。

3）激活转录因子 6α（ATF6α）。

（2）UPR 传感器通过其内质网腔结构域与蛋白质伴侣蛋白、免疫球蛋白重链结合蛋白
（BiP，也称为 GRP78 和 HSP5A）之间的相互作用而维持在无活性状态。

1）当内质网应力下未折叠/错误折叠的蛋白质在内质网腔中积累时，它们结合并隔离 BiP，
从而促进 BiP 解离并启动下游信号转导。一旦从 BiP 释放，PERK 通过同二聚化和反式自磷酸
化被激活。

2）活化的 PERK 使 Ser51 处的真核翻译起始因子 2α（eIF2α）的 α 亚基磷酸化，导致蛋

白质合成的快速和瞬时抑制。在减弱全局 mRNA 翻译的同时，eIF2α 磷酸化反而增强了几种 mRNA 的翻译，包括激活转录因子 4（ATF4）。

3）ATF4 促进其靶基因的表达，包括生长停滞和 DNA 损伤诱导蛋白 34（GADD34，也称为 PPP1R5A），以使 eIF2α 去磷酸化并恢复全局 mRNA 翻译。ATF4 还激活 C/EBP 同源蛋白（CHOP，也称为 DDIT3 和 GADD153）的转录，这对于内质网应激的细胞凋亡反应是必需的。

4）IRE1α 是 UPR 中最保守的分支，是 I 型跨膜蛋白，其中内质网腔内二聚化结构域与 PERK 结构相关，并且胞质结构域包含丝氨酸/苏氨酸激酶和核糖核酸酶（RNAe）的双重催化功能。一旦从 BiP 释放，IRE1α 寡聚化、自磷酸化并激活其激酶和 RNAe 活性。活化的 IRE1α 切割 X 盒结合蛋白 1（XBP1）mRNA 以启动细胞质中 26 碱基内含子的去除而产生翻译框架移位，产生转录活性形式（Xbp1s）。

5）Xbp1s 作为转录因子进入细胞核以调节其靶基因的表达，有关靶基因编码共转录易位到内质网上，参与内质网蛋白折叠和运输、内质网膜生物发生、内质网相关降解（ERAD）和蛋白质分泌的功能。

6）ATF6α 是 II 型跨膜蛋白，其含有胞质 cAMP 响应元件结合蛋白和 ATF 碱性亮氨酸拉链结构域，其错误折叠会导致蛋白质积累。一旦从 BiP 中释放，ATF6α 会传播到高尔基复合体里在丝氨酸蛋白酶位点-1（S1P）和金属蛋白酶位点-2（S2P）切割，产生细胞质片段（p50ATF6α），这是一种活跃的转录因素。

7）p50ATF6α 可以独立地或协同地作用于 XBP1，通过增加内质网能力和 Xbp1 表达的基因的转录来介导对内质网蛋白质错误折叠的适应性反应。尽管小鼠中 Atf6α 的缺失不会引起显著的表型，但当这些小鼠受到内质网蛋白质错误折叠的攻击时，它们会表现出许多不足。

2. 内质网应激的作用　　内质网应激对于维持细胞正常生理功能至关重要，通过相应的几种内质网应激蛋白酶的调控激活 UPR，这种酶包括 GRP78、ATF6、IRE1α、PKR 及 PERK 等。

（1）目前已经报道了在各种类型的肿瘤（包括肝细胞癌）中内质网应激的激活，并且其在促进肿瘤进展中起重要作用。同时研究发现，内质网应激有助于肝细胞癌化疗和抗辐射。其他研究也表明，内质网应激促进肿瘤细胞逃避免疫监视。此外，已显示免疫细胞中内质网应激的激活影响浸润免疫细胞的功能。据报道，内质网应激会增加多种炎症因子，包括巨噬细胞中的 IL-6 和 IL-23；肿瘤细胞的内质网应激反应还通过释放内质网应激相关分子来影响免疫细胞的清除功能进而促进肿瘤的存活、进展和转移；内质网应激的肝癌细胞（Exo-TM）的外泌体促进了程序性死亡配体 1（PD-L1）和炎症的表达，因此内质网应激促进肿瘤细胞逃避免疫监视而增加其存活能力。

（2）内质网是负责多种细胞功能的主要细胞器，包括蛋白质折叠和成熟及细胞稳态的维持，是蛋白质合成和修饰的重要场所。内质网应激由多种因子激活，触发 UPR，恢复体内平衡或激活细胞死亡。内质网中储存钙，内质网应激会引起细胞的凋亡，最近的研究结果表明，棕榈酸（PA）增强了内质网应激标记基因（如 GRP78 和 CHOP）的表达，内质网应激在 PA 触发的 H9C2 心肌细胞凋亡中起重要作用，PA 在肝癌细胞、肾细胞和胰岛 B 细胞中诱导内质网应激和凋亡。糖尿病性心肌病的发病率和死亡率占糖尿病相关发病率和死亡率的 50% 以上。血液中游离脂肪酸水平升高会导致各种肥胖相关疾病的发展，如糖尿病性心肌病。其中糖尿病性心肌病由多种分子机制介导，其中就包括内质网应激。

（3）癌细胞具有产生化疗耐药性的能力，这是癌症治疗期间的持久性问题。内质网可以

通过促进蛋白质的正确折叠和内质网介导的未折叠或错误折叠蛋白质的降解来恢复体内平衡
或激活细胞凋亡。通过促进癌细胞的凋亡来减少因耐药性产生导致的治疗效果下降。

（4）哈金森-吉尔福德早衰综合征（HGPS）是由人早衰蛋白（progerin）引起的一种罕见
遗传疾病，progerin 是一种突变的 lamin A 变种。HGPS 患者通常因为动脉粥样硬化的并发症
表现出加速衰老并过早死亡。最近研究发现，progerin 促进 VSMC 的丧失进而加速了动脉粥样
硬化的形成，导致载脂蛋白 E 基因敲除小鼠的过早死亡。而内质网应激和未折叠蛋白质反应
作为 VSMC 凋亡的驱动因子，该应激途径也在来自 HGPS 患者的细胞中被激活。这表明内质
网应激和 UPR 可以作为治疗 HGPS 的新兴潜在机制和靶向药物治疗的研发方向。

（5）Hcy 在内质网的作用：同型半胱氨酸通过内质网应激途径诱导 TRB3 基因表达，同
型半胱氨酸可能通过破坏二硫键形成和激活未折叠蛋白质反应而引起内质网应激。当人脐静脉
内皮细胞暴露于高于生理浓度的同型半胱氨酸时，内质网应激反应基因会表达出相应的调节蛋
白，如 GRP78/BiP（葡萄糖调节蛋白）、CHOP/GADD153（CEBP 同源蛋白）和 DNA 损伤诱
导蛋白 153 等。CHOP/GADD153 表达的增加会导致细胞功能障碍，其过表达会增强内质网应
激诱导的细胞生长停滞或凋亡。高同型半胱氨酸血症与肝再生受损的相关联使我们观察到了同
型半胱氨酸对肝细胞增殖的细胞毒性作用。同型半胱氨酸通过内质网应激途径诱导 TRB3 表
达，引起 G_1 期细胞周期停滞。其中内质网应激还会导致蛋白激酶 B 去磷酸化，内源性 TRB3
的减少明显降低了同型半胱氨酸对细胞增殖和蛋白激酶 B 磷酸化的抑制作用。通过抑制 TRB3
介导的蛋白激酶 B 去磷酸化来逆转同型半胱氨酸介导的细胞生长停滞。这些结果表明，TRB3
是同型半胱氨酸信号联系中的关键分子，为高同型半胱氨酸血症在肝再生损伤的机制提供了理
论基础（图 10-4）。

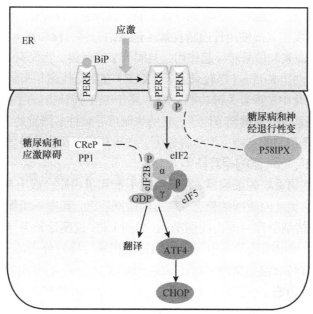

图 10-4　同型半胱氨酸通过内质网应激途径诱导 TRB3 基因表达示意图

内质网应激增强时，PERK 无法磷酸化 eIF2α，从而导致 PERK 下游的蛋白翻译减少，eIF2α 的磷酸化/失活和下游信号转导得到增
强。同时会导致 P58 IPK 编码突变，引起糖尿病和神经退行性病变，P58 IPK 失活导致 PERK 的活性增加和 eIF2α 磷酸化。PERK：
激酶 R 样内质网激酶；BiP：重链结合蛋白；CReP：eIF2α 组成型阻遏物磷酸化；PP1：蛋白磷酸酶 1；eIF2β：真核翻译起始因子
2B；eIF5：真核翻译起始因子 5；CHOP：EBP 同源蛋白

（二）脂代谢

脂代谢是指人体内脂肪在肝中通过胆汁乳化成微小颗粒，并在胰腺与小肠里被脂肪酸水解成三酰甘油和游离脂肪酸，进而经小肠吸收水解为甘油、脂肪酸等小分子物质。而后三酰甘油、脂肪酸、酮体和磷脂等再分解与合成的过程就称作脂代谢。

1. 脂代谢对肝的影响　　肝对于脂代谢的控制在机体代谢适应性中是至关重要的。在肝中，脂肪三酰甘油脂肪酶（ATGL）主要用作三酰基甘油（TAG）脂肪酶控制细胞内大部分的脂质循环。因此，ATGL 的表达用于调节肝脂代谢的功能。研究发现，E3 泛素连接酶 COP1（也称为 RFWD2）与 ATGL 的共有 VP-基序结合，并通过 K-48 连接的多泛素化（主要在赖氨酸 100 残基）将其靶向蛋白酶体降解。因此，COP1 是调节肝细胞脂肪酸动员和氧化的关键调节剂。COP1 介导的肝内脂代谢需要最佳的 ATGL 表达来调节代谢结果。在体内，腺病毒介导的 COP1 消耗改善了高脂肪饮食（HFD）诱导的小鼠肝脂肪变性并改善了肝功能。因此 COP1 可作为非酒精性脂肪肝病（NAFLD）的潜在治疗靶点。

2. 生物铁对脂代谢的作用　　铁对脂质的氧化代谢至关重要。水溶性血红素铁（WSHI）是一种用于补充铁的功能性食品添加剂，研究发现其可影响高脂肪饮食的小鼠腹部脂肪积累和脂代谢速率。运动训练的小鼠肾周脂肪组织明显减少；喂食 WSHI 小鼠脂蛋白脂肪酶和激素敏感脂肪酶的 mRNA 水平显著增加；喂食 WSHI 小鼠其附睾脂肪组织中脂肪三酰甘油脂肪酶的 mRNA 水平增加；喂食 WSHI 还显著降低肝中脂肪酸氧化相关酶的 mRNA 水平。所以补充铁剂可以充分减少脂肪的积累。

3. 脂代谢紊乱的影响　　在人体中，脂代谢紊乱可导致脂肪细胞和其他组织中的脂肪累积，从而导致肥胖和糖尿病。最近的一些报道也表明，脂肪组织中的脂肪堆积是导致许多类型癌症的重要因素之一，如结肠癌、乳腺癌、胆囊癌、卵巢癌、胰腺癌、肾癌和食管癌。肥胖、糖尿病和心脏病与脂肪食物的过度摄入或使用普通膳食盐（包括钠、钙、镁和钾）的不规律性密不可分。人体通过酶、维生素、激素和信号转导起作用，共同调节脂代谢。脂代谢受激素和转录因子的复杂网络调节。已知哺乳动物 Kruppel 样转录因子（KLF）在脂肪代谢和脂肪与非脂肪组织（胰腺、肝或肌肉）中的脂质转化中发挥着关键功能。KLF 属于 Sp1 样锌指蛋白家族，KLF 蛋白是呼吸系统、血液系统和免疫系统的关键调节因子，它的失调可导致许多严重的人类疾病，这些疾病得到 KLF 可以调节的分子机制的支持，如细胞分化、增殖和凋亡及信号转导、脂肪生成。

（三）内质网应激与脂代谢的相互作用

内质网作为真核生物重要的细胞器，在调节钙平衡和蛋白质合成上起着重要的作用。许多生理性或病理性损伤会扰乱内质网的稳态，称为内质网应激。其中一组保守的细胞内信号转导途径 UPR 被激活以维持细胞存活的内质网功能，然而 UPR 过度延长会导致细胞凋亡进而引起损伤。同时在脂代谢过程中脂质及其中间产物的过量积累会导致外周器官（包括肝、心脏、肌肉和胰岛）的代谢异常和细胞死亡。

1. 两种机制的相互影响　　我们已经知道体内内质网的平衡会被许多损伤所破坏，包括药理学扰动、内质网伴侣蛋白或其相应蛋白酶的基因突变，通过内膜系统的蛋白质表达升高、病毒感染、Ca^{2+} 或氧化还原状态的改变，以及过少或过度摄入营养素（如脂类）。内质网腔中未折叠或错误折叠的蛋白质的积累激活了 UPR 的细胞内信号转导途径。UPR 调节内质网中脂质和蛋白质组分的合成，以适应对不同生理和病理条件下蛋白质折叠和其他内质网功能的要求。内质网也是合成甾醇和磷脂的主要位点，其构成生物膜的大部分脂质组分。此外，参与脂代谢的许多酶和调节蛋白也存在于内质网中。因此，内质网在控制细胞的膜脂质组成和膜脂质稳态中起重要作用。同时脂肪在过度热量摄取的情况下合成，以储存能量。脂肪细胞是储存多余脂质的特定细胞。然而，脂肪过多导致脂质在非脂肪组织中累积，包括胰腺、肝、肌肉和心脏，导致细胞功能障碍和相关病理损伤的发生，因此这种脂代谢异常是代谢性疾病和胰岛素抵抗的根本原因。鉴于内质网在脂代谢中的关键作用，了解内质网稳态与脂代谢异常之间的联系是很重要的。

2. 修饰的识别域　由于参与脂代谢的许多酶位于内质网中，因此内质网是脂代谢的主要部位。尽管 UPR 最初的功能被认为是维持内质网中的蛋白质稳态，但现在许多研究表明 UPR 在维持脂代谢和脂质稳态中起着重要作用。UPR 通过抑制中枢脂肪生成调节因子，使甾醇调元件结合蛋白（SREBP）-1c 激活；在肝中表达 BiP 可减轻肝脂肪变性并改善葡萄糖稳态，表明内质网应激在肝脂代谢中起关键作用。内质网应激和脂代谢之间的关联是由于发现 S1P 和 S2P 加工酶也切割和激活 SREBP、SREBP-1c 和 SREBP-2，调节胆固醇和其他脂质的生物合成（图 10-5）。

此外，抗氧化治疗可以预防 ERD 的氧化应激来减少细胞凋亡，甚至改善蛋白质折叠。这可能涉及 Ca^{2+} 通量调节线粒体氧化磷酸化、增加脂肪酸氧化、内质网中二硫键形成过程中游离巯基的氧化和氧合酶的诱导（如一氧化氮合成酶）来抑制氧化反应。研究发现，抗精神病药诱导 PERK 和 eIF2α 磷酸化，通过激活 SREBP-1c 和 SREBP-2 导致肝细胞中脂质积累增加，这表明了 PERK-eIF2α 途径调节脂肪生成和肝脂肪变性。同时 PERK/eIF2α 途径的下游基因 ATF4 也参与脂代谢，CHOP 似乎也通过抑制编码 C/EBPα 和其他与脂代谢相关的蛋白质的基因参与脂代谢（图 10-6）。

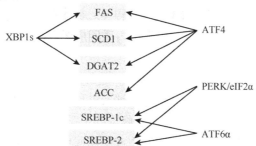

图 10-5　内质网应激和未折叠蛋白质应答会改变脂质代谢中基因的表达示意图

PERK/eIF2 磷酸化可激活 SREBP-1c 和 SREBP-2。ATF4 上调 SCD1、FAS、ACC 和 SREBP-1c 的表达。XBP1 调节 SCD1、DGAT2 和 ACC 的表达。ATF6 与 SREBP-2 相互作用以抗拮 SREBP-2 介导的生脂基因转录；ATF6 还会上调 SREBP-1c 表达。XBP1s：X-box 结合蛋白 1；FAS：脂肪酸合成酶；SCD1：硬脂酰辅酶 A 去饱和酶 1；DGAT2：二酰甘油酰基转移酶；ACC：乙酰辅酶 A 羧化酶；SREBP-1c：甾醇调节元件结合蛋白 1c；SREBP-2：甾醇调节元件结合蛋白 2；ATF4：转录因子 4；PERK/eIF2α：激酶 R 样内质网激酶/真核翻译起始因子 2α；ATF6α：转录因子 6

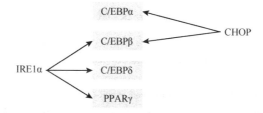

图 10-6　内质网应激中肌醇必需酶 1 与 C/EBP 同源蛋白联系示意图

CHOP 可以负性调节 C/EBP 和 C/EBP 的活性。IRE1 通过抑制 C/EBP 家族和 PPAR 的表达参与脂质代谢。IRE1α：肌醇必需酶 1α；C/EBPα：CCAAT-增强子结合蛋白 α；C/EBPβ：CCAAT-增强子结合蛋白 β；C/EBPδ：CCAAT-增强子结合蛋白 δ；PPARγ：过氧化物酶体增殖剂激活受体 γ；CHOP：C / EBP 同源蛋白

3. 两种修饰的联系　目前发现修饰的核心过程包括以下三方面。

（1）在没有 IRE1α 的情况下，蛋白质二硫键异构酶减少，其与微粒体三酰甘油转移蛋白一起作用以促进中性脂质向光滑内质网腔的递送以进行 VLDL 组装。

（2）ATF6α 通路也在应激诱导的脂质积累中起作用。当喂食高脂肪饮食时，ATF6α 小鼠出现肝脂肪变性和葡萄糖耐受不良，并伴有 SREBP-1c 表达增加；另一方面，在斑马鱼中过表达 ATF6 的功能活性核片段导致脂肪肝，表明 ATF6α 的微调可能对预防肝脂肪变性很重要。

（3）与不饱和脂肪酸（如油酸盐）相比，饱和脂肪酸（SFAs）（如棕榈酸酯）可激活 UPR，随后诱导细胞凋亡，这表明 SFAs 具有有害作用。SFAs 诱导内质网应激和 UPR、CHOP、ATF4、ATF6α 的 mRNA 表达增加，内质网应激和 UPR 介导 SFAs 诱导的胰岛 B 细胞脂毒性，通过内质网应激直接或间接损害胰岛 B 细胞功能。

4. 蛋白质棕榈酰化　是一种主要的翻译后修饰，由棕榈酸盐处理胰岛素瘤细胞诱导相关的细胞死亡。当棕榈酰化被 2-溴棕榈酸（一种不可代谢的棕榈酸形式）抑制时，胰岛素瘤细胞和孤立胰岛中内质网应激的诱导和半胱天冬酶活性的激活减弱，表明蛋白质棕榈酰化，神经酰胺产生或 SFAs 诱导的内质网应激中的脂肪酸氧化。另一方面，棕榈酸酯处理的胰岛素瘤细胞的脂质组学筛选发现，鞘脂代谢改变可能与从内质网到高尔基体的有缺陷的蛋白质运输和内质网脂筏的破坏有关，导致内质网应激和随后的胰岛 B 细胞死亡。此外，棕榈酸酯治疗胰岛素瘤细胞会影响神经酰胺从内质网向高尔基体的运输，从而促进神经酰胺在内质网中的积累和通过内质网应激的脂毒性。棕榈酸诱导的脂毒性也可以由改变的磷脂组成和随之而来的膜刚性和流动性的变化引起，已知它们诱导 UPR 信号转导。棕榈酸可能还会消耗胰岛素瘤细胞中的内质网 Ca^{2+} 储存，进而导致蛋白质错误折叠和内质网应激。另一方面，棕榈酸盐处理激活胰岛瘤细胞中的自噬以防止脂毒性。

（四）小结

已经发现，一方面内质网应激和 UPR 途径涉及外周组织中的脂代谢和脂毒性。由各种刺激引起的内质网应激通过调节参与脂质合成或修饰的关键酶的表达水平来影响脂代谢。另一方面，内质网应激通过内质网应激诱导的细胞凋亡或磷脂膜组成的调节来介导几种外周器官中的脂代谢异常。目前我们虽然进行了大量的研究，但仍未完全了解内质网应激是如何介导每个外周器官的脂代谢异常。如内质网应激引起的神经酰胺积聚似乎可加速胰腺 B 细胞死亡，但其在肝细胞中的作用尚不清楚。但是，缓解内质网应激可能会阻止几种器官的脂毒性，这表明内质网应激可能是与脂质积累相关的疾病的潜在治疗靶点。因此，进一步研究这些机制以调节 UPR 活性，减少细胞凋亡和减少脂代谢异常，达到治疗疾病的目的。

参 考 文 献

Abdullahi A, Stanojcic M, Parousis A, et al. 2017. Modeling Acute ER Stress in Vivo and in Vitro. Shock, 47（4）: 506-513.

Acosta-Alvear D, Zhou Y, Blais A, et al. 2007. XBP1 controls diverse cell type- and condition-specific transcriptional regulatory networks. Mol. Cell, 27: 53-66.

Afonyushkin T, Oskolkova OV, Bochkov VN, 2012. Permissive role of miR-663 in induction of VEGF and activation of the ATF4 branch of unfolded protein response in endothelial cells by oxidized phospholipids. Atherosclerosis, 225（1）: 50-55.

Bernelot Moens S J, Schnitzler G R, Nickerson M, et al. 2012. Rapid estrogen receptor signaling is essential for the protective effects of estrogen against vascular injury. Circulation, 126（16）: 1993-2004.

Chappell G, Kutanzi K, Uehara T, et al. 2013. Genetic and epigenetic changes in fibrosis-associated hepatocarcinogenesis in mice. Int J Cancer, 14.

Choi WI, Jeon BN, Yoon JH, et al. 2013. The proto-oncoprotein FBI-1 interacts with MBD3 to recruit the Mi-2/NuRD-HDAC complex and BCoR and to silence p21WAF/CDKN1A by DNA methylation. Nucleic Acids Res, 41 (13): 6403-6420.

Clarke HJ, Chambers JE, Liniker E, et al. 2014. Endoplasmic reticulum stress in malignancy. Cancer Cell, 25: 563-573.

Cnop M, Toivonen S, Igoillo-Esteve M, et al. 2017. Endoplasmic reticulum stress and eIF2α phosphorylation: The Achilles heel of pancreatic β cells. Mol Metab, 6 (9): 1024-1039.

Cong G, Jia S, Luo C, et al. 2012. Folic acid prevents Bcl-2 hypomethylation in rats with hyperhomocysteinemia. Wei Sheng Yan Jiu, 41 (2): 268-272.

Cubillos-Ruiz JR, Bettigole SE, Glimcher LH, 2017. Tumorigenic and immunosuppressive effects of endoplasmic reticulum stress in cancer. Cell, 168: 692-706.

Cui W, Ma J, Wang X, et al. 2013. Free fatty acid induces endoplasmic reticulum stress and apoptosis of β-cells by Ca^{2+}/calpain-2 pathways. PLoS One, 8 (3): e59921.

Dogru T, Sertoglu E, Celebi G, et al. 2014. Endothelial dysfunction and carotid atherosclerosis in non-alcoholic fatty liver disease. Ups J Med Sci, 119 (1): 58-59.

Fan L, Sun G, Ma T, et al. 2013. Melatonin reverses tunicamycin-induced endoplasmic reticulum stress in human hepatocellular carcinoma cells and improves cytotoxic response to doxorubicin by increasing CHOP and decreasing survivin. J Pineal Res, 55: 184-194.

Fernandez A, Matias N, Fucho R, et al. 2013. AS Mase is required for chronic alcohol induced hepatic endoplasmic reticulum stress and mitochondrial cholesterol loading. J Hepatol, 59 (4): 805-813.

Guan G, Lei L, Lv Q, et al. 2019. Curcumin attenuates palmitic acid-induced cell apoptosis by inhibiting endoplasmic reticulum stress in H9C2 cardiomyocytes.Hum Exp Toxicol, 12: 960327119836222.

Hammouda O, Chtourou H, Aloui A, et al. 2013. Concomitant effects of ramadan fasting and time-of-day on apolipoprotein AI, B, Lp-a and homocysteine responses during aerobic exercise in tunisian soccer players. PLoS One, 8 (11): e79873.

Hassler J R, Scheuner D L, Wang S, et al. 2015. The IRE1alpha/XBP1s pathway is essential for the glucose response and protection of β cells. PLoS Biol, 13: e1002277.

Jiang Y, Zhang H, Sun T, et al. 2012. The comprehensive effects of hyperlipidemia and hyperhomocysteinemia on pathogenesis of atherosclerosis and DNA hypomethylation in ApoE$^{-/-}$ mice. Acta Biochim Biophys Sin (Shanghai), 44 (10): 866-875.

Julve J, Escolà-Gil JC, Rodríguez-Millán E, et al. 2013. Methionine-induced hyperhomocysteinemia impairs the antioxidant ability of high-density lipoproteins without reducing in vivo macrophage-specific reverse cholesterol transport. Mol Nutr Food Res, 57 (10): 1814-1824.

Kaneko M, Imaizumi K, Saito A, et al. 2017. ER Stress and Disease: Toward Prevention and Treatment. Biol Pharm Bull, 40(9): 1337-1343.

Kim GH, Ryan JJ, Archer SL, 2013. The role of redox signaling in epigenetics and cardiovascular disease. Antioxid Redox Signal, 18(15): 1920-1936.

Koz ST, Etem EO, Baydas G, et al. 2012. Effects of resveratrol on blood homocysteine level, on homocysteine induced oxidative stress, apoptosis and cognitive dysfunctions in rats. Brain Res, 1484: 29-38.

Lakshmanan AP, Harima M, Suzuki K, et al. 2013. The hyperglycemia stimulated myocardial endoplasmic reticulum(ER)stress contributes to diabetic cardiomyopathy in the transgenic non-obese type 2 diabetic rats: a differential role of unfolded protein response (UPR) signaling proteins. Int J Biochem Cell Biol, 45 (2): 438-447.

Lee BR, Chang SY, Hong EH, et al. 2014. Elevated endoplasmic reticulum stress reinforced immunosuppression in the tumor microenvironment via myeloid-derived suppressor cells. Oncotarget, 5: 12331-12345.

Li Y, Guo Y, Tang J, et al. 2014. New insights into the roles of CHOP-induced apoptosis in ER stress. Acta Biochim Biophys Sin (Shanghai), 46 (8): 629-640.

Ma K, Vattem K M, Wek R C, 2002. Dimerization and release of molecular chaperone inhibition facilitate activation of eukaryotic initiation factor-2 kinase in response to endoplasmic reticulum stress. J. Biol. Chem, 277: 18728-18735.

Meng CF, Zhu XJ, Peng G, et al. 2009. Promoter histone H3 lysine 9 di-methylation is associated with DNA methylation and aberrant expression of p16 in gastric cancer cells. Oncology Reports, 22 (5): 1221-1227.

Namjoshi DR, Martin G, Donkin J, et al. 2013. The liver X receptor agonist GW3965 improves recovery from mild repetitive traumatic brain injury in mice partly through apolipoprotein E. PLoS One, 8 (1): e53529.

Nie T, Yang S, Ma H, et al. 2016. Regulation of ER stress-induced autophagy by GSK3β-TIP60-ULK1 pathway.Cell Death Dis, 7 (12):

e2563.

Noll C, Lameth J, Paul JL, et al. 2013. Effect of catechin/epicatechin dietary intake on endothelial dysfunction biomarkers and proinflammatory cytokines in aorta of hyperhomocysteinemic mice. Eur J Nutr, 52 (3): 1243-1250.

Novoa I, Zeng H, Harding H P, et al. 2001. Feedback inhibition of the unfolded protein response by GADD34-mediated dephosphorylation of eIF2α. J. Cell Biol, 153: 1011-1022.

Rachidi S, Sun S, Wu BX, et al. 2015. Endoplasmic reticulum heat shock protein gp96 maintains liver homeostasis and promotes hepatocellular carcinogenesis. J Hepatol, 62: 879-888.

Russ BE, Prier JE, Rao S, et al. 2013. T cell immunity as a tool for studying epigenetic regulation of cellular differentiation. Front Genet, 12 (4): 218.

Rutkowski DT, Kaufman RJ, 2004. A trip to the ER: coping with stress. Trends Cell Biol, 14 (1): 20-28.

Sarvani C, Sireesh D, Ramkumar KM, 2017. Unraveling the role of ER stress inhibitors in the context of metabolic diseases. Pharmacol Res, 119: 412-421.

Scheuner D, Song B, McEwen E, et al. 2001. Translational control is required for the unfolded protein response and in vivo glucose homeostasis. Mol. Cell, 7: 1165-1176.

Shen J, Chen X, Hendershot L, et al. 2002. ER stress regulation of ATF6 localization by dissociation of BiP/GRP78 binding and unmasking of Golgi localization signals. Dev Cell, 3 (1): 99-111.

Shukla N, Wan S, Angelini GD, et al. 2013. Low nanomolar thapsigargin inhibits the replication of vascular smooth muscle cells through reversible endoplasmic reticular stress. Eur J Pharmacol, 714 (1-3): 210-217.

Song S, Tan J, Miao Y, et al. 2018. Crosstalk of ER stress-mediated autophagy and ER-phagy: Involvement of UPR and the core autophagy machinery. J Cell Physiol, 233 (5): 3867-3874.

Strahl BD, Allis CD, 2000. The language of covalent histone modifications. Nature, 403 (6765): 41-45.

Thambirajah AA, Ng MK, Frehlick LJ, et al. 2012. MeCP2 binds to nucleosome free (linker DNA) regions and to H3K9/H3K27 methylated nucleosomes in the brain. Nucleic Acids Res, 40 (7): 2884-2897.

Wang H, Liu Y, Zhu L, et al. 2014. 17β-estradiol promotes cholesterol efflux from vascular smooth muscle cells through a liver X receptor α-dependent pathway. Int J Mol Med, 33 (3): 550-558

Wang H, Yoshizumi M, Lai K, et al. 2007. Inhibition of growth and p21ras methylation in vascular endothelial cells by homocysteine but not cysteine. J Biol Chem, 272 (40): 25380-25385.

Weng S, Sprague JE, Oh J, et al. 2013. Vitamin D deficiency induces high blood pressure and accelerates atherosclerosis in mice. PLoS One, 8 (1): e54625.

Wu J, Rutkowski D T, Dubois M, et al. 2007. ATF6alpha optimizes long-term endoplasmic reticulum function to protect cells from chronic stress. Dev. Cell, 13: 351-364.

Yamaguchi H, Wang H G, 2004. CHOP is involved in endoplasmic reticulum stress-induced apoptosis by enhancing DR5 expression in human carcinoma cells. J. Biol. Chem, 279: 45495-45502.

Yideng J, Jianzhong Z, Ying H, et al. 2007. Homocysteine-mediated expression of SAHH, DNMT, MBD2 and DNA hypomethylation potential pathogenic mechanism in VSMCs. DNA and Cell Biology, 26 (8): 603-611.

Yideng J, Zhihong L, Jiantuan X, et al. 2008. Homocysteine-mediated PPARalpha, gamma DNA methylation and its potential pathogenic mechanism in monocytes. DNA and Cell Biology, 27 (3): 143-150.

Yin Y, Sun G, Li E, et al. 2017. ER stress and impaired autophagy flux in neuronal degeneration and brain injury. Ageing Res Rev, 34: 3-14.

Zha L, Fan L, Sun G, et al. 2012. Melatonin sensitizes human hepatoma cells to endoplasmic reticulum stress-induced apoptosis. J Pineal Res, 52: 322-331.

Zhang Y, Li Q, Chen H, 2013. DNA methylation and histone modifications of Wnt genes by genistein during colon cancer development. Carcinogenesis, 34 (8): 1756-1763.

Zhou J, Werstuck GH, Lhoták S, et al. 2004. Association of multiple cellular stress pathways with accelerated atherosclerosis in hyperhomocysteinemic apolipoprotein E-deficient mice. Circulation, 110 (2): 207-213.

第11章 SIRT1 介导组蛋白乙酰化在同型半胱氨酸致动脉粥样硬化中的作用及特异性 miRNA 调控机制

一、课题设计

动脉粥样硬化（AS）是以脂代谢紊乱为特征的全身性疾病，前期研究同型半胱氨酸致 AS 时发现不同基因 DNA 高、低甲基化并存，提示存在更深层次机制；组蛋白乙酰化具有协同 DNA 甲基化调控基因转录的作用，但 Hcy 是否通过组蛋白乙酰化异常致 AS 未见报道。而 miRNA 是基因表达调控的重要方式，因此本课题拟复制 HHcy AS 模型，免疫印迹检测组蛋白乙酰化的改变，阐明 H3 和 H4 乙酰化在 AS 中的作用；定量 PCR 等检测组蛋白乙酰转移酶（HDAC）、组蛋白去乙酰化酶（HAT）及沉默信息调节因子 1（SIRT1）的表达，构建针对 SIRT1 的过表达和抑制表达载体转染，阐明组蛋白乙酰化的机制并确定 SIRT1 是关键靶基因；运用微阵列技术筛选 Hcy 特异性 miRNA，转染 miRNA 抑制物和过表达载体，观察其对组蛋白乙酰化的影响；构建携载 SIRT1 重组质粒及突变荧光素酶报告质粒并转染，探讨特异性 miRNA 靶向调控 SIRT1 的机制，确定关键靶点，为 AS 靶向治疗提供理论依据。

AS 是以脂代谢紊乱为特征的慢性炎症性疾病，而 HHcy 是 AS 的独立危险因子，其致病率高，危害性大，且目前尚无有效的防治方法，因此深入探讨 HHcy 致病机制已成为医学领域所关注的焦点问题。在体内，Hcy 通过甲硫氨酸循环的转甲基途径将甲基转移至 DNA 和蛋白质等受体从而发挥生物学效应，因此基因甲基化修饰调控成为研究 Hcy 致病的新途径。课题组前期也观察到 DNA 甲基化是 Hcy 引起 AS 的重要机制，但仍存在以下问题：为何相同条件下不同基因 DNA 高、低甲基化并存，这提示存在更深层次的调控机制。组蛋白乙酰化和 DNA 甲基化是基因表达调控的重要方式，且组蛋白乙酰化具有协同 DNA 甲基化调控基因转录的作用，而且课题组前期也观察到 Hcy 干预后组蛋白乙酰化水平及相关因子的变化，但是其具体机制仍不清楚。故如能阐明 Hcy 引起 AS 时组蛋白乙酰化的调控机制，并能确定其关键靶点，将为防治 AS 提供理论依据。

组蛋白乙酰化参与基因转录调控，是表观遗传学的重要内容之一，组蛋白包括 H1、H2A、H2B、H3、H4。研究表明 H3、H4 的乙酰化，在哺乳动物更为普遍，乙酰化主要发生在组蛋白 H3 和 H4 尾部比较保守的赖氨酸残基上，组蛋白乙酰化通过调控相应基因调节区的乙酰化程度从而引起基因沉默。而组蛋白乙酰化/去乙酰化修饰是基因转录调控的关键机制之一，其中组蛋白乙酰化由 HAT 和 HDAC 共同催化染色质区域核心组蛋白的乙酰化改变而发挥调控作用，HDAC 是维持染色体基本组成单位核小体中组蛋白乙酰化的关键酶类之一，其家族有 I、Ⅱ、Ⅲ和Ⅳ等 4 大类共 18 个成员，分别有不同的细胞定位而呈现不同的生物学功能。许多研究证实组蛋白乙酰化高或低在疾病发生中起重要作用，Zhu G 报道在急性前髓细胞白血病（APL）患者中有 4 种基因与视黄酸受体 A 基因相融合产生融合蛋白，这种由于染色体易位产生的融合癌基因产物可以通过招募 HDAC 而造成维甲酸信号途径转录抑制，致使粒细胞成熟障碍导致 APL 的发生；Iguchi H 等在胰岛素瘤细胞中用染色质免疫沉淀法显示，增强 SOX6 表达可明显诱导 cyclin D1 启动子 H3 与 H4 的乙酰化水平，用 HDAC 抑制剂和免疫共沉淀分析显示 SOX6 通过与 HDAC1 及 β-连珠蛋白作用而抑制 cyclin D1 的活性；Malonia SK1 等发现在乳腺癌细胞系中 SMAR1（一种基质相关蛋白）160～350 位点通过募集作用形成的复合物通过对 cyclin D1 的启动子上游长达 5kb 的基因座去乙酰化而发挥 cyclin D1 启动子的抑制作用，且发现在此乳腺癌细胞系中 cyclin D1 的高诱导表达与 SMAR1 水平的降低有明显关联，以上研究表明有机体内组蛋白乙酰化/去乙酰化之间的失衡是疾病发生、发展的直接诱因。同时，组蛋白乙酰化在心血管疾病中的作用也引起了人们的广泛关注，有报道显示注射粒细胞巨噬细胞集落刺激因子（GM-CSF）可诱导组蛋白 H4 乙酰化，上调 GM-CSF 的表达，抑制 NF-κB 介导的炎症信号途径，降低心血管患者及球囊损伤后的大鼠血管新内膜形成，抑制 AS 的进展；也有报道 HDAC 调节 NF-κB 的去乙酰化，可促进其与抑制蛋白 IKB-α 的作用，促进 NF-κB 从细胞核进入细胞质，从而抑制 NF-κB 的活化及介导的炎症基因表达；Zampetaki 等研究发现，在血流紊乱区域，HDAC3 通过上调 Akt 活性以维持内皮的完整性，当 HDAC-3 表达下调时 ApoE$^{-/-}$鼠发生严重的 AS 病变，而他汀类药物则诱导 HDAC-1 和 HDAC-2 与 Il8 及 MCP1 基因启动子的结合，从而抑制 Il8 及 MCP1 的表达，以上研究表明组蛋白乙酰化/去乙酰化也是心血管疾病的重要机制，但其确切的作用及能否成为心血管疾病治疗药物作用的靶点仍有待深入探究。Hcy 是甲硫氨酸循环的中间环节，也是蛋白质和 DNA 甲基化的主要供体，并已证实 Hcy 通过调控组蛋白乙酰化和 DNA 甲基化参与疾病的发生，提示组蛋白乙酰化参与了 Hcy 致 AS 的形成，因此如能阐明 HHcy 中组蛋白乙酰化的作用机制，将为防治 AS 提供新思路。

SIRT1 是一种 NAD^{+}依赖的组蛋白去乙酰化酶，主要定位于常染色质中，属于第三类 HDAC，是目前研究最为深入的一类 SIRT，SIRT1 具有调控组蛋白/非组蛋白去乙酰化的作用，可以影响基因的转录，并且还可以通过使下游靶基因去乙酰化，在基因转录调控、炎症与氧化应激和细胞凋亡与生存方面发挥广泛的作用。研究发现在层流环境下，人脐静脉内皮细胞内 AMPK 和 SIRT1 表达升高，细胞内 NAD^{+}含量和 SIRT1 活性增强，且 SIRT1 还可以通过去乙酰化作用，激活 eNOS 促进 NO 产生；另有研究证实，在 ApoE$^{-/-}$鼠血管内皮细胞内过表达 SIRT1，能抑制高脂饮食导致 AS 的过程；Villalba JM 等证实 SIRT1 可直接使 NF-κB 的 RelA/p65 亚基的第 301 位赖氨酸去乙酰化，并抑制 NF-κB 的活性，从而降低炎症分子（如 TNF-α、IL-6）及趋化因子（如 MCP-1 等）的表达；Orecchia A 等发现 SIRT1 可以下调巨噬细胞炎症因子 iNOS 和 ICAM1 的表达，抑制脂质堆积和泡沫细胞形成，而利用 SIRT1 的 RNAi 及抑制剂 sirtinol 可以逆转这个过程；Zeng HT 发现 SIRT1 可以与肝 X 受体（LXR-α）相互作用，SIRT1 与 LXR-α 结合后，可促使 LXR-α 去乙酰化，而敲除 SIRT1 基因后，将导致 LXR-α 的靶基因（如 ABCA1）的表达减少，细胞内胆固醇流出减少，表明 SIRT1 可以通过组蛋白去乙酰化抑制基因转录，是调控组蛋白修饰介导脂质和炎症代谢的关键靶基因。研究发现多种抑制剂（如烟酰胺、sirtinol 和反苯环丙胺等）可以阻断 SIRT1 的作用；Dehennaut V 等发现小类泛素修饰因子 SUMO 能够与 CoREST1 的 SIM（SUMO-interaction motif）结构域结合，增强 SIRT1 的活性，解除 SUMO 结合后，SIRT1 活性明显降低；Lu L 等研究发现组蛋白泛素化酶（EZH2）可以激活 SIRT1 活性，应用泛素化酶抑制剂 actacystin 抑制组蛋白泛素化活性后，SIRT1 的去乙酰化酶活性也被抑制；Zheng Xue 研究发现，SATB1 与 III 类蛋白去乙酰化酶 SIRT1 相互作用，并被 SIRT1 去乙酰化，体外去乙酰化实验表明，位于 SATB1 蛋白的 PDZ 结构域内的第 136 位和第 175 位赖氨酸是 SIRT1 去乙酰化的位点，在 K562 细胞中，SIRT1 结合在有 SATB1 结合的特定 MAR

元件上，并通过促进 SATB1 介导的 MAR 元件间的相互靠近上调 ε-珠蛋白基因的表达，提示 SIRT1 调节的组蛋白乙酰化反应可受多个正向或负向调节因子调控。课题组前期在 ApoE$^{-/-}$ 鼠 HHcy AS 模型上采用 qRT-PCR 和蛋白印迹技术已观察到 AS 斑块中 SIRT1 表达发生显著变化，在泡沫细胞中转染 SIRT1 重组过表达载体，不同浓度 Hcy 干预后，发现组蛋白乙酰化水平改变，但在 HHcy 中 SIRT1 受哪些因素的影响及具体调控机制尚未清楚。因此，深入研究 SIRT1 的作用有助于阐明 Hcy 引起 AS 时基因转录调控的机制，为疾病治疗和药物开发提供理论依据。

miRNA 是一种长度约 22 个核苷酸的内源性非编码 RNA 分子，能够通过碱基互补配对结合到靶基因 mRNA 的 3′非翻译区（UTR），抑制靶基因的翻译导致其 mRNA 降解，在转录后水平发挥基因沉默效应，这为疾病的研究提供了新途径。不同组织和细胞具有特异性的 miRNA，正常组织与病理组织中 miRNA 的表达存在显著差异，因此，为了寻找和确定各种疾病的特异性，miRNA 已成为探索疾病的新靶点，阐明特异性 miRNA 的作用机制，对于疾病的早期诊断、预后监测与评估及靶向治疗都具有重要意义。有研究表明，在天然免疫应答中，miR-145 通过抑制巨噬细胞 HDAC-1 的表达，促进 IL-10 基因乙酰化，上调 IL-10 的表达进而间接抑制 IL-12 P70 的表达，从而使免疫应答处于适度状态；有报道在人脂肪源间充质干细胞（hADMSC）中，miR-22 可以通过靶向调节 HDAC-6，从而抑制 hADMSC 成脂分化及促进成骨分化。以上研究表明 miRNA 通过调控乙酰化关键酶引起了组蛋白乙酰化改变。Zhang HS 等发现 miR-217 可以作用于 SIRT1 3′UTR 使其表达下调，从而调节衰老和血管生成；同时 Gastro RE 等报道 miR-34a 可以抑制 SIRT1 表达，调控 miR-34-SIRT1-p53 信号途径，调节细胞周期、凋亡及衰老；研究发现在胃癌细胞系 SNU638 中，过表达 hsa-miR-129 能够抑制 SIRT1 的表达，导致 P53 乙酰化水平和 P21 的表达增加，并促进细胞衰老。以上提示在肿瘤等疾病中 SIRT1 是 miRNA 调控组蛋白乙酰化的关键基因，且 miRNA 参与 SIRT1 信号通路调节。课题组预实验结果在 ApoE$^{-/-}$ 鼠 AS 斑块中运用微阵列基因芯片对 HHcy 引起 AS 的相关特异性 miRNA 进行分析：模型组织与正常对照组比较，共有 14 个差异表达的 miRNA，采用 qRT-PCR 验证发现 miR-34c、miR-129 有表达且随着 Hcy 的变化而发生改变，同时生物信息学分析提示 SIRT1 是 miR-34c、miR-129 的靶基因，但 miR-34c、miR-129 是否为 HHcy 特异性 miRNA 尚未能确定，因此我们推测 miR-34c、miR-129 可能通过调控 SIRT1 促进了 AS 形成，但有待进一步证实。

课题组前期研究发现，Hcy 致 AS 时不同基因 DNA 甲基化和组蛋白乙酰化状态发生变化，而 miRNA 是基因表达调控又一重要方式，因此我们的假设是：组蛋白乙酰化是 HHcy 引起 AS 的重要机制，SIRT1 是其关键靶基因，miR-34c、miR-129 是 HHcy 特异性 miRNA，miR-34c、miR-129 经 SIRT1 调节组蛋白乙酰化促进了 AS 的形成（图 11-1）。因此，本项目拟复制 ApoE$^{-/-}$ 鼠 HHcy AS 模型和细胞模型，明确 SIRT1 及组蛋白乙酰化在 HHcy 中的作用；通过微阵列技术筛选 HHcy 特异性 miRNA 并予以验证，阐明其对 SIRT1 的调控作用，揭示特异性 miRNA 调控组蛋白乙酰化的作用机制。本课题的研究将有利于阐明 HHcy 致 AS 的分子机制，寻找致病环节，确定关键靶点，为 HHcy 的靶向治疗提供新的干预途径，为 AS 这一全球重大疾病的防治工作提供更多的研究资料。

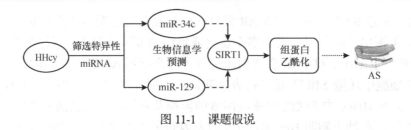

图 11-1　课题假说

二、组蛋白乙酰化与心血管疾病研究进展

染色质是所有真核生物遗传信息的生物模板，其基本单位是由高度保守的 DNA 和组蛋白构成，在调节基因表达和基因组遗传方面起着重要作用。组蛋白是染色质的基本构成单位之一，组蛋白含有大量的精氨酸和赖氨酸等碱性氨基酸，可与酸性的 DNA 稳定结合。在最近的研究中已经发现组蛋白在相关酶的作用下会发生组蛋白翻译后修饰（histone post-translational modification，PTM），包括甲基化、乙酰化、磷酸化、泛素化等修饰过程，这让人们对于细胞过程中关于表观遗传学修饰复杂的相互作用有所了解。其中组蛋白乙酰化会通过抑制基因转录来调控生物信息，这与许多疾病的发生和发展有重要联系。本章重点介绍组蛋白乙酰化的作用和在心血管疾病中的研究进展。

（一）组蛋白

组蛋白是染色质重要的基本结构单位，由 H1、H2A、H2B、H3、H4 亚蛋白分子成分组成。染色体是由基本单位——核小体构成。每一个核小体包括由 4 种核心组蛋白 H2A、H2B、H3 和 H4 的各两个单体组成的八聚体；长度约为 200 个碱基对的 DNA；一个单体组蛋白 H1。在八聚体外面盘绕的是长度为 147 个碱基对的 DNA，在核心八聚体之间则由长度约为 60 个碱基对的 DNA 连接，组蛋白具有一段突出的氨基尾，易受一系列翻译后修饰的影响，并且这些修饰可导致基因的激活或抑制。

1. 组蛋白发生修饰　染色质是一种包含遗传物质的 DNA 链组合体，可以响应外部信号通路来调节 DNA 的多种用途。在该调节中起关键作用的是组蛋白的修饰。2008 年，在班伯里会议中心举行的表观遗传学会议上将表观遗传学的定义修订为"在不改变 DNA 序列的前提下，由染色体变化引起的稳定遗传表型"。

表观遗传学的遗传性意味着通过有丝分裂或减数分裂传递表观遗传状态。在这次会议上，提出了 3 种信号，以确定它们的表观遗传表型。表观遗传机制是指在不影响 DNA 遗传物质的前提下改变其转录和翻译的过程，其可以发生在基因表达的很多地方。这些表观遗传过程相互影响，在细胞水平参与了生物体很多新陈代谢的活动。

（1）表皮生成子：来自细胞外环境中的信号，通过触发细胞内相应的表观遗传途径来表达。

（2）表观遗动子：如被相应表观遗传酶激活的 DNA 结合蛋白和非编码 RNA，可用于确定表观途径染色质的精确位置。

（3）表观遗传保持系统：包括组蛋白修饰、DNA 甲基化、组蛋白变异和核小体定位；在维持了初代和后代的染色质状态下，通过改变转录和表达过程中的抑制或促进来改变生物体的生理过程。

自 1834 年德国科学家科塞尔发现组蛋白以后，目前已经发现了大量的 PTM，这使得人们对于在细胞过程中这些表观遗传物质复杂的相互作用有所了解。核小体的结构表明，高碱性组蛋白可以从它们组成的核小体中突出氨基（N）端尾部并与邻近的核小体接触，修饰这些尾部可能会影响核小体间的相互作用，从而影响整个染色质结构，但是组蛋白修饰不仅是通过尾部调节染色质结构，修饰还会导致重构酶聚集来重新定位核小体。因此组蛋白修饰会引起特定酶活性的蛋白质和重构酶的聚集来修饰染色体功能，以这种方式修饰可以影响转录。由于染色质的活动很复杂，修复、复制和重组等方式也会影响其表达过程。

PTM 包括乙酰化、甲基化、磷酸化、泛素化、SUMO 化、ADP 核糖基化、瓜氨酸化和生物素化等。到目前为止，这些修饰的最佳特征是组蛋白-赖氨酸乙酰化和脱乙酰化，以及组蛋白-赖氨酸甲基化和去甲基化，因此组蛋白乙酰化修饰是当前研究的重点。

2. 组蛋白修饰原理　组蛋白修饰主要通过两种机制发挥作用：第一种修饰是直接影响染色质整体结构，无论是短距离还是长距离；第二种修饰是涉及调节（正或负）效应分子的结合。组蛋白修饰与其他 DNA 表达过程的调节同样相关，如修复、复制和重组。接下来涉及的原理与 DNA 表达的所有过程都相关。

（1）表观遗传机制允许细胞在基因表达和表型发生变化的同时不改变生物遗传的 DNA 序列。表观遗传过程可以发生在基因组的几个层面上，从细胞核间期染色体的三维地域定位到 PTM 和核碱基修饰，因此了解这些表观遗传层的相互影响，特别是组蛋白 PTM 在该框架中的作用一直是破译染色质生物学的核心。组蛋白 PTM 在调节任务中具有如下功能。

1）特异性修饰，如 H3-K14ac 导致转录起始。

2）聚集具有特定结构域的转录因子，导致基因表达增加。

（2）染色质结构的 PTM 如果乙酰化、磷酸化和 ADP-核糖基化可能会改变组蛋白-DNA 电荷平衡的相互作用，从而影响核小体结构和稳定性。实际上，通常认为赖氨酸残基的乙酰化抑制赖氨酸和核小体 DNA 之间的电荷稳定作用，导致染色质状态"松弛"。最近研究表明，H3-Lys64 残基的修饰导致组蛋白-DNA 电荷的相互作用减少，从而降低了核小体的稳定性。

（二）组蛋白乙酰化

组蛋白乙酰化是组蛋白修饰中一种重要的方式，其减弱了阳性组蛋白与 DNA 之间的电荷相互作用，导致核小体稳定性下降，这可能导致染色质结构从封闭变为开放。组蛋白乙酰化通常在活性基因的启动子中升高，组蛋白乙酰化涉及基因转录的起始和延长，诱导核小体的解折叠及核小体的减少。

研究发现组蛋白的赖氨酸在其乙酰化中通常高度表达，并受两个酶家族，即 HAT 和 HDAC 相反作用的调节。

1. 组蛋白乙酰转移酶　HAT 利用乙酰基辅酶 A（CoA）中的乙酰基转移到组蛋白尾部赖氨酸残基的 ε-氨基上，从而导致基因活化。HAT 含有识别并结合组蛋白乙酰化的溴结构域，溴结构域的识别点是大约 110 个氨基酸的模块，通常存在于许多与染色质相关的蛋白质中，可以中和赖氨酸的正电荷，来削弱组蛋白与 DNA 之间的电荷相互作用。

HAT 有两种主要的类型：A 型和 B 型。

（1）A 型 HAT 是比 B 型 HAT 更多样化的酶家族，根据氨基酸序列同源性和构象结构可至少分为 3 个独立的组：GNAT、MYST 和 CBP/p300。其中每一种酶都修饰组蛋白 N 端尾部多个位点。实际上它们的功能有很大的相关性，都是中和正电荷从而破坏组蛋白和 DNA 之间的电荷相互作用来破坏核小体的稳定性。与许多组蛋白修饰酶一样，A 型 HAT 经常在多蛋白复合物中被发现，这些复合物中的组分蛋白在控制酶聚集和特异性活化底物中起重要作用。

（2）B 型 HAT 主要作用于细胞质中游离的组蛋白而不是那些已经在染色质中的组蛋白，这类 HAT 是高度保守的。B 型 HAT 在 H3 内的某些位点乙酰化合成新的组蛋白 H4，这种乙酰化模式对于组蛋白参与合成核小体很重要（图 11-2）。

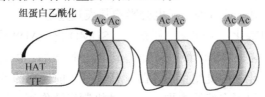

图 11-2　组蛋白乙酰化过程示意图

DNA 和染色质组装成核小体，组蛋白乙酰转移酶通过与转录因子结合募集到 DNA 中。组蛋白的乙酰化导致染色质松弛和基因激活。

Ac：乙酰基；HAT：组蛋白乙酰转移酶；TF：转录因子

2. 组蛋白去乙酰化酶（HDAC）

（1）HDAC 具有拮抗 HAT 和逆赖氨酸乙酰化来恢复赖氨酸正电荷的作用，进而通过稳定局部染色质的结构来导致基因沉默。HDAC 分为 4 类：Ⅰ类（HDAC-1、HDAC-2、HDAC-3 和 HDAC-8），Ⅱ类（HDAC-4、HDAC-5、HDAC-6、HDAC-7、HDAC-9 和 HDAC-10），Ⅲ类（SIRT1、SIRT2、SIRT3、SIRT4、SIRT5、SIRT6 和 SIRT7）和Ⅳ类（HDAC-11）。Ⅰ类、Ⅱ类和Ⅳ类具有序列同源性，但不与Ⅲ类序列同源。Ⅰ类、Ⅱ类和Ⅳ类是锌依赖性的，而Ⅲ类 HDAC 是烟酰胺腺嘌呤二核苷酸（NAD）+依赖性的。与其他 3 个类别相比，Ⅲ类需要特定的辅助因子来实现其活动。一般 HDAC 本身具有相对低的底物特异性，单一酶能够使组蛋白内的多个位点去乙酰化。HAT 和 HDAC 与人类基因组结合的全基因组图谱表明，这些酶分别调节转录的激活和抑制。

（2）除了修饰组蛋白氨基酸尾部以外，组蛋白球状核心处也存在其他乙酰化位点，如人类被 hGCN5 乙酰化的 H3K56 其侧链就作用于 DNA 大沟。研究发现，HAT 中 CBP/p300 的敲低也被证明与 H3K56ac 的丢失有关，这表明 CBP/p300 也可能靶向该位点。然而与 hGCN5 敲低不同，p300 敲低会增加 DNA 损伤，这可能间接影响 H3K56ac 的表达水平。

（3）组蛋白乙酰化破坏组蛋白和 DNA 之间的静电相互作用，这可能导致染色质结构不太紧密，导致促进蛋白质翻译（如参与转录的蛋白质酶）的转录因子进入 DNA 链中。值得注意的是，乙酰化大多在组蛋白尾部赖氨酸上，包括 H3K9、H3K14、H3K18、H4K5、H4K8 和 H4K12。这一大量潜在位点表明在基因组的高乙酰化区域，组蛋白尾部的电荷可以有效中和，这将对染色质结构产生深远的影响。多个组蛋白乙酰化也在基因中富集（特别是启动子、增强子元件），它们可能会再次促进转录因子的进入。

（4）染色体损伤与 DNA 损伤后错误修复有关，它会导致细胞功能障碍并最终诱导癌变。组蛋白乙酰化对于调节染色质结构和 DNA 损伤修复至关重要。

（三）心血管疾病中组蛋白乙酰化的研究进展

1. 组蛋白乙酰化导致的病理改变

（1）组蛋白通过调节染色质的结构和 DNA 序列来激活或抑制转录因子的可控性，进而来调节基因表达。组蛋白乙酰转移酶对组蛋白的乙酰化通过放松染色质结构刺激基因表达，允许转录因子进入 DNA，而 HDAC 对组蛋白的去乙酰化促进染色质收缩和转录抑制。最近的研究表明，组蛋白乙酰化/去乙酰化是控制心脏生长和响应急性或慢性应激刺激的基因表达的节点。这些发现提出了用于控制心脏基因表达和功能的"转录疗法"的新策略。在病理性心脏生长、重塑和心力衰竭的环境中，操纵组蛋白修饰酶和影响它们信号转导的途径可能成为一种新的治疗靶点。心脏舒张功能障碍（cardiac diastolic dysfunction，CDD）是心血管疾病的最常见形式，特别是在老年人中。心肌肌钙蛋白 I（cardiac troponin I，cTn I）在调节心脏舒张功能中起关键作用。研究表明，组蛋白乙酰化修饰诱导的 cTn I 低表达可能是导致衰老心脏舒张功能障碍的原因之一。同时我们发现，在先前动脉粥样硬化病变的平滑肌细胞中观察到组蛋白 H3K9 和 H3K27 乙酰化增加（图 11-3）。

（2）孕妇妊娠期间接触乙醇可能导致胎儿先天性心脏病（CHD），在之前的研究中发现，乙醇可选择性地增加组蛋白 H3 在赖氨酸 9（H3K9）上的高度乙酰化，使有关心脏发育的相关基因表达异常，导致胎儿的心脏形态发育畸形；同时骨形态发生蛋白（bone morphogenetic protein，BMP）信号很可能参与组蛋白 H3 乙酰化的改变。这揭示了 BMP 信号通路参与乙醇可驱动的心肌细胞中组蛋白 H3 的高度乙酰化。BMP 介导的有关心脏发育的基因的组蛋白 H3 乙酰化可能是控制乙醇可诱导的心脏发育相关基因表达的可能细胞机制之一。

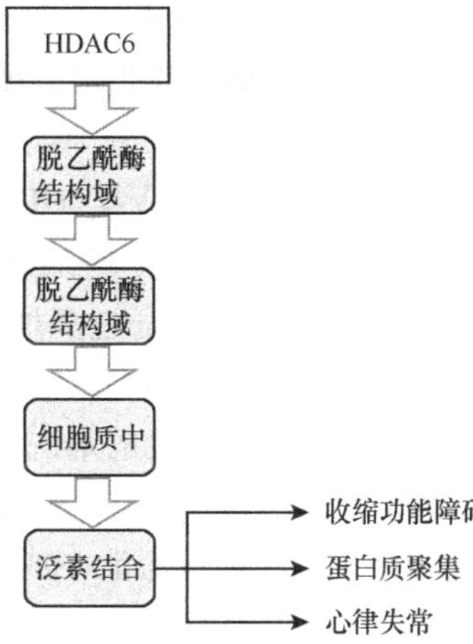

（3）组蛋白的乙酰化为控制心脏和肾脏中的信号转导和基因表达提供了关键机制。用 HDAC 抑制剂（短链脂肪酸 short-chain fatty acids，SCFA）对蛋白质去乙酰化的药理学抑制已经在心血管和肾病的临床前模型中显示出研究前景。HDAC 抑制剂的效果似乎受多种细胞类型和病理、生理过程的多效营养作用控制，包括心肌细胞肥大、纤维化、炎症和上皮间质的转化。乙酰化/去乙酰化在心脏和肾中的作用将为 HDAC 抑制剂应用到涉及这些器官的临床试验上提供理论依据。研究结果表明，HDAC 还可以减弱啮齿动物的炎症。因此，SCFA 还通过调节核小体 DNA 上炎症基因的表观遗传学标记。研究表明，赖氨酸乙酰化与心脏发育或心脏应激的（病理）生理反应联系密切。HAT 或 HDAC 的关键作用是通过组蛋白的去乙酰化或脱乙酰作用介导的。如 II 类 HDAC、HDAC-5 和 HDAC-9 的突变导致胚胎或围产期胎儿的致死性增高，还伴有发生室间隔缺损和薄壁心肌的可能性。已知肌细胞增强因子 2 与 II 类 HDAC 相互作用并控制心肌细胞分化，所以这可能是由于转录因子激活心肌相应的 DNA 表达导致心肌细胞发育改变。

图 11-3　组蛋白乙酰化导致的病理改变
HDAC6：组蛋白去乙酰化酶

2. 组蛋白去乙酰化导致病理改变

（1）异常的组蛋白去乙酰化有助于我们了解心力衰竭和肾衰竭的发病机制。用 HDAC 抑制剂恢复组蛋白乙酰化来作为心脏疾病的一种全新的治疗方法是有可能的。HDAC 在心脏和肾功能障碍模型中的明显作用可能归因于信号分子影响多种细胞类型（如肌细胞、成纤维细胞、上皮细胞、炎症细胞）和病理机制（如肌细胞肥大、炎症细胞因子的产生、上皮细胞-间充质转化、细胞外基质沉积和细胞凋亡），最终导致终末器官衰竭。因此，HDAC 具有多种疾病修饰的作用机制。未来的研究需要解决调节这些过程的 HDAC 的精确生化目标。在心脏中，HDAC 可以抑制过高的组蛋白乙酰化、转录因子乙酰化和心肌细胞肌节组分的乙酰化。另一个重要的方面是确定哪种类型的 HDAC 参与心脏疾病及肾病的发病机制。通过了解这些机制，我们可以开发出一种或一部分专门针对抑制组蛋白乙酰化的药物，从而将治疗扩大到患有这些疾病的患者，这些方面的迅速进展对疾病的控制至关重要。

（2）组蛋白去乙酰化酶的特点

1）HDAC 不仅可以催化组蛋白尾部的赖氨酸残基，而且还可以催化数千种非组蛋白蛋白质去除乙酰基。

2）锌依赖性的 HDAC 小分子抑制剂在心脏压力超负荷和缺血性心肌病的多种临床前模型中显示有减少病理性肥大和纤维化并改善收缩功能的效果。

3）最新的数据显示了 HDAC 抑制剂通过多种机制对心脏发育有利：包括抑制氧化应激、炎症和抑制丝裂原活化蛋白激酶（mitogen-activated protein kinase，MAPK）信号转导；增强心脏对坏死物质的吞噬能力。

（3）在 Ⅰ、Ⅱ 和Ⅳ类 HDAC 的结构域中催化作用需要连接锌离子。相反，Ⅲ类 HDAC 是利用烟酰胺-二核苷酸（NAD^+）作为催化活性的辅助因子。

1）Ⅰ类 HDAC 可通过多种机制来减少大鼠慢性冠状动脉结扎模型中的心肌纤维化并改善心室功能。首先，Ⅰ类 HDAC 抑制成纤维细胞的细胞周期中的 G_0/G_1 期，来预防促卵母细胞瘤（Rb）的磷酸化。总的来说，Ⅰ类 HDAC 通过促进 P15 和 P57 的表达上调来抑制心脏成纤维细胞纤维化，p15 和 p57 是细胞周期蛋白依赖性激酶的靶向内源性抑制剂。通过这种机制，Ⅰ类 HDAC 可以防止心肌中成纤维细胞变成上皮细胞间充质转化，抑制 Ⅰ类 HDAC 也能够阻断心肌成纤维细胞的活化，并促进心肌成纤维细胞中的蛋白质 SUMO 化。

2）Ⅲ类 HDAC 低活性表达被认为可以促进衰老的发生，并且这些 HDAC 显然在心脏中起重要作用。HDAC 抑制剂能够治疗已确定的心脏肥大和收缩功能障碍引起的主动脉受累。伏立诺他（SAHA）是一种 FDA 认可的泛 HDAC 抑制剂，在心脏缺血-再灌注治疗中具有良好的功效。研究发现，在再灌注之前或期间输送 SAHA 会使心肌梗死面积减少 40%并保持心脏的收缩功能在正常范围（图 11-4）。

3）纤维细胞是通过共表达 CD34（干细胞标志物）、CD45（造血细胞标志物）、单核细胞标志物（如 CD11）和胶原蛋白或 α-平滑肌肌动蛋白（间充质标志物）定义的骨髓来源细胞群。为了修复损伤，纤维细胞的前体单核细胞迁移到受损组织并分化成纤维细胞，最终成为肌成纤维细胞。我们发现 Ⅰ类 HDAC 可有效阻断纤维细胞分化，提供了另一种减少心肌细胞产生纤维化的方法。与心室纤维化和舒张功能障碍相一致的是心室间质中纤维细胞的积累。因此，慢性 HDAC 抑制剂治疗具有减少年龄依赖性心脏纤维化的潜力。

4）Ⅲ类 HDAC 在质膜上也被发现过，它调节 Src 酪氨酸激酶活性，而在心肌细胞中，Ⅲ类 HDAC 已经显示出与肌节共定位。同时组蛋白乙酰化似乎会导致 HDAC-2 酪蛋白激酶 2 的磷酸化，

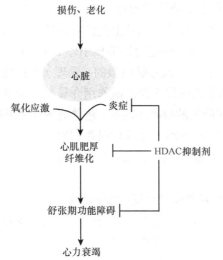

图 11-4　组蛋白去乙酰化导致的病理变化示意图

组蛋白去乙酰化酶抑制剂可以通过受损伤和老化的心脏细胞来影响心脏的功能，并可能诱发心力衰竭。HDAC：组蛋白去乙酰化酶

进而引起 HDAC-2 介导的基因抑制增强。因此，HDAC-2 通过抑制心肌细胞中抗肥大基因的表达来抑制心脏的病理性生长。

所以组蛋白的特异性乙酰化对心脏发育和功能非常重要，如在心脏发育过程中所需的有关心脏主要的转录因子 GATA4 就是通过刺激组蛋白 H3 赖氨酸乙酰化（H3K27ac）来驱使基因表达。

（四）小结

组蛋白修饰对于染色体的稳定性尤其重要，对于基因的表达和修饰也起到了举足轻重的作用。组蛋白乙酰化修饰可通过抑制基因表达来调控生物体的生理功能，特别是抑制心血管病中心肌细胞纤维化。这可以是一个未来研究的方向，来治疗众多心血管疾病的患者。目前对于组蛋白乙酰化酶抑制剂，如 HMT 抑制剂还处于发育阶段。但我们应该考虑一些重要问题。首先，我们不完全了解 HDAC 抑制剂如何实现其功效，如它们是通过调节组蛋白或非组蛋白底物的乙酰化来发挥作用吗？其次，大多数 HDAC 抑制剂不是酶特异性的，即它们抑制广泛的不同 HDAC 酶。尚不清楚这是否会促进其功效或开发能够靶向特定 HDAC 的抑制剂在治疗上是否有利。因此，在开发新的抑制剂（如针对 HMT 的抑制剂）时，我们需要考虑是否应针对酶特异性抑制剂、酶亚家族特异性抑制剂或类似于 HDAC 抑制剂泛抑制剂。尽管如此，鉴于广泛的目标特异性，这些药物是安全的并且它们完全起作用的事实非常令人鼓舞。所以事实是，即使染色质作为目标还有很多东西需要学习，"表观遗传"药物显然有很大的希望。

参 考 文 献

Anderson JL, Ashwell CM, Smith SC, et al. 2013. Atherosclerosis-susceptible and atherosclerosis-resistant pigeon aortic cells express different genes in vivo. Poult Sci, 92（10）: 2668-2680.

Berger SL, Kouzarides T, Shiekhattar R, et al. 2009. An operationa definition of epigenetics. Genes Dev, 23（7）: 781-783.

Blasi T, Feller C, Feigelman J, et al. 2016. Combinatorial histone acetylation patterns are generated by motif-specific reactions. Cell Syst, 2（1）: 49-58.

Bonnaud EM, Suberbielle E, Malnou CE, 2016. Histone acetylation in neuronal（dys）function. Biomol Concepts, 7（2）: 103-116.

Bou Kheir T, Futoma-Kazmierczak E, Jacobsen A, et al. 2011. miR-449 inhibits cell proliferation and is down-regulated in gastric cancer. Mol Cancer, 10: 29.

Brown JAL, 2017. In Vitro Histone Acetylation Assay. Curr Protoc Pharmacol, 79: 3.14.1-3.14.16.

Cameron AM, Lawless SJ, Pearce EJ, 2016. Metabolism and acetylation in innate immune cell function and fate. Semin Immunol, 28（5）: 408-416.

Castro RE, Ferreira DM, Afonso MB, et al. 2013. miR-34a/SIRT1/p53 is suppressed by ursodeoxycholic acid in the rat liver and activated by disease severity in human non-alcoholic fatty liver disease. J Hepatol, 58（1）: 119-125.

Chalker JM, Lercher L, Rose NR, et al. 2012. Conversion of cysteine into dehydroalanine enables access to synthetic histones bearing diversepost-translational modifications. Angew Chem Int Ed Engl, 51（8）: 1835-1839.

Chen Z, Peng IC, Cui X, 2010. Shear stress, SIRT1 and vascular homeostasis. Proc Natl Acad Sci U S A, 107: 10268-10273.

Dehennaut V, Loison I, Dubuissez M, et al. 2013. DNA double-strand breaks lead to activation of hypermethylated in cancer 1（HIC1）by SUMOylation to regulate DNA repair. J Biol Chem, 288（15）: 10254-10264.

Dje N, Guessan P, Riediger F, et al. 2009. Statins control oxidized LDL-mediated histone modifications and gene expression in cultured human endothelial cells. Arterioscler Thromb Vasc Biol, 29（3）: 380-386.

Fan J, Baeza J, Denu JM, 2016. Investigating histone acetylation stoichiometry and turnover rate. Methods Enzymol, 574: 125-148.

Faserl K, Sarg B, Maurer V, et al. 2017. Exploiting charge differences for the analysis of challenging post-translational modifications by capillary electrophoresis-mass spectrometry. J Chromatogr A, 1498: 215-223.

Ganguly S, Seth S, 2018. A translational perspective on histone acetylation modulators in psychiatric disorders. Psychopharmacology（Berl）, 235（7）: 1867-1873.

Goel SA, Guo LW, Liu B, et al. 2012. Mechanisms of post-intervention arterial remodelling. Cardiovasc Res, 96 (3): 363-371.

Henry RA, Singh T, Kuo YM, et al. 2016. Quantitative measurement of histone tail acetylation reveals stage-specific regulation and response to environmental changes during drosophila development. Biochemistry, 55 (11): 1663-1672.

Huang J, Ding CH, Li ZY, et al. 2017. Epigenetic changes of histone deacetylation in murine oocytes matured in vitro versus in vivo. Eur Rev Med Pharmacol Sci, 21 (9): 2039-2044.

Huang S, Wang S, Bian C (et al. 2012. Upregulation of miR-22 promotes osteogenic differentiation and inhibits adipogenic differentiation of human adipose tissue-derived mesenchymal stem cells by repressing HDAC6 protein expression. Stem Cells Dev, 21(13): 2531-2540.

Iguchi H, Urashima Y, Inagaki Y, et al. 2007. SOX6 suppresses cyclin D1 promoter activity by interacting with beta-catenin and histone deacetylase 1, and its down-regulation induces pancreatic beta-cell proliferation. J Biol Chem, 282 (26): 19052-19061.

Jayanthi S, McCoy MT, Chen B, et al. 2013. Methamphetamine Dow nregulates Striatal Glutamate Receptors via Diverse Epigenetic Mechanisms. Biol Psychiatry, 16 (8): 145-152.

Khangura RK, Bali A, Jaggi AS, et al. 2017. Histone acetylation and histone deacetylation in neuropathic pain: An unresolved puzzle? Eur J Pharmacol, 795: 36-42.

Kouzarides T, 2007. Chromatin modifications and their function.Cell, 128 (4): 693-705.

Krishna SM, Dear A, Craig JM, et al. 2013. The potential role of homocysteine mediated DNA methylation and associated epigenetic changes in abdominal aortic aneurysm formation. Atherosclerosis, 228 (2): 295-305.

Lauffer BE, Mintzer R, Fong R, et al. 2013. Histone deacetylase (HDAC) inhibitor kinetic rate constants correlate with cellular histone acetylation but not transcription and cell viability. J Biol Chem, 288 (37): 26926-26943.

Liang Y, Yang X, Ma L, et al. 2013. Homocysteine-mediated cholesterol efflux via ABCA1 and ACAT1 DNA methylation in THP-1 monocyte-derived foam cells. Acta Biochim Biophys Sin (Shanghai), 45 (3): 220-228.

Lin L, Hou J, Ma F, et al. 2013. Type I IFN inhibits innate IL-10 production in macrophages through histone deacetylase 11 by downregulating microRNA-145.J Immunol, 191 (7): 3896-3904.

Liu X, Yang S, Yu CW, et al. 2016. Histone acetylation and plant development. Enzymes, 40: 173-199.

Lu L, Li L, Lü X, et al. 2011. Inhibition of SIRT1 increases EZH2 protein level and enhances the repression of EZH2 on target gene expression. Chin Med Sci J, 26 (2): 77-84.

Maity SK, Jbara M, Mann G, et al. 2017. Total chemical synthesis o histones and their analogs, assisted by native chemical ligation and palladiu complexes. Nat Protoc, 12 (11): 2293-2322.

Malonia SK, Sinha S, Lakshminarasimhan P, et al. 2011. Gene regulation by SMAR1: Role in cellular homeostasis and cancer. Biochim Biophys Acta, 1815 (1): 1-12.

McDonnell E, Crown SB, Fox DB, et al. 2016. Lipids reprogram metabolism to become a major carbon source for histone acetylation. Cell Rep, 17 (6): 1463-1472.

Nadal S, Raj R, Mohammed S, et al. 2018. Synthetic post-translationa modification of histones. Curr Opin Chem Biol, 45: 35-47.

Orecchia A, Scarponi C, Di Felice F, et al. 2011. Sirtinol treatment reduces inflammation in human dermal microvascular endothelial cells. PLoS One, 6 (9): e24307.

Orlikova B, Schnekenburger M, Zloh M, et al. 2012. Natural chalcones as dual inhibitors of HDAC and NF-κB. Oncol Rep, 28(3): 797-805.

Peleg S, Feller C, Ladurner AG, et al. 2016. The metabolic impact on histone acetylation and transcription in ageing. Trends Biochem Sci, 41 (8): 700-711.

Pradeepa MM, Grimes GR, Kumar Y, et al. 2016. Histone H3 globular domain acetylation identifies a new class of enhancers. Nat Genet, 48 (6): 681-686.

Qi YK, Ai HS, Li YM, et al. 2018. Total chemical synthesis of modified histones. Front Chem, 6: 19.

Shi J, Zhao W, Pan B, et al. 2017. Alcohol exposure causes overexpression of heart development-related genes by affecting the histone H3 acetylation via BMP signaling pathway in cardiomyoblast cells. Alcohol Clin Exp Res, 41 (1): 87-95.

Stein S, Matter CM, 2011. Protective roles of SIRT1 in atherosclerosis. Cell Cycle, 10 (4): 640-647.

Tao R, Xiong X, DePinho RA, et al. 2013. FoxO3 transcription factor and Sirt6 deacetylase regulate low density lipoprotein (LDL) -cholesterol homeostasis via control of the proprotein convertase subtilisin/kexin type 9 (Pcsk9) gene expression. J Biol Chem, 288(41): 29252-29259.

Villalba JM，Alcaín FJ，2012. Sirtuin activators and inhibitors. Biofactors，38（5）：349-359.

Wang D，Liu C，Li Z，et al. 2017. Regulation of Histone Acetylation on Expression Profiles of Potassium Channel During Cardiomyocyte Differentiation From Mouse Embryonic Stem Cells. J Cell Biochem，118（12）：4460-4467.

Winogradoff D, Echeverria I, Potoyan DA，et al. 2015. The acetylation landscape of the H4 histone tail：disentangling the interplay between the specific and cumulative effects. J Am Chem Soc，137（19）：6245-6253.

Yuan H，Su L，Chen WY，2013. The emerging and diverse roles of sirtuins in cancer：a clinical perspective. Onco Targets Ther，6：1399-1416.

Zampetaki A，Zeng L，Margariti A，et al. 2010. Histone deacetylase 3 is critical in endothelial survival and atherosclerosis development in response to disturbed flow. Circulation，121（1）：132-142.

Zeng HT，Fu YC，Yu W，et al. 2013. SIRT1 prevents atherosclerosis via liver X receptor and NF-κB signaling in a U937 cell model. Mol Med Rep，8（1）：23-28.

Zhang HS，Wu TC，Sang WW，et al. 2012. MiR-217 is involved in Tat-induced HIV-1 long terminal repeat（LTR）transactivation by down-regulation of SIRT1.Biochim Biophys Acta，1823（5）：1017-1023.

Zheng Xue，Xiang Lv，Wei Song，et al. 2012. SIRT1 deacetylates SATB1 to facilitate MARHS2-MARε interaction and promote ε-globin expression. Nucleic Acids Res，40（11）：4804-4815.

Zhu G，Mische SE，Seigneres B1，2014. Novel treatment of acute promyelocytic leukemia：As$_2$O$_3$，retinoic acid and retinoid pharmacology. Curr Pharm Biotechnol，14（9）：849-858.

Zlotorynski E，2017. Gene expression：ACSS2 boosts local histone acetylation. Nat Rev Mol Cell Biol，18（7）：405.

第12章 同型半胱氨酸经 TLR4 蛋白赖氨酸乙酰化修饰差异性调控下游信号通路介导免疫炎症反应的分子机制

一、课 题 设 计

免疫炎症反应是 Hcy 致 AS 的重要机制，且贯穿于 AS 形成的全过程，而 Toll 样受体 4（toll-like receptors，TLR4）是调节免疫炎症的重要靶标，课题组前期也观察到 TLR4 参与了 Hcy 致 AS 的调控，但缺乏高特异性且机制仍未清楚，因此深入探讨 TLR4 的调控机制成为研究的热点。蛋白质赖氨酸残基不同位点乙酰化修饰可对细胞内的信号通路进行精确调控，故我们的假设是：Hcy 经 TLR4 蛋白赖氨酸乙酰化修饰差异性调控下游信号通路介导了免疫炎症反应，促进了 AS 的形成。本课题基于前期成功复制 HHcy AS 模型的基础上，采用分子生物学等技术，从整体和细胞水平观察 Hcy 诱导 CBP 出/入核调控乙酰化中的结合域和转位变化，探讨 TLR4 及其赖氨酸残基不同位点乙酰化修饰在 Hcy 致免疫炎症反应中的作用，揭示 TLR4 差异性调节接头蛋白 MyD88 和 TRAM 等介导下游信号通路的机制，确定关键靶点，为 AS 靶向治疗提供新思路。

（一）动脉粥样硬化形成的危险因素

（1）Hcy 是 AS 的独立危险因子之一，其危害性不亚于高脂血症，但其致病机制至今未清。

Hcy 是甲硫氨酸脱甲基的中间代谢产物，与心血管疾病密切相关，而 AS 是心血管疾病的主要病理基础。研究结果显示血浆 Hcy 水平异常升高与心血管疾病发生的危险性呈正相关，Hcy 每升高 5μmol/L，心血管疾病风险升高 32%，Hcy 每降低 3μmol/L，其发病风险降低 16%。在 AS 形成的研究中，已证实了 Hcy 通过影响血管内皮细胞损伤、脂质过氧化和血小板黏附率和聚集率增加等多种途径导致 AS。尽管研究已取得较大进展，但其致病机制尚未完全明确。

（2）免疫炎症反应是 Hcy 致病的重要机制，且贯穿于 AS 形成的全过程，因此探讨 Hcy 如何引起免疫炎症反应介导 AS 成为关注的焦点。

研究表明，Hcy 可作为一种促炎和免疫刺激分子，且其促炎和免疫调节功能已被一些包括分子光谱分析在内的体外研究所证实；同时还发现 Hcy 可引起血管损伤并改变一些特定蛋白质的结构，产生一些新的可引起免疫炎症的抗原。并且课题组在 ApoE$^{-/-}$ 鼠 HHcy AS 模型中也观察到 IL-6 和 TNF-α 表达增高，证实了免疫炎症反应是 Hcy 致病的重要机制，但 Hcy 如何引起免疫炎症反应尚有争议。

（3）TLR4 是调控免疫炎症疾病的重要靶标，但缺乏特异性，可见深入研究 TLR4 的作用机制、探寻新靶点成为面临的新课题。

TLR4 可通过多种信号途径调控免疫系统功能，活化 NF-κB 信号通路，调节 TNF-α、IL-6 等细胞因子的分泌，从而参与调节免疫炎症反应，已成为重要靶点。目前针对 TLR4 靶向药物已进入临床研究阶段，但因 TLR4 广泛组织干扰效应，难以确定一种激动剂或拮抗剂在实际治疗中是否有效，且药物不良反应难以控制，安全性不高，因此深入研究 TLR4 信号通路及寻找新靶标并阐明其作用机制成为面临的新课题。课题组用不同浓度的 Hcy 干预内皮细胞后，观察到 NF-κB 含量、TLR4 mRNA 和蛋白表达明显增加，且 TLR4/NF-κB 是 Hcy 致 AS 的信号通路，证实了 TLR4 是 Hcy 引起免疫炎症反应致 AS 的重要靶标，但 Hcy 如何激活 TLR4 及通过何种途径调控免疫炎症反应有待进一步研究。

（4）蛋白赖氨酸残基不同位点乙酰化可对细胞内的信号通路进行精确调控，且乙酰化具有协同 DNA 甲基化调控基因表达的作用，这为研究 Hcy 致免疫炎症反应提供了机遇。

课题组在研究 Hcy 时发现 DNA 甲基化是其致 AS 的重要机制，但为何同条件下 DNA 高、低甲基化并存，一直无解，也提示存在着深层次的调控机制，成为目前关注的焦点。而蛋白乙酰化是表观遗传学的又一重要方式，是在乙酰基转移酶的作用下，在蛋白质赖氨酸残基上添加乙酰基的过程，其乙酰化使其侧链不再带正电荷而失去与 DNA 紧密结合的能力，有利于 DNA 从核小体上脱离，是控制基因表达和蛋白质活性的重要机制，已成为疾病干预的生物学标志。Hcy 是体内一碳单位代谢中间产物，其异常升高可干扰蛋白和 DNA 甲基化等表观遗传学修饰，参与 AS 的发生、发展，那么 TLR4 乙酰化在 Hcy 调控免疫炎症反应中扮演何种角色？蛋白质是生物功能的主要体现者和执行者，蛋白质-蛋白质相互作用位点对注释蛋白质功能机制非常关键，不同位点可差异性精确调控下游变化，具有组织特异性，因此对探讨致病的分子机制、药物设计等起着决定性的作用，那么 TLR4 蛋白不同位点乙酰化是否为差异性调控免疫炎症反应的机制，有待进一步研究。

总之，如能锚定调控免疫炎症反应的靶基因，以蛋白质不同位点乙酰化为主轴，阐明 Hcy 调控 TLR4 赖氨酸残基乙酰化修饰及其下游信号通路的机制，寻找新干预靶点，将为防治 AS 提供理论基础。

（二）国内外研究现状及发展趋势

（1）TLR4 及其下游信号通路已成为免疫炎症性疾病防治的新靶位。TLR4 具有独特的分子结构，这为以 TLR4 为靶点进行研究提供了理论依据。TLR 中的 TLR4 是机体重要的诱导分泌多种炎症因子的模式识别受体。现有证据表明，TLR4 不仅产生多种炎症因子诱发血管炎症反应，而且促进 AS 的形成和发展，对 AS 的发生、发展具有重要作用，因此了解 TLR4 对 AS 的影响有助于发现新的治疗靶点和对策。TLR4 胞外结构域有 18～31 个氨基酸组成的富含亮氨酸的重复单位，细胞内区域约有 200 个氨基酸与 IL-1 I 型受体有高度同源性，称为 TIR 区域。所有的 TLR 都有一个共同的如马蹄形且高度保守的亮氨酸结构域，TLR 可根据胞外区氨基酸组成的差异，识别不同的病原相关分子模式（PAMP）或损伤相关分子模式（DAMP），它是 Toll 样蛋白向下游相关信号转导分子（如 TLR4 下游信号通路接头蛋白 MyD88、TRIF 和 TRAM 及蛋白激酶等），进行信号传递的核心元件和关键部位（图 12-1）。

MyD88 依赖性/非依赖通路均受 TLR4 调控，奠定了研究其下游通路的基础。Karnati HK 等首次报道了依赖 MyD88 的 TLR4 信号通路在 AS 中的作用，缺失 MyD88 可引起 ApoE[-/-] 鼠 AS 斑块体积减小、脂质含量减少和前炎症因子与趋化因子表达减少；Smith PD 等观察到 MyD88[-/-] 鼠对脂多糖（LPS）仍有反应，仍能激活 NF-κB 的信号转导，只是反应较弱，所需时间延长，表明 TLR4 调控了 TRIF 介导的非 MyD88 依赖途径（即 TRIF 依赖型途径），提示 TLR4 可差异性调控下游靶标和信号通路。

　　TLR4 受多种因素调控，但特异性不足，缺乏有效的干预手段。文献发现 MIF、Ros、O3 及糖皮质激素都可以通过转录调控因子调节 TLR4 表达；Ros 和 O3 也可通过氧化应激依赖性方式调节 TLR4 转录因子而调节 TLR4 表达（图 12-1）。TLR4 可作为潜在治疗靶标，且许多 TLR 靶向药物已进入临床研究阶段，但仍然存在一些问题：首先，由于 TLR 的广泛组织干扰效应，难以确定一种激动剂或拮抗剂是否在实际治疗中有效；其次，针对 TLR4 的药物不良反应难以控制，药物安全性不高；最后，TLR 介导的免疫炎症应答极其复杂，其信号通路及免疫炎症调节的机制等尚需进一步研究。

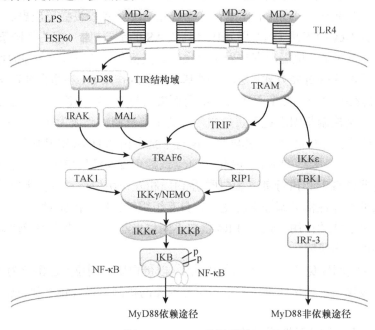

图 12-1　TLR4 信号通路

　　TLR4 参与了 AS 的形成，提示可作为防治的新靶点。AS 是心、脑血管疾病的重要因素，近年来确认了 TLR4 在 AS 发生、发展中发挥了重要作用，研究表明，高胆固醇血症小鼠的免疫细胞中 TLR 特异性配体或相关衔接分子的敲除能减弱血管炎症，对 AS 有改善作用，揭示 TLR4 能通过 MyD88 非依赖途径加剧 AS。多项研究也表明，配体激活后的 TLR4 对 AS 有多方面影响，主要包括募集和活化 AS 进程中的白细胞亚群、影响泡沫细胞形成、控制 AS 斑块中的抗原递呈和 T 细胞活化等，提示 TLR4 是治疗 AS 的重要靶点。

　　Hcy 能改变抗原位点，这为从免疫炎症角度开展研究提供了保障。Hcy 是蛋白质代谢的中间产物，其在损害特异性靶器官中起促炎症和免疫激活分子的作用；研究发现，Hcy 能改变 HLA Ⅰ类抗原的一些位点，如 HLA-B27 的二硫键，而 HLA-B27 的抗原结构与免疫炎症反应密切相关；课题组采用 qRT-PCR 和免疫印迹等技术分别检测不同浓度 Hcy 干预后的单核源性巨噬细胞时发现，TLR4 的 mRNA 和蛋白表达明显增加，提示 TLR4 在 Hcy 致 AS 中起到了重要作用，这均为从 TLR4 及其信号通路介导免疫炎症角度研究 Hcy 致 AS 提供了保障。

　　（2）蛋白质乙酰化/去乙酰化参与了疾病的调控，成为人们防治疾病的新领域。CBP 是调控蛋白质乙酰化的重要酶。蛋白质乙酰化可以对细胞内的通路进行精确的调控，主要发生在赖氨酸残基上。蛋白质乙酰化由两类酶来决定，即赖氨酸乙酰转移酶（KAT）及组蛋白去乙酰化酶（HDAC），研究表明，赖氨酸乙酰化/去乙酰化已成为疾病防治的重要靶点。CBP 及其伴侣复合物 P300 是一类乙酰化转移酶和 KAT 的重要成员，研究人员最近确定了 P300/CBP 蛋白结构域的三维结构，以及 P300/CBP 调节多种不同基因表达的机制，它的"结合袋"能够与相当多的底物结合并发生反应，这使得它比其他 KAT 具有更广泛的功能，成为调控蛋白质乙酰化的重要酶。

蛋白质乙酰化/去乙酰化参与 AS 的调控。Subbaramaiah K 等研究发现，oxLDL 通过 LOX1-ERK1/2 信号通路促进 CBP/P300 募集并抑制 HDAC 与内皮细胞炎症相关基因 IL-8 及 MCP-1 启动子的结合，诱导 IL-8 及 MCP-1 组蛋白 H3-Lys-14 乙酰化，从而上调 IL-8 及 MCP-1 的表达，HDAC3 被阻断后，通过 PI3K/Akt 信号通路下调 VCAM-1 在内皮细胞中的表达，影响血管单核细胞的形态与存活；Oiso H 等观察到在血流紊乱区域，HDAC3 通过上调 Akt 活性以维持血管内皮的完整性，当 HDAC3 表达下调时 ApoE$^{-/-}$ 鼠发生严重 AS 病变，表明蛋白质乙酰化/去乙酰化也是导致 AS 的重要机制。

蛋白质不同位点乙酰化修饰可差异性调控各类信号通路。Kim D 等首次用赖氨酸乙酰化特异性抗体富集乙酰化肽段，然后通过 nano-HPLC/MS/MS 进行鉴定，在 200 多个蛋白质中鉴定出大约 400 个赖氨酸乙酰化位点；Zheng Z 证实，E2F1 的 R109 乙酰化修饰引起细胞生长停滞和凋亡，而毗邻的 R111 和 R113 被乙酰化修饰则促进细胞增殖，可见不同位点乙酰化可以精确调控细胞内的各类通路；经蛋白质乙酰化预测软件分析发现 TLR4 的 K732 和 K813 的阈值较高，Bryant CE 等则发现 TLR4 第 732 位赖氨酸乙酰化参与了 MyD88 和 TRAM/TRIF 介导的信号通路的活化，而第 813 位赖氨酸乙酰化则参与了 TRAM/TRIF 介导的信号通路的活化，这为从 TLR4 不同位点乙酰化角度研究 Hcy 致 AS 提供了理论依据。

（3）预实验结果也为探讨 TLR4 蛋白质乙酰化在 Hcy 促 AS 的机制提供了可能。课题组前期采用生物信息学分析提示：K813、K732 为 TLR4 蛋白质赖氨酸残基乙酰化位点；在 ApoE$^{-/-}$ 鼠 HHcy AS 模型中利用泛乙酰化抗体进行免疫印迹检测，观察到 Hcy 使 TLR4 蛋白乙酰化水平明显变化；构建 CBP RNA 干扰载体并转染单核源性巨噬细胞并用 Hcy 干预后，免疫印迹法检测到 TLR4 蛋白乙酰化变化，提示 TLR4 蛋白乙酰化可能是 Hcy 经免疫炎症反应致 AS 的重要机制。

课题假说及工作设想：免疫炎症反应贯穿于 AS 形成的全过程，Hcy 是一碳单位代谢的中间产物，通过甲硫氨酸循环的转甲基途径将甲基转移至 DNA、蛋白质等受体从而发挥生物学效应，而蛋白乙酰化具有协同 DNA 甲基化调控基因转录的作用，且课题组预实验也观察到 TLR4 乙酰化参与了 Hcy 加速 AS 的形成。因此我们的假设是：TLR4 是 Hcy 调控免疫炎症反应致 AS 的关键靶基因，Hcy 通过 TLR4 蛋白赖氨酸残基 K813、K732 乙酰化与接头蛋白 MyD88 和 TRAM/TRIF 相互作用，进而激活 IRF3 和 NF-κB 转录，诱导合成 IL-6 等炎症因子，引起免疫炎症反应、加速 AS 的形成。在本课题中复制 ApoE$^{-/-}$ 鼠 HHcy AS 动物模型，明确 Hcy 诱导 CBP 从细胞核进入细胞质介导 TLR4 发生乙酰化的转位情况，确定 TLR4 乙酰化修饰的位点；探讨 TLR4 乙酰化对 IRF3、NF-κB 反应元件活性及 IFN-β 和 IL-6 表达的影响，阐明 TLR4 乙酰化对下游信号通路的影响及其分子机制，揭示 TLR4 蛋白不同位点乙酰化修饰调控 MyD88 和 TRAM/TRIF 介导的信号通路，从而参与免疫炎症致 AS 的作用机制（图 12-2）。本课题的实施将有利于阐明 Hcy 致 AS 的分子机制，为 AS 这一全球重大疾病的防治提供更多的研究资料。

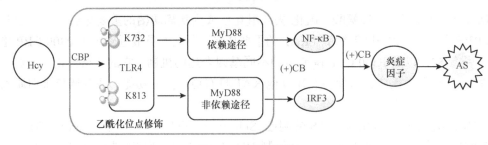

图 12-2 课题假说

二、TLR 家族与心血管疾病研究进展

当人体受到病原体的侵袭后，先天免疫系统成为识别并防御病原体入侵的第一道防线。先天免疫系统是通过模式识别受体（pattern recognition receptor，PRR）来识别病原体，PRR 是通过病原体相关分子模式（pathogen-associated molecular patterns，PAMP）来识别病原体结构的，从而诱导先天免疫反应的激活。其中 TLR 是一种特别重要的 PRR，在识别 PAMP 和激活先天免疫反应中发挥了关键作用。TLR 家族是一类跨膜蛋白受体家族，它们通常在巨噬细胞和树突细胞上表达，并可以识别病原体结构的高度进化保守的分子。一旦这些病原体到达物理屏障，如皮肤或肠道黏膜，它们就会被 TLR 识别，进而激活免疫细胞反应。大量证据表明，先天免疫防御与促炎途径的相互作用可能是通过 TLR 来导致炎症性疾病的发展。同时这些 TLR 家族存在于心血管系统的各种组织和细胞上并参与疾病的发展和进展，如 AS、心脏功能障碍和充血性心力衰竭。所以我们通过研究 TLR 家族的功能和机制可以更好地理解疾病的发生与发展，特别是 TLR 家族在心血管疾病中的作用。这些研究可以让我们对心血管疾病的治疗提供新的见解，找到新的靶向治疗方式，所以本章主要介绍 TLR 家族的通路机制和在心血管疾病中的研究进展。

（一）TLR 家族成员

在 19 世纪末，研究人员曾发现将杀死的化脓性链球菌注射到不能手术的肿瘤中可以减少某些患者的肿瘤生长。然而直到近一个世纪之后，Beutler 及其同事将 LPS 鉴定为 TLR4 的受体时才发现了 TLR 在激活免疫反应中的重要作用。到目前为止，在哺乳动物中已发现多达 13 个 TLR 家族成员，包括 TLR1、TLR2、TLR3、TLR4、TLR5、TLR6、TLR7、TLR8、TLR9、TLR10、TLR11、TLR12 和 TLR13（图 12-3）。TLR 家族目前在人类中已经鉴定出 11 种 TLR（TLR1～TLR11），其中 TLR12 和 TLR13 仅在小鼠中表达。TLR11 作为假基因存在，TLR12 和 TLR13 在人类中完全不存在。TLR 主要存在于上皮细胞、中性粒细胞、自然杀伤细胞和抗原呈递细胞的细胞表面上，这些细胞对于启动适应性免疫应答至关重要。其中 TLR1、TLR2、TLR4、TLR5、TLR6 和 TLR10 在细胞表面表达，而 TLR3、TLR7、TLR8 和 TLR9 位于细胞内的溶酶体膜上。

TLR 根据其配体特异性、亚细胞定位和信号转导途径进行分类（图 12-3）。

TLR 可以根据它们的亚细胞定位大致分类为质膜内部和溶酶体膜内。一般而言，位于质膜内的 TLR（TLR1、TLR2、TLR4、TLR5、TLR6 和 TLR10）可识别细菌和真菌的成分，而位于溶酶体膜上的 TLR（TLR3、TLR4、TLR7～TLR9 和 TLR11～TLR13）可检测病毒核酸。

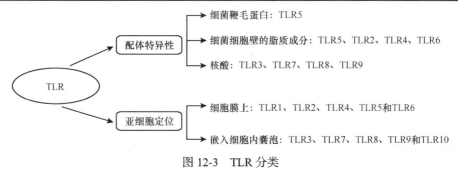

图 12-3　TLR 分类

TLR 可以按照配体特异性和亚细胞定位来分成两类。TLR：Toll 样受体

TLR 家族拥有共同的结构域：

（1）胞外区由多个富含亮氨酸的重复序列（leucine-rich repeats，LRR）组成，促进配体识别氨基（N）端结构域。

（2）单次跨膜区（trans-membrane，TM）结构域和细胞内 Toll/IL-1 样受体（receptor，TIR）结构域。

（3）细胞内结构域称为 TIR 同源结构域。

TLR 家族的信号转导途径如图 12-4。

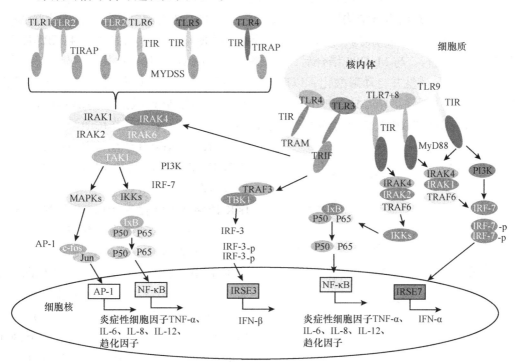

图 12-4　TLR 家族的信号转导途径

各自配体激活 TLR 后，通过募集衔接子分子 MyD88、TIRAP、TRIF 和 TRAM，进一步激活 TAK1、MAPK、TRAF3、TBK1 和 IKK
激酶，从而导致了转录因子 AP-1 的核易位、NF-κB、IRF3 或 IRF7，随后转录 IFN 和促炎细胞因子。TLR：Toll 样受体；TIRAP：TIR
域的衔接子蛋白；MyD88：髓样分化因子 88；IRAK：IL-1R 相关激酶；TAK1：转化生长因子-β 活化激酶；MAPK：丝裂原活化蛋白
激酶；IKK：丝氨酸/苏氨酸蛋白激酶；c-fos：伤害性信息与即刻早期基因；AP-1：激活蛋白 1；TNF-α：肿瘤坏死因子受体；IL-6：白
介素-6 受体；IL-8：白介素-8 受体；IL-12：白介素-12 受体；NF-κB：核因子 κB；TRAM：TRIF 相关的衔接子分子；TRIF：TIR 域的
衔接子诱导干扰素-β；TBK1：TANK 结合激酶 1；TRAF6：肿瘤坏死因子受体相关因子-6；IFN：TIR 域的衔接子诱导干扰素

（二）TLR 的生物功能

了解 TLR 及其生物功能对于理解 TLR 多态性如何影响疾病的发生非常重要。TLR 是先天宿主防御和人类的一种保护机制，从出生时就开始发挥作用，先天免疫是预先编程的，从而形成身体抵御入侵病原体的第一道防线。外来的病原体在其表面上具有相应的受体被称为病原体相关分子，并且被先天免疫的组分（如 TLR）识别，称为病原体相关分子模式（PAMP）。除了病原体的分子模式，TLR 还可以识别体内损伤或疾病期间释放的自身分子，称为损伤相关分子模式（DAMP）。因此，TLR 可以通过与 PAMP 和 DAMP 结合来接收信号，识别微生物及内源组织产生的所谓的"危险信号"，并在信号转导途径中发挥关键作用，以炎症或疾病等反应的形式表现。当病原体被识别后，先天免疫系统成为防御病原体入侵的第一道防线。先天免疫系统通过模式识别受体（PRR）识别病原体，这些受体已经在血清、细胞表面、内体和细胞质中被鉴定出来。PRR 识别的是一组进化高度保守的病原体结构，即所谓的 PAMP 来诱导先天免疫反应的激活。同时感染的细胞和免疫细胞产生促炎症细胞因子和趋化因子，以此来让机体抵御病原体的入侵。TLR 家族是一组特别重要的 PRR9，在识别 PAMP 和随后对感染因子的先天免疫反应的激活中发挥着关键作用。

1. TLR 信号通路　MyD88 是涉及 TLR 信号通路的最关键的衔接分子（图 12-5）。TLR2、TLR5、TLR7、TLR8、TLR9 和 TLR11 信号通过 MyD88 依赖性途径发生。在病原体入侵时，PAMP 结合 TLR，其细胞质结构域的变化随后通过其 TIR 结构域之间的互补作用将 MyD88 募集至 TLR。此外，下游信号转导通过将丝氨酸/苏氨酸 IL-1 受体相关激酶-4（IRAK-4）募集至 MyD88 来进行。与 MyD88 结合后，IRAK-4 募集 IRAK-1 并导致其磷酸化。磷酸化后，IRAK-1 显示激酶活性并自动磷酸化，以产生新的对接位点。这些对接位点使肿瘤坏死因子受体相关因子 6（TRAF-6）与 MyD88/IRAK-4/IRAK-1 复合物结合。激活后，IRAK-1 和 TRAF-6 从 MyD88/IRAK-4/IRAK-1 复合物解离，并通过与另一种复合物相互作用激活 c-Jun N 端激酶（JNK）和 NF-κB 激酶抑制剂（IKK）。TAK1（TGF）-β-活化激酶和 TAB1、2 和 3（TAK-1 结合蛋白 1、2 和 3）的结果。活性 JNK 和 IKK 诱导 AP-1（激活蛋白-1）和 NF-κB 的活化，NF-κB 移动到细胞核并充当编码促炎趋化因子和细胞因子基因的转录因子，编码 TNF-α、IL-6、IL-8 和 IL-1β 的基因的转录发生。关于 MyD88 独立信号有报道称，病原体对 TLR3 和 TLR4 的刺激导致 MyD88 独立信号转导，从而激活了干扰素调节因子 3（intereferon regulatory factor 3，IRF3），这是转录干扰素等抗病毒基因所需的重要转录因子。含有作为 MyD88 独立信号转导中的关键转导子的衔接蛋白的 TIR 结构域是 TIRAP（含 TIR 结构域的衔接蛋白）、TRAM（TRIF 相关衔接子分子）和 TRIF。TIRAP 也称为 Mal（MyD88-adapter like），是 TLR2 和

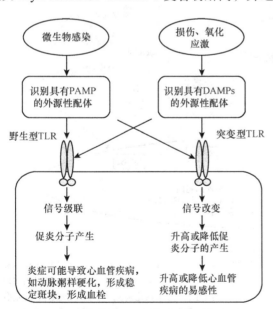

图 12-5　Toll 样受体家族与心血管病的联系示意图
TLR 通过与 PAMP 和 DAMP 结合来接收信号，并在信号转导途径中起关键作用

TLR4 的衔接分子。来自 TLR4 的信号转导涉及另一种称为 TRAM 的衔接分子，也称为含有
TIR 结构域的蛋白质（TIRP）/含有衔接分子 2 的 TIR（TICAM-2）。TRAM 桥接 TRIF 和 TLR4，
从而通过 TLR4 介导 IRF3 的激活。TRIF 的 C 端结构域通过其 RIP 同型相互作用基序与受体
相互作用蛋白 1（RIP1）相关联。RIP1 是一种激酶，对 TNFR 介导的 IKK 激活和 NF-κB 信号
转导至关重要。

2. TLR 功能

（1）TLR1 可以与 TLR2 二聚化来识别多种细菌脂质结构和细胞壁成分，如三酰化脂蛋
白、脂磷壁酸。

（2）TLR2 也可与 TLR6 二聚化以识别二酰化脂肽。此外，TLR2 还可以结合各种内源性
DAMP，如 HSP、HMGB1、尿酸、纤连蛋白和其他细胞外基质蛋白。

（3）TLR3 可识别病毒 dsRNA 及 dsRNA 的合成类似物，如配体 Poly I 。

（4）TLR4 可与 LPS 结合，以及与脂质 A 结合蛋白、CD14 和髓样分化蛋白 2、MD2 结
合，并识别各种 DAMP。

（5）TLR5 可识别细菌鞭毛蛋白。

（6）TLR7 和 TLR8 可结合病毒 ssRNA，而 TLR9 与来自细菌和一些病毒的未甲基化
CpG DNA 相互作用。

（7）TLR10 是一种表面受体，其天然配体仍然未知。

（8）TLR11、TLR12 和 TLR13 存在于小鼠中但不存在于人类中。TLR11 显示结合弓形虫
和大肠埃希菌相关蛋白，尚未鉴定出 TLR12 的配体，而 TLR13 是识别水疱性口炎病毒的内源
性受体。

除 TLR3 以外其他的 TLR 都可以使衔接蛋白 MyD88 重新进入 TIR 结构域。通过 IL-1 受
体相关激酶-4（IRAK-4）与 MyD88 结合导致 IRAK-1 的磷酸化，使转录因子 NF-α 激活。NF-κB
易位到细胞核中，并参与调节细胞的存活、增殖和促炎细胞因子的多种基因表达。根据细胞类
型和激活的 TLR，TLRs 信号转导也可激活 MAPK JNK、p38 和 ERK，从而激活多种转录因子，
包括 AP-1、Elk-1 和 CREB。TLR3 专门使用 IFN-β TIR 结构域衔接蛋白（TRIF）衔接，而 TLR4
通过称为 TRIF 相关衔接分子的桥接衔接子募集 TRIF，因此，TLR4 是唯一可通过 MyD88 和
TRIF 发出信号的 TLR。TRIF 信号也会导致 NF-κB、ERK、JNK 和 p38 激活，然而，TRIF 激
活的主要转录因子是 IFN 调节因子 3，负责 I 型 IFN 的产生。TLR3 和 TLR4 的结合导致产生
各种细胞因子，如 TNF-α、IL-6 和 IL-12，它们有助于塑造促炎症反应。目前 TLR 激动剂正在
作为抗癌疗法中的疫苗佐剂进行研究，因为它们能够激活免疫细胞并促进炎症。在人类中，尽
管已经在许多细胞类型上检测到 TLR，但大多数 TLR 主要在单核细胞、成熟的巨噬细胞和树
突状细胞上表达。最近研究表明，TLR 信号转导可以在肿瘤生长中发挥非常重要的作用。越
来越多的证据表明 TLR 在各种细胞类型中表达或可被诱导，包括 T 细胞和肿瘤细胞。

3. TLR　TLR 可以活化诱导促炎细胞因子和抗微生物分子（如一氧化氮）的产生来激活
细胞免疫成分，这种反应使巨噬细胞能够消除入侵的微生物；其次 TLR 也在树突状细胞上表
达，并且被激活时会刺激树突状细胞成熟，从而刺激 T 细胞扩增和分化并启动适应性免疫应
答。TLR 含有富含亮氨酸的重复基序和类似于 IL-1 和 IL-18 的受体结构。这种细胞内信号转
导结构现在被称为 TIR 同源结构域，其可识别 TLR 家族的成员。

（三）TLR 家族在心血管疾病中的作用

通过 TLR 识别和激活宿主衍生分子可能是心血管疾病与免疫系统激活之间的重要联系。实际上，调查表明，TLR 可能在动脉粥样硬化和心力衰竭的发展和进展中起主要作用，除了在免疫细胞中表达外，TLR 还在其他组织中表达，如心血管系统的组织，因此，TLR 可能是心血管疾病发展与免疫系统之间的关键环节。证据表明 TLR 的激活可导致动脉粥样硬化的发展和进展、脓毒症的心脏功能障碍和充血性心力衰竭。动脉粥样硬化的特征在于血管壁的慢性局部炎症，这导致内皮下平滑肌细胞和巨噬细胞衍生的泡沫细胞脂质的积累。虽然疾病过程的炎症性质已被广泛接受，但导致动脉粥样硬化性炎症反应的确切成分仍存在争议。传染病流行病学研究表明，细菌感染与动脉粥样硬化疾病有关，并且已经表明动脉粥样硬化和 TLR 激活之间可能存在联系。在动物模型的动脉粥样硬化病变中检测到作为 TLR 配体的感染因子（如肺炎衣原体），可能是一种刺激动脉粥样硬化形成的感染性载体，因此它可能成为治疗的靶点。

1. TLR 在心血管疾病中的原理　　最近 TLR 基因多态性在动脉粥样硬化疾病中的作用被广泛研究，结果表明，某些 TLR 基因变异可能作为动脉粥样硬化疾病的遗传生物标志物。TLR 家族是一组 1 型跨膜蛋白，表达于多种免疫细胞（如巨噬细胞、树突状细胞、自然杀伤细胞、T 细胞和 B 细胞）和非免疫细胞（如上皮细胞、血管内皮细胞和平滑肌细胞），通过识别来自外源性病原体相关分子和内源性损伤相关分子来激活先天免疫系统。TLR 与其相应的配体结合导致衔接蛋白的聚集并激活下游信号转导途径；上调细胞因子和趋化因子并最终激活免疫应答。以往的研究表明炎症标志物与 TLR 信号通路密切相关，如 C 反应蛋白、肿瘤坏死因子 α、细胞间黏附分子 1 和 IL-6。此外有证据表明 TLR 信号通路被阻断可导致动脉粥样硬化的减少，而 TLR 信号通路的激活可促进动物模型中的动脉粥样硬化形成。因此，TLR 基因变异被认为是动脉粥样硬化易感性的理想生物标志物。

主要的心血管疾病包括动脉粥样硬化、冠状动脉疾病、血管生成、脓毒性心肌病、心肌缺血、心脏肥大、心脏瓣膜疾病、充血性心力衰竭、血栓形成等。绝大多数心血管疾病都是由于动脉粥样硬化引起的。动脉粥样硬化是一种复杂的多基因疾病，其中动脉中发生的慢性炎症通过内皮下巨噬细胞中脂质和泡沫细胞的积累来导致斑块的发生和发展。与其他疾病相比动脉粥样硬化是全球死亡和残疾的主要原因之一。鉴于心血管疾病的严重程度和由它们引起的死亡人数，研究了解它们背后的病理、生理机制变得极为重要。大多数心血管疾病会导致慢性的局部或全身炎症，其表现的炎症反应是由促炎分子（如细胞因子和趋化因子）的释放介导的。这些分子通过其表面上存在的受体接收各种信号并从细胞中激活、释放出来。

2. TLR 家族成员在心血管疾病中的作用机制　　TLR 信号转导是人类抵抗疾病重要的防御机制之一，人类的许多原发性免疫缺陷与 TLR 信号异常有关。TLR 调控的通路在心血管疾病的发生和治疗中起到了重要的作用，最近研究发现，TLR 家族成员在心血管疾病中的具体作用如下。

（1）TLR1 的染色体位置（命名为 CD281）为 4p14，它是 TLR 中表达最强的基因。

（2）TLR2 位于第 4 号染色体上，其遗传变异与结核病、尿路感染等的发生有关。这些疾病的潜在机制是它可以改变受体的细胞内 TIR 结构域，TLR2 的这种变异与增加动脉血栓形成风险显著相关。

（3）TLR3 与 TLR2 一样也位于第 4 号染色体上，目前在病毒性心肌炎中发现其高度变异,研究认为这是因为携带这些变异的个体对病毒感染的先天反应迟钝,导致病毒清除率降低,心脏病学风险增加。

（4）TLR4 是第 1 个在人类中鉴定的 TLR,它也是研究最广泛的 TLR。TLR4 基因的基因组位置是 9q33.1。

TLR4 的结构域有以下几种:

1）细胞外结构域中具有 22 个富含亮氨酸的重复序列,负责受体的二聚化和 LPS 的识别。

2）跨膜结构域。

3）用于下游信号级联的 TIR 结构域。

到目前为止,已存在超过 174 种 TLR4 基因的蛋白质变体。TLR4 最常见的是参与各种心血管疾病,TLR4 表达与动脉粥样硬化风险降低有关。

（5）TLR5 基因位于 1 号染色体上,当遇到相应配体（如鞭毛蛋白）时它会形成同型二聚体。

（6）TLR6 也称为 CD286,同样位于 4 号染色体上并与 TLR2 或 TLR4 相互作用,分别介导细胞对细菌脂蛋白和氧化低密度脂蛋白等的反应。TLR6 已被发现与高血压妇女的炎症反应和左心室壁厚度降低有关。2013 年曾报道,TLR6 与动脉粥样硬化易感性降低相关。TLR6 的基因突变使其蛋白质结构变化可能导致信号转导减弱,从而在动脉粥样硬化中起保护作用。以前研究发现蛋白的突变导致信号转导减少,这是因为 TLR6 激动剂刺激后突变的 TLR-6Ser 等位基因释放的 IL-6 减少所致。

（7）TLR8 与其他 TLR 不同,编码 TLR8 的基因位于性染色体 X 上,其与结核病和克里米亚-刚果出血热的易感性相关。

（8）TLR9 是位于 3 号染色体上的基因编码。研究发现 TLR9 与动脉粥样硬化形成或再狭窄相关联。

很明显 TLR 参与许多心血管疾病的发生和发展。越来越多的证据表明,TLR 在动脉粥样硬化、血栓形成和其他心血管疾病的发病机制中起作用,TLR 基因中的点突变被认为是导致心血管疾病易感性的重要遗传因素之一。

（四）**TLR 家族在心血管疾病中的研究**

目前已经了解在心血管系统中 TLR 家族的作用和机制,目前对于研究 TLR 也被认为是治疗和缓解心血管疾病的重要方向。越来越多的证据表明,TLR 在动脉粥样硬化、病毒性心肌炎、扩张型心肌病、心脏移植排斥和脓毒症引起的左心室功能障碍的发病机制中起到了重要作用。此外,TLR 信号转导导致的免疫效果也会影响心力衰竭过程中心脏重塑和预后的过程。化脓性心肌病的心肌细胞在心脏应激和感染的反应中至少表达 4 种 TLR,包括 TLR2、TLR3、TLR4 和 TLR9。研究表明,TLR4 可以抑制 LPS 诱导的左心室功能障碍导致的心肌梗死后 TNF、IL-1β、IL-6 和 NOS2（NO synthase 2）的表达。如在金黄色葡萄球菌诱导的脓毒症中 TLR2 可以通过上调心脏中 TNF、IL-1β 和 NO 的表达来介导这种细菌诱导的左心室功能障碍。另外,Levine 等首次报道了心力衰竭与炎症之间的联系。研究者指出在心力衰竭的情况下,TNF 和其他促炎细胞因子和趋化因子升高并参与心力衰竭的进展。

1. TLR 家族研究结果　最近的临床和实验研究表明,TLR 可能在心力衰竭的发展和进展中起到了重要作用。在患有缺血性心肌病的患者的心脏和具有实验性心力衰竭的啮齿动物的组织切片中观察到心肌 TLR4 表达增加。观察人员证明，TLR2 缺陷小鼠的心脏中 TGF-β1 和 1 型胶原蛋白的表达降低，非梗死区域的心肌纤维化显著降低。也有报道说 TLR4 突变小鼠的非梗死区域的间质纤维化和心肌肥大减少、左心室功能明显恢复；梗死区域的炎症细胞因子表达也显著减少。这些动物实验表明 TLR2 和 TLR4 可能是治疗缺血性心力衰竭的可行靶标。

（1）有证据表明 TLR 可能在临床心力衰竭中起作用。与缺血性心脏病患者相比，扩张型心肌病患者的 TLR4 mRNA 表达更高。在由扩张型心肌病、缺血性心肌病和病毒性心肌病引起的心力衰竭患者的心脏中 TLR2 和 TLR4 的表达水平降低。

1）TLR 在动脉粥样硬化和心肌缺血等疾病的炎症反应中起着关键作用。TLR 还可能引起脑、肾和心肌缺血中的炎症过程和组织损伤。动脉粥样硬化是缺血性心脏病导致全世界因心脏病死亡的主要的潜在因素。

2）缺血性心肌梗死会导致缺血性再灌注损伤，其中脑梗死通常是由于突然形成的血栓或栓子导致动脉阻塞。TLR2 和 TLR4 在心肌缺血期间被激活并在 NF-κB 的活化中发挥作用，随后释放可能导致心肌损伤的炎症细胞因子。TLR2 或 TLR4 缺乏使心肌炎症反应减弱，减少梗死，保留心室功能和减少缺血性损伤，因此寻找 TLR 拮抗剂在治疗心肌缺血是目前主要的研究方向。TLR 拮抗剂 OPN-301 是小鼠 IgG1 抗体，其选择性抑制小鼠、猴和人中的 TLR2 活性，动物实验表明，OPN-301 可通过下调 NF-κB 信号转导减少白细胞浸润和细胞凋亡来减少小鼠模型中的心肌缺血-再灌注损伤。

3）血管紧张素 II 受体阻滞剂通常用于降低心血管疾病患者的血压，还可增加活性氧和炎症介质，如 IL-6 和 TNF-α。越来越多的证据表明，血管紧张素 II 受体阻滞剂不仅可以降低血压，还有抗炎和抗动脉粥样硬化的作用。血管紧张素 II 受体阻滞剂的抗炎作用是通过抑制 TLR 介导的炎症反应而发生的。在心肌缺血-再灌注损伤的大鼠模型中，用血管紧张素受体阻滞剂缬沙坦处理 2 周，可抑制 TLR4 介导的 NF-κB 活性，对 NF-κB 活性的抑制随后可导致梗死面积、炎症细胞因子和心肌酶的释放减少。

4）他汀类药物或 HMG-CoA 还原酶抑制剂是另一类广泛用于心血管疾病的重要药物。他汀类药物不仅可以作为调血脂药，还可以通过下调 NF-κB 等转录因子来控制心血管炎症的发生。研究结果表明，HMG-CoA 还原酶氟伐他汀可抑制单核细胞 TLR4 介导的免疫应答，从而减轻慢性心力衰竭患者的炎症反应。

5）在缺血性损伤实验中 TLR 活化时，TLR 激动剂也被发现对心肌缺血是有益的。在心肌缺血-再灌注之前用低剂量的 TLR2 或 TLR4 配体会减少心肌的损伤。在小鼠模型心肌缺血之前给予 TLR2 激动剂 Pam3CSK4（一种合成的三酰化脂肽，模仿细菌脂肽的酰化氨基端），发现其心肌损伤减少。它通过 TLR4 诱导一氧化氮合酶（iNOS）、激活 MyD88 依赖性途径来保护心脏。

6）当心脏无法泵出足够的血液以满足身体组织代谢的要求时，就会发生心力衰竭。缺血性心肌病是由显著的冠状动脉疾病引起的心脏疾病，缺血性心肌病和高血压引起的心脏肥大是导致心力衰竭的最常见原因。心力衰竭的慢性炎症与心肌中 TLR4 的上调有关，而 TLR4 缺乏可防止压力超负荷后心肌细胞和心脏增加的负担。TLR 信号转导的急性激活在短期内可能是有益的，但 TLR 持续性激活可引起组织损伤并导致心力衰竭。TLR 拮抗剂和激动剂均已显示对心力衰竭具有保护作用。因此 TLR4 信号转导的抑制或急性激活可能有益于心力衰竭患者的治疗。

7）TLR 激动剂卡介苗（bacille calmette-guerin，BCG）是一种公认的抗结核病免疫治疗剂。BCG 还通过激活 TLR4 免疫反应来阻止因腹主动脉缩窄引起的高张力小鼠模型中压力诱导的心脏肥大和纤维化的发展。

8）心肌炎是一种涉及心肌的炎症过程，可由感染、自身免疫疾病或有毒化学物质引起。年轻人因心血管疾病突然死亡病例中高达 20% 是由心肌炎引起的，其中 TLR4 激活炎症细胞因子是引起人类心肌炎的主要原因。肉桂醛是肉桂烯的主要成分，具有抗细菌和抗炎活性的多种治疗用途，肉桂醛对暴露于脂多糖（LPS）的巨噬细胞中 TLR4 诱导的 NF-κB 信号转导途径具有抑制作用，通过肉桂醛的代谢产物肉桂酸抑制 NF-κB 信号转导途径来抑制病毒性心肌炎的炎症反应。

9）TLR 活化是通过引起抗原抗体特异性免疫应答来影响血管的功能和重塑。心血管疾病被认为是慢性炎症性疾病，数据表明 TLR 和先天性免疫系统可以促进心血管疾病的发生和发展，这使靶向抑制 TLR 和先天性免疫系统成为治疗心血管疾病的新目标。由 TLR 性激活表达的炎症细胞因子会导致适应性免疫应答（如细胞介导的 Th1 应答或体液/抗体 Th2 应答）的发生；激活的趋化因子会靶向组织和细胞黏附分子，促进免疫细胞结合、滚动和浸润到血管壁并转移到相应的器官中。越来越多的证据表明，TLR 和先天性免疫系统在心血管疾病的发展中起到了决定性作用。同时研究发现，血管细胞上 TLR 的延长或过度激活可诱导慢性低度炎症，导致内皮功能障碍和随后的心血管疾病。

（2）目前动脉粥样硬化被认为是一种慢性的进行性炎症，并且这种炎症与动脉壁初期脂质积聚同时发生。其中氧化脂蛋白可以激活 TLR 信号转导的 DAMP，因此 TLR 被认为是动脉粥样硬化发病机制的重要因素。TLR 在动脉粥样硬化中的血管细胞和免疫细胞上表达，其研究最多的是 TLR2 和 TLR4。已经用 TLR2-TLR1 异源二聚体和 TLR2-TLR6 异源二聚体观察到 TLR2 对动脉粥样硬化的作用（图 12-6）。

1）TLR2 活化导致巨噬细胞脂质积累；诱导血管平滑肌细胞中的去分化、迁移和增殖；并在内皮细胞中引发炎症反应。

2）TLR4 缺陷改善了 ApoE 和 LDL 受体缺陷小鼠中的动脉粥样硬化程度。TLR4 在巨噬细胞导致的动脉粥样硬化形成脂质积聚、血管平滑肌细胞增殖和内皮功能障碍中具有重要作用。

3）TLR3 也可以促进内皮细胞、血管平滑肌细胞、免疫细胞和巨噬细胞导致的动脉粥样硬化炎症和功能障碍。此外 TLR3 通过调节巨噬细胞基质金属蛋白酶-2 和基质金属蛋白酶-9 活性来介导动脉粥样硬化斑块的不稳定性。

4）TLR7 会导致血管重塑和泡沫细胞的积聚。TLR9 也会引起血管损伤、炎症发生、泡沫细胞积聚和病变形成。

5）有趣的是 TLR3 在高胆固醇血症诱导的动脉损伤中对血管壁具有保护作用，并且这种保护作用可能来自 TLR3 诱导细胞保护性和抗炎性糖蛋白/载脂蛋白 J 的表达。

总的来说，TLR 家族主要是通过 PAMP 和 DAMP 的不适当或过度炎症反应引发促进动脉粥样硬化的发生。一方面，TLR 活化介导血管细胞功能障碍、将巨噬细胞和其他免疫细胞聚集到血管损伤部位、刺激泡沫细胞的形成并促进血管斑块化；另一方面，一些研究已经观察到

TLR 在动脉粥样硬化中的抗动脉粥样硬化作用。通过抑制促动脉粥样硬化和激活抗动脉粥样硬化作用应成为 TLR 和动脉粥样硬化领域研究发展的主要目标。

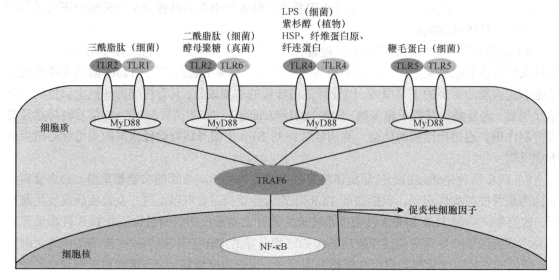

图 12-6　Toll 样受体家族与 MyD88 信号通路的激活

TLR 主要信号转导途径是通过 MyD88-TRAF6 级联反应，导致 NF-κB 激活以调节炎症基因的转录。TLR：Toll 样受体；MyD88：髓样分化因子 88；TRAF6：肿瘤坏死因子受体相关因子-6；NF-κB：活化的 B 细胞核因子 κ 轻链增强剂

2. TLR 在心血管疾病中的研究进展　TLR 在心血管疾病中的治疗潜力及其相关的信号通路具有可开发成药物的可能。TLR 激动剂（保护免疫和抗肿瘤治疗的诱导剂）和拮抗剂（炎症的抑制剂）通过调节组织炎症反应已经在临床各种疾病治疗中显示出有益的作用，如癌症、病原体感染、自身免疫病和变态反应性疾病。

（1）确定 TLR 是否能成为某些疾病治疗靶点的验证标准包括以下几方面。

1）在疾病状态下受体的表达。

2）有证据表明受体的激活导致实验表型模型的恶化。

3）证明某些 TLR 多态性与特定疾病的易感性相关。

（2）随着对 TLR 在心血管疾病中的生物学和信号通路的深入研究，目前 TLR 拮抗作用已成功应用于心血管疾病的实验模型中。模型中炎症的减弱是判断 TLR 抑制剂药理作用的主要方法。TLR 抑制信号转导的方法包括 TLR 拮抗剂、中和抗体和阻断蛋白质-蛋白质相互作用的试剂。TLR4 拮抗剂依立托伦（eritoran）是一种细菌来源的脂多糖类似物，用于治疗严重的脓毒症。在心肌缺血的小鼠模型中已经发现其通过改变免疫应答和减少心肌梗死面积而具有保护作用。在慢性应激的动物模型中依立托伦抑制 NF-κB 活性并减少应激相关的心肌损伤。

依立托伦不直接抑制 TLR4，而是竞争性地结合髓样分化蛋白-2（myeloid differential protein，MD-2），并终止 TLR4/MD-2 介导的信号转导，从而抑制 TLR4 诱导的 NF-κB 活化的能力。依立托伦可以改善小鼠的心肌缺血、减少心肌梗死面积、减弱心肌肥大、减轻缺血-再灌注相关炎症并改善肾缺血-再灌注过程损伤，并且在心肌缺血-再灌注的大鼠模型中减少炎症基因表达。依立托伦还可以通过中和 TLR2 细胞外结构域的抗体 T2.5 来抑制 TLR 介导的促炎信号表达。研究发现，T2.5 抑制 TLR2 可以减弱巨噬细胞的聚集和心脏中的炎症反应，保护心脏免受血管紧张素Ⅱ诱导的纤维化。人源抗 TLR2 单克隆抗体 OPN305 可以减少心肌缺血-再灌注损伤，OPN305 能够阻断 TLR2-TLR1 和 TLR2-TLR6 的信号转导，减少促炎细胞因子的产生。

（3）用抗 TLR4 的 IgG 抗体治疗可以减弱 IL-6 的表达和活性氧物质的产生，进而降低血压。ODN2088 是 TLR9 的一种有效抑制剂，其可以降低自发性高血压大鼠的收缩压。目前研究了可用的治疗心血管疾病的抗炎药对 TLR 信号转导的影响。用血管紧张素Ⅱ刺激血管平滑肌细胞增加了 TLR4 mRNA 水平，因此血管紧张素Ⅱ除了有收缩血管的作用，还具有致炎性。研究表明，血管紧张素Ⅱ受体阻滞剂除了降压作用外，还具有抗高血压和抗动脉粥样硬化的作用。

3. TLR 激动剂的作用 TLR 激动剂广泛研究应用于疫苗，具有低毒性和高效的特异性的 TLR 激动剂优于其他用于开发的预防性疫苗。由于 TLR 在心血管疾病中大多与促进炎症反应有关，因此 TLR 激活剂似乎对血管是有害的，然而研究发现在缺血性损伤之前活化 TLR 是有利的。在心肌缺血-再灌注损伤之前，低剂量的 TLR2 激动剂 Pam3CSK4（合成的二酰化脂肽）或肽聚糖可以减少心肌梗死面积和心肌损伤，其中肽聚糖刺激增加了 TLR2 酪氨酸磷酸化，并增强了磷酸肌醇 3-激酶的 p85 亚基与 TLR2 的结合。在心肌缺血之前 LPS 诱导的 TLR4 激活具有良好的心脏保护作用，这主要归因于 TLR4 介导的诱导型一氧化氮合酶、一氧化氮的产生增加及心室功能的改善。因此，靶向 TLR 的激活会有利于预防和治疗相关心血管疾病。

4. TLR 与传染性疾病的关系 TLR 信号转导在非传染性疾病，如类风湿关节炎、系统性红斑狼疮、炎性肠病和心血管疾病进展中的作用也正在研究中。大多数心血管系统细胞表达 TLR，心肌细胞表达 TLR2、TLR3、TLR4 和 TLR6，平滑肌细胞和血管内皮细胞表达 TLR1 和 TLR6，因此 TLR 在各种感染因子介导的炎症中起关键作用。对先天免疫和 TLR 参与 AS、心肌重塑、心脏瓣膜疾病和血栓形成等心血管疾病的发展进行了研究，发现免疫防御系统与 CVD 的主要病理机制是依赖于 TLR 信号转导。由于 TLR 在接收信号中起关键作用，因此推测 TLR 中的多态性可以改变和修饰细胞因子的细胞反应和产生，这可能与对广谱传染性和非传染性疾病的易感性相关。

5. TLR4 导致心肌凋亡 TLR4/MyD88 信号通路的激活在高葡萄糖诱导的心肌细胞凋亡中起重要作用。此外，通过调节与细胞内活性氧（ROS）形成相关的 TLR4/MyD88 信号转导途径发现，TLR4 是负责触发先天免疫反应的关键信号转导受体，并且已经在心肌细胞上观察到 TLR4 的表达，包括心肌细胞、内皮细胞和平滑肌细胞。以前的研究表明，TLR4 在几种类型的心血管疾病的发展中起着至关重要的作用，包括动脉粥样硬化、心肌缺血-再灌注损伤、心力衰竭和诱导性心肌肥大。此外，TLR4 还可能在炎症和氧化应激条件下诱导心肌病中的心肌细胞凋亡。据报道，ROS 可能通过参与 TLR4 介导的细胞内反应来调节 NF-κB 的活化，诱导 ROS 生成也会调节 TLR4 的表达。

过量的 ROS 产生和 TLR4/MyD88 信号通路的激活会导致心血管疾病的产生。苦参碱可通过抑制心肌组织中 TLR4/MyD88 信号通路来改善左心室功能，减少细胞凋亡和 ROS 的产生。

（五）小结

TLR 家族在人体中表达 TLR1～TLR10，其中 TLR2 与 TLR4 是先天免疫导致的血管炎症中最重要的因素。TLR 家族通过与 PAMP 和 DAMP 的结合来接收信号进而识别病原体，激活 MyD88 依赖性途径。其中心血管疾病中最常见的是动脉粥样硬化，在动脉粥样硬化病变中血管炎症的发生又是很重要的一部分。TLR 家族通过促进血管炎症来导致动脉斑块的发生、发展。目前对 TLR 进行了大量的研究，并进行了动物实验或人体试验，这可能是治疗心血管疾病的潜在靶向研究方向，通过抑制 TLR 的信号通路来阻止血管炎症的发生，会对斑块的形成起到减缓作用。所以通过本章我们可以了解到，TLR 家族对于心血管疾病中的作用机制和目前的研究进展，进而可通过对特定的 TLR 进行抑制或激活来解决心血管疾病中许多悬而未决的问题。

参 考 文 献

徐支芳，于海娇，马琳娜，等，2011. TLR4/NF-κB 信号通路在同型半胱氨酸致内皮细胞损伤中的作用研究. 重庆医科大学学报，36（12）：1409-1411.

曾双龙，徐俊波，胡咏梅，2012. 同型半胱氨酸与冠状动脉粥样硬化性心脏病的相关性研究进展. 心血管病学进展，9（33）：650-652.

Akbal E，Koçak E，Köklü S，et al. 2017. Serum toll-like receptor-2, toll-like receptor-4 levels in patients with HBeAg-negative chronic viral hepatitis B. Viral Immunol，30（4）：278-282.

Balachandran Y，Knaus S，Caldwell S，et al. 2015. Toll-like receptor 10 expression in chicken, cattle, pig, dog, and rat lungs. Vet Immunol Immunopathol，168（3-4）：184-192.

Balistreri CR，Ruvolo G，Lio D，et al. 2017. Toll-like receptor-4 signaling pathway in aorta aging and diseases："its double nature". J Mol Cell Cardiol，110：38-53.

Bassett SA，Barnett MP，2014. The role of dietary histone deacetylases（HDAC）inhibitors in health and disease. Nutrients，6（10）：4273-4301.

Baszczuk A，2014. Kopczymunity：IFNs lead TLR4 responses down the TRIF path.Nat Rev Idisease. Postepy Hig Med Dosw（Online），68（0）：579-589.

Bomfim GF，Echem C，Martins CB，et al. 2015. Toll-like receptor 4 inhibition reduces vascular inflammation in spontaneously hypertensive rats. Life Sci，122：1-7.

Bordon Y，2014. Innate immunity：IFNs lead TLR4 responses down the TRIF path.Nat Rev Immunol，14（12）：779.

Bryant CE，Symmons M，Gay NJ，2015. Toll-like receptor signalling through macromolecular protein complexes. Mol Immunol，63（2）：162-165.

Bundhun PK，Pursun M，Huang WQ，2017. Does infection with human immunodeficiency virus have any impact on the cardiovascular outcomes following percutaneous coronary intervention? a systematic review and meta-analysis. BMC Cardiovasc Disord，17（1）：190.

Cabo R，Hernes S，Slettan A，et al. 2015. Effects of polymorphisms in endothelial nitric oxide synthase and folate metabolizing genes on the concentration of serum nitrate, folate, and plasma total homocysteine after folic acid supplementation：A double-blind crossover study. Nutrition，31（2）：337-344.

Chattopadhyay S，Sen GC，201. Tyrosine phosphorylation in Toll-like receptor signaling. Cytokine Growth Factor Rev，25（5）：533-541.

Chaves C，Remiao F，Cisternino S，et al. 2017. Opioids and the blood-brain barrier：a dynamic interaction with consequences on drug disposition in brain. Curr Neuropharmacol，15（8）：1156-1173.

de Jager SCA，Meeuwsen JAL，van Pijpen FM，et al. 2017. Preeclampsia and coronary plaque erosion：manifestations of endothelial dysfunction resulting in cardiovascular events in women. Eur J Pharmacol，816：129-137.

Gao W，Xiong Y，Li Q，et al. 2017. Inhibition of toll-like receptor signaling as a promising therapy for inflammatory diseases：a journey from molecular to nano therapeutics. Front Physiol，8：508.

Gao XM，Wordsworth P，McMichael AJ，et al. 1996. Homocysteine modification of HLA antigens and its immunological consequences. Eur J Immunol，26（7）：1443-1450.

Goulopoulou S，McCarthy CG，Webb RC，2016. Toll-like Receptors in the Vascular System：Sensing the Dangers Within. Pharmacol Rev，68（1）：142-167.

Hally KE，La Flamme AC，Larsen PD，et al. 2017. Platelet toll-like receptor（TLR）expression and TLR-mediated platelet activation in acute myocardial infarction. Thromb Res, 158: 8-15.

Han XB, Zhang HP, Cao CJ, et al. 2014. Aberrant DNA methylation of the PDGF gene in homocysteine mediated VSMC proliferation and its underlying mechanism.Mol Med Rep, 10（2）: 947-954.

Hilbert T, Dornbusch K, Baumgarten G, et al. 2017. Pulmonary vascular inflammation: effect of TLR signalling on angiopoietin/TIE regulation. Clin Exp Pharmacol Physiol, 44（1）: 123-131.

Jaff MR, Nelson T, Ferko N, et al. 2017. Endovascular interventions for femoropopliteal peripheral artery disease: a network Meta-Analysis of current technologies. J Vasc Interv Radiol, 28（12）: 1617-1627.

Karnati HK, Pasupuleti SR, Kandi R, et al. 2015. TLR-4 signalling pathway: MyD88 independent pathway up-regulation in chicken breeds upon LPS treatment. Vet Res Commun, 39（1）: 73-78.

Karper JC, de Jager SC, Ewing MM, et al. 2013. An unexpected intriguing effect of Toll-like receptor regulator RP105（CD180）on atherosclerosis formation with alterations on B-cell activation. Arterioscler Thromb Vasc Biol, 33（12）: 2810-2807.

Kelkka T, Hultqvist M, Nandakumar KS, et al. 2012. Enhancement of antibody-induced arthritis via Toll-like receptor 2 stimulation is regulated by granulocyte reactive oxygen species. Am J Pathol, 181（1）: 141-150.

Kim D, Yu BJ, Kim JA, et al. 2013. The acetylproteome of Gram-positive model bacterium Bacillus subtilis.Proteomics, 13（10-11）: 1726-1736.

Kuo YM, Andrews AJ, 2013. Quantitating the specificity and selectivity of Gcn5-mediated acetylation of histone H3. PLoS One, 8（2）: e54896.

Lakshmaiah KC, Jacob LA, Aparna S, et al. 2014. Epigenetic therapy of cancer with histone deacetylase inhibitors. J Cancer Res Ther, 10（3）: 469-478.

Li L, Jia Z, Xu L, et al. 2014. Expression profile of neuro-endocrine-immune network in rats with vascular endothelial dysfunction. Korean J Physiol Pharmacol, 18（2）: 177-182.

Liu ZW, Wang JK, Qiu C, et al. 2015. Matrine pretreatment improves cardiac function in rats with diabetic cardiomyopathy via suppressing ROS/TLR-4 signaling pathway. Acta Pharmacol Sin, 36（3）: 323-333.

Lucas K, Maes M, 2013. Role of the toll like receptor（TLR）radical cycle in chronic inflammation: possible treatments targeting the TLR4 pathway. Mol Neurobiol, 48（1）: 190-204.

McCarthy CG, Goulopoulou S, Wenceslau CF, et al. 2014. Toll-like receptors and damage-associated molecular patterns: novel links between inflammation and hypertension. Am J Physiol Heart Circ Physiol, 306（2）: H184-196.

Oiso H1, Furukawa N, Suefuji M, et al. 2011. The role of class I histone deacetylase（HDAC）on gluconeogenesis in liver. Biochem Biophys Res Commun, 404（1）: 166-172.

Patra MC, Choi S, 2016. Recent progress in the development of toll-like receptor（TLR）antagonists. Expert Opin Ther Pat, 26（6）: 719-730.

Portou MJ, Baker D, Abraham D, et al. 2015. The innate immune system, toll-like receptors and dermal wound healing: A review. Vascul Pharmacol, 71: 31-36.

Rip J, de Bruijn MJW, Appelman MK, et al. 2019. Toll-like receptor signaling drives btk-mediated autoimmune disease. Front Immunol, 10: 95.

Scholtzova H, Do E, Dhakal S, et al. 2017. Innate immunity stimulation via toll-like receptor 9 ameliorates vascular amyloid pathology in Tg-SwDI mice with associated cognitive benefits. J Neurosci, 37（4）: 936-959.

Sharma S, Garg I, Ashraf MZ, 2016. TLR signalling and association of TLR polymorphism with cardiovascular diseases. Vascul Pharmacol, 87: 30-37.

Smith PD, Shimamura M, Musgrove LC, et al. 2014. Cytomegalovirus enhances macrophage TLR expression and myD88-Mediated signal transduction to potentiate inducible inflammatory responses. J Immunol, 193（11）: 5604-5612.

Subbaramaiah K, Cole PA, Dannenberg AJ, 2002. Retinoids and carnosol suppress cyclooxygenase-2 transcription by CREB-binding protein/p300-dependent and -independent mechanisms. Cancer Res, 62（9）: 2522-2530.

Verschoor CP, Pant SD, You Q, et al. 2011. Single nucleotide polymorphisms alter the promoter activity of bovine MIF. Anim Biotechnol, 22（3）: 143-150.

Wang J, Jiang Y, Yang A, et al. 2013. Hyperhomo-cysteinemia-Induced Monocyte Chemoattractant Protein-1 Promoter DNA Methylation by Nuclear Factor-κB/DNA Methyltransferase 1 in Apolipoprotein E-Deficient Mice. BioResearch Open Access, 2（2）: 118-127.

Wang Y, Song E, Bai B, et al. 2016. Toll-like receptors mediating vascular malfunction: Lessons from receptor subtypes. Pharmacol Ther, 158: 91-100.

Xu S, Song H, Huang M, et al. 2014. Telmisartan inhibits the proinflammatory effects of homocysteine on human endothelial cells through activation of the peroxisome proliferator-activated receptor-δ pathway. Int J Mol Med, 34 (3): 828-834.

Yun JM, Jialal, Devaraj S, 2011. Epigenetic regulation of high glucose-induced proinflammatory cytokine production in monocytes by curcumin. J Nutr Biochem, 22 (5): 450-458.

Zhang D, Wen X, Wu W, et al. 2013. Homocysteine-related hTERT DNA demethylation contributes to shortened leukocyte telomere length in atherosclerosis. Atherosclerosis, 231 (1): 173-179.

Zhao W, Ma G, Chen X, 2014. Lipopolysaccharide induced LOX-1 expression via TLR4/MyD88/ROS activated p38MAPK-NF-κB pathway. Vascul Pharmacol, 63 (3): 162-172.

Zheng Z, Wang JY, Wang Q, et al. 2012. Effects of Chinese herbal medicine Feiyanning decoction on expressions of nucleosome conformation-regulating factors H3-K56, Rtt109, Asf1 and E2F1 in Lewis-bearing mice. Zhong Xi Yi Jie He Xue Bao, 10 (4): 448-453.

第 13 章　miRNA 在衰老心肌缺血后处理自噬水平降低中的作用及表观遗传学调控机制

一、课 题 设 计

缺血后处理（ischemic postconditioning，IPO）因其良好的保护作用成为抗缺血-再灌注损伤研究的热点，前期研究发现细胞自噬水平降低与衰老心肌 IPO 密切相关，而 miRNA 参与了细胞自噬的调控，且组蛋白乙酰化和 DNA 甲基化具有协同转录因子调控基因表达的作用，但其在衰老心肌 IPO 自噬水平降低中的作用机制尚未清楚。本研究拟在筛选和确定衰老心肌 IPO 差异性 miRNA（miR-133）的基础上，构建其抑制物、过表达及携载自噬关键基因载体并转染，明确其作用机制；从 miR-133 启动子区 DNA 甲基化和组蛋白乙酰化双向调控入手，探讨各自平衡模式被打破后，另一方对 DNA/组蛋白乙酰化的影响；将 c-myc 持续失活/激活突变体与 DNMT1 和（或）HDAC 质粒共转染，分析 miR-133 表达的变化，揭示组蛋白乙酰化和 DNA 甲基化相互作用协同 c-myc 调控 miR-133 致细胞自噬水平降低的机制，为衰老心肌缺血-再灌注损伤的防治提供潜在药靶。

缺血-再灌注损伤是心肌梗死患者从再灌注治疗中获得最佳疗效的主要难题。有研究报道，50%心肌梗死患者年龄≥65 岁，80%因心肌梗死死亡的患者年龄≥65 岁，提示 65 岁以上的老年人是缺血性心脏病的高危人群。同时动物及临床研究也观察到衰老心脏对缺血-再灌注损伤更加敏感且预后差，因此深入研究老年人心肌缺血-再灌注损伤成为面临的重要课题。Agnić I 等提出了缺血后处理（IPO），即组织器官发生缺血后，在长时间的再灌注之前进行数次反复、短暂的缺血-再灌注处理或于再灌注前给予药物干预，以减轻组织再灌注损伤的处理措施，缺血后处理因其良好的保护作用已成为抗缺血-再灌注损伤研究的热点。自噬是细胞的一种自我保护机制，课题组利用实时定量 PCR 和蛋白印迹反应在衰老心肌 IPO 的心肌组织中检测到 LC3-Ⅱ降低和 p62 增高，提示衰老心肌自噬水平降低，但其调控机制尚未清楚。因此，以研究衰老心肌 IPO 自噬水平降低的机制为出发点，以差异性 miRNA 为分子靶标，以表观遗传学修饰调控为中心，深入探讨组蛋白乙酰化和 DNA 甲基化调控衰老心肌自噬的机制，探寻新的突破点，将为防治缺血-再灌注损伤提供理论依据。

自噬是将细胞内受损、变性或衰老的蛋白质及细胞器运输到溶酶体内进行消化降解的过程，是迄今所知的唯一可以清除细胞器的机制。目前已发现 30 多种自噬相关基因（Atg）在自噬诱导、自噬体形成、自噬体与溶酶体膜的融合及自噬体的降解阶段发挥着重要的作用，Atg 主要包括 Atg1/ULK1 蛋白激酶复合体、Ⅲ型 PI3K 复合体和 Atg8/导致微管相关蛋白 1 轻链 3（LC3）连接系统等。细胞自噬既是一种广泛存在的正常生理过程，又是细胞对不良环境的一种防御机制，其在细胞废物清除、结构重建和生长发育中起重要作用。国外有研究证实，缺血-再灌注过程能够诱导自噬水平的快速上调；Fan J 等在成年大鼠缺血-再灌注缺血区利用电镜观察到心肌细胞内自噬体增加，且检测 LC3-Ⅱ、Beclin-1 等自噬相关基因的表达水平上调，提示自噬是衰老心肌缺血-再灌注损伤的重要机制。自噬的诱导与调节是一个非常复杂的过程，许多刺激因素均可诱导细胞产生自噬，如营养缺乏、缺血及内质网应激等。最近研究发现，

Bnip3 介导的线粒体自噬依赖于 Parkin，在 Parkin 缺乏的心肌细胞中，由 Bnip3 过表达而引起的自噬会减少；Park SJ 等研究发现，核 P53 能够通过激活 Bcl-2 家族成员或抑制 mTOR 信号通路的靶基因诱导自噬；自噬也受转录因子 FoxO 的调节，FoxO1/3 在心脏中过表达，并通过调节 Atg 基因的转录来调节自噬，同时还发现心肌细胞中葡萄糖剥夺可诱导 FoxO1/3 向细胞核转移，激活自噬相关基因的转录，表明自噬受多种因素调控。自噬作为真核细胞内普遍存在的生理过程，如深入研究自噬的调节机制，寻求有效的调控手段，可为衰老心肌 IPO 保护作用提供新思路，为心肌梗死等疾病的药物研究提供新靶点。

miRNA 是一种长度约 22 个核苷酸的内源性非编码 RNA 分子，通过碱基互补配对结合到靶基因 mRNA 的 3′UTR，导致其 mRNA 降解从而抑制靶基因的翻译。不同组织和细胞具有特异性的 miRNA，正常组织与病理组织中 miRNA 的表达存在显著差异，因此寻找特异性 miRNA 已成为研究疾病的新靶点。在营养物质匮乏或雷帕霉素处理时，人类癌细胞的 miR-30A 表达水平下降，使用 miR-30A 类似物处理已经发生自噬的肿瘤细胞时，雷帕霉素引起的细胞诱导性自噬进程会受到抑制，而使用 miR-30A 类似物的拮抗剂处理时，Beclin-1 mRNA 及蛋白表达增加，自噬活性增强；Yang X 等也观察到 miR-30D 直接抑制自噬途径中的核心蛋白，如 Beclin-1、Atg5 和 Atg2 的表达，抑制自噬体的形成，并且抑制 LC3B-Ⅰ 向 LC3B-Ⅱ 转换，从而调控细胞自噬过程，表明 miRNA 通过调控 Atg 的转录，参与自噬不同阶段的调控。目前的观点认为 miRNA 的表达调控发生在转录水平，但 Jiang M 等研究证实，miR-146a 启动子区结合的 NF-κB 增加是诱导 miR-146a 表达增加的主要原因，而衰老小鼠接受 LPS 刺激后，miR-146a 启动子区结合的 NF-κB 减少；同时观察到 HDAC 通过改变核中 NF-κB 的水平及启动子区结合能力来控制 miR-146a 的表达，表明 HDAC 在 LPS 诱导的巨噬细胞 miR-146a 表达中起到重要的负向调节的作用，提示 miRNA 的表达也受到转录后水平的调控。研究发现，miR-133 是一种新颖的和重要的调节自噬的小分子，其作用机制是靶向 Atg12 和 Atg5，削弱自噬形成，应用 3-MA 特异性抑制自噬或沉默自噬相关基因 Atg7 后，减弱了 miR-133 促进自噬及清除结核分枝杆菌的作用，提示 miR-133 可能是一个潜在的临床治疗的靶标（图 13-1）。课题组前期在衰老心肌 IPO 中运用微阵列技术筛选发现有 12 个表达下调的 miRNA，采用 q-PCR 验证了 miR-133 有表达改变，但哪些 miRNA 参与了衰老心肌 IPO 自噬水平降低的调控？这些特异性 miRNA 靶向调控哪些自噬基因，其调控机制是什么？以上问题有待进一步研究。

组蛋白修饰包括多种修饰形式，如乙酰化、磷酸化、甲基化和泛素化等，其中组蛋白乙酰化是一种重要的蛋白修饰方式，其通过影响染色质的结构和转录活性来调控基因的表达，因此备受研究者的关注。采用饥饿方式处理或雷帕霉素诱导体外培养的小鼠成纤维细胞发生自噬时，其 H4K16 乙酰化程度显著降低，人 U1810 和 HeLa 等癌细胞及酵母菌经过同样处理后也都发现了类似的趋势，同时 H4K16 乙酰转移酶的表达也显著降低；Sirt1 作为一种 NAD$^+$依赖性Ⅲ型 HDAC，它最主要的靶标为 H4K16，对 H4K16 乙酰化有重要作用，应用 RNA 干扰技术降低 U2OS 细胞系 Sirt1 的表达后，H4K16 和 H3K9 乙酰化显著提高，可见组蛋白乙酰化在自噬的调节中发挥了重要作用。最近研究发现在某些血液肿瘤中，去甲基化制剂 5-氮-2′-脱氧胞苷可以通过调节基因甲基化等机制诱导肿瘤细胞的自噬、分化及衰老，最终引起肿瘤细胞凋亡；在结直肠癌等组织中发现 Beclin-1 基因 5′端从启动子到第 2 个内含子的 CpG 岛发生异常甲基化，并伴有 Beclin-1 mRNA 及蛋白表达下调，使用 DNA 甲基化酶抑制剂处理则可恢复细胞中 Beclin-1 表达水平及自噬活性，提示 DNA 甲基化参与了自噬活动的异常调控。组蛋白低乙酰化和 DNA 的甲基化常与基因表达有关，研究显示，组蛋白脱乙酰化酶抑制剂能够激活因 DNA 甲基化而沉默的内源性基因或报告基因，Bakin 等发现在原癌基因 fos 诱导的转化细胞中，DNMT1 是正常成纤维细胞的 3 倍，包含的 5-甲基胞嘧啶比正常成纤维细胞多 20%，抑制 DNMT1 的表达可导致 fos 诱导的细胞转化的逆转，同样抑制 HDAC，也能逆转 fos 诱导的细胞转化，可见组蛋白乙酰化和 DNA 甲基化是相辅相成、相互协同，构成表观遗传学特有的网络调控机制。c-myc 作为一种转录因子，可以特异地识别并结合 E-box 的六碱基序列（CACGTG）并形成复合体，从而激活下游基因的表达。最近的研究表明，在肝母细胞瘤中，miR-23、miR-30 家族及 let-7 家族等都受到 c-myc 的直接抑制而出现表达水平下调的情况，而 miR-371-3 家族则是因为受到 c-myc 的激活作用而出现表达上调；衰老小鼠巨噬细胞中 DNA 甲基化及组蛋白乙酰化均参与 miR-146a 的表达调控，组蛋白去乙酰化酶抑制剂 TSA 可显著提高衰老小鼠的巨噬细胞中 c-myc 活性及其与 miR-146a 启动子的结合能力，且 HDAC 表达水平比年轻小鼠巨噬细胞高，表明组蛋白乙酰化和 DNA 甲基化相互作用具有协同 c-myc 调控 miRNA 转录的作用。因此如能阐明 DNA 甲基化和组蛋白乙酰化调控 miRNA 引起自噬介导衰老心肌 IPO 保护作用的机制，将为防治衰老心肌缺血-再灌注损伤提供新途径。

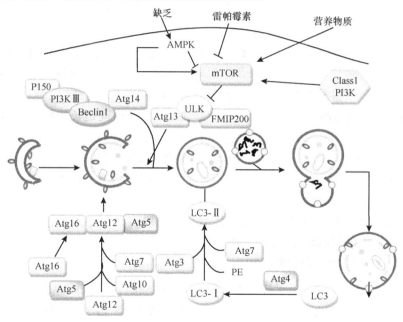

图 13-1　自噬信号通路

综上所述，自噬是衰老 IPO 的重要机制，而 miRNA 也是调控基因表达的重要方式，但组蛋白乙酰化和 DNA 甲基化相互作用是否协同 c-myc 调控 miRNA 表达的作用尚未阐明。因此我们提出如下假设：miR-133 是衰老心肌 IPO 自噬水平降低中的特异性 miRNA，组蛋白乙酰化和 DNA 甲基化相互作用，协同 c-myc 调控 miR-133 启动子区活性，参与自噬相关靶基因的表达，介导衰老心肌自噬水平降低致 IPO 保护作用减弱（图 13-2）。本课题的实施将有利于阐明衰老心肌 IPO 的分子机制，寻找致病环节，确定关键靶点，为衰老心肌缺血-再灌注损伤的靶向治疗提供新的干预途径，为衰老心肌缺血-再灌注损伤这一全球重大疾病的防治工作提供更多的研究资料。

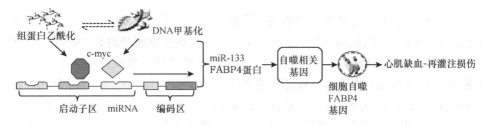

图 13-2 课题假说

二、心肌缺血-再灌注损伤研究进展

心肌缺血-再灌注损伤是在心肌缺血基础上恢复血流后组织损伤加重,组织损伤和(或)死亡是由于初始缺血性损伤而发生的,其主要由血流量减少的程度和缺血期的时间决定,然后由再灌注所造成的后期损伤决定。但就目前来说,心肌缺血-再灌注损伤的具体发病机制尚不清楚。临床上尚缺乏针对心肌缺血再灌注损伤的有效治疗措施。自噬是溶酶体降解的一种形式,能够清除一些功能失调的蛋白质和细胞器,自噬的重复性及其对细胞存活/死亡的调节与人类疾病密切相关。自噬在缺血期间的保护作用及再灌注中自噬水平增加都对疾病的发生、发展有重要提示作用。细胞凋亡是程序性细胞死亡的一种独特形式,该过程在发育和组织稳态中起主要作用,并且细胞凋亡的异常调节与多种人类疾病相关。本论文的目的是提供对心肌缺血-再灌注损伤发展潜在机制的全面回顾,以及心肌缺血-再灌注与自噬、凋亡的相互关系,针对多种病理过程的分子和细胞方法相结合,对疾病的治疗提供依据。

当流向心肌的血流量减少时,就会发生局部缺血。持续时间延长的缺血会诱发心肌梗死,心肌梗死是心力衰竭的常见原因。缺血性心肌病是导致心力衰竭的最常见原因,可由急性 ST 段抬高型心肌梗死(STEMI)后多次小的非透壁性梗死或无梗死时的慢性重复性缺血引起的重塑所致。缺血可以在从低流量到完全冠状动脉闭塞的范围内,持续时间可长可短,可以通过及时再灌注成功逆转或根本不再灌注,并且可以诱导损伤或提供心脏保护。在此期间也发现了再灌注可能诱导和加剧组织损伤和坏死的证据,并为研究提供了主要推动力,尽管经过多年的深入研究,我们仍未彻底了解缺血-再灌注的潜在机制。

(一)心肌缺血-再灌注的发病机制

1. 钙超载 在缺血期间,无氧代谢占优势,这导致细胞 pH 降低。为了缓冲这种氢离子的积累,Na^+/H^+交换器排出过量的氢离子,产生大量的钠离子(图 13-3)。缺血还耗尽了细胞 ATP,使 ATP 酶失活(如 Na^+-K^+-ATP 酶),降低活性 Ca^{2+} 外排,并限制内质网对钙的再摄取,从而在细胞中产生钙的过量堆积。这个过程跟随着线粒体通透性转换孔(mitochon-drial permeability transition pore,mPTP)的打开,其损耗线粒体膜电位造成 ATP 的损害。在心脏中,这些细胞变化伴随着细胞内蛋白酶(如钙蛋白酶)的活化,其破坏肌原纤维并产生过度收缩和挛缩带坏死。这些改变对心肌损伤的程度随血液供应减少的程度和缺血期的持续时间而变化。大量研究指出,细胞内钙离子浓度的改变对再灌注损伤起到了至关重要的作用。也有文献指出运用 Na^+/Ca^{2+} 交换体阻滞剂及 Na^+/H^+ 交换体阻滞剂提前进行药物预适应可以有效保护心肌缺血-再灌注损伤。目前,另一种内源心肌保护性措施——缺血后适应逐渐被大家认可,因此对 Na^+/Ca^{2+} 交换体阻滞剂及钠-氢交换体阻滞剂的研究正在不断进行。这些研究结果都更加说明了钙超载是造成缺血-再灌注损伤的重要机制。

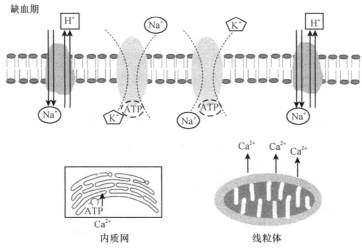

图 13-3　缺血期细胞离子改变

实线箭头有活性，虚线无活性

2. 氧自由基增多　　自由基是人体生命活动中重要的中间代谢产物，参与机体各种生化反应，具有高度的化学活性，对机体起防御保护的作用，但若其不能维持平衡状态，即产生过多而清除减少，则会对机体内生物大分子物质及各种细胞器造成损害，从而造成机体在分子、细胞、组织器官水平的损伤，造成机体的衰老并诱发种种疾病。人体内的自由基大体上分为两种：氧自由基、非氧自由基。氧自由基占自由基总量的 95%，起主导作用，包括羟自由基（OH·）、超氧阴离子（O_2-·）、氢过氧基（HO_2-·）、过氧化氢分子（H_2O_2）等；非氧自由基由氢自由基（H·）、有机自由基（R·）等组成。在自由基中，由于氧自由基含有未配对的电子，所以其性质相对不稳定，氧化能力加强，易对机体造成损害，出现后可被快速清除。但当机体发生缺血-再灌注时，氧自由基不能被快速清除而大量堆积，主要来源于这些途径，包括黄嘌呤-黄嘌呤氧化酶途径（图 13-4）、线粒体途径、儿茶酚胺途径和中性粒细胞途径，并且这些途径中还伴有抗氧化酶类物质的活性下降，整个最终引起链式脂质过氧化反应，造成细胞膜、细胞质及细胞内核酸的损伤，使细胞凋亡或发生不可逆损伤。

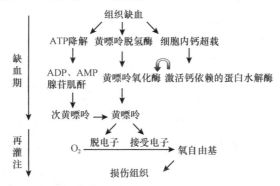

图 13-4　缺血-再灌注损伤时来自黄嘌呤-黄嘌呤氧化酶途径氧自由基增多机制

1986 年，有学者在犬缺血-再灌注模型中得出了缺血预损伤（ischemic preconditioning，IPC）的心脏保护的概念，他发现在实验中对犬心肌反复短暂缺血后，会使心肌在随后持续性损伤中得到保护，这个发现为研究缺血心肌的保护及其机制开辟了新的领域。也有研究发现预适应过程中产生的大量低浓度自由基对心肌缺血-再灌注造成的损伤有保护作用。更有文献从细胞水平证明了早期产生的氧自由基可以诱导心肌保护作用的产生,其机制很可能是通过早期的氧化反应来起作用的:一方面是对超氧化物歧化酶(SOD)形态结构的改变,提高了酶的活性,使延迟相 SOD 的合成增加;另一方面是促进热休克蛋白信使核糖核酸的转录,保护心肌细胞对抗细胞外氧自由基的损害。

3. 炎症反应　机体缺血-再灌注不仅对炎症因子的产生有促进作用,还能对炎症细胞的组织浸润有促进作用,而炎症细胞产生的大量炎症因子更是造成心肌细胞凋亡/坏死的主要原因。缺血组织在损伤过程中会产生白细胞趋化物质,使缺血组织毛细血管内皮肿胀,血流中白细胞堆积。近期的大量研究表明,炎症在心肌缺血-再灌注损伤的发病机制中起关键作用。并且,靶向炎症的抑制显著降低心肌缺血-再灌注损伤。据报道,心肌缺血-再灌注损伤的病理过程是一种急性炎症反应,可引起多种病理改变,包括急性炎症级联反应、细胞凋亡和死亡。心肌缺血-再灌注过程中的炎症反应与中性粒细胞浸润和细胞因子释放密切相关。当再灌注损伤发生时,促炎细胞因子、黏附分子、细胞因子和趋化因子的表达也可以被上调,然后诱导细胞凋亡。许多研究表明,中性粒细胞浸润和炎症细胞因子的释放是在心肌缺血-再灌注损伤中的 2 个主要参与者。早期再灌注期间的特征在于较大的中性粒细胞和单核巨噬细胞的浸润。中性粒细胞的积聚是由血管内皮释放的特殊黏附分子介导的,中性粒细胞和黏附分子之间的相互作用在再灌注的早期开始并且可以持续至再灌注后的几小时或几天,在中性粒细胞积聚后,引发了许多炎症链反应的病理过程。这些活化的中性粒细胞和单核巨噬细胞促进多种促炎细胞因子的释放,如 IL-1、IL-6、IL-8、IL-23,以及 TNF-α、PAF、补体素和白三烯。这些炎症细胞因子可以通过增加其他促炎细胞因子的释放,如趋化因子和黏附分子,招募中性粒细胞和单核细胞/巨噬细胞加速炎症级联,并放大炎症反应。再灌注后触发的炎症信号也同时激活关键转录因子,如 NF-κB、JAK-STAT。这些活化的转录因子反过来提高了许多重要的炎症细胞因子,包括 TNF-α、IL-1β、IL-6 和 IL-8 的过表达。炎症细胞因子的过量产生不仅会通过触发有害反应而损伤心肌组织,还会通过放大反应来建立损伤链,这种链反应也可导致血管内皮细胞损伤,加剧血管通透性,并进一步激活炎症细胞,导致进一步的炎症反应。许多研究表明,炎症反应的抑制降低在各种动物实验中造 I/R 心肌损伤。

(二)心肌缺血-再灌注分子机制研究

心肌缺血-再灌注是心血管疾病的主要原因,并且被认为是与冠状动脉闭塞相关的发病率和死亡率的主要原因。缺血-再灌注损伤引起的心肌损伤构成冠状动脉疾病的主要病理表现,它来自缺血期间积聚的物质与再灌注时积聚物质之间的相互作用,这种损伤的程度可以是导致有限心肌损伤的小损伤及导致心肌细胞死亡的大损伤,重要的是,对心脏的主要缺血-再灌注损伤可导致永久性残疾或死亡。因此,对心脏缺血-再灌注损伤的研究一直是人们关注的热点问题,预防心肌缺血-再灌注损伤的治疗方法也是一个活跃的研究领域。

由于冠状动脉阻塞导致急性心肌梗死期间的低灌注心肌区是心肌灌注不足的区域,这被称为“危险区域”(AAR),如果再灌注不能迅速建立,则迅速变为坏死。再灌注后,挽救的心肌显示出收缩带、核溶解、线粒体异常,如肿胀、心肌细胞膜破裂,伴有炎症、间质出血和受损的微血管。心肌缺血-再灌注损伤是一个复杂的过程,如前所述,涉及几个相互关联的因素,包括细胞三磷酸腺苷(ATP)水平的降低、氢离子的积累、钙超载和活性氧(ROS)的产生,这些因素共同促进细胞损伤和随后的心肌细胞死亡。最初,由于缺乏足够的氧气,缺血导致线粒体氧化磷酸化停滞，导致 ATP 产生减少，为了弥补这一点，受影响的心肌细胞进行无氧糖酵解以产生 ATP，这导致质子和乳酸的积累，导致细胞内酸中毒，升高的细胞内 H^+ 激活质膜 Na^+/H^+ 交换剂，其从细胞中排出 H^+ 以换取 Na^+，导致细胞内 Na^+ 的增加，进而导致肌膜 Na^+/Ca^{2+} 交换剂的活化和细胞内 Ca^{2+} 的积累。

再灌注后，呼吸活动、线粒体电位和 ATP 合成恢复，细胞内 pH 迅速恢复到正常水平，从而激活 Ca^{2+} 依赖性蛋白酶，降低细胞骨架和肌纤维膜。在 Ca^{2+} 增加的情况下再灌注时 ATP 的可用性增加激活肌质网摄取 Ca^{2+}，超过通道的阈值，其将 Ca^{2+} 释放到胞质溶胶中。这个过程的循环重复导致 Ca^{2+} 振荡，导致不受控制的肌原纤维超收缩并且促进 mPTP 的开放。mPTP 的打开导致线粒体基质肿胀，引发线粒体外膜的破裂和线粒体膜间隙内容物（如细胞色素 c）释放到细胞质中。细胞色素 c 通过激活半胱天冬酶级联来设定促进程序性细胞死亡的过程。增加的 Ca^{2+} 振荡也增强了黄嘌呤氧化酶的活性，促进了 ROS 的产生，通过直接促进 mPTP 的开放进一步加剧了膜损伤，从而导致再灌注期间细胞死亡。ROS 主要由缺血区中不同类型的细胞产生，包括受损的肌细胞、内皮细胞和中性粒细胞。进入缺血区的中性粒细胞通过释放炎症介质进一步加剧细胞损伤，引起微血管阻塞及局部和全身性炎症。

心肌缺血-再灌注给人带来无尽的痛苦，因此对其治疗的研究就愈发迫切。缺血预处理的现象是指一种治疗方法，其中重复的短暂发作以保护心肌免于随后的冠状动脉完全闭塞。这种方法被认为是抗心肌缺血性损伤的体内保护的最强形式，因为它是最一致的，并且所达到的保护程度大于任何其他干预的保护程度。这种预处理在心脏手术之前具有显著的应用。短暂的缺血可以保护心脏免受更长时间的缺血发作，并且不仅可以减少心肌梗死面积，还可以减少其发生率，还可以减少再灌注引起的心律失常的严重程度，防止内皮细胞功能障碍。

缺血预处理的潜在机制非常复杂，可能与某些 G 蛋白偶联受体（GPCR）的激活有关。还有证据表明可能与受体酪氨酸激酶活性和 PI3K/Akt 信号转导途径的反式激活有关。GPCR 和 PI3K/Akt 的激活导致一氧化氮合酶、一氧化氮及苷酸环化酶和蛋白激酶 G（PKG）的活性增强。PKG 的底物包括肌质网调节蛋白受磷蛋白，其促进肌质网摄取 Ca^{2+}，从而减少细胞溶质 Ca^{2+} 过量和抑制 mPTP。Akt 的激活还抑制 Bcl-2 蛋白家族的 GSK-3β 和促凋亡成员，如 Bad 和 Bim，从而抑制 mPTP 的开放。

也有文献报道，心肌缺血-再灌注损伤（IRI）导致转录因子缺氧诱导因子 1-α（Hif1-α）和 Hif2-α 的稳定化，其暗示 Hif1-α 在心脏保护中的作用。最近也有研究显示，Hif2-α 诱导上皮生长因子双调蛋白（Areg）在心肌 IRI 中引发心脏保护作用。比较在心肌细胞中具有诱导性缺失 Hif1-α 或 Hif2-α 的小鼠，显示 Hif2-α 的丢失增加了心肌梗死面积。同样，Areg 增加了缺血性心脏病患者的心肌组织，Areg 缺乏增加心肌 IRI，Areg 信号转导的药理学抑制也是如此。相反，用重组 Areg 处理提供心脏保护并重建具有 Hif2-α 缺失的小鼠。这些研究表明，Hif2-α 在心肌细胞中诱导心肌 Areg 表达，这增加了心肌缺血的耐受性。大量研究表明，JNK 介导的信号通路在心肌缺血-再灌注损伤中起重要作用（图 13-5）。且文献介绍了 JNK 抑制剂的心脏保护机制，包括合成小分子抑制剂（AS601245、SP600125、IQ-1S 和 SR-3306）、离子通道抑制剂 GsMTx4、JNK 相互作用蛋白、混合连接激酶（MLK）和 MLK 相互作用蛋白的抑制剂、谷氨酸受体抑制剂、一氧化氮供体和麻醉剂。根据综述文献，JNK 代表了心肌梗死中有希望的治疗靶点。

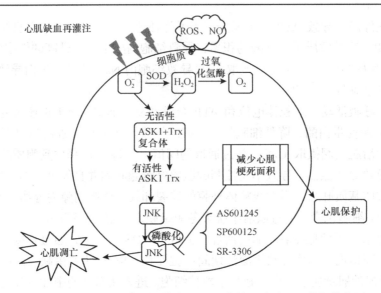

图 13-5　心肌缺血再灌注损伤中的 JNK 信号通路对心肌的保护作用

SOD：超氧化物歧化酶；　Trx：硫氧还蛋白；ASK1：凋亡信号调节激酶 1；JNK：c-Jun 端激酶

　　有研究表明，细胞自噬在心肌缺血-再灌注中起着重要作用。自噬是一种细胞内囊泡过程，是通过溶酶体降解消除蛋白质聚集体和细胞器的精细过程。这种精细调整的过程能够通过将蛋白质和细胞器分解成它们的构建块来介导基础水平的细胞存活，然后这些构建块能够被细胞重用。在这方面，自噬作为细胞再循环形式起作用，然而过量的自噬可能是有害的，它提供了另一种细胞死亡途径，通常被称为非凋亡 II 型细胞死亡。已经鉴定了 3 种主要的自噬子集：巨自噬、微自噬和分子伴侣介导的自噬，这三者的区别主要是细胞功能和靶标递送至溶酶体的方式上的不同。而最常研究的形式是巨自噬。巨自噬的特征在于形成称为自噬体的双膜囊泡，其作用为将货物递送至溶酶体。其过程分为 5 个步骤：诱导、囊泡成核、伸长/完成、与溶酶体对接/融合、货物降解（图 13-6）。各种刺激（如压力）后，脂质成核开始，这些脂质来自线粒体、质膜、内质网或高尔基体，并最终成为自噬泡。成核后，脂质膜将在目标货物周围伸长并包围它，完成自噬体的形成。然后该液泡将与溶酶体融合，形成成熟的自溶酶体，并进行水解以降解囊泡的内容物。许多蛋白质参与自噬的调节和执行。然而，它主要受哺乳动物雷帕霉素靶蛋白（mTOR）和 AMP 响应蛋白激酶（AMPK）途径的调控，这两个过程负责营养传感和 unc-51 样激酶 1（ULK1）的调控。

　　由各种应激诱导的自噬已逐渐确定，自噬过程中的任何障碍都可能导致线粒体自噬功能的障碍，如抑制组成型心肌细胞自噬或在没有溶酶体相关膜蛋白的情况下自噬晚期受损，可导致心肌病。LAMP2 是自噬溶酶体融合的一个关键因素，LAMP2 敲除导致心肌细胞自噬小体的积累

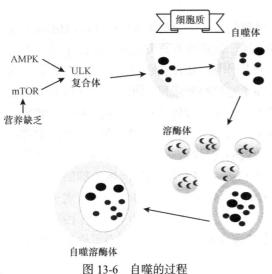

图 13-6　自噬的过程

导致自噬相关性细胞死亡。以前的观点一般认为自噬在心肌缺血-再灌注过程中具有不同的功能，其在缺血应激期间起到有益的心脏保护作用，并且在随后的再灌注期间引起心肌损伤，但是现在已非常清楚，无论在缺血或再灌注期间增加的自噬通量都是有益的。显然，根据目前的观点，再灌注损伤是由 LAMP2 耗竭引起的，因此我们应该关注自噬体清除受损，这可能引发过量的 ROS，引起片段性自噬。重要的是，自噬反应与心肌缺血-再灌注中 ROS 的动态变化密切相关。ROS 是自噬在心肌再灌注过程中的一个强大的活化剂。生理水平的 ROS 是必不可少的信号分子，但是，过度 ROS 生成可能影响自噬作用，导致细胞内稳态和器官紊乱。同时自噬可以通过降解抗氧化剂过氧化氢酶，从而导致 ROS 的产生，促进细胞死亡，增加和贫化 LAMP2，其中发起 ROS 诱导的 ROS 释放和恶性循环反馈导致自噬体积累、氧化负担、急性炎症，影响细胞内环境稳定，从而最终加快自噬心肌细胞死亡。这些表明自噬体清除受损可能增加 ROS 水平并引发线粒体透化，导致心脏缺血-再灌注损伤中细胞死亡的坏死机制，其中细胞形态特征的变化明显与细胞死亡相关。

有研究表明，在猪中重复心肌缺血是由 LC3 的表达和组织蛋白酶 B 和 d 的触发增加自噬。重要的是，他们提出自噬可以作为抑制细胞凋亡和限制慢性缺血的有害作用的稳态机制。心肌细胞的缺血-再灌注损害了自噬体的形成和下游溶酶体降解。Beclin-1 的过表达增强了自噬通量并降低了促凋亡 Bax 的活化，从而抑制自噬增加了细胞损伤，表明自噬构成了一种保护机制。自噬抑制剂将细胞死亡模式从细胞凋亡转变为坏死。相反，雷帕霉素通过抑制 mTOR 增强自噬，减少细胞凋亡和坏死细胞死亡。一些文献也指出自噬的丧失与心血管疾病有关。Caveolin-3（Cav-3）是一种肌肉特异性同种型，是细胞膜穴样内陷中的一种结构蛋白，对心脏应激适应至关重要。Cav-3 是否调节自噬以调节心脏应激反应仍然未知，但有学者使用 HL-1 细胞，一种心肌细胞系，具有稳定的 Cav-3 表达降低（Cav-3KD）和 Cav-3 过表达（Cav-3OE）来研究 Cav-3 对自噬的影响。他们展示了传统的自噬刺激物（即雷帕霉素）和饥饿导致 Cav-3OE 在细胞中的上调，而 Cav-3KD 细胞具有钝化的反应。Cav-3 与 Beclin-1 和 Atg12 共免疫沉淀，显示出 Caveolin 与自噬相关蛋白质之间的相互作用。因此，自噬在心肌细胞缺血期对心肌细胞有积极的促进作用。在心肌缺血的早期，自噬的主要作用是对细胞内衰老及功能不全的细胞器及其他多余的蛋白质的降解，通过对细胞的降解，释放出游离的氨基酸及脂肪酸，再通过三羧酸循环（TCA）产生 ATP，以此来补偿心肌缺血条件下的能量危机。自噬作为心肌缺血早期的能量回收站，对心肌细胞的存活非常重要。因此，在心肌缺血缺氧期，用 3-MA 抑制此时的自噬过程，可发现 ATP 的产生下降，心肌细胞产生能量危机，而且如果缺血持续存在，心肌细胞内的各种细胞器会由于长期的缺氧，导致功能的破坏甚至通透性的改变，尤其是对缺氧较敏感的细胞器，如线粒体和内质网，造成线粒体和内质网应激，诱导炎症反应及 ROS 的大量产生，加重心肌损伤。因此，自噬在心肌缺血期发挥着重要的作用。有文献报道，在心肌缺血期上调的自噬水平会对损伤的细胞器进行包裹和隔离，并进一步消化和处理。总之，在心肌缺血阶段，自噬通量的增加可对心肌起保护作用。

自噬在心肌的再灌注阶段仍然处于激活的状态，但是诱导自噬的发生过程与心肌缺血期不同。这是因为在再灌注期，前期缺血、缺氧的情况被解除，之前通过 AMPK 途径诱导自噬的过程被抑制，取而代之的是 Beclin-1（酵母 Atg6 的哺乳直向同源物）诱导的自噬过程。Beclin-1 的过表达会增加体外缺血-再灌注期间的自噬活性，但相反，用 siRNA 转染或 Beclin-1 突变的小鼠，会发现再灌注期间心肌细胞的自噬活性下降。然而，关于心脏缺血-再灌注损伤如何激活 Beclin-1 的问题仍有待阐明。

　　总之，纵观目前的研究，人们多认为在心肌缺血-再灌注期间，过度激活的自噬会造成心肌再灌注时期的损伤，但其潜在的机制并不明确。目前争论的重点是自噬在缺血-再灌注期间的副作用。一种观点认为心肌细胞内存在最大的心肌负荷量，而在再灌注期间，过度的自噬量超出了心肌细胞最大自噬负荷量，造成心肌细胞中关键的细胞器或有用蛋白质的缺失。另有观点认为，在心肌缺血-再灌注阶段，由于打破了自噬和细胞凋亡之间的平衡而使自噬过度诱导。但是，到现在为止对于该领域的研究仍处于初级阶段，需要更多的动物实验及临床经验进一步证实。对于心肌的缺血-再灌注损伤，通常分为 3 类：心肌顿抑、再灌注性心律失常和心肌坏死，且把心肌坏死认为是心肌细胞死亡的唯一方式。但随着分子心血管病学的不断发展，细胞凋亡被证实为心肌细胞的另外一种死亡方式，并在心肌缺血-再灌注损伤的病理、生理及发生、发展过程中扮演着重要的角色。细胞凋亡是细胞程序性死亡的一种独特形式，即细胞激活内在的自杀程序以进行自毁，该过程在发育和组织稳态中起主要作用，并且细胞凋亡的异常调节与多种人类疾病相关。垂死的细胞可以分泌信号，刺激吞噬细胞的募集（发现信号），并在其表面暴露信号，以促进吞噬。然而，细胞凋亡传统上被认为是一种不影响周围组织的沉默过程。最近才发现凋亡细胞是可以对其邻居产生深远影响的信号来源。由于压力和损伤而经历细胞凋亡的细胞可以分泌促有丝分裂和形态发生的信号蛋白以刺激生长和组织修复，这些因子包括 Wnt、Dpp/Bmps 和 Hedgehog（Hh）蛋白，它们在发育过程中对生长和模式的调节都起了主要作用。据报道，凋亡细胞的有丝分裂信号转导可用于多种动物，从 Hydra 到扁平蠕虫、果蝇和脊椎动物，并且它涉及再生、伤口愈合和肿瘤生长。该机制似乎非常适合于将细胞损失传递到组织环境中的干细胞和祖细胞以刺激增殖和组织修复。另一方面，大量细胞通常在发育期间和严重组织损伤的条件下经历协调的死亡。在所有这些情况下，细胞死亡以非常快速和高度同步的方式发生。但是，尚不知道是如何实现这种群组行为的。同样，许多病理状态与广泛的细胞死亡相关，这导致严重的损伤并且可能对患者造成严重后果。

　　文献报道炎症是心肌细胞凋亡的主要原因之一。如前所述，炎症是心肌缺血-再灌注损伤的主要机制，炎症细胞因子和转录因子的释放是炎症反应的两个关键因素，可能导致心肌缺血-再灌注损伤的细胞凋亡。通过其特异性配体激活死亡受体，包括 Fas、TNF 受体（TNFR）、DR3、DR4 和 DR5，可以诱导细胞凋亡。TNF 受体，包括 TNF 受体 1（TNFR1）和 TNF 受体 2（TNFR2），作为含有细胞死亡结构域的 TNF 受体超家族的成员，是引发死亡信号的经典途径之一。肿瘤坏死因子 α（TNF-α）不仅是炎症细胞因子，而且可以作为配体与 TNF 受体结合，还可以作为死亡受体配体特征性地通过受体募集来触发信号转导，从而导致特定衔接蛋白的募集和胱天蛋白酶链的激活。TNFR1 与 TNF-α 结合后，诱导 TNF 三聚化，可通过衔接蛋白 TRADD 激活启动子 caspase-8 并启动凋亡信号级联。TNF-α 主要由活化的巨噬细胞产生。在早期心肌再灌注期间，出现大量的巨噬细胞，产生大量的 TNF-α。TNF-α 的释放可通过增加趋化因子、黏附分子、NF-κB、JAK-STAT 和中性粒细胞募集及单核细胞/巨噬细胞促进炎症级联，并放大炎症反应。许多研究表明，抑制炎症反应可以减少心肌缺血-再灌注损伤病理过程中的心肌细胞凋亡。

　　一些实验和临床研究表明，细胞凋亡可能是心肌缺血-再灌注发病过程中的重要环节。Fliss 和 Gattinger 观察到缺血-再灌注后 DNA 梯状电泳和再灌注损伤中典型的凋亡形态学表型改变，表明缺血-再灌注可导致大鼠心肌细胞凋亡。在临床研究中，即使在经皮冠状动脉介入治疗

（PCI）后，急性冠脉综合征（ACS）患者也观察到心肌细胞凋亡。这些结果进一步证实缺血可引起心肌细胞凋亡，表明细胞凋亡与心肌缺血-再灌注密切相关。尽管心肌缺血-再灌注导致细胞凋亡的具体机制尚未明确阐明，但已探索了心肌缺血-再灌注中细胞凋亡的许多潜在机制，包括氧自由基、钙超载和线粒体损伤。在心肌缺血-再灌注期间产生大量氧自由基并通过脂质和核酸破坏性分子链反应促进缺血-再灌注的发展；线粒体功能在缺血-再灌注期间显著改变，包括降低线粒体膜电位和能量合成；此外，缺血组织血流恢复后细胞内 Ca^{2+} 含量显著增加，引起细胞损伤，这个过程被称为钙超载。在心肌缺血-再灌注期间，Ca^{2+} 主要积聚在线粒体中，导致线粒体膜通透性转换孔（mPTP）打开并促进细胞色素 c 释放到细胞质中，从而激活半胱天冬酶诱导细胞凋亡。

（三）总结与展望

心脏病是全世界死亡率和发病率增高的主要原因之一，而缺血-再灌注损伤在其中所占的比重正在逐年上升。通过文献我们可以得到在心肌缺血-再灌注期间心肌细胞自噬及凋亡的过程是可以被干预的，因此提示我们可以从细胞自噬及凋亡的途径来对缺血-再灌注期间的心肌细胞的保护机制进行研究。通过消除诱导细胞凋亡发生的关键因素、抑制细胞凋亡的信号转导通路及相关的基因治疗，研发相关的抗细胞凋亡的药物及基因生物制品，以及深入研究自噬在再灌注中的具体作用，以便对缺血-再灌注的损伤有更好的治疗作用。应全面了解心肌缺血-再灌注的发病机制，可以看到钙超载、氧自由基增多、炎症反应在心肌缺血-再灌注损伤中发挥了重要作用，尤其是炎症反应在研究中也得到了广泛关注，通过对缺血-再灌注损伤的全面研究，有望可以更好地防治心肌缺血-再灌注损伤。

参 考 文 献

Adam Kassan, Uyen Pham, Quynhmy Nguyen, et al. 2016. Caveolin-3 plays a critical role in autophagy after ischemia-reperfusion.Am J Physiol Cell Physiol, 311（6）：C854-C865.

Agnić I, Filipović N, Vukojević K, et al. 2015. Effects of isoflurane postconditioning on chronic phase of ischemia-reperfusion heart injury in rats. Cardiovasc Pathol, 24（2）：94-101.

Bakin AV, Curran T, 1999. Role of DNA 5-methylcytosine transferase in cell transformation by fos. Science，283（5400）：387-390.

Cairo S, Wang Y, de Reyniès A, et al. 2010. Stem cell-like micro-RNA signature driven by Myc in aggressive liver cancer. Proc Natl Acad Sci USA, 107（47）：20471-20476.

Chen MY, Liao WS, Lu Z, et al. 2011. Decitabine and suberoylanilide hydroxamic acid（SAHA） inhibit growth of ovarian cancer cell lines and xenografts while inducing expression of imprinted tumor suppressor genes，apoptosis，G2/M arrest and autophagy. Cancer，117（19）：4424-4438.

Chen Z, Li Y, Zhang C, et al. 2013. Downregulation of Beclin 1 and impairment of autophagy in a small population of colorectal cancer. Dig Dis Sci, 58（10）：2887-2894.

Dan Dunn J, Alvarez LA, Zhang X, et al. 2015. Reactive oxygen species and mitochondria：A nexus of cellular homeostasis. Redox Biol, 6：472-485.

Dosenko VE, Nagibin VS, Tumanovska LV, et al. 2006. Protective effect of autophagy in anoxia-reoxygenation of isolated cardiomyocyte. Autophagy, 2（4）：305-306.

Ebrahimi H, Badalzadeh R, Mohammadi M, et al. 2014. Diosgenin attenuates inflammatory response induced by myocardial reperfusion injury：Role of mitochondrial ATP-sensitive potassium channels. J Physiol Biochem, 70（2）：425-432.

Fan J, Zhang Z, Chao X, et al. 2014. Ischemic preconditioning enhances autophagy but suppresses autophagic cell death in rat spinal neurons following ischemia-reperfusion. Brain Res, 1562：76-86.

Füllgrabe J, Lynch-Day MA, Heldring N, et al. 2013. The histone H4 lysine 16 acetyltransferase hMOF regulates the outcome of autophagy. Nature，500（7463）：468-471.

Gaglio D，D'Alfonso A，Camilloni G，2013. Functional complementation of sir2Δ yeast mutation by the human orthologous gene SIRT1. PLoS One，8（12）：e83114.

Goldenthal MJ，2016. Mitochondrial involvement in myocyte death and heart failure. Heart Fail Rev，21（2）：137-155.

Guo J，Wang SB，Yuan TY，et al. 2013. Coptisine protects rat heart against myocardial ischemia/reperfusion injury by suppressing myocardial apoptosis and inflammation. Atherosclerosis，231（2）：384-391.

Hale AN，Ledbetter DJ，Gawriluk TR，et al. 2013. Regulation and role in development. Autophagy，9（7）：951-972.

Hamacher-Brady A，Brady NR，Gottlieb RA，2006. Enhancing macroautophagy protects against ischemia/reperfusion injury in cardiac myocytes. J Biol Chem，281（40）：29776-29787.

Heusch G，2013. Cardioprotection：Chances and challenges of its translation to the clinic. Lancet，381（9861）：166-175.

Hu X，Zhang K，Xu C，et al. 2014. Anti-inflammatory effect of sodium butyrate preconditioning during myocardial ischemia/reperfusion. Exp Ther Med，8（1）：229-232.

Inserte J，Hernando V，Garcia-Dorado D，2012. Contribution of calpains to myocardial ischaemia/reperfusion injury. Cardiovasc Res，96（1）：23-31.

Jiang M，Xiang Y，Wang D，et al. 2012. Dysregulated expression of miR-146a contributes to age-related dysfunction of macrophages. Aging Cell，11（1）：29-40.

Kraft C，Kijanska M，Kalie E，et al. 2012. Binding of the Atg1/ULK1 kinase to the ubiquitin-like protein Atg8 regulates autophagy. EMBO J，31（18）：3691-3703.

Lee Y，Lee HY，Hanna RA，et al. 2011. Mitochondrial autophagy by Bnip3 involves Drp1-mediated mitochondrial fission and recruitment of Parkin in cardiac myocytes. Am J Physiol Heart Circ Physiol，301（5）：H1924-931.

Li XCh，Liu M，Sun RR，et al. 2016. Protective approaches against myocardial ischemia reperfusion injury.Exp Ther Med，12（6）：3823-3829.

Ma X，Liu H，Foyil SR，et al. 2012. Impaired autophagosome clearance contributes to cardiomyocyte death in ischemia/reperfusion injury. Circulation，125（25）：3170-3181.

Mann S，Bajulaiye A，Sturgeon K，et al. 2015. Effects of acute angiotensin Ⅱ on ischemia reperfusion injury following myocardial infarction. J Renin Angiotensin Aldosterone Syst，16（1）：13-22.

Maria Shvedova，Yana Anfinogenova，Elena N. Atochina-Vasserman，et al.2018. Atochin.c-jun n-terminal kinases（JNKs）in myocardial and cerebral ischemia/reperfusion injury.Front Pharmacol，9：715.

Mueller TM，Marcus ML，Mayer HE，et al. 1981. Liposome concentration in canine ischemic myocardium and depolarized myocardial cells. Circ Res，49（2）：405-415.

Oyewole AO，Birch-Machin MA，2015. Mitochondria-targeted antioxidants. FASEB J，29（12）：4766-4771.

Park SJ，Ryu J，Kim IH，et al. 2015. Activation of the mTOR signaling pathway in breast cancer MCF-7 cells by a peptide derived from Porphyrayezoensis. Oncol Rep，33（1）：19-24.

Pell VR，Chouchani ET，Murphy MP，et al.2016. Moving forwards by blocking back-flow：The Yin and Yang of MI therapy. Circ Res，118（5）：898-906.

Porter GA，Urciuoli WR，Brookes PS，et al. 2014. SIRT3 deficiency exacerbates ischemia-reperfusion injury：implication for aged hearts. Am J Physiol Heart Circ Physiol，306（12）：1602-1609.

Przyklenk K，Dong Y，Undyala VV，et al. 2012. Autophagy as a therapeutic target for ischaemia/reperfusion injury Concepts，controversies，and challenges. Cardiovasc Res，94（2）：197-205.

Rebecca J Godar，Xiucui Ma，Haiyan Liu，et al. 2015. Repetitive stimulation of autophagy-lysosome machinery by intermittent fasting preconditions the myocardium to ischemia-reperfusion injury.Autophagy，11（9）：1537-1560.

Rutnam ZJ，Yang BB，2012. The involvement of microRNA in malignant transformation. Histol Histopathol，27（10）：1263-1270.

Schnekenburger M，Grandjenette C，Ghelfi J，et al. 2011. Sustained exposure to the DNA demethylating agent，2'-deoxy-5-azacytidine，leads to apoptotic cell death in chronic myeloid leukemia by promoting differentiation，senescence，and autophagy. Biochem Pharmacol，81（3）：364-378.

Seillier M，Peuget S，Gayet O，et al. 2012. TP53INP1，a tumor suppressor，interacts with LC3 and ATG8-family proteins through the LC3-interacting region（LIR）and promotes autophagy-dependent cell death. Cell Death Differ，19（9）：1525-1535.

Singh R，Kaushik S，Wang Y，et al. 2009. Autophagy regulates lipid metabolism. Nature，458（7242）：1131-1135.

Swarnalatha M, Singh AK, Kumar V, 2012. The epigenetic control of E-box and Myc-dependent chromatin modifications regulate the licensing of lamin B2 origin during cell cycle. Nucleic Acids Res, 40 (18): 9021-9035.

Theodore Kalogeris, Christopher P. Baines, Maike Krenz, et al.2012. Cell biology of ischemia/reperfusion injury. Int Rev Cell Mol Biol, 298: 229-317.

Tullio F, Angotti C, Perrelli MG, et al. 2013. Redox balance and cardioprotection. Basic Res Cardiol, 108 (6): 392.

Wang B, Zhong S, Zheng F, et al. 2015. N-n-butyl haloperidol iodide protects cardiomyocytes against hypoxia/reoxygenation injury by inhibiting autophagy. Oncotarget, 6 (28): 24709-24721.

Wang Y, Sun J, Liu C, et al. 2014. Protective effects of crocetin pretreatment on myocardial injury in an ischemia/reperfusion rat model. Eur J Pharmacol, 741: 290-296.

Xia YSh, Liu Y, Xia T, et al.2016. Activation of volume-sensitive Cl? channel mediates autophagy-related cell death in myocardial ischaemia/reperfusion injury.Oncotarget, 7 (26): 39345-39362.

Xu J, Wang Y, Tan X, et al.2012. MicroRNA in autophagy and their emerging roles in crosstalk with apoptosis. Autophagy, 8 (6): 873-882.

Yan L, Vatner DE, Kim SJ, et al. 2005. Autophagy in chronically ischemic myocardium. Proc Natl Acad Sci USA, 102 (39): 13807-13812.

Yang X, Zhong X, Tanyi JL, et al. 2013. mir-30d Regulates multiple genes in the autophagy pathway and impairs autophagy process in human cancer cells. Biochem Biophys Res Commun, 431 (3): 617-622.

Zhang Y, Ren J, 2014. Targeting autophagy for the therapeutic application of histone deacetylase inhibitors in ischemia/reperfusion heart injury. Circulation, 129 (10): 1088-1091.

Zhou J, Liao W, Yang J, et al. 2012. FOXO3 induces FOXO1-dependent autophagy by activating the Akt1 signaling pathway. Autophagy, 8 (12): 1712-1723.

Zhu H, Wu H, Liu X, et al. 2009. Regulation of autophagy by a beclin 1 targeted microRNA, miR-30a, in cancer cells. Autophagy, 5 (6): 816-823.

第14章 同型半胱氨酸经 c-myc 沉默特异性 miRNA 调控肾损伤表观遗传学分子机制的研究

一、课 题 设 计

同型半胱氨酸（Hcy）是终末期肾病的独立危险因子，但其致病机制未清。课题组前期观察到 DNA 甲基化是 Hcy 致肾损伤的重要机制，且预实验结果提示 miRNA 参与了肾损伤的调控。而组蛋白甲基化具有招募转录因子协同 DNA 甲基化调控基因转录的作用，故我们推测：Hcy 经转录因子 c-myc 协同 DNA 甲基化和 H3K27 甲基化沉默，特异性 miRNA 是肾损伤的重要机制。为了验证该假说，首先探讨 c-myc 在 Hcy 致肾损伤中的作用；运用 miRNA 测序等技术筛选并确定其特异性 miRNA（miR-30a），构建 c-myc 重组和干扰质粒转染足细胞，明确 c-myc 与 miR-30a-5p 的相互调控关系；使用 DNMT 抑制剂等干预细胞，筛选 miR-30a-5p 启动子区发生甲基化过程中发挥作用的关键性酶（提示为 DNMT1）；使 DNMT1、EZH2 和 c-myc 沉默和过表达载体并转染，分析 miR-30a-5p 启动子区甲基化水平，阐明 c-myc 结合到 miR-30a-5p 启动子区并募集 DNMT1 和 EZH2 催化 DNA 甲基化和 H3K27me3 致 miR-30a-5p 沉默的表观遗传学分子机制，寻找关键靶点，为防治 Hcy 致肾损伤提供新策略。

Hcy 是体内甲硫氨酸循环的中间产物，其代谢异常导致的高同型半胱氨酸血症（HHcy）是肾小球损伤及滤过率下降等早期肾损伤的独立危险因子，足细胞是肾小球滤过屏障的主要组成部分，其功能障碍可导致足突融合、裂孔膜破坏和蛋白尿产生，是肾小球硬化的早期关键性因素。最近有研究表明：Hcy 可能直接作用于足细胞，引起肾小球功能障碍和肾小球硬化症，导致肾损伤性蛋白尿的产生，而其致病机制涉及氧化应激、内质网应激、免疫反应等，但 HHcy 致肾损伤的分子机制迄今尚未完全明确，且目前尚无用于慢性肾病患者的能够有效降低 Hcy 致器官损伤的治疗手段。因此，如能阐明 Hcy 致足细胞损伤的机制，明确 HHcy 致肾损伤的关键环节和致病途径，深入阐述 HHcy 致肾损伤的病理、生理学机制，将为肾损伤的预防和治疗提供新的策略和理论依据，具有重要的现实意义。

miRNA 是近年来发现的一类普遍存在于动、植物体内的内源性非编码小分子 RNA，在进化上具有高度保守性，可以通过序列特异性的互补识别，在转录后水平抑制靶 mRNA 的翻译或将其降解而负性调控下游基因，在调控细胞增殖、分化、凋亡等生命过程中均发挥着重要的作用。目前，miRNA 已经成为生命科学领域的研究热点，因此寻找和确定特异性 miRNA 并阐明其作用机制，对于疾病的早期诊断、预后监测与评估及靶向治疗等都有十分重要的意义。近年来，关于 miRNA 在糖尿病肾病、狼疮性肾炎、肾肿瘤等肾病的发生、发展研究中取得了重要进展，为肾病的防治开拓了新的思路，同时使 miRNA 成为肾病相关的生物医学研究领域的新方向。Krill KT 等在足细胞特异性基因敲除 Dicer 小鼠上，观察到肾小球与肾小管的发育受到严重的损害，并在分离的有蛋白尿产生的突变小鼠肾小球中发现 miR-28、miR-34 及 miR-30 明显上调。Kato M 等在小鼠系膜细胞中发现，TGF-β 通过诱导过表达 miR-192，可抑制 ZEB1 和 ZEB2 的表达，从而上调 I 型胶原 α 表达，加速糖尿病小鼠的肾小球纤维化。Wei Q 等用 miRNA 微阵列分析法对 C57BL/6 鼠肾双侧缺血后不同时间点的肾皮质中 miRNA 进行分析后发现：在损伤的肾组织中 miR-135b、miR-132 等表达升高，而 miR-18、miR-92a 等表达明显下降。近年来，非编码 RNA 尤其是在足细胞障碍致肾损伤中的作用越来越受到人们重视，以上研究表明，miRNA 确实参与了肾病发生、发展的调控。课题组用 CBS$^{+/-}$ 鼠建立 HHcy 致肾损伤模型，采用 qRT-PCR 检测发现了 miR-30a-5p 的表达且随着 Hcy 的变化而发生改变，但 miR-30a-5p 在 HHcy 致肾损伤中发挥怎样的作用尚未完全明确。

　　c-myc 是早期发现的核内原癌基因，属于碱性螺旋-环-螺旋锌指结构（bHLH-LZ）家族的转录因子，能特异性地识别并结合一段名为 E-box 的六碱基序列（CACGTG），在调控细胞凋亡、生长、分化等生命活动中均发挥着重要作用。研究表明，c-myc 不仅参与了肿瘤的发生、发展，而且在肾病的发生、发展中也起到了重要作用。Khan S 等在 STZ 糖尿病鼠模型中证明，TGF-β 可以上调 c-myc 的表达，而沉默 c-myc 后可减轻肾的肥大和纤维化；同时亦有研究表明抑制肾组织中 c-myc 的表达，可显著改善糖尿病肾病的发展进程。周焕发等在饲以 Wistar 大鼠多氯联苯 90 天后证实，上调的 c-myc 加速了肾组织细胞的凋亡，并进一步诱发了肾功能的损伤，提示癌基因 c-myc 的异常活化不仅导致多种肿瘤的发生，同时其也在肾病的发生、发展中起着重要的作用。近期的研究发现，活化的 c-myc 可使 miRNA 被广泛性抑制，进而诱导肿瘤的发生，该研究结果提示，c-myc 介导的基因表达沉默是致使肿瘤组织中 miRNA 广泛下调的一个重要原因。另外有研究证实，c-myc 能够通过调控下游 miRNA 的表达影响细胞生命活动中重要信号通路的状态。在恶性肝母细胞瘤中，miR-23、miR-26、miR-30 家族、miR-150 及 let-7 家族的多个成员都受到 c-myc 的直接抑制而出现表达水平下调的情况，而有趣的是 miR-371-3 家族则是因为受到 c-myc 的激活作用而出现表达上调。此外，进一步的功能研究表明，miR-100/let-7a-2 及 miR-371-3 簇在肝中确实都是 c-myc 的靶标，并在 c-myc 癌基因功能的发挥中扮演了重要角色，提示 c-myc 与 miRNA 间存在着相互调控关系，并在疾病发生、发展中作用明显，但 c-myc 是否通过调控某个或某几个 miRNA 参与了 Hcy 致肾损伤的过程？如果是，通过何种途径起作用的？目前还未见报道。因此，如能阐明 Hcy 致肾损伤中 c-myc 和 miRNA 调控的分子信号网络将为临床防治肾损伤性疾病提供治疗靶点。

　　Hcy 系氨基酸类物质，参与转甲基代谢，通过甲硫氨酸循环的转甲基途径将甲基转移至 DNA 和蛋白质等受体从而发挥生物学效应，课题组前期研究证实 Hcy 可通过下调金属蛋白酶-9 DNA 甲基化水平损伤肾小球基底膜而诱发肾损伤。DNA 甲基化作为表观遗传学领域最早发现的、也是研究得最为成熟的 DNA 修饰现象，被广泛发现于各类复杂的疾病。已有研究报道 DNA 甲基化改变与肾病有关，包括慢性肾病（CDK）、急性肾损伤（AKI）和糖尿病肾病（DN）等。然而，DNA 甲基化与肾病的研究尚处于起步阶段，其在肾病中的作用和调控至今仍然很难捉摸。因此对这一表观遗传学修饰现象的深入研究不仅将使人们对肾损伤与修复的机制有新的认识，而且可能为该病的诊断和治疗提供新的策略。此外，Guo X 等发现，外源性致癌物镍可上调 H3K27me3 的去甲基化酶 JMJD3 的表达而抑制 H3K27me3 蛋白表达，从而加重肾癌的发生、发展。同时，Chen J 等利用 RNA 干扰技术分别沉默内质网应激蛋白后发现，在糖尿病肾病的 db/db 鼠肾中的 H3K4me1 蛋白及其甲基转移酶 SET7/9 表达增加，这些结果都提示着组蛋白甲基化及其催化酶在肾病中作用显著，但是其机制尚未阐述清楚。Zeste 基因增强子同源物 2（EZH2）基因定位在 7 号染色体 q35 位置，是 PRC2 复合物的催化活性成分，其高度保守的 SET 结构域可以对核小体组蛋白 H3 的第 9、27 位赖氨酸进行甲基化修饰，通过调节染色质结构来控制不同基因的表达模式，在细胞周期调控、细胞分化、衰老及肿瘤的发生等一系列生命活动过程中发挥关键性的作用。大量的研究显示，EZH2 在肿瘤中扮演着重要角色。Varambally S 等采用基因芯片技术发现，EZH2 在转移性前列腺癌中的表达较局限性前列腺癌明显上调，并且进一步的研究证实无论是 mRNA 还是蛋白水平表达，EZH2 在转移性前列腺癌中表达均高于局限性前列腺癌和良性前列腺肿瘤。此外，EZH2 与肾癌的关系也非常密切，Wagener 等在肾癌组织和多种肾癌细胞系中发现，EZH2 表达较正常肾组织中明显升高，同时分析 520 例肾癌组织标本中 EZH2 的表达，证实 EZH2 在肾癌临床进展期、肾透明细胞癌、核低分化癌及伴淋巴结远处转移的肾癌组织中明显升高，因此将其作为肾癌不良预后的独立指标，但 EZH2 在慢性肾病发生、发展中的具体机制尚不清楚。Herranz N 等研究发现，胚胎干细胞中的一种重要转录因子 Snail 可以与 EZH2 和 SUZ12 结合并募集 PRC2 复合物到 E-cadherin基因的启动子区，进而使其沉默，促进上皮间充质转换的过程。在肾损伤的过程中，Metsuyanim S 等报道称利用 qRT-PCR 技术检测在肾形成、再生及肿瘤生成过程肾干/祖细胞中 EZH2、BMI-1、EED 和 SUZ12 等 PcG 基因 mRNA 的表达，并采用甲基化技术分析组蛋白甲基化的变化时发现，尽管在鼠肾形成中 PcG 基因都高度相关，但在体外诱导的肾源性间质动态调节模型中仅与 EZH2 相关；相反，成人肾缺血-再灌注后再生时主要表现为 BMI-1 合成增加，而 EZH2则表现为沉默，提示转录因子与 PcG 基因存在着密切的联系。EZH2 在肾病中发挥着关键性的作用，但 EZH2 在 Hcy 致肾损伤发生、发展过程中扮演的角色及具体的分子机制目前尚无文献报道。

课题组观察到 Hcy 诱导足细胞损伤时基因组甲基化和 miRNA 表达水平均有变化，通过生物信息学分析，我们筛选出与 EZH2 作用的特异性 miRNA 提示为 miR-30a-5p，同时，对 miR-30a-5p 的启动子进行分析，虽然未发现 CpG 岛，但有很多 CG 位点，为甲基化的发生提供基础结构。综上，我们提出以下假设：在 Hcy 致足细胞损伤过程中，c-myc 首先结合到 miR-30a-5p 的启动子区并募集 EZH2 和 DNMT1，催化组蛋白 H3 的第 27 个赖氨酸位点发生三甲基化修饰（H3K27me3）及 DNA 甲基化，最终导致 miR-30a-5p 表达沉默，这可能是 Hcy 诱导 miR-30a-5p 沉默导致足细胞损伤的关键原因（图 14-1）。所以，本研究拟探讨 c-myc 在 Hcy 致足细胞损伤中的作用；筛选和确定 Hcy 致足细胞损伤中特异性 miRNA，明确 c-myc 与特异性 miRNA 间的相互调控关系，为进一步研究提供理论基础；阐明 c-myc 结合到 miR-30a-5p 启动子区并募集 EZH2 和 DNMT1 催化 H3K27me3 和 DNA 甲基化，进而导致 miR-30a-5p 沉默以介导足细胞损伤的表观遗传学分子机制，寻找关键靶点，为防治 Hcy 所致的 ERSD 提供新策略。

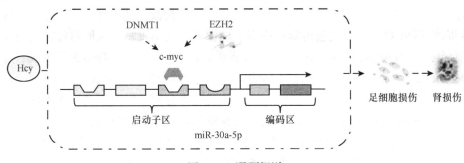

图 14-1　课题假说

二、表观遗传与肾损伤研究进展

随着国家的不断强大，国民经济的快速发展，人民生活水平不断提高，肥胖和糖尿病的发病率日益增加，人口老龄化及药物滥用的流行导致与之紧密相关的急性和慢性肾损伤的发病率显著增加。表观遗传学是研究控制基因表达和表型而不改变基础 DNA 序列的过程。表观遗传学修饰，是表观基因组的一部分，是稳定基因组和可变环境之间的界面，包括胞嘧啶 DNA 甲基化和染色质中组蛋白的共价翻译后修饰等。随着基础生物学对人类疾病的贡献及表观基因组学技术的显著进步，表观遗传学领域在过去几年中取得了显著的增长，且近年来越来越多的证据表明表观遗传学在疾病的发病机制中发挥着重要作用，因此，表观遗传学的研究为进一步探索肾病的发生、发展机制提供了新视角，成为近年来研究的热点。在本篇综述中，我们将对近年来表观遗传学的研究进展进行系统阐述，深入探究表观遗传对肾病发病机制的重要作用，为肾病的临床诊断与治疗提供新思路和新技术。

表观遗传学指的是基因表达模式的可遗传变化，其不是由核苷酸序列本身的改变引起的。因此，表观遗传系统在细胞水平上既可遗传又可逆。表观遗传学的机制包括胞嘧啶修饰、组蛋白尾部修饰、染色质重塑和长、短非编码 RNA 分子的调控。表观遗传信息以染色质的形式存储，染色质是包裹在蛋白质复合物周围的 DNA。核小体是包裹在八聚体蛋白质周围的 DNA 片段（146bp），八聚体蛋白质由 4 个组蛋白蛋白质二聚体（H2A、H2B、H3、H4）组成。组蛋白尾部的共价修饰构成表观遗传标记，因为这些修饰影响基因表达。肾损伤表现为肾功能的下降，根据肾损害的严重程度，肾损伤的死亡率估计在 30%～70%。尽管在了解肾损伤的细胞和分子基础方面取得了进展，但对于延缓其死亡率并没有较大效果。肾损伤的发病机制较为复杂，目前尚未研究清楚，了解表观遗传与表观基因组对于肾损伤基因调控至关重要。

（一）表观遗传修饰和表观基因组

表观遗传学最初由 Waddington 定义为基因与其产物之间的因果相互作用，即基因型如何产生表型，并主要指胚胎发育过程中的变化。而一种更常用的表观遗传学定义是"对基因表达的可遗传变化的研究，其发生时不会改变基础 DNA 序列"。最近，这已被进一步细化为"染色体区域的结构适应，以便记录、发信号或延续改变的活动状态"，还考虑到染色质状态和结构的变化以响应各种线索。表观遗传机制建立并维持染色质结构，赋予转录记忆，即使在缺乏启动它们的信号的情况下，也能在多个细胞分裂中忠实地传递基因表达模式。基因调控的表观遗传控制在胚胎发生、发育、细胞特性、分化细胞中基因表达模式的稳定遗传、基因组印记、X 染色体失活、免疫细胞功能、干细胞可塑性、同卵双胞胎之间的差异疾病，以及细胞对环境信号的反应中都起作用。在哺乳动物细胞中，染色体 DNA 被紧密地包装成"染色质"，这是一种由称为核小体的亚基阵列组成的更高级结构。每个核小体由八聚体蛋白质复合物组成，所述八聚体蛋白质复合物含有两个拷贝，每个核心组蛋白由 H2A、H2B、H3 和 H4 组成，由 147bp 染色体 DNA 包裹。核小体组蛋白和 DNA 甲基化的翻译后修饰（PTM）代表表观遗传学修饰（图 14-2），非编码 RNA［包括短非编码微小 RNA（miRNA）和长非编码 RNA（LncRNA）］调节染色质功能，并统称为"表观基因组"，其存储所需的细胞-类型特定基因表达模式的表观遗传信息。高通量全基因组分析和测序方法的最新进展已导致对表观基因组的各个方面及其与表型的相关性的更广泛理解。表观基因组状态的改变对基因调控和生物学具有深远的影响,并且涉及包括癌症在内的各种疾病的发病机制。

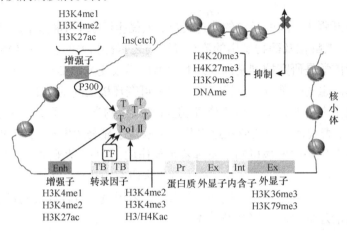

图 14-2　组蛋白修饰在染色质中的各种调节元件上的富集

染色质的特征在于开放的染色质状态,核小体缺失区域提供对转录因子(TF)、RNA 聚合酶 Ⅱ(Pol Ⅱ)和转录机制的其他组分(T)增加的途径,而受抑制的染色质具有紧密结构,核小体密度更高,可接近性受限。通常,活性基因启动子富含 H3K4me3、H3K4me2 和 H3/H4Kac;转录的外显子(Ex)和内含子(Int)富含 H3K36me3 和 H3K79me3;增强子(Enh)富含 H3K4me1,组蛋白乙酰转移酶 p300 和活性增强子由 H3K4me2 和 H3K27ac 标记;抑制的启动子富含 H3K9me2/3、H3K27me3、H4K20me3 和 DNA 甲基化(DNA 甲基化);绝缘体(Ins)富含 CCCTC 结合因子(ctcf)并划分活性和非活性染色质区域

　　由于表观遗传学修饰是可逆的,因此表观基因组可以根据不断变化的环境进行动态调节。此外,表观基因组可以表现出先前暴露于环境线索和疾病状态的记忆,即使在最初的触发消除后也会产生持久的效果。表观遗传学变化可以在细胞和组织水平上遗传,并且也传递给后代。令人信服的证据表明,不利的子宫内环境和母亲/父亲的生活方式或饮食习惯可引起后代代谢性疾病,包括肥胖风险及导致各种肾并发症的风险。

(二)表观遗传学调控的分子机制

　　基因表达不仅受控于 DNA 序列,而且受制于表观遗传学信息表达。表观遗传学主要通过 DNA 修饰、组蛋白修饰、染色质重塑及非编码 RNA 调控等的方式调控基因表达(图 14-3)。

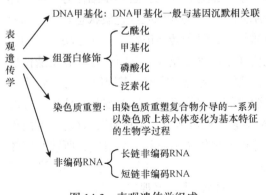

图 14-3　表观遗传学组成

　　DNA 甲基化是由酶介导的一种化学修饰方式,将甲基选择性地添加到 DNA、RNA 或蛋白质上,而不改变核苷酸组成及顺序,但使其基因表达受影响的一种方式。它主要形成 5-甲基胞嘧啶(5-mC)、N6-甲基腺嘌呤(N6-mA)和 7-甲基鸟嘌呤(7-mG),3 种形式由不同的甲基化酶催化。在 DNA 甲基化时,胞嘧啶从 DNA 双螺旋突出,然后进入能与酶结合的裂隙中,在胞嘧啶甲基转移酶催化下,使有活性的甲基从 S-腺苷甲硫氨酸转移至 5-胞嘧啶上,最终形成 5-mC,因此在真核生物 DNA 中,5-mC 是唯一存在的化学性修饰碱基,而 CG 二核苷酸是其最主要的甲基化位点。DNA 甲基化不仅可以对细胞基因的表达有影响,而且这个影响会一直伴随细胞

分裂而持续下去。因此，它是一类高于基因表达水平的基因调控机制，更是将基因型与表型联系起来的纽带。在 DNA 甲基化中还有一个关键位点，即 CpG 岛的甲基化，它的甲基化与否在基因的表达中发挥着重要的作用。有文献表明，在哺乳动物细胞的基因组 DNA 中，有 3%～5% 的胞嘧啶是以 5-甲基胞嘧啶形式存在的，而 70% 的 5-甲基胞嘧啶参与了 CpG 序列的形成，其余非甲基化的 CpG 序列则对管家基因及其组织特异性表达基因有关。在哺乳动物中 DNA 甲基转移酶有两种：DNMT1 和 DNMT3 家族。DNMT1 是持续性的 DNA 甲基转移酶，它是作用于仅有一条链甲基化的 DNA 双链，然后使 DNA 双链完全甲基化，使它可以参与 DNA 复制双链中的新合成链的甲基化。DNMT1 很可能直接与 HDAC（组蛋白去乙酰基转移酶）联合而阻断基因转录，同时还参与异常甲基化的形成。DNMT3 家族有 DNMT3a 和 DNMT3b，DNMT3a 参与细胞生长分化的调控，DNMT3b 在肿瘤基因甲基化中起作用。在哺乳动物的一生中，DNA 甲基化有两次显著变化，第一次在受精卵最初的几次卵裂中，去甲基化酶清除 DNA 分子上几乎所有从亲代遗传来的甲基化标志；第二次是在胚胎植入子宫时，产生新的甲基化，使其遍布整个基因组。新的甲基化模式在细胞中一旦建成，就可以通过甲基化以"甲基化维持"的形式将新形成的 DNA 甲基化传递给所有子细胞的 DNA 分子中。

组蛋白是一类小分子碱性蛋白质，是组成真核生物染色质的基本结构蛋白。组蛋白由两个活性末端组成：羧基端和氨基端。羧基端主要与组蛋白分子间进行相互作用，其和 DNA 的缠绕有关；氨基端主要是与其他调节蛋白和 DNA 的作用有关，它富含赖氨酸，具有极度精细的变化区，这类变化由甲基化、乙酰化、磷酸化等共价修饰引起。组蛋白被甲基化的位点是赖氨酸和精氨酸。赖氨酸可以分别被一、二、三甲基化，精氨酸只能被一、二甲基化。组蛋白乙酰化（Ac）一般与活化的染色质构型相关联，乙酰化修饰大多发生在 H3、H4 的 Lys 残基上，由组蛋白乙酰转移酶（HAT）介导。磷酸化（P）发生与 Ser 残基，一般与基因活化相关。泛素化（Ub）一般是 C 端赖氨酸修饰，启动基因表达。

真核生物染色质是一切遗传过程的物质基础，其局部和整体的动态改变，对于基因功能调控起关键作用。染色质重塑包括多种变化，但普遍是指染色质特定区域对核酶稳定性的改变。有文献指出，体内染色质重塑存在于基因启动子中，转录因子 TF 和染色质重塑因子与基因启动子上特定位点结合后，导致核小体位置的改变（滑动）或使核小体三维结构发生改变，或者两种都存在。在染色质重塑的过程中，核小体滑动可能是一种重要机制，因为它不改变核小体的结构，但改变核小体与 DNA 的结合位置。在核小体重塑中，还存在其他机制，如核小体可能会和 DNA 分离，之后核小体经过重排，结构改变后，再与 DNA 重新组装，产生新的结构形式。染色质重塑异常会引发人类疾病，主要是由于重塑复合物中关键蛋白发生突变，即核小体不能正确定位，使修复 DNA 损伤的复合物不能接近 DNA，从而影响基因的表达。如果突变导致抑癌基因或调节细胞周期的蛋白质出现异常将会导致癌症发生。非编码 RNA 指不能翻译为蛋白质的，具有调控作用的功能性 RNA 分子，其在调控基因的表达上发挥着巨大的作用。非编码 RNA 按照大小可分为两类：长链非编码 RNA 和短链非编码 RNA。长链非编码 RNA 在基因簇中对整个染色体水平发挥顺式调节作用，它在基因组中建立单等位基因表达模式，而在核糖核蛋白复合物中发挥催化中心的作用，且对于染色质的结构改变发挥着重要的作用；短链非编码 RNA 是介导 mRNA 的降解，诱导染色质的结构的改变，而且还决定着细胞的分化，还可以保护自身的基因组。常见的短链非编码 RNA 有小分子干涉 RNA（short interfering RNA，siRNA）和微小 RNA（microRNA，miRNA）。siRNA 是 RNA 干扰的主要执行者，miRNA 也参与 RNA 的干扰，但是它有其自身独立的调控机制。

（三）研究表观遗传修饰和表观基因组的工具

表观遗传学研究受到高灵敏度技术发展和基因组测序的进步的推动,这些技术有助于检测表观遗传学修饰,如组蛋白修饰和 DNA 甲基化、染色质结构（开放或浓缩）,以及增强子在转录调控中的长程相互作用。通过使用微阵列和下一代测序（NGS）分析,候选基因检测表观遗传变化的效用已经扩展到无偏全基因组位置。NGS（用于编码和非编码基因）和表观遗传学关联研究（EWAS）的整个转录组分析结合了表观遗传标记和 NGS 的免疫隔离,可以产生基因组规模动态变化的信息。这样的方法使得有可能以预测不同染色质调控元件的基础上的表观遗传学修饰的基因组中的特定位置确定 LncRNA 和可变剪接。值得注意的是,在哺乳动物细胞,表观分析导致增强剂的表征包括"超级增强剂"、增强体的 RNA 和刺激特定的"潜增强剂"。染色质构象捕获（3C）测定然后测序（4C-seq）证明长程增强子相互作用并与启动子一同调节几百千碱基。EWAS 还透露,单核苷酸多态性在非编码区可调节染色质结构并可能增加疾病程度。用于表观遗传分析的每种方法都有优点和缺点。基于 NGS 的研究（如 RNA-seq、CHIP-seq、亚硫酸氢盐-seq 等）的主要优点是这些无偏差的方法提供了与微阵列不同的全基因组和定量信息。然而,核苷酸分辨率和成本差异及数据分析的复杂性也是需要考虑的关键因素。特别是,对于有大量的在临床队列和那些可用于 DNA 甲基化模式的分析中的特定技术的选择,检查 DNA 甲基化需要权衡这些特定的优点和缺点。全基因组定量基于亚硫酸氢盐转化的胞嘧啶-DNA 甲基化,可以通过 NGS 平台或 Infinium 人甲基化 450K 珠芯片进行。450K 被广泛使用,特别是对于大规模的临床项目,作为一个简单且相对实惠的平台,其具有基本分辨率和覆盖大多数 CpG 基因座和岛屿。与基于亲和力的方法［如甲基化 DNA 免疫沉淀-seq（MeDIP-seq）或 MBD-seq］相比,Bisulfite-seq 可提供更好的分离度和全基因组覆盖率,但更昂贵且涉及更复杂的生物信息学分析。肾组织中细胞类型的异质性也在 EWAS 研究中提出了挑战,因为表观基因组和转录组是细胞类型特异性的。随着技术的不断更新及普及,EWAS 越来越多地在试验和临床研究中进行。

（四）表观遗传与急性肾损伤

肾是一种复杂的多细胞器官,可以受到各种刺激的不同影响。虽然不同组分的细胞具有基本相同的遗传序列,但它们具有不同的表观基因。有研究已经证明了肾发育和肾发生表观遗传的线索,进一步了解肾细胞表观基因组如何被代谢,有助于对急性肾损伤的发病机制产生新的见解,并为新的治疗方法提供思路。

急性肾损伤（AKI）是由于各种原因导致的严重肾病,表现为肾功能的快速下降及显著的肾病理学改变。急性肾损伤通常与高死亡率有关,急性肾损伤可影响肾血管内皮细胞和肾小管上皮细胞,具有肾小管坏死凋亡和管状阻塞的病理特征。炎症是急性肾损伤与管状结构、内皮细胞、树突状细胞和浸润性白细胞/单核细胞释放促炎细胞因子/趋化因子（如 TNF-α、IL-6、IL-10 和 MCP-1）增加的主要后果。肾可通过各种机制在急性肾损伤后修复/再生。近年来,已经显示表观遗传机制在急性肾损伤中起作用,具有潜在的治疗意义。

从紧密状态到开放状态的染色质重塑允许转录因子结合和 Pol Ⅱ介导的转录,这由几种机制促进,包括由大量染色质重塑复合物介导的三磷酸腺苷（ATPase）催化的核小体重塑及含有称为 Brahma 相关基因 1（BRG-1）的关键蛋白的 SWI/SNF 复合物。在早期急性肾损伤研究中证实了核小体重塑。几种炎症基因,包括 Tnf 和 Ccl2 在急性肾损伤的肾缺血-再灌注模型中转录上调，启动子 PolⅡ和 BRG1 募集增加及活性染色质组蛋白标记的富集，证明 BRG1 在诱导急性肾损伤中的重要作用。

许多研究评估了染色质组蛋白翻译后修饰（PTM），尤其是 HKAc 在急性肾损伤基因表达中的作用。在一项研究中，HKAc 的增加与高迁移率族（HMG）CoA 还原酶（Hmgcr）的转录相关，其在急性肾损伤模型中的缺血-再灌注期间促进胆固醇合成和细胞保护。另一份报告检查了转录抑制因子 ATF3，它在急性肾损伤期间被下调，并且基于几行数据，暗示 ATF3 为保护因子，结果表明 ATF3 介导的炎症基因启动子组蛋白去乙酰化酶1（HDAC1）的募集在肾缺血-再灌注损伤期间是保护性的。另一项研究表明，缺血-再灌注可瞬时降低肾近端小管中的 H3KAc，但是，在恢复期，H3KAc 通过 HDAC5 下调恢复，并且还与保护性因子 BMP7 的表达增加有关，这些结果表明 HDAC5 可能有助于增加缺血-再灌注 BMP7。在单侧输尿管梗阻（UUO）的小鼠模型中，受损肾中 H3KAc 降低，HDAC-1/2 平行增加。在急性肾损伤的小鼠模型中，H3K14Ac 水平稳定增加，但 H4K5Ac 和 H3K12Ac 水平降低，进一步证明，在急性肾损伤中，HKAc 存在动态变化，这是一个不稳定的标志。有趣的是，在另一项研究中，缺血-再灌注损伤后1天，肾 HKAc 的增加甚至持续了3周，这表明在初始急性肾损伤后很长时间内可能导致慢性肾损伤的表观遗传学染色质修饰的记忆。啮齿动物的缺血-再灌注损伤也显示出在体内上调组蛋白修饰系统，以及在炎症和纤维化基因如（Ccl2、Tgfb1）和胶原蛋白启动子上富集组蛋白修饰。

在急性肾损伤的各种炎症和其他基因分别观察到 H3K4me3 和 H3KAc。总的来说，几个活跃的染色质标记（但不是抑制性）描绘了急性肾损伤的动态变化。这些研究共同表明染色质组蛋白 PTM 在急性肾损伤发病机制中的重要性（图14-4）。

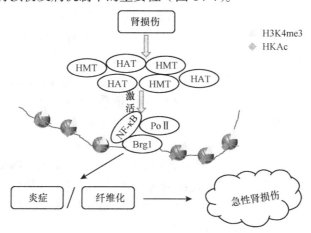

图 14-4　急性肾损伤中的组蛋白修饰

表观遗传机制与急性肾损伤期间炎症和纤维化基因的表达有关。急性肾损伤通过增加组蛋白乙酰化转移酶（HAT）和相关组蛋白甲基转移酶（HMT）的募集激活转录因子（如 NF-κB）并增加允许的组蛋白修饰（H3KAc 和 H3K4me），其促进 Brg1 的染色质重塑和 RNA 聚合酶Ⅱ的转录增加。HAT：组蛋白乙酰转移酶；HMT：组蛋白甲基转移酶；Pol Ⅱ：RNA 聚合酶Ⅱ

综上，AKI 的特征是肾功能突然下降，其涉及两个主要阶段：第一阶段包括细胞死亡和炎症；第二阶段可以发生功能和结构的改变，或者当损伤太严重时，导致向慢性肾损伤的转变。最近有几项研究也表明 DNA 甲基化的变化涉及肾病，如 Bechtel 及其同事用叶酸攻击 CD1 小鼠以诱导纤维化，然后用去甲基化剂 5'-氮杂胞苷处理亚组，结果显示，在叶酸攻击后3~28天接受 5'-氮杂胞苷的小鼠中，进行性纤维化和肾衰竭被显著抑制。这些观察结果表明 DNA 去甲基化在肾纤维化中的保护作用。相反，Guo 及其同事研究了 DNA 甲基化抑制剂5-Aza-2'-deoxycytidine 的作用，结果表明它增加了顺铂诱导的大鼠肾近端小管的细胞凋亡。此外，使用肾近端小管（PT）特异性 DNMT1（PT-DNMT1）敲除小鼠模型，结果表明，与野生型小鼠相比，DNMT1 敲除小鼠模型顺铂治疗的 AKI 反应更为严重，这表明 DNA 甲基化具有保护作用。这些相互矛盾的结果强调了 DNA 甲基化在 AKI、纤维化或慢性肾损伤中的可能不同的作用，并强调了精确定义 DNA 甲基化在 AKI 中的作用的必要性。这种知识将为 DNA 甲基化修饰基因的新型治疗干预策略的发现提供重要依据。

（五）表观遗传和慢性肾损伤

慢性肾损伤（CKD）是影响近 20%成年人的主要全球健康问题，其特征是蛋白尿和肾小球滤过率降低，并且可导致需要透析的终末期肾病（ESRD）。糖尿病和肥胖是慢性肾损伤的主要原因，糖尿病肾病（DN）是导致终末期肾病的主要原因。慢性肾损伤和 DN 的特征包括肾小球肥大、肾小球膜膨胀、纤维化和细胞外基质蛋白的过量积累，以及基底膜增厚和足细胞损失。肾功能的逐渐下降与炎症、增加的氧化应激、多种毒素的积累和代谢紊乱有关，所有这些都可能导致表观遗传修饰改变（图 14-5）。在 CKD 患者中观察到的高甲基化可能是由于 IL-6 诱导的 DNA 甲基转移酶基因表达的上调所致。文献记载数据显示，患有 CKD 的患者具有异常的免疫应答和促炎细胞因子的激活。免疫反应的激活是一个高度协调的多步骤过

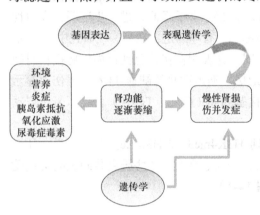

图 14-5　慢性肾病表型和表观遗传学

程，涉及表观遗传学变化。甲基化和乙酰化的动态适应对于产生针对特定抗原的免疫应答至关重要。通过 CD4 和 CD8 及 T 细胞受体-CD3 复合物的表达，使淋巴祖细胞成为 T 细胞或 B 细胞，然后成为 CD4 或 CD8 和 T 辅助（Th）1 或 Th2 谱系。转录因子和其他信号分子的有序表达决定了由表观遗传控制因子调节的顺序基因表达。受损的基因沉默可能导致无组织的免疫激活和细胞因子过度激活。还有人提出 IL-6 可能通过调节 DNA 甲基转移酶基因表达来调节细胞中的表观遗传变化。因此，慢性炎症可能是肾功能降低影响 CKD 中 DNA 甲基化的机制之一。

肾功能及其并发症的逐渐下降可能是遗传易感性与表观遗传变化相互作用的结果。尿毒症引起的不良环境因素可能改变 DNA 或染色质上的表观遗传标记。许多生化途径和信号级联可能受到异常甲基化的干扰，这可能导致 CKD 患者的异常谱。

DN 是终末期肾病的主要原因，DN 患者更容易患大动脉粥样硬化、高血压和卒中等大血管疾病。DN 的病理学特征包括肾小球肥大、肾小球膜和管状区室的扩张、多个肾细胞中细胞外基质的积聚、炎症细胞浸润和与足突消失相关的足细胞减少症，这些因素导致肾小球硬化、肾小管萎缩和足细胞凋亡/功能障碍。鉴于环境影响可能是关键因素，表观遗传学是遗传学与环境之间的分子界面，人们越来越相信表观遗传学也可能在 DN 中发挥着重要作用，在 1 型糖尿病易感基因的表观遗传组蛋白修饰研究中提供了这种类型的实例。在另一项研究中，仅有一些糖尿病患者和终末期肾病患者的唾液样本中确定 DNA 甲基化基因的报道，表明有序列变异体与肾病有关。此外，大多数疾病相关的单核苷酸多态性存在于基因组的非编码区，包括启动

子、增强子和非编码 RNA 区域，它们可以通过改变转录因子结合来影响基因表达。因此，表观遗传学和遗传学之间的合作可能在 DN 中发挥作用。

1. 慢性肾损伤和糖尿病肾病中的 DNA 甲基化　慢性肾损伤是受遗传和环境因素影响的常见疾病，因此，对可以利用表观基因组学工具和公开数据库进行的慢性肾损伤和代谢记忆相关的表观遗传机制的更深入研究可以产生新的信息，可以转化为更好的治疗选择。越来越多的证据表明慢性肾损伤和 DN 中的 DNA 甲基化变异。在一项此类研究中，来自慢性肾损伤受试者的管状 DNA 甲基化分析显示，DNA 甲基化与正常对照相比有显著变化，增强子发生主要变异，这也与关键纤维化基因表达增加相关。这些结果提供了人类慢性肾损伤中 DNA 甲基化变异与纤维化之间相关性的第 1 个证据，并且代表了慢性肾损伤表观基因组研究中的重要步骤。使用来自慢性肾功能不全（CRIC）队列参与者的基因组 DNA 的另一项研究发现，肾功能丧失率与参与上皮细胞向间充质细胞转变、炎症和纤维化的基因 DNA 甲基化变化之间存在相关性。最近一项研究分析了慢性肾损伤参与者的甲基化组范围内的基因座，发现 23 种基因（包括 ELMO1 和 PRKAG2 CGI）显著变化，进一步支持了 DNA 甲基化在慢性肾损伤中的作用。实验研究也支持 DNA 甲基化参与肾病（图 14-6）。

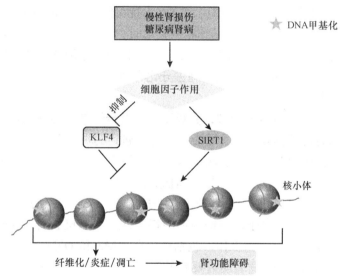

图 14-6　DNA 甲基化在慢性肾损伤中的作用

DNA 甲基化可以调节各种肾细胞中与慢性肾损伤相关的基因。在正常肾中，KLF4 调节 DNA 甲基化以增加足细胞中的去氧肾上腺素的表达，但在疾病状态下抑制 KLF4 表达会增加 DNA 甲基化并抑制去氧肾上腺素表达，从而导致足细胞凋亡。相反，SIRT1 在正常肾小管上皮细胞中产生的代谢产物通过启动子高甲基化抑制肾小球足细胞中的紧密连接蛋白-1 表达。糖尿病条件下的下调可减轻这种抑制，从而导致肾小球功能障碍

慢性肾损伤中的证据也支持组蛋白 PTM 变异在慢性肾损伤中的作用。与慢性肾损伤相关的关键事件，如纤维化、细胞周期和炎症基因的调节表达，与组蛋白 PTM 的变化相关，特别是在用 HG 和 TGF-β 处理的细胞培养模型中。这些研究显示 TGF-β 诱导活化的表观遗传标记 H3K9/14Ac、H3K4me1 和 H3K4me3 的富集，并且在促纤维化基因启动子处降低了像 H3K9me3 的抑制标记的水平；此外，TGF-β 还促进 p300 募集，伴随 H3K9/14Ac 的增加和纤维化基因启动子的染色质松弛和 Smad2/3 乙酰化活化，导致纤维化增加。因此，TGF-β 使用表观遗传组

蛋白 PTM 机制来调节与慢性肾损伤相关疾病发病机制的基因的表达。在另一项研究中，心肌素相关转录因子 A（MRTF-A）在肾小管上皮细胞中由 HG 诱导，从而促进 HAT p300 和含有 WD 重复序列的蛋白 5（WDR5）的募集，这是活性 H3K4 的关键组分。甲基转移酶复合物，在胶原蛋白 1 启动子和增加的 H3K18/K27Ac 及 H3K4me3 中上调其表达。启动子 HKAc 介导的染色质松弛也在 TGF-β 诱导的 miR-192 的持续上调中得到证实。该研究证明了 Smads 和 Ets-1 转录因子、HAT 和 HKAc 之间的新型相互作用及 miR-192 表达中的 Akt 的活化。H3KAc 的调解作用还表现在通过 HDAC4 诱导的 miR-29 启动子足细胞脱乙酰化的 miR-29 被 HG 诱导下调，导致 miR-29 的靶标上调，包括 HDAC4 和纤维化基因。因此，有大量证据证明组蛋白和非组蛋白赖氨酸-Ac 在调节与 DN 发病相关的基因中具有关键作用。从糖尿病小鼠模型的结果还表明在纤维化和炎症中基因的启动子 H3K9Ac 类似的变化。一项研究发现，1 型糖尿病大鼠的肾和糖尿病患者的活检组织中 HDAC-2、HDAC-4 和 HDAC-5 的表达增加。体外实验显示 HDAC-4 被 HG、TGF-β 和 AGE 上调，并且 HDAC4-STAT1 信号转导促进足细胞损伤。此外，使用肾内递送慢病毒的 HDAC-4 敲低改善了糖尿病大鼠的肾损伤。

2. RNA 干扰和肾稳态　越来越多的证据表明 RNA 干扰对肾病的发展和进展非常重要。微小 RNA 在维持肾小球稳态中起关键作用，RNA 干扰可能在肾病的进展中起重要作用。当一种产生 miRNA 的酶——Dicer，在小鼠足细胞中失活时，小鼠出现蛋白尿并随后因肾衰竭而死亡。肾小球表现出足突消失、足细胞凋亡、系膜扩张和肾小球硬化。类似地，小鼠足细胞中 miRNA 生物发生的中断导致蛋白尿、足细胞去分化和新月形成，导致终末期肾病。

（六）总结与展望

表观遗传学彻底改变了遗传学领域，重新评估了遗传性与遗传学的传统概念。以肾功能的快速下降为特征的急性肾损伤，以及慢性肾损伤中遇到的炎症和代谢应激都参与表观遗传学修饰，对肾的结构和功能造成重要影响，越来越多的证据表明至少有 2 种表观遗传学修饰（甲基化和乙酰化）参与肾损伤，尤其是肾损伤后修复的发生、发展，但尚不完全明确表观遗传学修饰在肾损伤中的分子机制，一些研究更是探讨了 AKI 和 CKD 的动物模型 HDAC 抑制剂的潜在有利影响。然而，由于这些抑制剂的特异性和作用机制尚不完全清楚，因此在对人类进行评估之前还需要做更多的工作，包括组蛋白 KMe 和 DNAme 在内的其他表观遗传学修饰的调节因子也值得研究，这表明需要新的筛选方法来发现肾病特异性的其他表观遗传调节剂。因此深入研究表观遗传学修饰在急性和慢性肾病进展中的作用，有利于预测疾病进展的速度，开发预防急性和慢性肾病的靶向治疗策略，尤其对于提供尿毒症相关并发症的有效治疗具有重要意义。

参 考 文 献

梁宇，马琳娜，杨晓玲，等，2012. MMP-9DNA 甲基化变化在 ApoE⁻ᐟ⁻小鼠肾脏中的作用及高甲硫氨酸饮食的影响.中国现代医学杂志，22（32）：7-12.

卢冠军，杨安宁，蔡欣，等，2014. Hcy 对动脉粥样硬化小鼠肝脏脂质代谢的影响.重庆医学，43（30）：4030-4033.

吴银霞，王业华，齐小康，等，2014. Let-7a 下调 k-Ras 和 c-myc 癌基因的表达抑制肾癌细胞增殖.现代生物医学进展，14（6）：1036.

杨静薇，蒋慧，王雪莉，等，2013. β-catenin、cyclin D、c-myc 在儿童肾母细胞瘤中的表达及临床意义.中国小儿血液与肿瘤杂志，18（3）：116-119.

周焕发，赵红斌，杨银书，等，2010. 多氯联苯对大鼠肾脏 c-fos、c-myc 和 β-catenin 表达影响的研究. 癌变·畸变·突变，22（6）：448-451.

Bergman Y, Cedar H, 2004. A stepwise epigenetic process controls immunoglobulin allelic exclusion. Nat Rev Immunol, 4（5）: 753-761.

Bishop KS, Ferguson LR, 2015. The interaction between epigenetics, nutrition and the development of cancer. Nutrients, 7（2）: 922-947.

Carmen Hurtado del Pozo, Elena Garreta, Juan Carlos Izpisúa Belmonte, et al. 2018. Modeling epigenetic modifications in renal development and disease with organoids and genome editing. Dissease Models and Mechanisms, 11（11）: dmm035048.

Chen J, Guo Y, Zeng W, et al. 2014. ER stress triggers MCP-1 expression through SET7/9-induced histone methylation in the kidneys of db/db mice. Am J Physiol Renal Physiol, 306（8）: F916-925.

Grundberg E, Meduri E, Sandling JK, et al. 2013. Global analysis of DNA methylation variation in adipose tissue from twins reveals links to disease-associated variants in distal regulatory elements. Am J Hum Genet, 93（5）: 876-890.

Guo X, Zhang Y, Zhang Q, et al.2014. The regulatory role of nickel on H3K27 demethylase JMJD3 in kidney cancer cells. Toxicol Ind Health, pii: 0748233714552687.

Guttman M, Amit I, Garber M, et al. 2009. Chromatin signature reveals over a thousand highly conserved large non-coding RNA in mammals. Nature, 458（7235）: 223-227.

Harris RA, Wang T, Coarfa C, et al. 2010. Comparison of sequencing-based methods to profile DNA methylation and identification of monoallelic epigenetic modifications. Nat Biotechnol, 28（10）: 1097-1105.

Herranz N, Pasini D, Díaz VM, et al. 2008. Polycomb complex 2 is required for E-cadherin repression by the Snail1 transcription factor. Mol Cell Biol, 28（15）: 4772-4781.

Jia N, Li Q, Tao X, et al. 2014. Enhancer of zeste homolog 2 is involved in the proliferation of endometrial carcinoma. Oncol Lett, 8（5）: 2049-2054.

Jones PA, 2012. Functions of DNA methylation: islands, start sites, gene bodies and beyond. Nat Rev Genet, 13（7）: 484-492.

Kato M, Arce L, Wang M, et al. 2011. A microRNA circuit mediates transforming growth factor-β1 autoregulation in renal glomerular mesangial cells. Kidney Int, 80（4）: 358-368.

Kato M, Dang V, Wang M, et al. 2013. TGF-beta induces acetylation of chromatin and of Ets-1 to alleviate repression of miR-192 in diabetic nephropathy. Science Signal, 6（278）: ra43.

Kato M, Natarajan R, 2014. Diabetic nephropathy-emerging epigenetic mechanisms. Nat Rev Nephrol, 10（9）: 517-530.

Khan S, Jena G, Tikoo K, 2015. Sodium valproate ameliorates diabetes-induced fibrosis and renal damage by the inhibition of histone deacetylases in diabetic rat. Exp Mol Pathol, pii: S0014-4800（15）00005-2.

Kouzarides T, 2007. Chromatin modifications and their function. Cell, 128（4）: 693-705.

Krill KT, Gurdziel K, Heaton JH, et al.2013. Dicer deficiency reveals microRNA predicted to control gene expression in the developing adrenal cortex. Mol Endocrinol, 27（5）: 754-768.

Lam MT, Cho H, Lesch HP, 2013. Rev-Erbs repress macrophage gene expression by inhibiting enhancer-directed transcription. Nature, 498（7455）: 511-515.

Leung A, Schones DE, Natarajan R, 2012. Using epigenetic mechanisms to understand the impact of common disease causing alleles. Curr Opin Immunol, 24（5）: 558-563.

Lin CL, Lee PH, Hsu YC, et al. 2014. MicroRNA-29a promotion of nephrin acetylation ameliorates hyperglycemia-induced podocyte dysfunction. J Am Soc Nephrol, 25（8）: 1698-1709.

Ling C, Groop L, 2009. Epigenetics: a molecular link between environmental factors and type 2 diabetes. Diabetes, 58（12）: 2718-2725.

Liu Z, Zhang G, Li J, et al. 2014. The tumor-suppressive microRNA-135b targets c-myc in osteosarcoma. PLoS One, 9（7）: e102621.

Mangolini A, Bonon A, Volinia S, et al. 2014. Differential expression of microRNA501-5p affects the aggressiveness of clear cell renal carcinoma. FEBS Open Bio, 4: 952-965.

Marpadga Reddy, Jung Tak Park, Rama Natarajan, 2012. Epigenetic modifications and diabetic nephropathy.Kidney Res Clin Pract, 31（3）: 139-150.

Marpadga Reddy, Rama Natarajan, 2015. Recent developments in epigenetics of acute and chronic kidney diseases. Kidney Int, 88（2）: 250-261.

Metsuyanim S, Pode-Shakked N, Schmidt-Ott KM, et al. 2008. Accumulation of malignant renal stem cells is associated with epigenetic changes in normal renal progenitor genes. Stem Cells, 26（7）: 1808-1817.

Neph S, Vierstra J, Stergachis AB, et al. 2012. An expansive human regulatory lexicon encoded in transcription factor footprints. Nature, 489（7414）: 83-90.

Portela A，Esteller M，2010. Epigenetic modifications and human disease. Nat Biotechnol，28（10）：1057-1068.

Qin X，Huo Y，Langman CB，et al. 2011. Folic acid therapy and cardiovascular disease in ESRD or advanced chronic kidney disease：a meta-analysis. Clin J Am Soc Nephrol，6（3）：482-488.

Rafeq Z，Roh JD，Joseph J，2013. Adverse myocardial effects of B-vitamin therapy in subjects with chronic kidney disease and hyperhomocysteinaemia. Nutr Metab Cardiovasc Dis，23（9）：836-842.

Reddy MA，Sumanth P，Lanting L，et al. 2014. Losartan reverses permissive epigenetic changes in renal glomeruli of diabetic db/db mice. Kidney Int，85（2）：362-373.

Reddy MA，Tak Park J，Natarajan R，2013. Epigenetic modifications in the pathogenesis of diabetic nephropathy. Semin Nephrol，33（4）：341-353.

Stenvinkel P，Karimi M，Johansson S，et al. 2007. Impact of inflammation on epigenetic DNA methylation - a novel risk factor for cardiovascular disease？J Intern Med，261：488-499.

Varambally S，Dhanasekaran SM，Zhou M，et al. 2002. The polycomb group protein EZH2 is involved in progression of prostate cancer. Nature，419（6907）：624-629.

Wagener N，Macher-Goeppinger S，Pritsch M，et al. 2014. Enhancer of zeste homolog 2（EZH2）expression is an independent prognostic factor in renal cell carcinoma. BMC Cancer，10：524.

Wang X，Liu J，Zhen J，et al. 2014. Histone deacetylase 4 selectively contributes to podocyte injury in diabetic nephropathy. Kidney Int，86（4）：712-725.

Wei Q，Bhatt K，He HZ，et al.2010. Targeted deletion of Dicer from proximal tubules protects against renal ischemia-reperfusion injury. J Am Soc Nephrol，21（5）：756-761.

Xu N，Li Z，Yu Z，et al. 2014. MicroRNA-33b suppresses migration and invasion by targeting c-myc in osteosarcoma cells. PLoS One，9（12）：e115300.

Yuan H，Reddy MA，Sun G，et al. 2013. Involvement of p300/CBP and epigenetic histone acetylation in TGF-beta1-mediated gene transcription in mesangial cells. Am J Physiol Renal Physiol，304（5）：F601-613.

Zhou VW，Goren A，Bernstein BE，2011. Charting histone modifications and the functional organization of mammalian genomes. Nat Rev Genet，12（1）：7-18.

Zhou X，Hao Q，Liao JM，et al. 2013. Ribosomal protein S14 negatively regulates c-myc activity. J Biol Chem，288（30）：21793-21801.

Zhu Z，Zhang X，Wang G，et al. 2014. Role of microRNA in hepatocellular carcinoma. Hepat Mon，14（8）：e18672.

第15章　特异性清道夫受体DNA甲基化在同型半胱氨酸致动脉粥样硬化中的作用及Sp1/NF-胱氨酸致动脉粥样硬化调控

一、课　题　设　计

动脉粥样硬化（AS）是以清道夫受体（scavenger receptors，SRs）功能障碍致血管壁脂质聚集为主要特征的增生性病变，而同型半胱氨酸（Hcy）是否通过特异性SRs DNA甲基化异常扰乱血管脂质转运平衡引起AS未见报道，且前期研究Hcy时发现同条件下不同基因DNA高、低甲基化并存，提示存在更深层次的机制。本项目拟复制HHcy模型，通过基因芯片、活细胞荧光成像等方法筛选并确定Hcy引起脂质异常的特异性SRs，明确其分布、定位和功能；高通量MethyLight法检测特异性SRs DNA甲基化及DNMT等调控因子的变化，阐明DNA甲基化在Hcy引起AS中的机制；转染沉默和过表达DNMT1重组载体，确定DNMT1是关键靶点；采用阻断为主的策略并辅以SELEX技术，明确"Sp1/NF-κB/DNMT1→SRs DNA甲基化→SRs表达"在Hcy引起AS中的干预靶位，旨在阐明Hcy引起AS的分子机制，为靶向治疗提供理论依据。

AS是一类以脂代谢紊乱、泡沫细胞形成和脂质沉积等为主要特征的多基因复杂性疾病，发病率高，危害性大，目前尚无有效的治疗方法，因此，深入探讨AS的发病机制已成为医学领域关注的热点问题。高同型半胱氨酸血症（HHcy）是AS的独立危险因子，其危害性不亚于高脂血症。国内外学者广泛开展研究，目前认为AS的主要致病机制包括：脂代谢紊乱、炎症反应、内皮细胞功能紊乱、凝血-纤溶系统功能紊乱等，但其作用机制及关键调控环节仍有待进一步研究。

泡沫细胞形成和脂质沉积是AS的重要病理特征和关键环节，AS斑块中的泡沫细胞主要来源于巨噬细胞，是经SRs过量吞噬脂质所致。巨噬细胞受激后可表达6大类SRs：Class A、Class B、Class D、Class E、Class F、Class G。图15-1显示6大类SRs及其后续通路，表明6大类SRs皆可吞噬和（或）参与脂质调控，导致泡沫细胞增多和动脉粥样斑块形成。氧化低密度脂蛋白（oxLDL）被认为是AS的关键作用物，与oxLDL结合的SRs包括：SR-A、CD36（SR-B）和SR-PSOX（SR-G）等；在AS形成中SR-A和CD36是过量摄取oxLDL促进泡沫细胞形成的主要受体；而Class E中的植物血凝素氧化低密度脂蛋白受体-1是泡沫细胞功能异常的最早标志之一，其主要功能是介导泡沫细胞摄取oxLDL，并进一步诱导黏附分子产生，可见不同SRs亚类调控脂质吞噬的方式不尽相同，不都直接参与摄取脂质促进AS形成。Hcy系氨基酸类物质，其并不参与脂代谢，何以能够显著扰乱血管壁的脂质转运平衡并促进脂质在动脉壁沉积进而引起AS，至今仍未研究清楚。Prajitha Thampi等研究认为Hcy通过干扰SR-A的表达，扰乱脂质转运平衡并促进大量脂质沉积进而引起AS发生；而Griffiths HR等研究表明Hcy可以修饰LDL形成Hcy-LDL，Hcy-LDL易被巨噬细胞吞噬，Hcy-LDL易与SRs结合，而不易跟LDL受体结合，这样使其更易被巨噬细胞吞噬，引起细胞内胆固醇聚集和泡沫细胞形成，以上研究表明，不同 SRs 亚类在 Hcy 引起 AS 中的作用不尽相同，提示 Hcy 可能经由上述某个受体促使过量脂质进入泡沫细胞，但最终通过何种 SRs 亚类吞噬脂质促成 AS 形成尚未确定。同时由于清道夫受体可以吞噬多种病原体，清除凋亡、坏死的组织，对于维持机体的自稳和防御也发挥着重要的作用，仅笼统封闭 SRs 以期阻断泡沫细胞形成显然不可取，因此找准过量吞噬脂质的主要 SRs 通路有望找到防治 AS 新靶点。学者们主要从 Hcy 增加自由基的生成造成脂质聚集和内皮细胞损伤，促进血管平滑肌细胞增殖和胶原形成，抑制内皮源性 NO 的生成、促使单核细胞在内皮下积聚等方面进行了研究，但其机制尚未清楚，且 Hcy 通过何种 SRs 亚型和方式引起脂质聚集促进泡沫细胞形成少见报道。因此，如果锚定吞噬脂质的关键 SRs 亚类并阐明其调控机制，有利于进一步揭示 Hcy 引起 AS 的机制，寻找干预靶点。

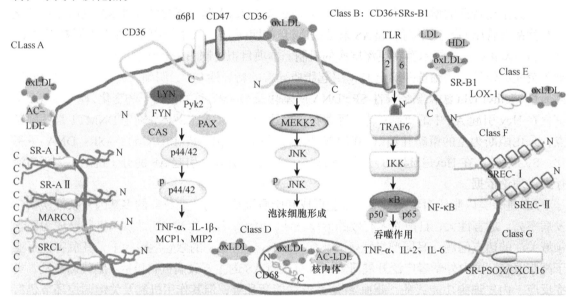

图 15-1　清道夫受体亚型在 AS 形成中的作用

DNA 甲基化是指在 DNA 甲基转移酶（DNMT）的作用下，在 CpG 岛二核苷酸 5'端的胞嘧啶加入甲基，使之变为 5-甲基胞嘧啶，这种 DNA 修饰方式并没有改变基因碱基序列，却调控着基因的表达，具有可逆性、前瞻性等特点，因此被认为是一个理想的早期诊断和药物干预的靶点。在 DNA 甲基化的众多调控因子中，DNMT 的主要功能是实现 DNA 甲基化、建立和维持遗传基因调节；甲基 CpG 结合蛋白 2（MeCP2）及甲基结合蛋白（MBD）等因子协同参与了 DNA 甲基化反应。AS 是机体生命过程中渐进性发展的一种动脉内膜退行性病变，国内外先后报道了 AS 斑块中雌激素受体-α、基质金属蛋白酶-2 等基因 DNA 甲基化异常改变。Hcy 系甲硫氨酸循环的中间代谢产物，异常升高的 Hcy 可干扰甲硫氨酸循环影响 DNA 甲基化修饰进而发挥生物学效应，因此 DNA 甲基化修饰被认为是 Hcy 致 AS 的重要方式，国内外先后报道了 Hcy 可引起基因组 DNA 甲基化程度下降，p21ras 等基因的启动子区出现高甲基化现象。课题组前期在 ApoE$^{-/-}$鼠 HHcy 致 AS 动物模型中观察到，基因组和 MCP-1 等 DNA 发生低甲基化改变的同时也引起个别基因（如 PPARα、PPARγ 等）发生高甲基化改变，且其中 DNMT1、DNMT3a、DNMT3b 的表达上调，MBD2、MeCP2 的表达下调，共同加强了 DNA 甲基化的致病效应。追踪 Hcy 引起 DNA 甲基化的机制显示：DNMT1 是调控 DNA 甲基化的关键基因。但仍存在以下问题，在 Hcy 引起 AS 中基因组表现为低甲基化的同时，为何同等条件下不同的基因却表现为 DNA 高、低甲基化并存，其原因是什么？提示存在更深层次的调控机制，那么在 Hcy 引起 AS 时，DNMT 的影响因素及调节机制是什么仍不清楚，这暗示着在 AS 形成中，Hcy 可能通过对 DNA 甲基化修饰的干扰引起各亚类 SRs 发生差异化表达，这为我们寻找干预靶点提供了重要的信息。因此寻找调控 DNMT1 的新策略成为防治 HHcy 的关键。

DNMT1 是维持 DNA 甲基化的重要因子，其在细胞内的表达受到严格调控，已证实 DNA 甲基化的变化无论是升高或降低都与 DNMT1 密切相关。为进一步追踪 Hcy 对 SRs 受体影响的表观遗传学分子机制，我们拟从 DNMT1 表达的改变及机制入手进行研究。DNMT1 的表达受 Sp1 调控，锌指结构转录因子 Sp1 识别富含 GC 的顺式元件 [GC-rich cis-acting elements （G/A）（G/A）GGCC（G/T）（G/A）（G/A）]，其重要的调控靶基因之一为 DNMT1，Rhee KD 等发现 DNMT 与转录因子 Sp1 共同结合在 HeLa 细胞的 HOXA7 启动子上，当 Sp1 缺失时 DNMT1 与 HOXA7 启动子的结合能力下降；Xu M 等研究也证实了 Sp1 也可调控 DNMT1 的稳定性，Sp1 通过直接与 DNMT1 相互作用，并特异性结合到 DNMT1 的第 142 位赖氨酸，实现其对 DNMT1 数量和活性的抑制作用，可见 Sp1 通过调控 DNMT1 的数量和活性参与基因沉默。DNMT1 另一个转录因子为 NF-κB，Hong J 等研究发现 NF-κB 可以结合 DNMT1 启动子区，黏附甲基化的 DNA，使黏附点附近的 DNA 不能被完全甲基化，从而阻断 DNMT1 的作用；采用生物信息学分析显示，DNMT1 基因结构式存在 NF-κB 结合位点（κB 位点，核心序列为 GGGGTATCCC），表明 NF-κB 是 DNA 甲基化阻遏基因表达的重要因子。课题组在原代培养的单核细胞中同时采用不同浓度 Hcy 和 NF-κB 拮抗剂二硫代氨基甲酸吡咯烷（PDTC）干预，发现 DNMT1 表达增加，且 MCP-1 启动子区 DNA 低甲基化，提示 NF-κB 参与了 DNMT1 的调控。研究已经证实 NF-κB 激活常同时伴随 Sp1 活化；Kassan M 等研究发现糖尿病大鼠的肾等靶器官及体外高糖条件下培养的血管内皮细胞中同时存在 NF-κB 和 Sp1 的活化，抑制 NF-κB 和 Sp1 的活性可以减少纤维连接蛋白的表达；雷公藤降低 NF-κB 和 Sp1 表达的效应随作用时间延长而加强，NF-κB 和 Sp1 表达的峰值时间并不相同，提示 NF-κB 和 Sp1 之间也可能存在相互作用的因素。Hcy 是 DNA 甲基化供体甲硫氨酸循环的中间产物，但 Sp1 和 NF-κB 在 Hcy 引起 DNA 甲基化过程中扮演何种角色，Sp1/NF-κB/DNMT1 是否是特异性 SRs 亚型 DNA 甲基化的通路等有待进一步研究。

AS 的主要特征为脂质沉积和泡沫细胞形成，课题组前期在 ApoE$^{-/-}$鼠中观察到 Hcy 促进了 AS 斑块的形成，DNA 甲基化是 Hcy 引起 AS 的重要机制，但也发现同条件下不同基因 DNA 高、低甲基化并存，提示存在更深层次的调控机制。因此我们的假设是：特异性 SRs DNA 甲基化是 Hcy 引起脂质沉积的重要机制，DNMT1 是 DNA 甲基化调控的关键基因，在 Hcy 引起泡沫细胞中通过下述通路而发挥作用，即 Hcy 通过 NF-κB/DNMT1→SRs 亚类 DNA 甲基化→特异性 SRs 表达及功能改变，促进泡沫细胞形成，加速了 AS 形成（图 15-2）。因此，本课题拟复制 HHcy AS 动物和细胞模型，运用荧光受体分析系统检测泡沫细胞膜表面 6 大类 SRs 的 Bmax（数目）及 Kd 值（亲和力），建立 SRs 的基础数据，确立 SRs 基因亚类。运用高通量 MethyLight 法检测 Hcy 对各亚类 SRs 基因 DNA 甲基化的影响，探讨 DNA 甲基化在 Hcy 引起 AS 中的调控机制。阻断、沉默和过表达相关基因并分析，确认 Hcy 引起泡沫细胞形成中的干预靶位，并辅以指数富集的配基系统进化技术（SELEX），获得与相应靶位高亲和的特异性寡核苷酸序列和适配子，以确立干预相应靶位对 SRs 受体功能和泡沫细胞形成的影响，为治疗药物的开发奠定基础，提供理论依据。

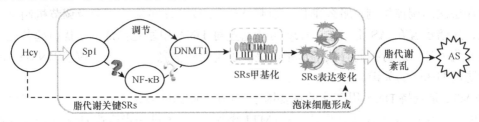

图 15-2　课题假说

二、清道夫受体与动脉粥样硬化研究进展

AS 是心、脑血管疾病的主要病理基础，由 AS 所致的心、脑血管疾病（如脑卒中、心肌梗死等）已经成为严重危害人类健康的主要疾病之一。粥样斑块的形成是 AS 发生的中心环节，而泡沫细胞的形成特别是巨噬细胞吞噬氧化低密度脂蛋白（oxidized low density lipoprotein，oxLDL）转变为巨噬泡沫细胞又是粥样斑块形成的关键因素。清道夫受体是一类结构多样化的糖蛋白受体，参与广泛的生物学功能。研究发现，清道夫受体在早期泡沫细胞的形成和脆弱斑块过程中都起到了重要作用，且它们对于病原体的识别和清除也发挥了重要作用，并参与对丧失唾液酸的陈旧红细胞和一些凋亡细胞的清除。因此，本文主要综述几大类清道夫受体及其对动脉粥样硬化发生、发展的作用，并将干预清道夫受体作为新的靶点，为抗 AS 的干预与治疗提供更加科学与实用的方法。

AS 是由持续性炎症和动脉壁中富含脂质的斑块累积所致的危及生命的心血管疾病。其中持续性炎症是由动脉壁内高水平沉积的氧化低密度脂蛋白引发的，是泡沫细胞形成的基础，而泡沫细胞是动脉斑块生长的主要成分。众所周知，内膜巨噬细胞对 oxLDL 的细胞摄取主要通过清道夫受体介导。因此，研究清道夫受体与 AS 的关系，以及清道夫受体对 AS 发生、发展的作用，为 AS 的干预与治疗提供更加科学与实用的方法是本综述的目的。

（一）清道夫受体的分类和作用

最初对清道夫受体的描述是在脂蛋白、动脉粥样硬化和家族性高胆固醇血症等方面。Michael Brown 和 Joseph Goldstein 博士之前曾发现其他修饰的 LDL 受体（LDLR）和 LDLR 介导的内吞作用，并确定家族性高胆固醇血症是由 LDLR 中的功能丧失突变引起的，这导致血浆 LDL 升高、过早的动脉粥样硬化和心脏病。对家族性高胆固醇血症患者的分析表明，血浆 LDL 可被称为"清道夫途径"的 LDLR 非依赖性途径。最早使用的术语"清道夫受体"指布朗博士鉴定的广泛特异性受体，其携带的名称为"清道夫受体"的第一个受体在 1988 年纯化、1990 年克隆，并发现可替代的剪接，其最初被命名为 Ⅰ 型的单一基因的基因产物和 Ⅱ 型巨噬细胞清道夫受体。当鉴定出另外的清道夫受体时，Krieger 组将 Ⅰ 型和 Ⅱ 型巨噬细胞受体更名为清道夫受体。清道夫受体通常分类为结合修饰的 LDL 颗粒和其他聚阴离子配体的膜结合蛋白，包括乙酰化 LDL（AcLDL）、脂蛋白、革兰阳性和革兰阴性细菌、凋亡细胞、β-淀粉样蛋白的原纤维和晚期糖化终产物（AGE）。配体结合后，清道夫受体可介导细胞内信号转导和（或）配体内化（图 15-3）。清道夫受体广泛地结合特异性的一个明显的特征是，它们能够识别大型的配体，除了在宿主防御中的作用，已显示出 A 类清道夫受体的参与功能，如体内平衡、抗原介绍和神经变性疾病的发病机制。A 类清道夫受体的其他成员，如 MARCO 和 SCARA5 随后确定并证明其在体内平衡、黏附和癌症进展中的作用。其他多配体模式识别受体被独立鉴定，包括 CD14、甘露糖受体和 CD36。

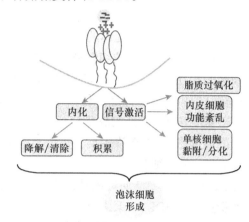

图 15-3　清道夫受体介导的配体结合、内化和信号级联激活的过程

清道夫受体通过保守的带正电荷的残基簇结合带负电荷的配体。配体被清道夫受体内化，使用一系列不同的网格蛋白依赖和独立途径。配体可能会降解或积累。配体结合可激活信号级联，导致多种细胞功能，包括脂质过氧化、细胞凋亡、内皮细胞功能障碍和单核细胞附着和分化，导致泡沫细胞形成

清道夫受体包含结构不同的蛋白质组。最初由 Brown 和 Goldstein 鉴定，它们的定义是它们结合 LDL 的修饰形式，包括 AcLDL 和 oxLDL，因此被认为是 AS 起始和进展的关键调节因子。这个蛋白质家族已经扩展到包括 10 种以上不同类型的膜和可溶性蛋白质（图 15-4），有不同的和不相关的基因编码。

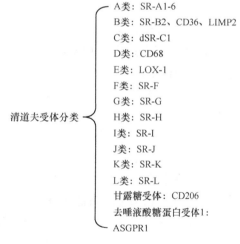

清道夫受体分类

- A类：SR-A1-6
- B类：SR-B2、CD36、LIMP2
- C类：dSR-C1
- D类：CD68
- E类：LOX-1
- F类：SR-F
- G类：SR-G
- H类：SR-H
- I类：SR-I
- J类：SR-J
- K类：SR-K
- L类：SR-L
- 甘露糖受体：CD206
- 去唾液酸糖蛋白受体1：ASGPR1

图 15-4　清道夫受体分类

1. A 类清道夫受体（SR-A）　A 类清道夫受体（SR-A）主要在组织巨噬细胞和巨噬细胞亚型（如 Kupffer 细胞）及胸腺皮质、髓质巨噬细胞上表达，在高内皮微静脉和树突状细胞亚群中也观察到它们。该类成员具有类似的结构，包括 N 端细胞质尾、跨膜结构域、间隔区、α-螺旋卷曲螺旋结构域、胶原结构域和 C 端清道夫受体富含半胱氨酸（SRCR）结构域。

A 类清道夫受体又包含 6 个成员。SR-A1 主要存在于小鼠和人类的巨噬细胞、单核细胞、肥大细胞和树突状细胞中。该类成员认可各种配体，SR-A1 可结合 β-淀粉样蛋白、热休克蛋白、革兰阳性和革兰阴性细菌的表面分子、丙型肝炎病毒和修饰的 LDL，如 AcLDL 和氧化 LDL（脂蛋白），但不是天然 LDL。SR-A1 和 SR-A6（目前称为 MARCO）主要表达于巨噬细胞，SR-A3（也称为 SCARA3、细胞应激反应/CSR）、SR-A4（SCARA4、SRCL、胎盘素 1/CL-P1）和 SR-A5（SCARA5）在多种其他组织和细胞类型中表达，包括肺、胎盘、肠、心脏和上皮细胞。SR-A3 与保护细胞免受活性氧物质的有害影响有关。SR-A4 既可作为脂蛋白的内吞受体，

又可介导血管内皮细胞对氧化修饰的 LDL 的识别、内化和降解。SR-A5（SCARA5）表达仅限于睾丸、呼吸道、胸腺和肾上腺内的上皮细胞，SR-A5 具有结合细菌的能力，可能在宿主防御中发挥重要作用。在正常条件并且没有炎症的情况下，SR-A6 的表达局限于脾的淋巴结和边缘区域中的巨噬细胞。研究表明，SR-A6 可介导细菌从肺部和血液中清除。

2. B 类清道夫受体（SR-B）　　B 类清道夫受体包括目前称为 SR-B1 的受体及其可变剪接的同种型 SR-B2、CD36 和 LIMP2。属于该类受体的特征为位于细胞外环侧翼的两个跨膜结构域，氨基和 C 端均位于细胞质内，这些受体的细胞外结构域广泛地与 N-连接糖基化。CD36 可调节血管生成及细胞与细胞的相互作用，它是研究最广泛的清道夫受体之一，参与巨噬细胞生物学的多个方面，包括迁移、信号转导及炎症过程，如泡沫细胞形成。CD36 还在宿主对真菌和细菌的免疫反应中发挥着重要作用，并能与感染疟疾寄生虫恶性疟原虫的红细胞结合，并且它还起到长链脂肪酸摄取的促进作用。它在许多细胞类型当中都有表达，如胰岛素响应细胞、造血细胞中的血小板、巨噬细胞、单核细胞、内皮细胞、乳房和眼睛中的特化上皮细胞。恩德曼等第 1 个将 CD36 表征为 oxLDL 受体，从而巩固其作为清道夫受体的作用。CD36 也结合两个哺乳动物宿主［如高密度脂蛋白（HDL）、聚阴离子配体］和病原体（如金黄色葡萄球菌和白念珠菌），并且在识别和内吞中起重要作用，包括摄取氧化磷脂、凋亡细胞和淀粉样蛋白。斯图尔特及其同事已经表明，CD36（提议名称 SR-B2）与 TLR 家族成员（TLR4 和 TLR6）合作可以激活对在阿尔茨海默病和 AS 中累积的配体的先天免疫应答，诱导促炎症介质，如 IL-1β 和 RANTES。

3. C 类清道夫受体（dSR-C1）　　C 类清道夫受体仅包含一种清道夫受体 dSR-C1，其迄今为止仅在果蝇中鉴定出来。dSR-C1 是一种模式识别受体，用于在飞行胚胎发育过程中在血细胞和巨噬细胞中表达的细菌。它可以识别细菌，并可能在昆虫的先天免疫系统中发挥作用。

4. D 类清道夫受体（SR-D）　　CD68 是 D 类清道夫受体中唯一的成员，在小鼠和人类中也称为 macrosialin，是属于溶酶体相关膜蛋白（或 LAMP）分子家族的 I 型跨膜糖蛋白。其存在 300aa 细胞外结构域，富含苏氨酸和丝氨酸，可以作为碳水化合物的附着位点，它有一个短的细胞质尾巴。人 CD68 与细胞外结构域中的小鼠 CD68 具有 75% 的序列同一性，CD68 存在于腹膜、肺、肝、脾、朗格汉斯细胞、小胶质细胞中的单核细胞和组织特异性巨噬细胞上，并作为 oxLDL 的清道夫受体。CD68 是单核巨噬细胞谱系造血细胞的分化标志物，它主要存在于巨噬细胞和树突状细胞的晚期内体区室中，在静息细胞上表达有限。CD68 在巨噬细胞对氧化脂蛋白和凋亡细胞的结合和摄取中起着次要作用。

5. E 类清道夫受体（SR-E）　　E 类清道夫受体是具有 C 型凝集素样结构域的 2 型跨膜蛋白，并且具有清道夫受体活性。单独的序列同源性不足以在这类受体中，包括蛋白质，基于它们的结构，这些蛋白质属于 NK 细胞 C 型凝集素样（CLEC）受体家族的亚家族。NK 受体基因复合物编码大量的 CLEC 样受体，其在 NK 细胞和其他白细胞上表达。凝集素样氧化 LDLR（LOX-1）在巨噬细胞和树突状细胞上表达，并结合 OXLDL 和急性期蛋白 C 反应蛋白（或 CRP），它最初是从牛主动脉内皮 cDNA 表达文库中克隆出的 OXLDL 受体。LOX-1 在血管内皮细胞、血小板、平滑肌细胞、脂肪细胞和巨噬细胞上表达，除了结合 OXLDL，LOX-1 还可以识别其他配体，包括凋亡的细胞、革兰阳性和革兰阴性细菌。Dectin-1 主要在骨髓细胞（巨噬细胞、树突状细胞和中性粒细胞）上表达，并且可以通过细胞因子和微生物刺激来调节。人 Dectin-1 可选择性剪接，产生两种功能形式，除了完整的真菌和寄生虫外，该受体还识别各种细菌、真菌和植物碳水化合物［β-1、β-3 和（或）β1-6 葡聚糖］。Dectin-1 与 TLR2 一起介导响应 β-葡聚糖颗粒的促炎细胞因子产生，它还可以通过 Syk 依赖性和 Syk 非依赖性途径起到吞噬细胞受体的作用。据报道，Dectin-1 可作为共刺激分子激活 CD4 和 CD8 T 细胞。此外，Dectin-1 在胸腺髓质区域的巨噬细胞和树突状细胞上表达，表明其在胸腺细胞发育中的作用。

6. 甘露糖受体　人甘露糖受体 CD206（SR-E3）是 175kDa 的跨膜糖蛋白，其特征为具有 8 个 C 型凝集素碳水化合物识别结构域，其取决于粒子大小和表达受体的细胞类型，它可能参与甘露糖包被颗粒的吞噬作用、甘露糖基化糖蛋白的内吞作用或受体介导的促进抗原呈递作用。目前已经观察到 SR-E3 的多种作用。作为模式识别受体，SR-E3 可识别病原微生物表面的聚糖，通过吞噬作用将其内化，并将其转运至溶酶体进行降解。从皮肤、骨髓、胸腺、淋巴结和外周血中分离的细胞已经证明，SR-E3 是未成熟单核细胞衍生的树突状细胞的分化标志物。研究表明，在特应性皮炎等炎症性皮肤病中已发现炎性树突状表皮细胞表达甘露糖受体 SR-E3。这些结果表明，表皮中的 SR-E3 表达可以捕获甘露糖基化的抗原，在随后的抗原呈递中起重要作用。其他研究表明，甘露糖受体也可能调节响应入侵的病原微生物，从而释放分子，如髓过氧化物酶，然后，SR-E3 可以从循环中除去这些糖蛋白，以防止对宿主组织的损害。

7. 去唾液酸糖蛋白受体 1（ASGPR1）　去唾液酸糖蛋白受体（ASGPR），也称为肝结合蛋白或受体阿什韦尔，已经证明 ASGPR 可以结合多种临床上重要的血浆蛋白，包括运铁蛋白、Ig（包括 IgA）、细胞凋亡、纤连蛋白、酶（如碱性磷酸酶）和免疫细胞。ASGPR 作为疾病状态的主要肝清除机制的作用仍然是当前研究工作的主题。几个实验室已经研究了改变的 ASGPR 功能与参与肝病发病机制之间的关系。研究发现，肝损伤机制（如异常的凋亡细胞、调节和先天免疫防御）与 ASGPR 功能受损有关。特别是，它显示出凋亡细胞的 ASGPR 在肝病期间与促炎机制增强、乙醇介导的障碍有关。此外，发现乙醇介导的 ASGPR 改变可导致肝细胞杀伤 T 细胞，这可能影响肝的免疫稳态，并与酒精性肝炎期间发生的淋巴细胞，尤其是 CD8$^+$T 细胞的积聚有关。最近，已确定受损 ASGPR 功能由于酒精导致改变的摄取和碱性磷酸酶的改变，LPS 的解毒缺陷和增强的炎性肝损伤。这些发现表明，ASGPR 的正常功能可以通过从循环中去除一系列脱唾液酸化蛋白来介导，针对肝损伤的通用保护机制，证明了这种肝清除受体系统的生理学重要性，此外，很明显，还表明改变的 ASGPR 功能与肝病的进展之间存在关联。ASGPR 在肝病机制中的贡献进一步为肝病患者提供更好的解释，以及为成功治疗的选择提供理论基础。

8. F 类清道夫受体（SR-F）　目前有 3 个属于 F 类清道夫受体的成员。第一类 F 清道夫受体（SCARF 或 SCARF1）被鉴定为修饰 LDL 的内皮受体，其特征在于存在细胞外配体结合结构域，具有多个细胞外表皮生长因子样重复、跨膜结构域和一个长的细胞质尾巴，包括一个富含丝氨酸/脯氨酸的区域，后面是富含甘氨酸的区域，富含带正电的残基，它被命名为内皮细胞表达的清道夫受体（SREC 或 SREC- Ⅰ）；SRI- Ⅱ，也称为 SCARF2，由 Ishii 等分离，于 2002 年在内皮细胞上被鉴定，SREC-Ⅱ也被表达于巨噬细胞；SCARF 家族的另一成员，为多个 EGF 样结构域-10（MEGF10），已被证明是大脑中淀粉样蛋白 β 蛋白的受体，并被认为参与阿尔茨海默病的发病机制。最近，MEGF10 已被证明是补体蛋白 C1Q 的受体，因此可介导发育中的小鼠小脑中凋亡细胞的清除。MEGF10 在人类中的突变导致早发性肌病、反射萎缩、呼吸窘迫和吞咽困难（EMARDD）。MEGF10 突变也导致结合 C1Q 的缺陷。

9. G 类清道夫受体（SR-G）　目前，一种受体属于清道夫受体 G 类，即 SR-PSOX/CXCL16。

研究表明，SR-PSOX/CXCL16 基因位于染色体 17p13 上，其蛋白质以膜和可溶形式存在。它是 I 型跨膜糖蛋白，具有 CXC 趋化因子基序、黏蛋白茎、跨膜和细胞外/可溶性结构域，SR-PSOX/CXCL16 与其他清道夫受体不具有结构相似性。SR-PSOX/CXCL16 具有介导 APC 黏附和吞噬细菌的能力。膜结合形式可以作为表达 CXCR6 的 T 细胞的黏附分子，不需要 CXCR6 诱导的信号转导和整联蛋白活化。这种多功能跨膜蛋白具有趋化因子样 CXC 基序，可参与免疫应答的几个阶段，从抗原识别到免疫细胞迁移到炎症灶的形成，通过从膜结构域切割产生的可溶形式的 SR-PSOX/CXCL16 通过其受体 CXCR6 起到活化 T 细胞和骨髓浆细胞的化学引诱物的作用。膜结合形式充当 oxLDL 的清道夫受体，并促进 APC 对细菌的吞噬作用。

10. H 类清道夫受体（SR-H） 该类受体是跨膜蛋白，由 fasciclin、EGF 样和 lamin 型 EGF 样（FEEL）结构域组成。目前已知的 SR-H 组包括 FEEL-1、stabilin-1、CLEVER-1、FEEL-2、stabilin-2 和 HARE。FEEL-1 主要在巨噬细胞、单核细胞、造血干细胞和内皮细胞中表达，而 FEEL-2 主要在窦内皮细胞中发现。已显示 FEEL-1 和 FEEL-2 参与淋巴细胞黏附、转移、血管生成、凋亡细胞清除和细胞内运输。已显示 FEEL-1 与磷脂酰丝氨酸包被的珠子直接相互作用并吞噬它们，但这种作用尚未在体内得到证实。然而，FEEL-1 和 FEEL-2 双敲除小鼠已被证明在清除有害血液因子方面有缺陷。

11. I 类清道夫受体（SR-I） CD163 分子家族是 I 型跨膜受体，其特征在于细胞外结构域中具有多个 B 组 SRCR 结构域，在保守的组织中具有膜近端 SRCR 结构域。CD163A 有一个功能名称，它作为血红蛋白受体的作用可能有助于增强抗炎反应，因为促炎血红素转化为抗炎代谢物。除了作为血红蛋白受体起作用外，CD163A 还通过外环结合革兰阴性和革兰阳性细菌。它可以通过蛋白激酶参与细胞内信号转导，引起细胞因子如 IL-6 和 IL-10 的分泌。选择性剪接产生的几个 CD163A 的 mRNA CD163 基因转录物已经被报道，CD163-L1 是 CD163A 的长尾同源物，是结构上由 12 个 SRCR 结构域组成的 I 型跨膜分子，由髓系细胞表达，可能参与单核细胞的分化。迄今已鉴定出 CD163-L1 的两种细胞质剪接变体：具有 71 个氨基酸残基的细胞质尾部的全长变体（CD163-L1α）和具有 39 个氨基酸残基的短尾变体（CD163-L1β）。CD163-L1α 是脾、胎盘和小肠等几种人体组织中主要的膜相关形式，而 CD163-L1β 主要存在于细胞内。目前正在研究鉴定 CD163-L1β 的内源和微生物配体。

12. J 类清道夫受体（SR-J） 晚期糖基化终产物（RAGE）的受体是目前 J 类清道夫受体组的唯一成员，它是细胞表面分子 Ig 超家族的成员，能够与广谱配体相互作用，包括 RAGE、高迁移率族蛋白盒-1（HMGB1）和 S-100 蛋白。RAGE 是一种模式识别受体，主要参与识别在感染、生理应激或慢性炎症中释放的内源性分子。通过 RAGE 发出信号可介导炎症、氧化应激和细胞凋亡等过程，这些过程可导致包括动脉粥样硬化、糖尿病、癌症、神经退行性疾病和卒中在内的疾病。RAGE 信号转导还介导神经元中的发育过程，如细胞迁移和分化。

13. K 类清道夫受体（SR-K） CD44 是一种细胞表面糖蛋白，在结构上与任何已知的清道夫受体不同源，但它仍具有与它们相同的结构特征。它与多种其他蛋白质相关，包括 TGF-βRI、CD3、TLR2 和 CD14，从而可能通过形成异多聚体信号转导参与多种细胞内信号转导途径，与肌动蛋白细胞骨架的复合物相互作用。与其他清道夫受体一样，它有助于通过内吞作用清除其细胞外基质配体。CD44 还有助于模式识别和先天免疫。

14. L 类清道夫受体（SR-L） SR-L1 是 LDLR 基因家族中最大的成员之一。SR-L1 具有双重目的：它从表面或细胞外空间清除配体，这些配体的存在可改变信号通过相关的经典信号转导受体发送到细胞内部。通过这种方式，细胞可以接收各种信号，包括细胞外蛋白酶活性、细胞黏附、营养物可用性和生长信号的活动，并帮助细胞确定其在组织和整个生物体中的状态。Megalin（SR-L2），也称为 LRP2，属于 LDLR 家族的大膜糖蛋白。它在几个上皮细胞的顶膜中表达，如肾近端小管细胞、肺、甲状腺、胆囊和神经上皮，以及类固醇响应组织如附睾、前列腺、卵巢和子宫。细胞质结构域很小，有人建议调节其内吞活性。SR-L2 在血脑屏障中表达，它结合并内化多种配体，如瘦素、胰岛素和淀粉样蛋白 β 肽。在脑内皮细胞中缺乏巨蛋白/SR-L2 的小鼠表现出神经变性和神经炎症及肥胖。还证实了过氧化物酶体增殖物激活受体（称为 PPAR）在调节 SR-L2 表达中的作用的证据。

（二）清道夫受体与动脉粥样硬化

动脉粥样硬化是一种炎性脂质丰富的斑块疾病，由不受调节的清道夫受体介导的巨噬细胞中 oxLDL 的摄取而持续存在。清道夫受体在动脉粥样硬化的发生、发展中发挥着巨大的作用。在动脉粥样硬化形成的早期，清道夫受体通过吞噬变性的 LDL 形成泡沫细胞，并堆积形成血管壁上的脂质纹理。可以与变性 LDL 结合的清道夫受体有 SR-A、CD36（SR-B）、CD68（SR-D）、LOX-1（SR-E）、SREC（SR-F）、SR-PSOX（SR-G）。其中 SR-A、CD36 在吞噬变性 LDL 形成泡沫细胞的过程中发挥着主要的作用，SR-B1 作为 HDL 受体参与胆固醇的反转录过程，是重要的抗动脉粥样硬化的受体，它可作为 HDL 受体参与胆固醇的反转录过程。

1. A 类清道夫受体和动脉粥样硬化　Suzuki 等在 SR-A1 缺陷小鼠模型中发现，与 ApoE$^{-/-}$ 小鼠相比，SR-A1$^{-/-}$ApoE$^{-/-}$ 小鼠血浆胆固醇增加，但动脉粥样硬化斑块面积减少，同时，SR-A1$^{-/-}$ 巨噬细胞对乙酰化 LDL 和 oxLDL 的降解分别降低了 80% 和 50%，表明 SR-A1 在巨噬细胞清除 mLDL 中占有主要作用。随后使用 SR-A1$^{-/-}$LDL-R$^{-/-}$ 小鼠的研究证实了 SR-A1 在小鼠动脉粥样硬化病变发展中的积极作用。这些体内观察加上许多体外结果表明 SR-A1 促动脉粥样硬化。因此，SR-A1 的丧失可以通过抑制巨噬细胞中脂质的积累来预防或减少动脉粥样硬化的发展。

然而，这种 SR-A1 的致动脉粥样硬化活性的作用受到其他研究结果的挑战。如在 ApoE3-Leiden 转基因小鼠模型（具有人突变 ApoE 基因）中，SR-A1 基因缺失导致动脉粥样硬化病变增加和局部动脉粥样硬化病变恶化。在 ApoE$^{-/-}$ 或 LDL-R$^{-/-}$ 小鼠中过表达 SR-A1 并未改变动脉粥样硬化病变。此外，牛 SR-A1 在小鼠中的过表达减少了动脉粥样硬化病变。关于 SR-A1 在动脉粥样硬化发病机制中作用的差异性观察可能是由于动脉粥样硬化病变阶段的差异、小鼠模型的遗传背景和所用的高脂肪饮食造成的。

自 2005 年以来，已经开展了一系列新的研究，使用实验技术中的新方法来确定 SR-A1 在动脉粥样硬化中的确切作用。Moore 等进行比较研究证明，SR-A1 和 CD36 消融均未显著影响小鼠的动脉粥样硬化斑块面积。Moore 等指出主动脉窦中的动脉粥样硬化病变实际上变得更糟，但病变中的泡沫细胞形成没有改变。Kuchibhotla 等发现 SR-A1 缺乏仅使雌性小鼠的动脉粥样硬化病变面积减少 32%，而不是雄性小鼠。因此，SR-A1 在动脉粥样硬化形成中的作用仍然是一个争论的问题。托宾等研究表明，SR-A1 和 CD36 的缺乏并未改变动脉粥样硬化斑块面积和泡沫细胞的形成，尽管它确实减少了病变、炎症和巨噬细胞凋亡的坏死。作为 TLR4 的共同受体，SR-A1 参与了内质网应激和巨噬细胞凋亡。最近，罗宾斯等发现，已形成的动脉粥样硬化病变中积聚的巨噬细胞、泡沫细胞主要来源于 SR-A1 介导的增殖。因此，SR-A1 可能主要通过巨噬细胞增殖、细胞凋亡和炎症反应的介导促进动脉粥样硬化。

2. B 类清道夫受体与动脉粥样硬化　SR-B1 是一种细胞表面 HDL 受体，在肝、肠、类固醇组织（如肾上腺、卵巢和睾丸）和血管细胞（如巨噬细胞和内皮细胞）中表达。肝和类固醇激素组织中的 SR-B1 介导选择性 HDL 脂质摄取，肝 SR-B1 驱动胆固醇逆转运，从外周组织中去除胆固醇，用于胆汁排泄。在多样性细胞（包括内皮细胞和巨噬细胞）中已显示 SR-B1 从细胞胆固醇流出和介导细胞信号转导途径的 HDL 依赖性激活增强。Pei Yu 等发现，在 ApoE$^{-/-}$ 小鼠中，由于 VLDL（极低密度脂蛋白）、IDL（中密度脂蛋白）和 LDL 增加，总血浆胆固醇水平比野生型小鼠高约 5 倍。ApoE$^{-/-}$ 饲喂正常饲料的小鼠在 3 个月大时会发生动脉粥样硬化，并且通过给小鼠喂食高脂肪或高胆固醇饮食可以加速动脉粥样硬化，ApoE$^{-/-}$ 小鼠在主动脉窦、主动脉弓和头臂动脉中表现出严重的动脉粥样硬化斑块形成。载脂蛋白 E 已在冠状动脉斑块中被观察到，尤其是那些长期饲喂高脂肪的饮食的小鼠，然而，这些并不常见，并且这些小鼠似乎不会发展为随后的心肌梗死和心功能障碍。相反，同样缺乏 SR-B1（清道夫受体 B 型 1 型）的 ApoE$^{-/-}$ 小鼠表现出自发的闭塞性冠状动脉粥样硬化，其在 5 周龄时迅速发展。同时缺乏 SR-B1 和 ApoE 的小鼠也显示出广泛的心肌纤维化、心功能和电导异常，并降低寿命（6～8 周龄）。

在动脉粥样硬化的形成过程中，CD36 参与诱导单核细胞和巨噬细胞的黏附（图 15-5），CD36 抗体可以使 oxLDL 诱导的巨噬细胞和内皮细胞的黏附明显降低。有学者发现重组 sCD36-Ig 对 oxLDL 诱导的单核细胞黏附有抑制作用，oxLDL 与 CD36 结合后激活单核细胞，可以促进整合素介导的单核细胞与内皮细胞的黏附。有文献提出，CD36 在识别、吞噬 oxLDL 使巨噬细胞泡沫化中有重要作用，是动脉粥样硬化形成的主要的清道夫受体。有学者在 CD36 基因敲除鼠模型的巨噬细胞中发现了对 oxLDL 的摄取减少了 50%，且胆固醇酯堆积及泡沫细胞的形成都有明显降低。也有研究表明，大多数的修饰化 LDL（包括乙酰化和氧化 LDL），主要由 SRA 和 CD36 降解，且由 CD36 主要介导 oxLDL 的摄取。近来有研究表明由 oxLDL 启动的 CD36 依赖性信号转导途径能在泡沫细胞形成中起作用。

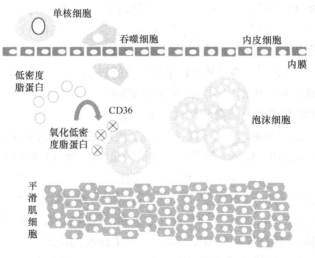

图 15-5　CD36 参与动脉粥样硬化的形成

血管内皮细胞受炎症介质、损伤、增高的 LDL 等刺激活化，单核细胞向内皮细胞移动、黏附，在趋化因子作用下进入动脉内膜，在那里分化为巨噬细胞。oxLDL 被巨噬细胞表面的 CD36 识别、内吞。胆固醇酯在巨噬细胞内不断堆积形成泡沫细胞

（三）动脉粥样硬化基因治疗靶点——清道夫受体

如前所述，清道夫受体与细胞稳态、凋亡细胞清除、糖尿病性坏死病、年龄诱发的心肌病、抗原交叉呈递之间具有相关性。重要的是，清道夫受体功能与动脉粥样硬化斑块的发生和发展密切相关，使这种多样化的蛋白质超群成为基因治疗的有吸引力的靶点（图 15-6）。目前，大多数清道夫受体基因治疗研究都使用了腺病毒载体。

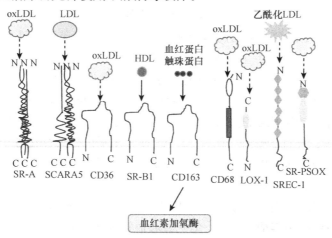

图 15-6　主要的清道夫受体及其对动脉粥样硬化的影响

虚线箭头表示致动脉粥样硬化效应；实线箭头表示抗动脉粥样硬化或保护作用。SR-A（A 类清道夫受体）介导巨噬细胞中 oxLDL（氧化低密度脂蛋白）的摄取；SCARA5（清道夫受体 A5）下调导致主动脉 LDL（低密度脂蛋白）沉积减少；CD36 可能是 oxLDL 的受体；SR-B（B 类清道夫受体）增加胆固醇外流；CD163 通过升高 IL-10 和血红素加氧酶发挥其保护作用；CD68 是 oxLDL 的可能受体；LOX-1 是 oxLDL 的受体；SREC-1（由内皮细胞表达的清道夫受体）是乙酰化低密度脂蛋白（AcLDL）的受体

清道夫受体-配体复合物可以经历受体介导的内吞作用，通过内体-溶酶体系统的运输导致配体的降解或积累，这种多样性在清道夫受体的内吞作用中是不足为奇的。考虑到不同的清道夫受体胞质结构域内的序列多样性和不同内吞图案，在内吞作用和递送至内体后，很可能许多清道夫受体再循环回到质膜，在那里它们可以介导进一步的配体结合、清除或积累。因此，不同清道夫受体所对应的基因治疗也各不相同（图 15-7）。

1. LOX-1基因治疗　有文献报道，动脉粥样硬化与 LOX-1 的上调有关，LOX-1 是 oxLDL 的内皮受体，小鼠敲除模型表明，LOX-1 是血管组织中脂质积累的关键促成因素，并提出了是否可以使用基因疗法来解决有关动脉粥样硬化的问题。表达人 LOX-1 的第一代腺病毒载体用于在血管平滑肌细胞（VSMC）和其他细胞中瞬时成功表达 LOX-1。第一代腺病毒载体用于在 ApoE 缺陷小鼠的肝组织中提供 LOX-1 的异位表

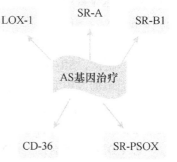

图 15-7　参与动脉粥样硬化基因治疗中的清道夫受体

达，导致 oxLDL 排泄增加，血浆 oxLDL 减少，动脉粥样硬化斑块开始和进展完全丧失。此外，在用腺病毒 LOX-1 感染的小鼠中，氧化应激和炎症反应减少，然而，在肝 LOX-1 过表达后 3 周，oxLDL 水平恢复到控制基线水平。这种基因表达谱与使用第一代腺病毒载体的转基因表达的预期持续时间相关。这就提出了一个问题：使用稳定的异位表达系统或整合病毒进行更持

久的 LOX-1 表达是否为抑制动脉粥样硬化的更好策略，这将为更好地解决动脉粥样硬化提供更宽阔的思路。

2. SR-A 基因治疗 使用具有牛 SR-A2 cDNA 转基因的反转录病毒载体显示脂质累积的增加、泡沫细胞的形成，以及成纤维细胞和平滑肌细胞等致动脉粥样硬化细胞凋亡的倾向，这表明操纵 SR-A 水平可能有利于阻碍血管组织中的致动脉粥样硬化反应。在截短的人 SR-A1 上游含有人 CD68 启动子的杂合基因单独编码细胞外结构域使用腺病毒载体表达可抑制乙酰化 LDL 和 oxLDL 颗粒的降解及随后的泡沫细胞形成。一个结论是可溶性 SR-A1 与修饰的 LDL 颗粒结合并隔离这些配体远离野生型膜结合的清道夫受体。使用 LDL-R 基因敲除鼠，可自发形成动脉粥样硬化斑块，使用该腺病毒系统过表达可溶性人 SR-A1 完全阻断了斑块的起始和进展。然而，类似于第一代和第二代腺病毒载体的基因表达谱，血浆可溶性 SR-A1 在 4 周后恢复到控制基线水平。当腺病毒载体用于在相同的小鼠模型中表达可溶性 SR-A1 时，动脉粥样硬化病变区域减少，并且观察到可溶性 SR-A1 血浆水平可持续存在 6 个月。在培养的细胞中使用慢病毒载体表达鼠 MARCO，表明沿着分泌途径的质量控制对于清道夫受体组装和在质膜上的呈递是必需的。SR-A 也可以是腺病毒结合和宿主细胞进入的受体，并且可以进一步用于阻断巨噬细胞脂质积累，导致动脉粥样硬化期间的泡沫细胞形成。

虽然 SR-A1 是在 30 多年前确定的，但它在心血管疾病中的作用仍然存在争议。近期研究结果表明，SR-A1 可能通过促进心血管疾病中的 M2 巨噬细胞表型而起到抗炎的作用。但我们相信，随着新技术和方法的不断发展，将揭示 SR-A1 在心血管疾病中的明确作用。

3. SR-B1 基因治疗 HDL 的粒子可以介导反向胆固醇运输，具有抗动脉粥样硬化性质。目前的基因治疗使用第一代腺病毒载体来表达鼠 SR-B1，小鼠 SR-B1 的短暂肝表达增加了 HDL 清除率，降低了血浆 HDL 水平，增加了胆汁胆固醇水平，这些效果是由于 HDL 的肝摄取增加和（或）胆汁中胆固醇的分泌增加所致。使用相同的腺病毒载体递送到 LDL-R 敲除小鼠中，可同时减少早期和晚期动脉粥样硬化病变。一种解释是 SR-B1 过表达可导致 HDL、LDL 和 VLDL 的水平降低。然而，在人 ApoB 转基因小鼠中，与 HDL 代谢相比，来自相同载体的 SR-B1 表达导致更低的 LDL 代谢，包含 ApoA1 敲除小鼠和 SR-B1 过表达的异种模型用于检查移植的人的 HDL 加工。在这里，小而致密的 HDL 颗粒不会从循环中清除，而是在等离子体中重塑形成更大的 HDL 颗粒。兔模型中类似的 SR-B1 表达可导致 HDL 水平降低和 LDL 水平升高。再次，SR-B1 过表达可增加胆汁的排泄。HDL 与 SR-B1 的结合可激活细胞内信号转导，从而增加内皮型一氧化氮合酶（eNOS）的活性。也有文献报道，SR-B1 等位基因多态性与血浆 HDL 水平的变化无关。因此，需要更多的临床基因治疗研究来充分测试该分子是否是减轻动脉粥样硬化的良好方法。

4. CD36 基因治疗 CD36 是另一种可以介导氧化 LDL 结合和内化的 B 类清道夫受体。使用第一代腺病毒载体肝过表达 CD36 可显著增加细胞脂肪酸摄取。在体外培养的细胞中使用第一代腺病毒载体组成型表达鼠 SR-B1 或鼠 CD36，表明 SR-B1 介导的胆固醇摄取高于 CD36，肝 SR-B1 过表达显著降低 HDL 水平，而 CD36 过表达几乎没有效果。在另一项使用相同体外研究模型中，与 SR-B1 相比，CD36 介导的 oxLDL 内化导致脂质颗粒降解显著增加。这些发现表明同一类别中的两种蛋白质之间存在显著差异，并且通过促进修饰清除脂质颗粒，CD36 过表达可能更有益。

5. SR-PSOX 基因治疗 与磷脂酰丝氨酸和氧化脂蛋白（SR-PSOX）结合的清道夫受体在

动脉粥样硬化病变中高表达，巨噬细胞中升高的表达刺激 oxLDL 摄取。使用慢病毒载体通过 SinRNA 降低永生化单核细胞中的人 SR-PSOX 水平影响了脂质积累和泡沫细胞的发育。然而，在 LDL-R 和 SR-PSOX 的双敲除小鼠中，主动脉弓处的巨噬细胞增加，动脉粥样硬化进程加速。SR-PSOX 在先天免疫系统中的潜在作用可进行病原清除，表明可能需要更多的研究来确定体内 SR-PSOX 操作的潜在益处。

（四）总结与展望

清道夫受体构成一大类蛋白质，其结构多样化并参与广泛的生物学功能。这些受体主要由骨髓细胞表达，并识别多种配体，包括内源和修饰的宿主衍生分子及微生物病原体。它们通常通过黏附、内吞作用、吞噬作用、转运和信号转导在内的机制起作用，最终消除或降解有害物质。动脉粥样硬化是冠心病、脑梗死、外周血管疾病的主要原因。脂代谢障碍为动脉粥样硬化的病变基础，其特点是受累动脉壁增厚变硬、血管腔狭窄。病变常累及大、中肌性动脉，一旦发展到足以阻塞动脉管腔，则该动脉所供应的组织或器官将缺血或坏死。而清道夫受体通过巨噬细胞摄取修饰的 LDL（如乙酰化 LDL 和 oxLDL）而起到致动脉粥样硬化的作用。随着具有更高生物安全性的基因治疗载体的出现，开发基于非人类病毒的免疫原性较低的病毒载体，并抑制转基因特异性免疫应答基因治疗与清道夫受体，以及其他疗法，可能有助于持续改善动脉粥样硬化的临床表现。

参 考 文 献

Acton SL，Scherer PE，Lodish HF，et al. 1994. Expression cloning of SR-BI，a CD36-related class B scavenger receptor. J Biol Chem，269（33）：21003-21009.

Andras A，Stansby G，Hansrani M，2013. Homocysteine lowering interventions for peripheral arterial disease and bypass grafts. Cochrane Database Syst Rev，7：CD003285.

Ashraf MZ，Gupta N，2011. Scavenger receptors：implications in atherothrombotic disorders. Int J Biochem Cell Biol，43（5）：697-700.

Aslanian AM，Charo IF，2006. Targeted disruption of the scavenger receptor and chemokine CXCL16 accelerates atherosclerosis. Circulation，114（6）：583-590.

Banerjee S，Sangwan V，McGinn O，et al. 2013. Triptolide-induced cell death in pancreatic cancer is mediated by O-GlcNAc modification of transcription factor Sp1. J Biol Chem，288（47）：33927-33938.

Bekkering S，Quintin J，Joosten LA，et al. 2014. Oxidized low-density lipoprotein induces long-term proinflammatory cytokine production and foam cell formation via epigenetic reprogramming of monocytes. Arterioscler Thromb Vasc Biol，34（8）：1731-178.

Canton J，Neculai D，Grinstein S，2013. Scavenger receptors in homeostasis and immunity. Nat Rev Immunol，13（9）：621-634.

Chen KC，Wang YS，Hu CY，et al. 2011. OxLDL up-regulates microRNA-29b，leading to epigenetic modifications of MMP-2/MMP-9 genes：a novel mechanism for cardiovascular diseases. FASEB J，25（5）：1718-1728.

de Villiers WJS，Cai L，Webb NR，et al. 2001. CD36 does not play a direct role in HDL or LDL metabolism. Journal of Lipid Research，42（8）：1231-1238.

Griffiths HR，Aldred S，Dale C，et al. 2006. Homocysteine from endothelial cells promotes LDL nitration and scavenger receptor uptake. Free Radic Biol Med，40（3）：488-500.

Hampton RY，Golenbock DT，Penman M，et al. 1991. Recognition and plasma clearance of endotoxin by scavenger receptors. Nature，352（6333）：342-344.

Hong J，Li D，Wands J，et al. 2013. Role of NADPH oxidase NOX5-S，NF-κB，and DNMT1 in acid-induced p16 hypermethylation in Barrett's cells. Am J Physiol Cell Physiol，305（10）：C1069-1079.

Jiang Y，Zhang H，Sun T，et al. 2012. The comprehensive effects of hyperlipidemia and hyperhomocysteinemia on pathogenesis of atherosclerosis and DNA hypomethylation in ApoE$^{-/-}$ mice. Acta Biochim Biophys Sin（Shanghai），44（10）：866-875.

Jingjing Ben，Xudong Zhu，Hanwen Zhang，et al. 2015. Class A1 scavenger receptors in cardiovascular diseases.Br J Pharmacol，172（23）：

5523-5530.

Kassan M, Choi SK, Galán M, et al. 2013. Enhanced NF-κB activity impairs vascular function through PARP-1-, SP-1-, and COX-2-dependent mechanisms in type 2 diabetes. Diabetes, 62（6）: 2078-2087.

Kim GH, Ryan JJ, Archer SL, 2013. The role of redox signaling in epigenetics and cardiovascular disease. Antioxid Redox Signal, 18（15）: 1920-1936.

Koonen DP, Jacobs RL, Febbraio M, et al. 2007. Increased hepatic CD36 expression contributes to dyslipidemia associated with diet-induced obesity. Diabetes, 56（12）: 2863-2871.

Koonen DPY, Febbraio M, Bonnet S, et al. 2007. CD36 expression contributes to age-induced cardiomyopathy in mice. Circulation, 116（19）: 2139-2147.

Krishna SM, Dear A, Craig JM, et al. 2013. The potential role of homocysteine mediated DNA methylation and associated epigenetic changes in abdominal aortic aneurysm formation. Atherosclerosis, 228（2）: 295-305.

Lehrke M, Millington SC, Lefterova M, et al. 2007. CXCL16 is a marker of inflammation, atherosclerosis, and acute coronary syndromes in humans. Journal of the American College of Cardiology, 49（4）: 442-449.

Leppert S, Matarazzo MR, 2014. De novo DNMT and DNA methylation: novel insights into disease pathogenesis and therapy from epigenomics. Curr Pharm Des, 20（11）: 1812-1818.

Menon R, Di Dario M, Cordiglieri C, et al. 2012. Gender-based blood transcriptomes and interactomes in multiple sclerosis: involvement of SP1 dependent gene transcription. J Autoimmun, 38（2-3）: J144-145.

Mercy R. PrabhuDas, Cynthia L. Baldwin, Paul L. Bollyky, et al. 2017. A consensus definitive classification of scavenger receptors and their roles in health and disease. J Immunol, 198（10）: 3775-3789.

Minami M, Kume N, Shimaoka T, et al. 2001. Expression of SR-PSOX, a novel cell-surface scavenger receptor for phosphatidylserine and oxidized LDL in human atherosclerotic lesions. Arteriosclerosis, Thrombosis, and Vascular Biology, 21（11）: 1796-1800.

Papatheodorou L, Weiss N, 2007. Vascular oxidant stress and inflammation in hyperhomocysteinemia. Antioxid Redox Signal, 9（11）: 1941-1958.

Pei Y, Ting X, Christine B. Tenedero, et al. 2018. Rosuvastatin reduces aortic sinus and coronary artery atherosclerosis in SR-B1（scavenger receptor class B type 1）/ApoE（apolipoprotein E） double knockout mice independently of plasma cholesterol lowering. Arterioscler Thromb Vasc Biol, 38（1）: 26-39.

Randolph GJ, 2014. Mechanisms that regulate macrophage burden in atherosclerosis. Circ Res, 114（11）: 1757-1771.

Rhee KD, Yu J, Zhao CY, et al. 2012. Dnmt1-dependent DNA methylation is essential for photoreceptor terminal differentiation and retinal neuron survival. Cell Death Dis, 3: e427.

Rigotti A, Miettinen HE, Krieger M, 2003. The role of the high-density lipoprotein receptor SR-BI in the lipid metabolism of endocrine and other tissues. Endocr Rev, 24（3）: 357-387.

Rohrer L, Freeman M, Kodama T, et al. 1990. Coiled-coil fibrous domains mediate ligand binding by macrophage scavenger receptor type II. Nature, 343（6258）: 570-572.

Song L, Lee C, Schindler C, 2011. Deletion of the murine scavenger receptor CD68. J Lipid Res, 52（8）: 1542-1550.

Sun B, Boyanovsky BB, Connelly MA, et al. 2007. Distinct mechanisms for OxLDL uptake and cellular trafficking by class B scavenger receptors CD36 and SR-BI. Journal of Lipid Research, 48（12）: 2560-2570.

Suzuki H, Kurihara Y, Takeya M, et al. 1997. A role for macrophage scavenger receptors in atherosclerosis and susceptibility to infection. Nature, 386（6622）: 292-296.

Syväranta S, Alanne-Kinnunen M, Oörni K, et al. 2014. Potential pathological roles for oxidized low-density lipoprotein and scavenger receptors SR-A1, CD36, and LOX-1 in aortic valve stenosis. Atherosclerosis, 235（2）: 398-407.

Thampi P, Stewart BW, Joseph L, et al. 2008. Dietary homocysteine promotes atherosclerosis in apoE-deficient mice by inducing scavenger receptors expression. Atherosclerosis, 197（2）: 620-629.

Tousoulis D, Kourkouti P, Antoniades C, et al. 2014. Impact of folic acid administration in homocysteine levels, inflammation and in atherosclerotic plaque area in apoE deficient mice. Int J Cardiol, 177（2）: 696-697.

Usui HK, Shikata K, Sasaki M, et al. 2007. Macrophage scavenger receptor-A-deficient mice are resistant against diabetic nephropathy through amelioration of microinflammation. Diabetes, 56（2）: 363-372.

Webb NR, Cai L, Ziemba KS, et al. 2002. The fate of HDL particles in vivo after SR-BI-mediated selective lipid uptake. Journal of Lipid

Research, 43（11）：1890-1898.

Wilkinson K, El Khoury J, 2012. Microglial scavenger receptors and their roles in the pathogenesis of Alzheimer's disease. Int J Alzheimers Dis, 2012：489456.

Xu M, Gao J, Du YQ, et al.2010. Reduction of pancreatic cancer cell viability and induction of apoptosis mediated by siRNA targeting DNMT1 through suppression of total DNA methyltransferase activity. Mol Med Rep, 3（4）：699-704.

Xu S, Ogura S, Chen J, et al. 2013. LOX-1 in atherosclerosis：biological functions and pharmacological modifiers. Cell Mol Life Sci, 70（16）：2859-2872.

Yideng J, Zhihong L, Jiantuan X, et al. 2008. Homocysteine-mediated PPARalpha, gamma DNA methylation and its potential pathogenic mechanism in monocytes. DNA Cell Biol, 27（3）：143-150.

Zhang Y, Da Silva JR, Reilly M, et al. 2005. Hepatic expression of scavenger receptor class B type I（SR-BI）is a positive regulator of macrophage reverse cholesterol transport in vivo. J Clin Invest, 115（10）：2870-2874.

第16章 同型半胱氨酸经 SNF5 介导组蛋白修饰与 DNA 甲基化交互作用调控 TSLP 致动脉粥样硬化的分子机制

一、课 题 设 计

动脉粥样硬化（AS）是一种慢性炎症性疾病，其发生、发展与免疫炎症反应关系密切，胸腺基质淋巴细胞生成素（thymic stromal lymphopoietin, TSLP）作为树突状细胞（dendritic cell, DC）和调节性 T 细胞（regulatory T cell, Treg）功能调节共同的上游信号分子，是否参与同型半胱氨酸致 AS 未见报道。前期观察到 SNF5 和 TSLP 是 Hcy 致 AS 关键基因，而组蛋白修饰和 DNA 甲基化是基因转录调控的重要机制，但其在 Hcy 经 SNF5 调控 TSLP 致 AS 的机制尚未阐明。因此本课题拟通过 GST-pulldown 实验和 ChIP 技术等明确 SNF5 和 TSLP 在 Hcy 致 AS 中的分布及相互作用；采用 MeDIP-qPCR 分析 H3K9 甲基化和乙酰化与 TSLP DNA 甲基化的变化，阐明组蛋白修饰与 DNA 甲基化在 AS 形成中的调控机制；采用阻断 SNF5、DNMT1、SUV39H1 和 HDAC1 等策略探讨各自平衡模式被打破后对靶基因的影响，揭示 SNF5 经组蛋白修饰与 DNA 甲基化交互作用调控 TSLP 介导免疫炎症反应的机制，为 AS 靶向治疗提供理论依据。

多项研究表明同型半胱氨酸致 AS 与免疫和炎症反应有着密切的联系，但其作用机制尚未清楚。巨噬细胞在 AS 中发挥着重要的作用，可能成为抑制免疫炎症反应，防治 AS 的新靶点。因此在巨噬细胞水平上研究 Hcy 致 AS 时免疫和炎症反应的作用机制，寻找新的干预靶点及防治新途径成为目前研究的重点。

Hcy 作为一种新抗原，可通过多种机制导致细胞的免疫炎症反应，即免疫炎症反应贯穿 Hcy 致 AS 的全过程，而 AS 是血管损伤的过度修复反应，实质上是机体免疫稳态失调的结果，免疫稳态主要由致炎的免疫细胞、抗炎的调节性 T 细胞和多种细胞因子组成的网络构成。其中 DC 是迄今为止发现的功能最强大的专职抗原呈递细胞，能有效地摄取和处理抗原，并将抗原呈递给 T 淋巴细胞，诱导原始 T 细胞向效应 T 细胞分化，其在启动免疫炎症反应中起"总指挥"的作用。而作为免疫稳态平衡的另一方，Treg 因其强大的免疫负向调节作用，其维持免疫耐受、调控免疫病理、防止机体遭受免疫损伤同样引起了学术界高度的兴趣和关注。但是 Hcy 致 AS 时是以 DC 为代表的致炎的免疫细胞的活化还是以 Treg 为代表的抗炎的免疫调节细胞功能缺陷的机制仍然困扰着人们，现有理论仍无法解释其免疫稳态失调的确切启动机制。我们亦不知道，DC 的活化和 Treg 的缺陷是两个孤立的事件，还是在两者的上游存在着某个共同信号和触发机制？如果存在某个共同信号分子，那么以其为靶点重建 AS 的免疫稳态，将起到一箭双雕的作用，意义重大。

TSLP 是近年来发现的一个类 IL-7 细胞因子，是 DC 最特异、最强效的活化因子，被誉为炎症反应的"总开关"。TSLP 的主要效应靶细胞是 DC，经 TSLP 刺激后，DC 表面共刺激分子及 Toll 样受体表达增加，说明 TSLP 可诱导 DC 向成熟转变，并增强其抗原处理能力；而在 AS 中，DC 具有与这些效应作用完全一致的生物学特征。Lee HC 研究发现，经 TSLP 和 CD40

配体刺激的 DC 可分泌 IL-12,诱导原始 T 细胞向辅助性 T 淋巴细胞-1(helper T lymphocytes-1,
Th1) 分化, 而 Th1 型炎症反应与 AS 有关, 这一结果说明在不同的抗原刺激条件下, TSLP 可
活化 DC, 且可诱导原始 T 细胞向不同的炎症类型 (Th1/Th2) 分化。除作用于 DC 外, 近来 Kim
HJ 研究还发现, TSLP 可抑制原始 T 细胞向 Treg 分化, 打破呼吸道的免疫稳态, 启动呼吸道炎
症反应; Grabowski M 研究也证实, 局部组织表达的 TSLP 还可刺激巨噬细胞表达单核细胞趋化
蛋白-1 (monocyte chemoattractant protein-1, MCP-1), 引导更多巨噬细胞向椎间盘迁移, 在退行
性脊椎病中发挥作用, 可见 TSLP 可抑制 Treg 分化。临床上应用的过氧化物酶体增殖物活化受
体-γ (peroxisome proliferator-activated receptor-gamma, PPAR-γ) 激动剂可以通过对炎症和免疫
的调节作用而抑制 AS, 同时在单核细胞中, PPAR-γ 激动剂能显著抑制 Hcy 引起的 MCP-1、IL-8
和 IL-6 分泌;此外,Hcy 通过刺激 MCP-1、血管细胞黏附分子-1(vascular cell adhesion molecule-1,
VCAM-1) 和 E-选择素在体内的表达, 诱发单核细胞黏附至主动脉内皮, 从而导致单核细胞/巨
噬细胞浸润到动脉壁而促进 AS 的发展, 提示炎症和免疫调节也是 Hcy 诱导心血管疾病的重要
机制。DC 和 Treg 也是 AS 形成中起关键作用的免疫炎症细胞, 那么 TSLP 作为 DC 和 Treg 调
节的上游信号分子, 是否参与 Hcy 致免疫炎症反应的启动机制? 目前国内外尚无此方面研究。
课题组观察到在 HHcy 模型的血管组织中 TSLP 的 mRNA 和蛋白质表达增加,这为我们研究 Hcy
致 AS 提供了保证, 如以 TSLP 基因为靶点深入进行研究, 将为寻求防治 HHcy 性 AS 新靶点提
供新途径。

表观遗传学是不改变 DNA 序列而由于其外部修饰引起的基因表达变化, 目前关注的焦点
是 DNA 甲基化和组蛋白修饰 (如组蛋白甲基化、乙酰化等), 这些修饰与染色质的结构相关。
国内外先后报道了在 HHcy 诱发 AS 中出现基因组、基质金属蛋白酶-2 等 DNA 甲基化异常改
变; 也观察到 Hcy 可引起基因组 DNA 甲基化水平下降, 而 p21ras 等启动子区出现高甲基化现
象。课题组前期也观察到基因组 DNA 低甲基化的同时也可引起个别基因(如 PPARα、PPARrγ
等) 发生高甲基化。故提出以下问题: AS 时为何表现不同基因 DNA 高、低甲基化并存? 这
提示其存在更深层次的调控机制。组蛋白甲基化依据其甲基化位点的不同呈现不同的生物学效
应, 如 H3K4、H3K36 甲基化可以激活基因转录, 而 H3K9、H3K20 和 H3K27 甲基化则抑制
基因转录, 其中 H3K9 甲基化是基因沉默的重要标志, 也是指导 DNA 甲基化的一种常规信号,
因此有望成为疾病防治的新靶点。Wong CM 等研究发现组蛋白去甲基化酶抑制剂可引起 H3K9
甲基化酶 (SUV39H1) 表达下调, 导致 p27 启动子区 H3K9me2/3 水平下降, 使结合在该区域
的异染色质结合蛋白 1 数量减少, 该区域的 DNA 甲基转移酶 1 (DNA methyltransferase-1,
DNMT1) 募集能力下降, DNA 甲基化水平下调, p27 基因得以表达;同时研究发现甲基 CpG
结合蛋白 2 (methyl-CpG binding protein 2, MeCP2) 可以识别特定的甲基化序列, 进而招募组
蛋白脱乙酰基酶 1 (Histone deacetylase-1, HDAC-1) 到靶基因上, 后者可以引起启动子区的
去乙酰化, 从而诱导基因沉默;此外, DNMT1 可以被 SUV39H1 招募到中心粒旁染色体, 在
敲除 SUV39H1 的小鼠干细胞中, 这一区域的甲基化水平有明显下降。由此可见, DNA 甲基
化和组蛋白甲基化、乙酰化之间通过相互作用而影响基因的表达。在体内, Hcy 通过甲硫氨酸
循环的转甲基途径将甲基转移至 DNA 和蛋白质, 从而发挥生物学效应, 课题组对 TSLP 基因
起始密码启动子上游约 3000bp 区域进行活性分析, 发现 TSLP 启动子富含 CpG 岛区域存在功
能活性, 且受 DNA 甲基化调控;同时在 Hcy 模型的血管组织中 TSLP mRNA 表达增加, 且
TSLP DNA 甲基化改变, 其核心区域 H3K9me3 修饰水平发生变化, 提示组蛋白修饰和 DNA

甲基化是调控 TSLP 表达的重要方式，但它们如何交互调控未见报道。

　　SNF5 是 ATP 依赖的染色质重塑复合物 switching/surase non-fermenting（SWI/SNF）的核心亚基之一，高度保守，为染色质重塑和序列特异的转录因子激活转录所必需，其与 RNA 聚合酶 II 介导的基因转录相关，它利用 ATP 水解释放的能量使组蛋白和 DNA 构象发生局部改变，激活或抑制靶基因的转录，它的缺失或降解会引发一系列疾病。研究发现，过表达 SNF5 可增强核糖体 DNA（ribosomal DNA，rDNA）启动子报告基因的活性和核糖体 RNA 前体（pre-ribosomal RNA，pre-rRNA）的表达，也影响了组蛋白甲基化和乙酰化的水平，反之亦然；SNF5 可以募集其他复合物进行组蛋白修饰和 DNA 甲基化，SNF5 是介导 DNA 甲基化及组蛋白修饰参与目的基因转录调控的关键，为细胞分化存活所必需。文献已证实表观遗传学是 Hcy 致病的重要机制，且染色质重塑也是表观遗传学重要方式之一，但 SNF5 是否为 Hcy 经组蛋白修饰和 DNA 甲基化协同调控 TSLP 的关键靶基因及触发机制未见报道。课题组在 Hcy 致 AS 中发现 SNF5 的 mRNA 和蛋白质表达增高；敲除 SNF5 后 TSLP 表达受到显著影响，提示 TSLP 是 SNF5 的下游靶蛋白，这为深入研究 SNF5 调控 TSLP 在 Hcy 致 AS 的作用机制奠定了基础。因此如锚定 SNF5 基因，以组蛋白修饰和 DNA 甲基化为切入点，探讨 SNF5 调控 TSLP 的作用机制，挖掘新的靶分子，将为防治 Hcy 致 AS 提供新的研究靶点。

　　免疫和炎症反应贯穿 Hcy 致 AS 发生、发展的全过程，Hcy 可以通过多种机制导致细胞的炎症反应，但其机制尚不清楚。课题组前期研究 Hcy 经免疫和炎症反应引起 AS 时发现，同条件下不同基因 DNA 高、低甲基化并存，并证实了组蛋白甲基化参与了 Hcy 致 AS 的调控。因此我们的假设是：在 Hcy 致 AS 中，SNF5 和 TSLP 是 Hcy 经炎症、免疫反应致 AS 的关键基因，SNF5 通过招募 SUV39H1、HDAC1 和 DNMT1 到巨噬细胞 TSLP 基因启动子区域，相互协同介导其组蛋白甲基化、乙酰化及 DNA 甲基化水平的改变，从而参与 TSLP 基因转录调控，引起巨噬细胞免疫、炎症反应，促进了 AS 的形成（图 16-1）。本课题旨在探讨 SNF5 和 TSLP 在 Hcy 经免疫和炎症反应中引起 AS 的作用，阐明 SNF5 调节 TSLP 靶基因转录的机制，以及组蛋白修饰和 DNA 甲基化在 Hcy 致 AS 中的作用。本课题的实施将有利于阐明 Hcy 致 AS 的分子机制，寻找致病环节，从调控免疫和炎症反应角度为 HHcy 的靶向治疗提供新的干预途径，为 AS 这一全球重大疾病的防治工作提供更多的研究资料。

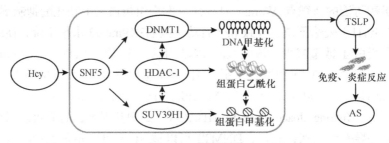

图 16-1　课题假说

二、SNF 家族与心血管疾病

　　心血管疾病是世界上重要的公共卫生问题之一。根据全球疾病负担研究的统计，全球缺血性心脏病是导致致死和致残的主要原因。据统计，中国有超过 1700 万的心血管疾病患者，心血管疾病引起的死亡率高于世界平均水平。近年研究表明，SWI/SNF 家族与先天性心脏缺陷、心脏发育和多种心血管疾病的调节密切相关,并且在维持心脏功能中有重要作用。本文旨在探讨 SNF 家族和心血管疾病之间的关系。

(一)心血管疾病

心血管疾病是一组心脏和血管疾病的总称,包括高脂血症、动脉粥样硬化、高血压、冠心病、周围血管疾病等。高血压、吸烟、高胆固醇、肥胖、糖尿病、不健康的饮食和饮酒对心脏病的病因具有累加效应。心血管疾病是环境与遗传因素共同作用的复杂疾病,引起心血管疾病的原因是多种多样的,而表观遗传学修饰可能是连接环境因素与遗传因素的桥梁。环境因素,特别是饮食和宿主遗传因素可通过直接或间接作用导致动脉粥样硬化和其他心血管疾病的发生。

表观遗传学指编码序列未发生改变的情况下,基因表达模式发生稳定遗传,且具有可逆性,主要包括 DNA 甲基化和羟甲基化、组蛋白修饰和 RNA 相关机制。研究发现,血管内皮细胞的功能会随着环境的变化而发生变化,因此,仅关注静态的 DNA 序列对疾病的影响是远远不够的。而表观遗传学研究表明环境因素的改变也会影响基因的表达。因此,表观遗传学在心血管疾病中发挥了极其重要的作用。

表观遗传学现象涉及组蛋白修饰、DNA 甲基化、RNAi、染色质重塑等。已经在研究不同生理和病理条件下的染色质重塑参与先天性心脏病和患病心脏的治疗方面取得了很大进展。研究表明,染色质建模和组蛋白修饰在心脏发育相关疾病(如病理性心脏肥大)的发生中起到了非常重要的作用。

(二)SNF 家族

SWI/SNF 复合物,是重要的一类 ATP 依赖性的染色质重塑复合体,由 9~12 个亚基组成,包括由 brm(brahma)或 brg1(brahma 相关基因 1)编码的 ATP 酶亚基组成。研究表明,SWI/SNF 复合体在细胞生长的许多阶段都有影响,如基因表达调控、细胞周期发展、DNA 复制、重组和修复等方面。此外,还有研究表明,SWI/SNF 复合体的亚基因突变可能与多种疾病相关,如心血管疾病、癌症等,并且 SNF 家族对先天性心脏缺陷、心脏发育和心脏病状态都有一定的调节作用。它们在维持健康成人心脏的正常功能中也有一定的作用。使用调节 SWI/SNF 相关组蛋白乙酰化的新品类药物,包括组蛋白去乙酰化酶(histone deacetylase,HDAC)抑制剂,在心血管疾病的治疗方面具有潜在的应用价值。

(三)SNF 家族与心血管疾病

SWI/SNF 染色质重塑复合物的多个亚基已经被认为是心脏缺陷的影响因素,因为它们在物理和功能上与心脏发育关键的心源性转录因子相互作用,如 TBX5、GATA-4 和 NKX2-5。许多研究表明,SWI/SNF 复合物在心脏发育和先天性心脏病中起着关键作用,并且已经确定它们在成人心脏中的多种细胞类型的生理和病理条件中都有关键作用,包括心肌细胞、血管内皮细胞和神经嵴细胞。

1. SNF2 与心血管疾病　SNF2 在睾丸（RPKM 21.8）、脑（RPKM 14.5）和其他 25 种组织中普遍存在表达。由 SNF2 编码的蛋白质类似于果蝇的 Brahma 蛋白质。作为大分子量蛋白质复合物的一部分,SNF2 家族 ATP 酶负责染色质重塑过程中的能量供应。SNF2 ATP 酶具有功能多样性,并参与涉及 DNA 的各种全基因组过程,如转录、复制、修复和重组。作为 ATP 酶,它们提供了一种可以在双链 DNA 上定向移位的运动。一般来说,SNF2 ATP 酶会相互配对作用,因此,SNF2 ATP 酶具有形成复合物的功能。SNF 编码的蛋白质是 ATP 依赖性染色质重塑复合物 SNF/SWI 的一部分，通常是染色质抑制的基因转录激活所必需的，此外，该蛋白质可以结合 BRCA1，以及调节致瘤蛋白 CD44 的表达，该基因的突变会引起 2 型横纹肌样瘤易感综合征，已发现该基因编码多种转录物变体。SWI/SNF 核小体可以重新定位复合物，并使用来自 ATP 水解的能量来调节基因的表达，以破坏组蛋白-DNA 的相互作用，从而导致转录激活或抑制。Brg1 是 SWI/SNF 染色质重塑复合物的核心亚基，对 DNA 修复、分化和器官发育至关重要，通过重塑核小体的自由能，SWI/SNF 复合物也可以导致其靶基因的抑制。BRG1（Brahma 相关基因 1，基因别名为 SMARCA4）是 SWI/SNF 的 ATP 酶催化亚基，其含有 1 个溴结构域，可识别组蛋白尾部的乙酰化赖氨酸，促进 SWI/SNF 在活性增强子和转录起始位点（transcriptional start site，TSS）附近的结合，并促进与 RNA 聚合酶 II（RNA polymerase II，RNAP II）的结合，使转录成为可能。有研究发现 BRG1 对于胚胎发育也是至关重要的。在心脏中，BRG1 是心内膜和心肌形成所必需的物质，而 BRM 在维持成人冠状血管内皮细胞中有功能性的补偿作用，更重要的是，亚基 BAF180（BRG1 相关因子 180，也称为多溴代蛋白 1）特异性地形成含有 BRG1（PBAF 重塑复合物）的 SWI/SNF 复合物，是正确的心室成熟和心外膜上皮-间质转化所必需的。

心外膜来源的细胞（epicardium-derived cell，EPDC）在发育期和成年期通过胚胎基因激活以促进新血管形成和心肌发生，从而促进胸腺素 β4（thymosinβ4，Tβ4）的形成和心肌梗死（MI）的发生。研究发现，BRG1 是 SWI/SNF 染色质重塑复合物所必需的 ATP 酶亚基，也是表达 Wilms 肿瘤 1（Wt1）、胎儿 EPDC 激活和随后分化为冠状动脉平滑肌所必需的。BRG1 与 Tβ4 相互作用，并被 CCAAT/增强子结合蛋白 β（EBPβ）募集，进入 Wt1 基因座中的离散调节元件。BRG1-Tβ4 结合促进 Wt1 的转录，并作为胚胎 EPDC 的主要调节因子。此外，染色质免疫沉淀-测序揭示了 BRG1 在其他关键位点的结合作用，表明胎儿心外膜中的 SWI/SNF 活性。这些发现揭示了在心血管发育和修复过程中活化 EPDC 的染色质重塑的基本功能。

在胚胎发育过程中，EPDC 在心脏中起着促进间质成纤维细胞、平滑肌细胞、内皮细胞和潜在心肌细胞生长的重要作用。EPDC 包括转录因子 Wt1、T-box 转录因子 18 和转录因子 21（transcription factor 21，Tcf21）及视黄酸合成酶 Raldh2。Wt1 是含有锌指的转录因子，在心外膜中主要起调节剂的作用，心肌上皮间充质转化（EMT）是心肌生长和冠状血管形成所需的过程。在这个阶段，Wt1 位于胚胎心外膜基因座的顶部，直接控制 SnaiI 和上皮细胞钙黏蛋白 1（E-cadherin1）的转录，并且在心外膜中根据需要调节 β-连环蛋白和 RALDH2 的信号转导途径。这些关键的发育相关基因的活性在妊娠期间逐渐丧失，导致出生后的心外膜发育静止，然而，在 MI 患者的成人心外膜中 Wt1 上调，这与 EPDC 动员和分化成默认成纤维细胞相关。用 Tβ4 预处理，这种心外膜反应显著增强，可以促进成人受损心脏的新血管形成和心肌发生。有研究表明，BRG1-Swi/SNF 通过 Wt1 转录调控来介导心脏发育和疾病过程中的心外膜活动。

2. SMARCA2 与心血管疾病　SMARCA2 又称 BRM，SNF2L2，由该基因编码的蛋白质是 SWI/SNF 蛋白质家族的成员，其与果蝇的 Brahma 蛋白高度相似。编码的蛋白质是 ATP 依赖性染色质重塑复合物 SNF/SWI 的一部分，是由染色质抑制的基因转录激活所必需的。在卵巢、睾丸和其他 25 种组织中普遍表达。

BRM 基因表达具有 DNA 依赖性，是 ATP 酶色素重构复合物的一个组分。此外，BRM 可以通过调节染色质结构影响基因表达，也可以影响多个基因的选择性剪接。BRM 在恶性肿瘤发生中的作用可能与色素重构复合物有关。染色质重塑复合物可以利用 ATP 水解产生的能量改变染色质结构，控制基因表达，从而调控细胞增殖、分化和肿瘤的发生，色素重构复合物也可与抑癌基因相互作用。BRM 表达的缺失可抑制生长调控，也是染色质重塑复合物的一个组分，该复合物具有 DNA 依赖性和 ATP 酶活性。此外，BRM 还可以通过调节色素 14 的结构来影响基因的表达，也可以影响多个基因的选择性剪接。

胸主动脉瘤和胸主动脉夹层是严重且危险的心血管疾病。研究发现，BRM 在胸主动脉瘤和胸主动脉夹层患者的动脉组织中均有表达，而在正常组织中表达较弱。说明 BRM 在胸主动脉瘤和胸主动脉夹层的发生、发展中也具有重要作用。

3. SMARCD3 与心血管疾病　　SMARCD3 又名 BAF60C，是与 SWI/SNF、基质相关的依赖肌动蛋白的染色质 C 亚家族 d 成员 3。该基因编码的蛋白质属于 SWI/SNF 蛋白质家族，编码的蛋白质是 ATP 依赖的染色质重构复合物 SNF/SWI 的一部分，与酵母 swp 73 蛋白质序列相似。该基因已找到多个可供选择的剪接转录体变体，在脑（RPKM 23.8）、心脏（RPKM 18.1）和其他 23 种组织中普遍存在表达。

动态染色质结构在基因转录的控制中起重要作用。在哺乳动物 SWI/SNF 复合物中，BAF（Brg1/Brm 相关因子）复合物由核心 ATP 酶、Brg1/BAF190 或 Brm 和其他 BAF 亚基组成，如 BAF155、BAF170 和 BAF250，它们也起到了调节剂的作用。BAF57 和 BAF60 可以提供 BAF 复合物从而与转录机制相互作用。这些 BAF 亚基存在于细胞核中，通过形成 BAF 或 BAF 相关的染色质重塑复合物来控制转录。BAF60 与 Brg1/BAF190 结合，具有作为 DNA 结合转录因子和其他 BAF 亚基之间的桥梁作用。BAF60 有 3 种亚型：BAF60a、BAF60b 和 BAF60c，它们在各种组织中表达有差异，表明 BAF60 亚型的组织特异性，可能是通过与不同的调节剂结合而发生作用。如 BAF60a 可分别通过与 p53 和 PGC1α 的作用参与肿瘤抑制和脂肪酸代谢；另一方面，BAF60c 可能在心脏发育中起作用。据报道，BAF60c 与 MyoD 相互作用，对肌肉基因表达有很强的影响。BAF60c 及 Brg1/BAF190、BAF155、BAF250 的其他 BAF 亚基，形成的复合物用于激活脂肪生成所需的染色质重塑。通过 DNA-PK 磷酸化，再经 P/CAF 乙酰化的 USF-1 能够募集 BAF60c，而 BAF60c 再被磷酸化。磷酸化的 BAF60c 从细胞质转移至细胞核并直接与磷酸化/乙酰化的上游刺激因子（upstream stimulatoty factor，USF）相互作用，从而募集 lipoBAF 和重塑染色质，最终激活脂肪生成基因。

研究表明，胰岛素信号通路与 BAF60c 和 USF-1 翻译后修饰、染色质重塑和脂肪生成基因的激活有关（图 16-2）。饭后，胰岛素分泌增加导致脂肪组织（如肝）将过量的葡萄糖转化为脂肪酸（脂肪酸从头合成），使用 NADPH 作为还原当量，然后将脂肪酸酯化成三酰甘油。在肝中，三酰甘油被转运到 VLDL 中用于分泌，而脂肪组织中的三酰甘油被储存，并作为脂肪酸释放到循环中，供能量需求和其他组织的使用。参与脂肪酸和脂肪合成的酶，如脂肪酸合成酶（fatty acid synthase，FAS），在转录水平上协调以响应变化的条件：在禁食期间转录降低，摄食期间胰岛素的分泌急剧增加。胰岛素对代谢调节的影响主要通过激活 PI3K 途径及其下游激酶（包括 PKB/Akt）及激活蛋白磷酸酶 1（protein phosphatase1，PP1）来介导。通过催化脂肪酸合成中的反应，FAS 在脂肪酸从头合成中具有重要作用。有文献表明，USF-1/2 异二聚体与 65E-box 的结合是 FAS 启动子响应进食/胰岛素激活所必需的。USF 在脂肪生成基因转录中的关键作用已经在 USF 基因敲除的小鼠体内得到证实，其具有显著的损害脂肪生成的基因诱导作用。研究已经确定，USF-1 可能是家族性合并高脂血症的候选基因。除了 USF 之外，甾醇调节元件结合蛋白-1c（SREBP-1c）在脂肪生成中的作用现在已经有充分的研究，已经表明当被胰岛素诱导时，SREBP-1c 与 FAS 启动子的 E-box 附近存在 SRE 结合，但 SREBP-1c 向 FAS 启动子的募集依赖于 USF 与 65 E-box 的结合和 USF 与 SREBP-1c 的直接相互作用。研究表明，为了响应摄食/胰岛素反应，USF-1 在 S262 被磷酸化后，会被 DNA 激活的 DNA-PK 磷酸化，并且在磷酸化后，USF-1 募集并在 K237 中被 P/CAF 乙酰化。许多其他脂肪生成的基因在其近端启动子区域中含有紧密间隔的 E 盒和 SRE，因此也可能受到 USF-1 的转录调节。线粒体甘油-3-磷酸酰基转移酶（mGPAT），mGPAT 可以催化三酰甘油合成的初始酯化步骤，通过检测 mGPAT 与 FAS，可以证明通过这种共同机制，在进食/胰岛素的脂肪生成基因转录的过程中存在协同诱导。

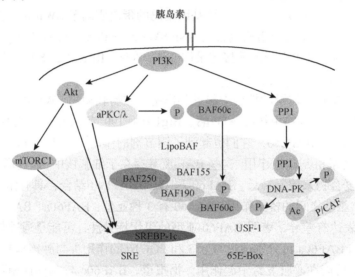

图 16-2　胰岛素信号通路与 BAF60c、USF-1 的翻译后修饰

胰岛素信号通路用于 BAF60c 和 USF-1 翻译后修饰染色质重塑和脂肪生成基因的激活。PI3K：磷脂酰肌醇-3 激酶；Akt：苏氨酸激酶；BAF：Brg1/Brm 相关因子；PP1：蛋白磷酸酶 1；mTORC1：雷帕霉素靶蛋白 1；LipoBAF：脂肪-BAF 复合体；SREBP-1c：甾醇调节元件结合蛋白-1c；USF-1：上游刺激因子-1；P/CAF：p300/CBP 相关因子

4. SMARCC1 与心血管疾病　SMARCC1 又名 SRG3，是与 SWI/SNF、基质相关的依赖肌动蛋白的染色质 c 亚家族 c 成员 1。其编码的蛋白质是 ATP 依赖性染色质重塑复合物 SNF/SWI 的一部分，并含有许多转录因子典型的亮氨酸拉链基序，在睾丸（RPKM 18.4）、子宫内膜（RPKM 15.8）和其他 25 种组织中普遍存在表达。SRG3 是由酵母 Sw3、果蝇 Moira 和人 baf155 组成的小鼠同源基因。研究表明，SRG3 在小鼠早期胚胎发生、脑发育、T 细胞发育和肿瘤抑制中起着重要作用。同时，SRG3 也是胚胎外血管发育所必需的。SRG3 是 SWI/SNF 样 Baf 染色质重构复合物的核心成分，在细胞发育、增殖、分化和肿瘤发生有关的转录调控中是必需的。SRG3 与 Baf 复合物的主要组分直接相互作用，保护它们不受蛋白酶体的降解。为了执行这些功能，SRG3 的蛋白水平必须严格控制。

研究表明，SRG3 缺失的胚胎原发性血管丛重构异常，个体中内皮细胞发育的这一特征与携带血管生成素 I（Ang I）及其受体 Tie1/2 突变的小鼠胚胎的表型相似，因此，在 SRG3 缺失的胚胎的卵黄囊中，血管生成在早期就被阻止。涉及可溶性生长因子及其受体的各种信号通路直接促进胚胎发育中的血管形成。在 SRG3 缺失的胚胎卵黄囊中，血管生成相关基因（如血管内皮生长因子、KDR 和 Flt1）表达正常，KDR 的正常表达表明内皮细胞发育良好且聚集良好，这些受体的表达被血管内皮生长因子增强，可以在卵黄囊中检测到它们的表达，其中 SRG3 的表达显著降低。因此，SRG3 不影响卵黄囊中 VEGF 及其受体的表达或内皮细胞的分化。

研究证明，Notch 信号通路是细胞生命的决定因素。在血管发育中，Notch 信号转导影响血管母细胞对动脉与静脉的控制。Notch 信号通路中具有与在 Srg3 缺失的基因突变小鼠中观察到的相似的血管缺陷，Notch1 下游基因 Hey1 也在 Srg3 缺失中下调。

5. SNRK 与心血管疾病　　SNRK 是 SNF 相关激酶，是丝氨酸/苏氨酸激酶的蔗糖非发酵相关激酶家族的成员，在骨髓（RPKM 23.2）、甲状腺（RPKM 20.1）和其他 25 种组织中普遍存在表达。

蔗糖非发酵 1 相关激酶（SNRK）是丝氨酸/苏氨酸激酶和 AMP 活化蛋白激酶（AMP-activated protein kinase，AMPK）家族的成员。SNRK mRNA 是广泛存在的单体蛋白，其通过肝激酶 B1（liver kinase B1，LKB1）（其他 AMPK 家族成员的激活剂）对其保守的 T 环残基进行磷酸化而被激活。与其他一些 AMPK 相关激酶不同，SNRK 不需要额外的亚基或激活刺激，如 AMP：ATP 比例的增加，可以使 LKB1 激活。已证明 SNRK 可以减少结直肠癌细胞的增殖，基因阵列分析表明 SNRK 也可以调节参与代谢过程的基因。研究表明，SNRK 纯合敲除（knockout，KO）在出生后 24h 内会引起致死性，心肌细胞特异性纯合 KO 导致 8～10 个月大的小鼠死亡。对致死性年龄的全球 KO 新生儿的研究表明，基因表达存在广泛变化，心肌细胞特异性 KO 新生小鼠改变了脂肪酸染色，进一步表明 SNRK 可能在代谢过程中起作用。有研究调查了 SNRK 是否特异性调节心脏代谢，以及这种功能的机制：SNRK 降低心脏代谢底物的使用并使线粒体解偶联，防止局部缺血-再灌注。来自过表达 SNRK 的转基因小鼠的心脏降低了葡萄糖和棕榈酸的代谢和氧消耗，但保持了功效和功能，它们还表现出解偶联蛋白 3（UCP3）的减少和线粒体解偶联。相反，SNRK 敲除小鼠心脏增加了葡萄糖、棕榈酸盐氧化和 UCP3，心肌细胞中的 SNRK 敲低降低了线粒体效率，其功能被 UCP3 敲低所取消。研究显示，Tribbles 同源物 3 与 SNRK 结合，并通过 PPARα 下调 UCP3。最终，SNRK 在心肌病患者中增加，并且 SNRK 可以使缺血-再灌注后的心肌梗死面积减少。SNRK 还以 UCP3 依赖性方式降低心肌细胞死亡，表明 SNRK 可改善心脏线粒体效率并进行缺血保护。

（四）总结

综上所述，虽然 SWI/SNF 突变的临床相关性传统上主要集中在它们在肿瘤抑制中的作用，但是这些最近的研究表明它们在心血管疾病的发生中也起着关键作用，包括它们调节心脏来源细胞系的细胞增殖、分化和凋亡。这些研究结果可为进一步探讨 SNF 家族与心血管疾病之间的联系和研究心血管疾病的防治策略提供帮助。

参 考 文 献

Anquan Liu，Julia Yue Ming，Roland Fiskesund，et al. 2015. Induction of dendritic cell mediated t-cell activation by modified but not native low-density lipoprotein in humans and inhibition by annexin A5：involvement of heat shock proteins. Arterioscler Thromb Vasc Biol，35（1）：197-205.

Ashrin MN，Arakaki R，Yamada A，et al. 2014. A critical role for thymic stromal lymphopoietin in nickel-induced allergy in mice. J Immunol，192（9）：4025-4031.

Bakan I, Laplante M, 2012. Connecting mTORC1 signaling to SREBP-1 activation. Curr Opin Lipidol, 23 (3): 226-234.

Brady MJ, Saltiel AR, 2001. The role of protein phosphatase-1 in insulin action. Recent Prog Horm Res, 56 (1): 157-173.

Casado M, Vallet VS, Kahn A, et al. 1999. Essential role in vivo of upstream stimulatory factors for a normal dietary response of the fatty acid synthase gene in the liver. J Biol Chem, 274 (4): 2009-2013.

Davidson B, Goldberg I, Gotlieb WH, et al. 1999. High levels of MMP-2, MMP-9, MT1-MMP and TIMP-2 mRNA correlate with poor survival in ovarian carcinoma. Clin Exp Metastasis, 17 (10): 799-808.

Grabowski M, Seys S, Decraene A, et al. 2013. Airway inflammation in patients with chronic non-asthmatic cough. Thorax, 68(2): 125-130.

Griffin MJ, Wong RH, Pandya N, et al. 2007. Direct interaction between USF and SREBP-1c mediates synergistic activation of the fatty-acid synthase promoter. J Biol Chem, 282 (8): 5453-5467.

Handy DE, Castro R, Loscalzo J, 2011. Epigenetic modifications: basic mechanisms and role in cardiovascular disease. Circulation, 123 (19): 2145-2156.

Hardie DG, Ross FA, Hawley SA, 2012. AMPK: a nutrient and energy sensor that maintains energy homeostasis. Nat Rev Mol Cell Biol, 13 (4): 251-262.

Hopps E, Caimi G, 2015. Matrix metalloproteases as a pharmacological target in cardiovascular diseases. Eur Rev Med Pharmacol Sci, 19 (14): 2583-2589.

Horton JD, Goldstein JL, Brown MS, 2002. SREBPs: activators of the complete program of cholesterol and fatty acid synthesis in the liver. J Clin Invest, 109 (9): 1125-1131.

Jiang Y, Zhang H, Sun T, et al. 2012. The comprehensive effects of hyperlipidemia and hyperhomocysteinemia on pathogenesis of atherosclerosis and DNA hypomethylation in ApoE$^{-/-}$ mice. Acta Biochim Biophys Sin (Shanghai), 44 (10): 866-875.

Kadoch C, 2013. Proteomic and bioinformatic analysis of mammalian SWI/SNF complexes identifies extensive roles in human malignancy. Nat Genet, 45 (6): 592-601.

Kalra BS, Roy V, 2012. Efficacy of metabolic modulators in ischaemic heart disease: an overview. J. Clin. Pharmacol, 52 (3): 292-305.

Kapadia R, Yi JH, Vemuganti R, 2008. Mechanisms of anti-inflammatory and neuroprotective actions of PPAR-gamma agonists. Front Biosci, 13: 1813-1826.

Kertesz N, Samson J, Debacker C, et al. 2002. Cloning and characterization of human and mouse SNRK sucrose non-fermenting protein (SNF-1) -related kinases. Gene, 294 (10): 13-24.

Kim HJ, Kim YJ, Kang MJ, et al. 2012. A novel mouse model of atopic dermatitis with epicutaneous allergen sensitization and the effect of Lactobacillus rhamnosus. Exp Dermatol, 21 (9): 672-675.

Kratzer A, Giral H, Landmesser U, 2014. High-density lipoproteins as modulators of endothelial cell functions: alterations in patients with coronary arterydisease. Cardiovasc Res, 103 (3): 350-361.

Lalani AI, Moore CR, Luo C, et al. 2015. Myeloid cell TRAF3 regulates immune responses and inhibits inflammation and tumor development in mice. J Immunol, 194 (1): 334-348.

Latasa MJ, Griffin MJ, Moon YS, et al. 2003. Occupancy and function of the −150 sterol regulatory element and −65 E-box in nutritional regulation of the fatty acid synthase gene in living animals. Mol Cell Biol, 23 (16): 5896-5907.

Leach NV, Dronca E, Vesa SC, et al. 2014. Serum homocysteine levels, oxidative stress and cardiovascular risk in non-alcoholic steatohepatitis. Eur J Intern Med, 25 (8): 762-767.

Lee HC, Sung SS, Krueger PD, et al. 2013. Hepatitis C virus promotes T-helper (Th) 17 responses through thymic stromal lymphopoietin production by infected hepatocytes. Hepatology, 57 (4): 1314-2134.

Lee L, Horowitz J, Frenneaux M, 2004. Metabolic manipulation in ischaemic heart disease, a novel approach to treatment. Eur. Heart, 25 (8): 634-641.

Ma S, Zhang H, Sun W, et al. 2013. Hyperhomocysteinemia induces cardiac injury by up-regulation of p53-dependent Noxa and Bax expression through the p53 DNA methylation in ApoE$^{-/-}$ mice. Acta Biochim Biophys Sin, 45 (5): 391-400.

Matsubara D, 2013. Lung cancer with loss of BRG1/ BRM, shows epithelial mesenchymal transition phenotype and distinct histologic and genetic features. Cancer Sci, 104 (2): 266-273.

Metzger MB, Hristova VA, Weissman AM, 2012. HECT and RING finger families of E3 ubiquitin ligases at a glance. Cell Sci, 125 (1): 531-537.

Moustaid N, Beyer RS, Sul HS, 1994. Identification of an insulin response element in the fatty acid synthase promoter. J Biol Chem,

269（8）：5629-5634.

Narayanan N, Pushpakumar SB, Givvimani S, et al. 2014. Epigenetic regulation of aortic remodeling in hyperhomocysteinemia. FASEB J, 28（8）：3411-3422.

Pajukanta P, Lilja HE, Sinsheimer JS, et al. 2004. Familial combined hyperlipidemia is associated with upstream transcription factor 1. Nat Genet, 36（4）：371-376.

Reisman DN, Sciarrotta J, Wang W, et al. 2003. Loss of BRG1/BRM in human lung cancer cell lines and primary lung cancers：correlation with poor prognosis. Cancer Res, 63（3）：560-566.

Rines AK, Chang HC, Wu R, 2017. Snf1-related kinase improves cardiac mitochondrial efficiency and decreases mitochondrial uncoupling . Nat Commun, 8（30）：14095.

Rines AK, Burke MA, Fernandez RP, et al. 2012. Snf1-related kinase inhibits colon cancer cell proliferation through calcyclin-binding protein-dependent reduction of beta-catenin. FASEB J, 26（11）：4685-4695.

Romagnolo DF, Zempleni J, Selmin OI, 2014. Nuclear receptors and epigenetic regulation：opportunities for nutritional targeting and disease prevention. Adv Nutr, 5（4）：373-385.

Russo V, Bernabò N, Di Giacinto O, et al. 2013. H3K9 trimethylation precedes DNA methylation during sheep oogenesis：HDAC1, SUV39H1, G9a, HP1, and Dnmts are involved in these epigenetic events. J Histochem Cytochem, 61（1）：75-89.

Srikanth Givvimani, Sathnur Pushpakumar, Sourav Kundu, et al. 2014. Hyperhomocysteinemia induces vascular remodeling during atherosclerosis in pon1 knockout mice. Circulation, 130：A20563.

Sundar IK, Yao H, Rahman I, 2013. Oxidative stress and chromatin remodeling in chronic obstructive pulmonary disease and smoking-related diseases. Antioxid Redox Signal, 18（15）：1956-1971.

Taniguchi CM, Kondo T, Sajan M, et al. 2006. Divergent regulation of hepatic glucose and lipid metabolism by phosphoinositide 3-kinase via Akt and PKClambda/zeta. Cell Metab, 3（5）：343-353.

Wang G, Woo CW, Sung FL, et al. 2002. Increased monocyte adhesion to aortic endothelium in rats with hyperhomocysteinemia：role of chemokine andadhesion molecules. Arterioscler Thromb Vasc Biol, 22（11）：1777-1783.

Wong CM, Wong CC, Ng YL, et al. 2011. Transcriptional repressive H3K9 and H3K27 methylations contribute to DNMT1-mediated DNA methylation recovery. PLoS One, 6（2）：e16702.

Wong RH, Chang I, Hudak CS, et al. 2009. A role of DNA-PK for the metabolic gene regulation in response to insulin. Cell, 136（6）：1056-1072.

Wong RH, Sul HS, 2010. Insulin signaling in fatty acid and fat synthesis：a transcriptional perspective. Curr Opin Pharmacol, 10（6）：684-691.

Xiao Y, Huang W, Zhang J, et al. 2015. Increased plasma s-adenosylhomocysteine -accelerated atherosclerosis is associated with epigenetic regulation of endoplasmic reticulum stress in ApoE$^{-/-}$ mice. Arterioscler Thromb Vasc Biol, 35（1）：60-70.

Xiaoming Pang, Juntian Liu, Jingjing Zhao, et al. 2014. Homocysteine induces the expression of C-reactive protein via NMDAr-ROS-MAPK-NF-κB signal pathway in rat vascular smooth muscle cells. Atherosclerosis, 236（1）：73-81.

Yadava K, Sichelstiel A, Luescher IF, et al. 2013. TSLP promotes influenza-specific CD8+ T-cell responses by augmenting local inflammatory dendritic cellfunction. Mucosal Immunol, 6（1）：83-92.

Yoshida K, Yamada M, Nishio C, et al. 2008. SNRK, a member of the SNF1 family, is related to low K（+）-induced apoptosis of cultured rat cerebellar granule neurons. Brain Res, 73（1）：274-282.

You JS, De Carvalho DD, Dai C, et al. 2013. SNF5 is an essential executor of epigenetic regulation during differentiation.PLoS Genet, 9（4）：e1003459.

Zhai N, Zhao ZL, Cheng MB, et al. 2012. Human PIH1 associates with histone H4 to mediate the glucose-dependent enhancement of pre-rRNA synthesis. J Mol Cell Biol, 4（4）：231-241.

Zhao K, Bhuripanyo K, Zhang K, et al. 2012. Orthogonal ubiquitin transfer through engineered E1-E2 cascades for protein ubiquitination. Chem. Biol, 19（10）：1265-1277.

第17章　同型半胱氨酸经 E2F1 精氨酸甲基化调控内皮细胞凋亡和平滑肌细胞增殖共存的机制及干预靶位的研究

一、课　题　设　计

　　血管内皮细胞（ECs）凋亡和血管平滑肌细胞（VSMC）增殖共存是 AS 的基本病理特征，Hcy 是 AS 的独立危险因子，但为何同条件下两类细胞增殖状态变化迥异？至今无解。精氨酸甲基化是基因转录调控的重要方式，且近年来发现 E2F1 是细胞增殖和凋亡的共同靶基因，但 E2F1 及其精氨酸甲基化是否参与调控 ECs 凋亡和 VSMC 增殖及机制尚未清楚。因此本课题拟探讨 E2F1 在 Hcy 致 ECs 凋亡和 VSMC 增殖共存中的作用；分析 E2F1 精氨酸残基甲基化的变化，筛选并确定特异性精氨酸甲基转移酶（PRMTs），重点探寻 PRMT 竞争性修饰 E2F1 精氨酸位点甲基化修饰的潜在差异，并明确其相互作用结构域和精确位点，阐明 Hcy 经 PRMTs 调控 E2F1 精氨酸甲基化的机制；运用 SELEX 技术确定 Hcy 致 ECs 凋亡和 VSMC 增殖共存的干预靶位，为 AS 靶向治疗提供理论依据。

　　循证医学证据表明高同型半胱氨酸血症是动脉粥样硬化的独立危险因子，其危害性不亚于高脂血症。参与 AS 的主要细胞有 ECs、VSMC 和单核巨噬细胞等，其中 ECs 和 VSMC 是血管壁的两类基本细胞，紧密相连，但两者在 AS 中的病理变化却出现截然相反的结果，ECs 以功能障碍和凋亡为主，VSMC 以增殖和分泌胶原及基质为主，两者共同导致血管舒张功能障碍，血管壁增厚、僵硬和管腔狭窄。前期文献回顾及课题组在国家自然科学基金课题等的资助下，也观察到了 Hcy 确能使 ECs 凋亡和 VSMC 增殖，提示 ECs 凋亡和 VSMC 增殖这两种截然相反的病理变化是 Hcy 致 AS 的基本特征。

　　但令课题组感到困惑的是：同样 Hcy 条件下，为何 ECs 凋亡而 VSMC 却增殖？其机制何在？Hcy 是否通过细胞周期的某一靶点对两类细胞产生不同的效应，从而导致两者增殖状态上的差异？有研究者分别着眼于 ECs 凋亡及 VSMC 增殖进行治疗，如在血管成型术后再狭窄的研究中，VSMC 增殖是其特征性变化，因此采用局部放射治疗、Rapamycin 来抑制 VSMC 增殖以期控制再狭窄，但产生显著的副效应是 ECs 损伤，而这成为继发性再狭窄和血栓形成的基础，可见针对单一环节的治疗设计并不理想。因此，如能锚定调控 ECs 凋亡和 VSMC 增殖共存的关键靶基因，阐明该差异的机制，可为防治 AS 提供实验依据。

　　细胞增殖或凋亡与细胞周期的调控密切相关，细胞周期的诸多正、负调控因子决定细胞进入增殖、停滞或凋亡，其中 E2F1 是细胞周期调控的重要转录因子，其包含多个结构域，同时还在其启动子区域发现了多个 DNA 结合位点，可以结合和调控多种细胞周期相关的基因（如 cyclin A/CDK2、pRb 等），在 E2F1 的研究中发现，其可与 pRb 共同参与调控细胞由 G_0/G_1 期向 S 期过渡，从而启动了 DNA 的生物合成，促进细胞增殖；在无血浆培养的纤维母细胞中，E2F1 过表达使细胞快速进入 S 期并诱导细胞凋亡，而其他 E2F 家族成员过表达并不引起凋亡，腺病毒载体介导的 E2F1 基因转移实验模型也检测到人胃癌和肠癌细胞 E2F1 过表达可诱导癌细胞广泛凋亡，以上研究均证实 E2F1 兼有增殖和凋亡双向调控作用（图 17-1）。同时一些学者在 VSMC 增殖中也观察到 E2F1 可以调控多种细胞周期相关基因（如 c-myc、PCNA 等）的表达，促使细胞周期由 G_1 期向 S 期演进，引起 VSMC 的增殖；在 ECs 的研究中，Wu M 等在 E2F1$^{-/-}$ 鼠心肌梗死模型中证实 E2F1 通过抑制 VEGF 和 PLGF 基因表达促进了心肌梗死周围区 ECs 凋亡，表明 E2F1 也是 ECs 凋亡和 VSMC 增殖中的重要因子。课题组在 Hcy 致 AS 模型中亦观察到 E2F1 表达增加，构建 E2F1 RNA 干扰载体并转染细胞后，观察到 ECs 凋亡和 VSMC 增殖改变，提示 E2F1 可能是 Hcy 致 ECs 凋亡和（或）VSMC 增殖的关键基因，但 E2F1 在 Hcy 致 ECs 凋亡和 VSMC 增殖共存中的作用机制尚未见报道，阐明其分子机制可为 AS 药物开发寻找到新的靶点。

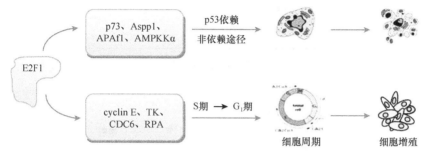

图 17-1　E2F1 具有诱导细胞凋亡和增殖的双向作用

　　蛋白质甲基化是细胞翻译后修饰及细胞代谢中不可或缺的修饰方式，常发生在特定的氨基酸残基上，如赖氨酸、精氨酸、组氨酸等，其中以精氨酸较为常见。精氨酸残基能够发生多种可逆修饰，存在多个位点，包括单甲基化、对称双甲基化、非对称双甲基化和去甲基化，且不同生理状态、亚细胞定位和精氨酸残基位点修饰对应不同的生理功能。由于精氨酸甲基化在真核基因表达调控中发挥着重要的作用，有利于在分子水平上揭示细胞过程和蛋白质网络的功能，因此精氨酸甲基化可为疾病防治提供新的干预靶点。蛋白精氨酸甲基转移酶（protein arginine methyl transferase，PRMT）能够催化甲基转移到精氨酸残基端的胍基上，使蛋白质发生共价修饰。目前已鉴定的 PRMT 有 12 个以上，主要为 I 和 II 型两大类：I 型包括 PRMT1、PRMT3、PRMT6 等，催化产物为非对称双甲基化精氨酸（ADMA）；II 型包括 PRMT5、PRMT7 等，催化产物为对称双甲基化精氨酸（SDMA）。PRMT 的底物是富含精氨酸结构域 [glycine-and-arginine-rich（GAR）motif] 的蛋白质，其中 PRMT1 和 PRMT4 的修饰能引起基因转录的激活，而 PRMT5 和 PRMT6 的修饰则引起基因转录的抑制。Zheng 等最近在肿瘤的研究中证实，E2F1 的 R109 被 PRMT1 甲基化修饰成 ADMA，引起生长停滞和凋亡；而毗邻的 R111 和 R113 被 PRMT5 甲基化修饰成 SDMA，促进细胞增殖，该作者认为 E2F1 上 R109、R111、R113 三个相邻位点精氨酸的差异甲基化修饰可能是细胞进入增殖或凋亡的一个重要转换枢纽；而且 PRMT1 催化的甲基化修饰阻碍 PRMT5 的进入，反之，PRMT5 催化的甲基化亦阻碍 PRMT1 的进入，这样，一旦某种甲基化修饰模式建立，E2F1 就被锁定到相应的细胞周期程序中，PRMT5 甲基化修饰促成 E2F1 与 cyclin A 结合，细胞进入增殖周期，而 PRMT1 甲基化修饰则促成 E2F1 的凋亡特性，显然 E2F1 上 R109、R111、R113 三个相邻精氨酸差异甲基化成为促增殖或促凋亡的转换开关（图 17-2），并且 PRMT1、PRMT5 扮演了重要角色，起到了关键的调控作用。PRMT1 是目前已发现的细胞中分布最广泛、含量最多、调控功能最丰

富的 Ⅰ 型 PRMT；而 PRMT5 则是目前已发现的哺乳类细胞中最主要的 Ⅱ 型 PRMT，那么，这两种 PRMT 在正常 ECs 和 VSMC 中的表达有何差异？Hcy 是甲硫氨酸循环的一个中间产物，甲硫氨酸循环为机体的所有转甲基反应提供甲基源，包括核酸、蛋白质及各种小分子的甲基化修饰，Hcy 对 DNA 甲基化的影响已见于近年来的许多研究报告中，本课题组亦多次报道了 Hcy 对 DNA 甲基化的差异化影响，但 Hcy 对蛋白质精氨酸甲基化和 PRMT 的影响及介导 ECs 凋亡和 VSMC 并存的机制罕有相关报道。近年来蛋白质组学研究的快速进展，蛋白质精氨酸甲基化修饰已渐显示出与蛋白质磷酸化修饰同等重要的功能地位，因此揭示出 Hcy 对蛋白质精氨酸甲基化的影响，有助于揭开 AS 中 ECs 和 VSMC 在细胞增殖状态上截然相反的病理变化的机制，还将为干预找到合适的靶位。

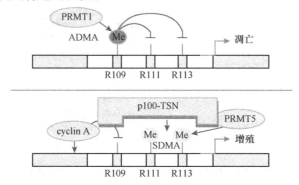

图 17-2　E2F1 精氨酸差异甲基化对细胞增殖状态的影响效应

　　综上所述，ECs 凋亡和 VSMC 增殖这两种截然相反的病理变化是 Hcy 致 AS 的基本特征，课题组前期研究已证实，Hcy 可引起 ECs 凋亡和 VSMC 增殖，而 E2F1 可能是 ECs 凋亡和 VSMC 增殖的关键基因。因此我们的假设是：E2F1 是既能促增殖亦能促凋亡的关键靶基因，具有"转换开关"的作用，Hcy 经 PRMT 差异性调控 E2F1 精氨酸残基位点甲基化修饰改变导致 ECs 凋亡和 VSMC 增殖共存，从而促进了 AS 的发生、发展（图 17-3）。因此，本课题将从整体和细胞两个层面，以 Hcy 致 AS 动物模型和 ECs、VSMC 分别培养及共培养为实验对象，重点探讨 ECs 凋亡而 VSMC 增殖共存的机制。以 PRMT 调控 E2F1 精氨酸残基位点的差异甲基化修饰为主攻方向，并辅以指数富集的配基系统进化技术（SELEX）筛选出可能靶位高亲和力、高特异性的寡核苷酸适配子，进一步确定 Hcy 致 ECs 凋亡和 VSMC 增殖共存时相应抗 AS 干预靶位。上述问题的阐明不但有助于解开 Hcy 中 ECs 凋亡和 VSMC 增殖共存的谜团，也将为这两种共存的细胞增殖矛盾找到一个合适的干预靶位，为 AS 的研究开辟全新的领域，为靶向药物的开发奠定基础，提供理论依据。

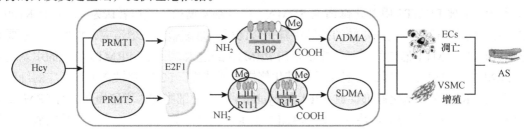

图 17-3　课题假说

二、动脉粥样硬化表观遗传机制新进展

动脉粥样硬化是动脉的炎症疾病，其特征在于动脉壁内的脂质积聚。动脉粥样硬化斑块通常存在于主动脉、冠状动脉和脑动脉中，但也存在于外周动脉中。生成的动脉粥样硬化斑块影响血流，从而导致各种心血管疾病，包括冠心病、心绞痛、颈动脉疾病、外周动脉疾病。目前，动脉粥样硬化的根本原因仍尚不清楚。表观遗传调控是基因表达调控重要组成部分之一，目前它的研究重点主要是组蛋白共价修饰、DNA甲基化、基因组印记、染色组重塑和非编码RNA等。本文就表观遗传调控机制在动脉粥样硬化中的作用机制综述如下。

（一）表观遗传学

表观遗传学是指稳定的、可遗传的、不改变DNA序列、影响基因表达的研究。表观遗传机制在染色质调节中起着至关重要的作用，进而影响基因表达、DNA复制和重组等过程。虽然个体表观遗传特征与特定基因组的位置相关，并且可以通过多次细胞分裂稳定遗传，但这些表观遗传特征也可以根据发育或外部环境的刺激进行修饰或删除。现在已知表观遗传调控中的某些缺陷可能与人类疾病的情况有关，包括发育缺陷、代谢紊乱和癌症。此外，在表观基因组和更常见的复杂疾病（包括精神病、糖尿病和哮喘）之间也发现了联系。

表观遗传学主要调节机制方式包括DNA甲基化、组蛋白甲基化与乙酰化和非编码RNA等几种方式。并且，研究发现，集体生活的环境与这些调节机制的改变密切相关，每个生物个体都有自己特定的基因组与表观基因组。表观基因组是指在不改变DNA序列的情况下抑制或激活基因的表达，而这种由表观基因组所调控的基因表达经常会受多种环境因素的影响。机体日常所呼吸的空气、饮用的水、食用的食物、所处的环境中潜在因素的影响均可以对基因表达的关闭或开启产生巨大的影响和作用。因此，表观遗传学更加强调生活的环境对人体表观遗传学的影响。

关于表观遗传学的研究现在有了许多新的进展。以往研究发现，多种疾病与表观遗传学调控及表观特征的变化息息相关，这些疾病的遗传特点不能用精确的遗传方式来解释，并且，随着年龄的增长，相关疾病的发病会由于表观遗传变化持续传递，出现长期积累而患病率增高的现象，这些会严重影响人们的生活水平和质量。因此，从表观遗传学角度研究疾病的预防、诊断和治疗等受到了人们的广泛关注，成为新的研究热点。

（二）动脉粥样硬化

动脉粥样硬化是心肌梗死和脑梗死的主要病因。动脉粥样硬化由多因素共同作用引起，发病机制复杂。除年龄、性别和家族史外，动脉粥样硬化的主要危险因素还包括糖尿病、高血压、吸烟和血脂异常。

在动脉粥样硬化进展期间，氧化低密度脂蛋白（oxLDL）启动、内皮功能表达障碍、增加血管细胞黏附分子1（VCAM-1）、P-选择素和趋化因子单核细胞趋化蛋白1（MCP-1）的表达。单核细胞集落刺激因子（monocyte-colony stimulating factor，M-CSF）、促炎趋化因子和细胞因子等可以刺激单核细胞，将它们分化为巨噬细胞，然后巨噬细胞通过受体介导的吞噬作用吞噬oxLDL，并将其转化为富含脂质的泡沫细胞。血管壁中累积的泡沫细胞和免疫细胞形成脂肪纹，该症状是动脉粥样硬化发展的早期征兆。随后，细胞因子、趋化因子和生长因子使平滑肌细胞（SMC）获得增殖和迁移的能力，形成覆盖动脉粥样硬化斑块的纤维帽。在动脉粥样硬化的这一晚期病理阶段，基质降解，细胞毒性T细胞和胆固醇晶体积聚形成富含脂质的坏死。在动脉粥样硬化的最后阶段，纤维帽的 SMC 发生细胞凋亡，导致斑块不稳定和血栓形成，最终发生远端栓塞，导致脑动脉阻塞。因此，冠状动脉和颈动脉中的动脉粥样硬化会导致冠心病和脑缺血，更有甚者可能会导致死亡。在从脂肪纹到动脉粥样硬化发展的动脉粥样硬化进展期间，已经有报道表明，不同细胞类型中基因表达的变化不同，动脉粥样硬化的表观遗传调控机制也引起了众多学者的广泛关注。

（三）动脉粥样硬化的表观遗传调控机制

1. 动脉粥样硬化与组蛋白修饰　组蛋白修饰是用于调节许多人类疾病中基因表达的关键表观遗传机制。在早期发育阶段，组蛋白修饰对基因调控和细胞生长至关重要。动脉粥样硬化代表了不同细胞类型参与的经典实例，它们在动脉粥样硬化形成和疾病进展过程中有累积效应。对蛋白质进行翻译后修饰会使其激活或失活。现在已经明确了对组蛋白的甲基化或乙酰化的翻译后修饰，并且清楚地阐明了它们在增强或抑制特定基因表达中的作用，也鉴定出不同的组蛋白在动脉粥样硬化发展中起到的关键性的作用。已经有报道表明，在动脉粥样硬化进展期间，单核细胞、巨噬细胞、血管平滑肌细胞和内皮细胞中的组蛋白有甲基化和组蛋白乙酰化。近年来，已经检测出调节组蛋白修饰的不同靶分子和基因在动物模型和临床试验中治疗动脉粥样硬化的作用。越来越多的证据表明，由 DNA 甲基化和非编码 RNA 引起的这些表观遗传变化也可能与组蛋白修饰有关，说明可以通过靶向翻译后修饰为动脉粥样硬化的治疗提供新的策略。

目前，在动脉粥样硬化期间已经鉴定出细胞特异性组蛋白修饰，因此通过调节这些特定的组蛋白修饰酶可以成为动脉粥样硬化治疗的靶点。这一方案有两个重要的特征：首先，像所有表观遗传疗法一样，单独的靶向组蛋白修饰不会影响细胞中的遗传成分；其次，结构生物学的进步帮助研究人员开发出能够特异性修饰组蛋白的化合物。由于任何组蛋白修饰对于特定的疾病都不是唯一的，并且它们可以在不同病理中观察到，所以针对特定组蛋白修饰的药物也可以用于其他疾病。此外，使用这些特异性组蛋白靶向药物与其他治疗药物联合治疗，能获得更好的疗效。

（1）动脉粥样硬化与组蛋白甲基化：多项研究表明，组蛋白甲基化修饰参与了动脉粥样硬化的发生、发展（图 17-4）。目前，已经有多项关于组蛋白甲基化的治疗研究，如选择性抑制剂（3-deazaneplanocin A，DZNep）阻止组蛋白 H3 上赖氨酸 27 的甲基化，以及组蛋白 H4 上的赖氨酸 20 目前用于治疗癌症。赖氨酸甲基转移酶（KMT）的上调在单核细胞向未成熟树突状细胞（iDC）的分化中起到了重要作用。抑制组蛋白甲基化的两种已知药物，即 KMT1c 抑制剂 BIX-01294 和 DZNep，可阻止 KMT 活性，从而抑制单核细胞分化为 iDC。

（2）动脉粥样硬化与组蛋白乙酰化：组蛋白的乙酰化修饰也在动脉粥样硬化中发挥着重要作用（图 17-5）。组蛋白去乙酰化酶 1（histone deacetylase1，HDAC1）会诱导泡沫细胞中总胆固醇、游离胆固醇和三酰甘油的积累，如在 ApoE$^{-/-}$ 小鼠的主动脉中所见到的，HDAC-1 通过上调 miR-34a 而被抑制。用组蛋白去乙酰化酶抑制剂丙戊酸治疗可显著促进血管疾病内源性 t-PA 的释放。目前，研究发现有几种 HDAC 抑制剂有潜在的临床应用价值。已知的抑制Ⅲ类 HDAC 合成的 HDAC 抑制剂包括：二氢香豆素、萘并吡喃酮、2-羟基萘醛和其他长寿因子（sirtuin）抑制剂。Ⅰ类、Ⅱ类和Ⅳ类 HDAC 抑制剂分别为异羟肟酸酯，如曲古抑菌素 A（TSA）、伏立诺他（SAHA）、belinostat（PXD101）、panobinostat（LBH589）、LAQ824；肽抑制剂如环状四肽（trapoxin）和缩酚酸肽、苯甲酰胺（MS-275）、mocetinostat（MGCD0103）、CI994；

脂肪酸组分（苯基丁酸酯、丙戊酸）和亲电子酮。一些植物多酚，如姜黄素（二十二烷基甲烷）
和白藜芦醇已经被鉴定为天然可用的 HDAC 抑制剂。

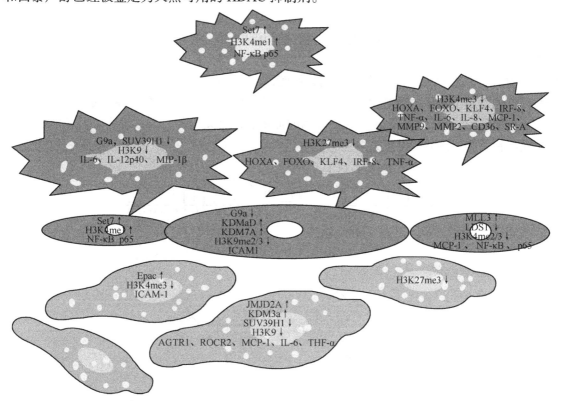

图 17-4　组蛋白甲基化修饰与动脉粥样硬化的关系示意图

不同组蛋白的甲基化及其对动脉粥样硬化过程中各种细胞类型基因表达的影响。↑表示上调；↓表示下调。H3K4me：组蛋白第三
亚基四号赖氨酸，NF-κB：核因子 κB；G9a：组蛋白甲基转移酶；IL：白细胞介素；MIP-1：巨噬细胞炎症蛋白 1；HOXA：同源盒
基因 A；FOXO：叉形头转录因子 O；KLF4：Krüppel 样因子 4；IRF-8：干扰素调节因子 8；TNF-α：肿瘤坏死因子 α；MCP-1：人
单核细胞趋化蛋白 1；MMP：基质金属蛋白酶；CD36：血小板反应蛋白受体；SR-A：清道夫受体 A；KDM：组蛋白赖氨酸脱甲
基酶；ICAM：细胞间黏附分子；MLL3：混合谱系白血病蛋白 3；JMJD：组蛋白去甲基化酶；AGTR1；血管紧张素Ⅱ1 型受体

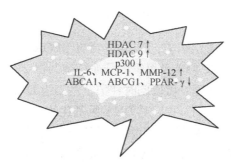

图 17-5　组蛋白乙酰化修饰与动脉粥样硬化的关系示意图

动脉粥样硬化过程中不同组蛋白的乙酰化及其对调节单核细胞和巨噬细胞基因表达的影响。↑表示上调，↓表示下调。HDAC：组
蛋白去乙酰化酶；IL-6：白介素 6；MCP-1：趋化因子单核细胞趋化蛋白 1；MMP-12：基质金属蛋白酶-12；ABCA1：三磷酸腺苷
结合盒转运蛋白 A1；ABCG1：三磷酸腺苷结合盒转运蛋白 G1；PPAR-γ：过氧化物酶体增殖物激活受体 γ

2. 动脉粥样硬化与 DNA 甲基化 DNA 甲基化是一种稳定的表观遗传修饰，可以使胞嘧啶的 5′碳上添加甲基，主要发生在哺乳动物基因组中的 CpG 二核苷酸序列上（图 17-6）。值得注意的是，基因启动子甲基化通常沉默基因转录，异常的基因甲基化已经被发现参与各种疾病的发病机制，包括冠心病和 2 型糖尿病。人类基因组中研究最广泛、表征最佳的表观遗传标记是 DNA 甲基化。组织中的 DNA 甲基化通常发生在 CpG-二核苷酸序列位点上，在哺乳动物的体细胞中，大多数 CpG 位点是甲基化的，然而，位于 CG 密度增加区域的 CpG 位点（称为 CpG-岛）通常是低水平的甲基化。基因启动子处的 DNA 甲基化对于转录调节是必要的，转录起始位点周围的致密启动子高甲基化与基因的抑制表达有关。除了 CpG 岛之外，基因内 DNA 甲基化与转录和剪接活动也有关。

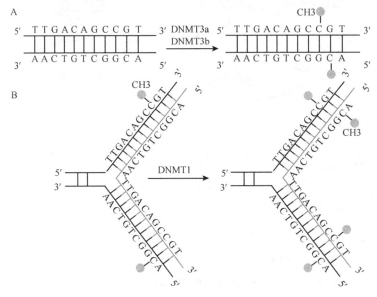

图 17-6　DNA 甲基化途径示意图

DNA 甲基转移酶家族催化甲基从 S-腺苷甲硫氨酸转移至胞嘧啶残基的第五个碳，形成 5-甲基胞嘧啶。A. DNMT3a 和 DNMT3b 是从头 DNMT 并将甲基（蓝色）转移到裸 DNA 上；B. DNMT1 是维持 DNMT 并在复制期间维持 DNA 甲基化模式。当 DNA 经历半保守复制时，亲本 DNA 支架保留原始 DNA 甲基化模式（棕色）。DNMT1 与复制灶相关联，并通过在新形成的子链（绿色）上添加甲基（蓝色）来精确复制原始 DNA 甲基化模式

在动脉粥样硬化患者的血管组织中，15-脂氧合酶（LOX15）、雌激素受体 1 和 2（ESR1，ESR2）、单羧酸转运蛋白 3（MCT3）及组织因子途径抑制物 2（TFPI2）等基因都有 DNA 甲基化改变。使用高通量微阵列技术，可以同时评估全基因组 DNA 甲基化模式，并且可以鉴定出新的组织特异性分子靶标。然而，我们对 DNA 甲基化的全基因组改变在人类动脉粥样硬化表型中的影响所知仍然有限。现在已经有相关的研究，对来自同一冠状动脉个体的晚期动脉粥样硬化斑块（CAP）、肠系膜下动脉（IMA）和大隐静脉（GSV）区域及右冠状动脉的 DNA 甲基化模式进行了比较分析，但具体机制仍未完全清楚。

大量的研究已经探索了基因表达与动脉粥样硬化和炎症相关的表观遗传学修饰的作用。然而，由于动脉粥样硬化疾病的动态性和组织异质性，在动脉粥样硬化形成过程中，参与调节炎症和抗炎基因的 DNA 甲基化的确切作用尚不清楚。目前的文献表明，DNA 高甲基化与炎症

有关，并与动脉粥样硬化相关疾病的高死亡率相关。在一项研究中发现，Toll样受体（TLR）2基因的启动子低甲基化与增强的促炎反应相关。Castro等发现对血管疾病患者使用细胞内S-腺苷甲硫氨酸/S-腺苷同型半胱氨酸（SAM/SAH）比率作为细胞甲基化能力的预测因子，具有显著降低基因组DNA甲基化的能力。在一项以脑血管疾病的流行与其易感疾病（如高血压、糖尿病等）和全球基因组DNA甲基化之间的关系研究中发现，诊断结果为CVD或其易感疾病的男性研究受试者在基线水平时具有较高的DNA甲基化水平，而在随访时没有CVD/易感疾病的男性研究受试者具有最低的DNA甲基化水平。并且，男性的全球DNA甲基化水平明显高于女性，这与女性心血管疾病的患病率或其易感疾病呈正相关。

已经有多个研究探索了在冠心病中外周血单个核细胞（PBMC）的DNA甲基化变异。如Baccarelli在波士顿地区规范性老龄化研究中发现，血液长散布元件1（LINE-1）低甲基化与缺血性心脏病和卒中之间存在相关性。Haley L等报道了萨摩亚岛民群体中较高水平的低密度脂蛋白和LINE-1低甲基化之间的相关性。在一项由Guarrera等进行的前瞻性研究中发现，LINE-1重复测量的DNA低甲基化与男性心血管疾病和心肌梗死风险相关。相反，在CAD中升高的DNA甲基化也已经在一些研究中观察到。这些研究在不同的群体中使用了不同的检测方法，因此这些重复序列反映DNA甲基化含量的可比性和程度仍存在模糊性。最近，据报道，外部刺激，如脂质颗粒可以获得长期表观遗传学改变。在其中一项研究中，观察到在进行3周的每日治疗后，降低三酰甘油的药物非诺贝特不能显著逆转与脂质相关的DNA甲基化变化。这表明DNA甲基化发生在造血干细胞的早期，即使脂质引发的改变已经开始，但是没有在循环中沉淀或在循环中不明显，他们的机制仍有待于进一步的研究。

3. 动脉粥样硬化与非编码RNA　非编码RNA（ncRNA）是指不编码蛋白质的RNA。其中包括miRNA、siRNA、rRNA、snoRNA和tRNA等，还有其他许多未知功能的RNA。这些RNA在RNA水平上就能行使各自的生物学功能。

（1）动脉粥样硬化与miRNA：动脉粥样硬化病变形成的发病机制是涉及血管壁的免疫细胞和非免疫细胞的多阶段过程。过去多年的研究揭示了动脉粥样硬化斑块的发生和发展涉及的关键信号转导和分子调节途径。最近出现的miRNA作为病理、生理过程的重要调节因子（如细胞黏附、增殖、脂质摄取和外排，以及炎症介质的产生），为动脉粥样硬化的分子治疗提供了新的治疗靶点。此外，人们认识到miRNA可以在细胞外检测（包括循环的血液），这提高了它们作为诊断、预后的生物标志物的潜力，这些新的发现，都有可能会影响心血管疾病的治疗（图17-7）。

miRNA在进化上是保守的（平均为18～24个核苷酸），通过与特定靶标的3′非翻译区（3′UTR）结合，在转录后水平调节基因表达。mRNA序列（利用保守的7～8个核苷酸种子序列）通过阻断mRNA翻译和（或）通过促进mRNA降解导致蛋白质表达降低。据估计，大于60%的蛋白质编码基因直接受miRNA调控。此外，给定的miRNA可以结合并调节多种靶标，有时也会作为相同的信号转导途径的一部分。相反，给定的mRNA可能在其3′UTR内具有几个不同的miRNA结合位点，提高了多个调节水平。因此，miRNA是用于病理、生理刺激的基因表达模式的"微调"。

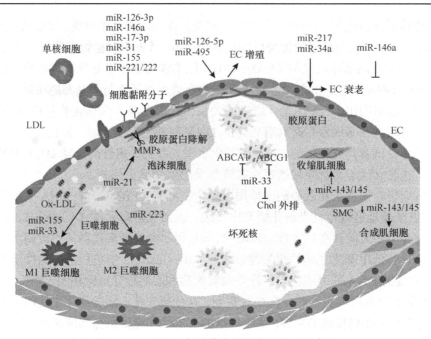

图 17-7　miRNA 与动脉粥样硬化的关系示意图

↓ 表示提升；⊥ 表示抑制。EC：内皮细胞；SMC：平滑肌细胞；LDL：低密度脂蛋白；MMP：基质金属蛋白酶

　　最近研究发现，控制 LDL 和 HDL 丰度和功能的 miRNA 极大地扩展了我们对控制血浆脂蛋白水平调节通路的理解。肝在脂蛋白的产生和清除中起主要作用，并且已经鉴定出许多调节脂蛋白代谢且在肝富集的 miRNA。miR-122 是第一个涉及脂蛋白代谢的 miRNA，其表达在肝中高度富集。功能缺失实验在小鼠和非人灵长类动物中鉴定出 miR-122 可以作为胆固醇和脂肪酸合成的关键调节器，并因此保持脂蛋白的动态平衡。值得注意的是，miR-122 的功能似乎是肝细胞特异性基因表达的广泛需要，而不是脂代谢途径的特异性靶向功能。相比之下，miR-223 和 miR-27B 充当转录后调节中枢的关键因子控制着胆固醇和脂蛋白代谢。miR-223 抑制参与胆固醇生物合成和 HDL 摄取的基因，而 miR223$^{-/-}$ 小鼠显示出增加 HDL-C 水平的作用。miR-27b 是一种胆固醇反应性肝 miRNA，可参与抑制脂代谢和脂蛋白重塑的许多靶点。除了这些基因调节 miRNA 之外，miR-30c 显示出对含载脂蛋白 B（apolipoprotein B，ApoB）的脂蛋白（VLDL、LDL）的产生具有促进作用。miR-30c 靶向微粒体三酰甘油转运蛋白，是一种新生 ApoB 脂化所必需的蛋白质，并通过靶向溶血磷脂酰甘油酰基转移酶 1（lysophosphatidylglycerol acyltransferase-1，LPGAT1），减少脂肪的从头合成。miR-30c 在小鼠中的慢病毒过表达减少了 ApoB 的组装和分泌，导致血浆总胆固醇和 LDL 胆固醇水平降低。此外，研究载脂蛋白 E（ApoE）缺陷小鼠显示，miR-30c 过表达能够减轻高脂血症和动脉粥样硬化而不引起脂肪变性，这是与常规微粒体三酰甘油转移蛋白（microsomal triglyceride transfer protein，MTP）抑制剂相关的副作用。

　　miRNA 还被认为是 HDL 生物发生和胆固醇外流的关键调节剂，这些途径控制血浆中的 HDL 水平和反向胆固醇转运途径，通过该途径将过量胆固醇从肝排泄，从而降低胆固醇水平。ABCA1 在这些过程中发挥着重要作用，通过控制穿过细胞膜的胆固醇流出到脂质匮乏的 ApoA1 上，介导肝 HDL 生物发生和从外周细胞，尤其是动脉粥样硬化斑块中去除过量胆固醇。许多 miRNA 已经鉴定出靶 ABCA1 胆固醇流出减少，包括 miR-33、miR-758、miR-26、 miR-106 和 miR-144，以及上述的 miR-128-1 和 miR-148a。在这些 miRNA 中，抑制的 miR-33、miR-144、miR-128-1 和 miR-148a 也进行了体内测试，并显示出可提高小鼠或猴的 HDL 血浆水平。HDL 的循环水平也通过清除剂受体 BI（SCR-BI）经由肝代谢来调节，已经发现的有 miR-223、miR-455-5p、miR-96、miR-185 和 miR-125a，然而，只有 miR-223 在体内显示出影响血浆 HDL 水平。

　　流行病学研究表明 HDL 具有动脉粥样硬化保护作用，这被认为与其调节胆固醇逆转运的能力有关。在有关靶向 HDL/逆向胆固醇转运途径的 miRNA 中，miR-33 家族是使用临床前动物模型在体内研究最广泛的。miR-33a 和 miR-33b 是内含子中的 miRNA，与它们的宿主基因共表达 SREBF2 和 SREBF1，其编码调节胆固醇和脂肪酸的合成/摄取转录因子。因此，SREBF2 和 SREBF1 的转录还导致 miR-33a 和 miR-33b 与它们的宿主基因合作，通过抑制该 SREBP 调节的途径，可以平衡细胞脂质水平的表达，如涉及胆固醇流出（ABCA1、ABCG1）和脂肪酸氧化（HADHB、CROT、CPT1A、PRKAA1）。逆向胆固醇转运的增加可能是 ABCA1 去除和其他 miR-33a 和 miR-33b 靶标（如 ABCB11 和 ATP8b1）的联合作用，这些靶标促进胆固醇排泄到胆汁中。重要的是，用抗 miR-33 处理的细胞中分离的 HDL 显示出其抗炎特性，特别是其促进巨噬细胞胆固醇流出和保护内皮细胞免受细胞因子诱导的炎症的能力（图 17-8）。

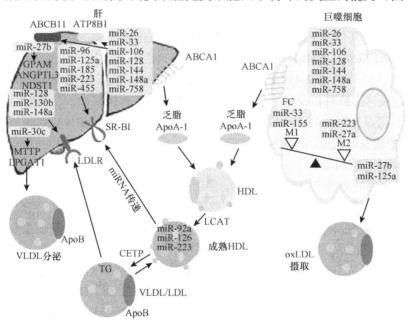

图 17-8　胆固醇稳态失衡和巨噬细胞活化的 miRNA 编排在动脉粥样硬化中的作用示意图

动脉粥样硬化中胆固醇稳态和巨噬细胞活化的 miRNA 编排。ABCB：人类胆汁盐外排蛋白。ATP：腺嘌呤核苷三磷酸；GPAM：线粒体甘油-3-磷酸酰基转移酶；ANGPTL：血管生成素样蛋白；MTTP：微粒体三酰甘油转移蛋白；LPGAT1：溶血磷脂甘油酰基转移酶 1；VLDL：极低密度脂蛋白；SR-BI：清道夫受体 B 族 I 型；LDLR：低密度脂蛋白；CETP：血浆胆固醇酯转移蛋白；TG：三酰甘油；LDL：低密度脂蛋白；HDL：高密度脂蛋白；FC：游离胆固醇；oxLDL：人氧化低密度脂蛋白

　　尽管 miR-33 的抑制对 HDL 和动脉粥样硬化的血浆水平有益，但已经报道了一些遗传缺失研究或 miR-33 与西方饮食喂养的拮抗作用，发现其中循环三酰甘油和肝脂肪变性的增加。不是所有的研究都观察到小鼠 miR-33 抑制剂的这些效果，并且在三酰甘油或肝脂质水平升高

是在使用抗 miR-33 处理多达 16 周之后才会产生（非人类灵长类动物的研究尚未见报道）。这些相互矛盾的发现表明需要对 miR-33 进行更多的研究，特别是要了解对三酰甘油和肝细胞增多症的影响是物种特异性还是由于抗 miR-33 寡核苷酸的化学修饰、递送或是因为给药时间的潜在差异。尽管如此，miRNA 模拟物和抑制剂在治疗血脂异常中的潜在用途也是毋庸置疑的。

（2）动脉粥样硬化与长链非编码 RNA：长链非编码 RNA（LncRNA）是一个高度多样化的调控 ncRNA 组，涉及其生物学的特征、定位和作用方式。LncRNA 的大小超过 200 个核苷酸，在转录水平和转录后水平上都是基因表达的调节器。LncRNA 作为蛋白质编码 DNA 序列的顺式和反式作用元件发挥作用，因此是强大的表观遗传介质。

LncRNA 调节各种生物学过程，包括细胞增殖、分化和凋亡，并且在多种病理条件，如脑血管疾病、糖尿病和癌症中异常表达。此外，LncRNA 的表达主要是作用于独特的组织和细胞类型，因此 LncRNA 的功能相对精确。LncRNA 作为强大的表观遗传调节剂，在心脏发育中也起着重要作用。全球转录组分析发现，在心脏发育和病理过程中，有数千种新的 LncRNA 调控异常，但只有少数已被准确地发现起作用。已知最早的 LncRNA 之一是肌球蛋白重链相关 RNA 转录物（myosin heavy chain-associated RNA transcript，Mhrt/myheart），它在心肌细胞增殖中起作用。Mhrt 被 Brg1-HDAC-PARP（一种染色质抑制因子）抑制，后者控制 α-MHC 向 β-MHC 的转变。病理应激激活 Brg1，抑制 Mhrt，导致成人心脏肥大。

LncRNA 可以与其他因子相互作用，充当调控基因表达的诱饵。心脏肥大相关因子（cardiac hypertrophy-related factor，CHRF）是另一种 LncRNA，能够直接与 miR-489 结合并调节骨髓分化初级反应基因 88（作为 miR-489 靶点）和随后心脏肥大的表达。MyD88 基因敲除小鼠和转基因 miR-489 过表达小鼠对心绞痛治疗后的心脏肥大的刺激有抵抗力。从机制上讲，CHRF 与 miR-489 结合，可以充当 miR-489 的内源性海绵，下调其表达。LncRNA-ROR 在肥大的小鼠心脏和心肌细胞中被发现上调。LncRNA-ROR 的促肥大作用是通过抑制 miR-133 的表达和功能来介导的，其过表达可减弱 LncRNA-ROR 和胎儿基因的表达。从最近的发现可以看出，基因调控和 ncRNA 网络之间的相互作用越来越复杂，但也越来越精确。研究表明，H19 的过表达可减轻苯肾上腺素对心肌细胞肥大的影响，而 H19 的敲除则加重了该影响。此外，在压力超负荷诱导的小鼠心力衰竭模型中，体内抑制 miR-675 可增加心脏 CaMKIIδ 的表达并加重心脏肥大。此外，H19 在高脂饮食治疗的 ApoE 基因敲除小鼠的动脉粥样硬化斑块中明显升高。研究还表明，H19 的过表达增强了 p38 和 p65 的表达，增加了细胞增殖，同时减少了血管平滑肌细胞和血管内皮细胞的凋亡。数据提示，H19 可能调节动脉粥样硬化中 MAPK 和 NF-κB 的表达。人心肌梗死相关转录物（MIAT）被鉴定为一种与心肌梗死风险增加相关的新型 LncRNA。有研究指出，与 ST 段抬高型心肌梗死患者相比，非 ST 段抬高型心肌梗死（NSTEMI）患者的全血 MIAT 显著升高，表明 MIAT 可能与慢性心肌病有关。最近的一项研究还表明，在 Ang Ⅱ 诱导的小鼠心肌细胞肥大和 H9C2 细胞中，MIAT 显著增加，而 miR-150 减少，因此，研究表明，MIAT 可以作为海绵，抑制 miR-150 的表达，促使心脏肥大。

另外，有研究表明，β 位点淀粉样前体蛋白切割酶（beta-site amyloid precursor protein cleaving enzyme，Bace1）也在动脉粥样硬化和心肌梗死诱导的脑神经炎症中起作用。另一个人类 LncRNA、ANRIL（在 UK4 位点的反义非编码 RNA）已经被发现与 CVD 的位点相关。在 9p21 号染色体基因多态性患者动脉粥样硬化斑块中，发现 ANRIL 明显上调，这与 ANRIL 的编码区重叠有关。还有研究表明，ANRIL 的高表达水平与糖尿病患者的冠心病有关，因此，可以认为 ANRIL 是一种潜在的外周生物标志物。

还有一些相关报道，糖尿病小鼠的血管平滑肌细胞中平滑肌和富含 ECs 的迁移/分化相关的长链非编码 RNA（SENCR）下调，并通过诱导 FoxO1 和短暂受体电位通道（TRPC6）（SENCR 的一个靶点）增强了 VSMC 的增殖和迁移。SENCR 也被认为是 2 型糖尿病患者左心室功能障碍的强循环生物标志物。与此相似的，平滑肌诱导的 LncRNA 增强复制（SMILR）在不稳定动脉粥样硬化斑块和血浆 C 反应蛋白水平升高的患者中也表现出高度上调。此外，IL-6/PDGF 诱导的人原代隐静脉内皮细胞（HSVECs）中，SMILR 的敲除降低了 HSVECs 的增殖。还有一种 LncRNA、E330013P06，在 db/db 的巨噬细胞和饮食诱导的胰岛素抵抗 2 型糖尿病小鼠及糖尿病患者的单核细胞中上调。在用高葡萄糖和棕榈酸治疗的小鼠巨噬细胞中，随着炎症因子的增加，E330013P06 的表达也增加，E330013P06 在巨噬细胞中的过表达诱导了促炎症反应和促动脉粥样硬化基因的表达，从而导致炎症信号增强和泡沫细胞的形成；沉默 E330013P06 可逆转糖尿病引起的炎症因子的上调。此外，LncRNA MeXis 被发现在巨噬细胞胆固醇外流和动脉粥样硬化中起作用。研究人员建立了肝 X 受体（liver X receptors，LXRs）、调节胆固醇稳态相关基因表达的甾醇激活核受体和 MeXis 之间的因果关系，研究表明，巨噬细胞中的 MeXis 和 ABCA1 表达是由 LXRs 诱导的。MeXis 敲除，小鼠心脏 ABCA1 表达降低，动脉粥样硬化明显；诱导 MeXis 的表达可激活 LXRs，增强 ABCA1 的表达和巨噬细胞胆固醇外流。

（四）总结

总之，表观遗传学是动脉粥样硬化发生和进展的重要调控机制。为了实现进一步治疗，我们需要了解特定表观遗传的靶标、阐明哪些表观遗传机制可能会是至关重要的。随着基于表观遗传的疗法进入临床，针对动脉粥样硬化等疾病的表观遗传靶向治疗可能会有更为广阔的应用前景。

参 考 文 献

Baldwin RM, Morettin A, Paris G, 2012. Alternatively spliced protein arginine methyltransferase 1 isoform PRMT1v2 promotes the survival and invasiveness of breast cancer cells. Cell Cycle, 11（24）: 4597-4612.

Chistiakov DA, Orekhov AN, Bobryshev YV, 2017. Treatment of cardiovascular pathology with epigenetically active agents: Focus on natural and synthetic inhibitors of DNA methylation and histone deacetylation. Int J Cardiol, 227（15）: 66-82.

Dapas B, Farra R, Grassi M, et al. 2009. Role of E2F1-cyclin E1-cyclin E2 circuit in human coronary smooth muscle cell pro- liferation and therapeutic potential of its downregulation by siRNA. Mol Med, 15（9-10）: 297-306.

Fang CH, Song YS, So BI, et al. 2014. Concentration-dependent differential effects of udenafil on viability, proliferation, and apoptosis in vascular endothelial and smooth muscle cells. Indian J Pharmacol, 46（3）: 292-297.

Fernandez AF, Assenov Y, Martin-Subero JI, et al. 2012. A DNA methylation fingerprint of 1628 human samples. Genome Res, 22（2）: 407-419.

Gayatri S, Bedford MT, 2014. Readers of histone methylarginine marks. Biochim Biophys Acta, 1839（8）: 702-710.

Goedeke L, Rotllan N, Canfran-Duque A, et al. 2015. MicroRNA-148a regulates LDL receptor and ABCA1 expression to control circulating lipoprotein levels. Nature Medicine, 21（11）: 1280-1289.

Guo H, Ingolia NT, Weissman JS, et al. 2010. Mammalian microRNA predominantly act to decrease target mRNA levels. Nature, 466（7308）: 835-840.

Han HS, Choi D, Choi S, et al. 2014. Roles of protein arginine methyltransferases in the control of glucose metabolism. Endocrinol Metab （Seoul）, 29（4）: 435-440.

Han XB, Zhang HP, Cao CJ, et al. 2014. Aberrant DNA methylation of the PDGF gene in homocysteine mediated VSMC proliferation and its underlying mechanism. Mol Med Rep, 10（2）: 947-954.

Hansson GK, Libby P, Tabas I, 2015. Inflammation and plaque vulnerability. J Intern Med, 278（5）: 483-493.

Horie T, Nishino T, Baba O, et al. 2013. MicroRNA-33 regulates sterol regulatory element-binding protein 1 expression in mice. Nature Communications, 4（1）: 2883.

Horvath S, 2013. DNA methylation age of human tissues and cell types. Genome Biol, 14（10）: R115.

Jones PA, 2012. Functions of DNA methylation: islands, start sites, gene bodies and beyond. Nat Rev Genet, 13（7）: 484-492.

Khyzha N, Alizada A, Wilson MD, et al. 2017. Epigenetics of atherosclerosis: emerging mechanisms and methods. Trends Mol Med, 23（4）: 332-347.

Kim J, Yoon H, Ramirez CM, et al. 2012. MiR-106b impairs cholesterol efflux and increases Abeta levels by repressing ABCA1 expression. Experimental Neurology, 235（2）: 476-483.

Krol J, Loedige I, Filipowicz W, 2010. The widespread regulation of microRNA biogenesis, function and decay. Nat Rev Genet, 11（9）: 597-610.

Lee DY, Teyssier C, Strahl BD, et al. 2005. Role of protein methylation in regulation of transcription. Endocr Rev, 26（2）: 147-170.

Ma S, Zhang H, Sun W, et al. 2013. Hyperhomocysteinemia induces cardiac injury by up-regulation of p53-dependent Noxa and Bax expression through the p53 DNA methylation in ApoE$^{-/-}$ mice. Acta Biochim Biophys Sin, 45（5）: 391-340.

Makino J, Ogasawara R, Kamiya T, et al. 2016. Royal jelly constituents increase the expression of extracellular superoxide dismutase through histone acetylation in monocytic thp-1 cells.J Nat Prod, 79（4）: 1137-1143.

Mandaviya PR, Stolk L, Heil SG, 2014. Homocysteine and DNA methylation: A review of animal and human literature. Mol Genet Metab, 113（4）: 243-252.

Mani S, Li H, Untereiner A, et al. 2013. Decreased endogenous production of hydrogen sulfide accelerates atherosclerosis. Circulation, 127（25）: 2523-2534.

Meier C, Spitschak A, Abshagen K, et al. 2014. Association of RHAMM with E2F1 promotes tumour cell extravasation by transcriptional up-regulation of fibronectin. J Pathol, 234（3）: 351-364.

Munro S, Oppermann U, La Thangue NB, 2014. Pleiotropic effect of somatic mutations in the E2F subunit DP-1 gene in human cancer. Oncogene, 33（27）: 3594-3603.

Nazarenko MS, Markov AV, Lebedev IN, et al. 2013. DNA methylation profiling of the vascular tissues in the setting of atherosclerosis. Molecular Biology, 47（3）: 352-357.

Ovey IS, Naziroğlu M, 2015. Homocysteine and cytosolic GSH depletion induce apoptosis and oxidative toxicity through cytosolic calcium overload in the hippocampus of aged mice: Involvement of TRPM2 and TRPV1 channels. Neuroscience, 284: 225-233.

Ozono E, Komori H, Kitamura H, et al. 2012. Tumor suppressor TAp73 gene specifically responds to deregulated E2F activity in human normal fibroblasts.Genes Cells, 17（8）: 660-672.

Pinna A, Zinellu A, Tendas D, et al. 2015. Plasma homocysteine and asymmetrical dimethyl-l-arginine（ADMA）and whole blood DNA methylation in early and neovascular age-related macular degeneration: a pilot study. Curr Eye Res, 22: 1-9.

Ramana KV, Tammali R, Srivastava SK, 2010. Inhibition of aldose reductase prevents growth factor-induced G1-S phase transition through the Akt/phosphoinositide 3-kinase/E2F-1 pathway in human colon cancer cells. Mol Cancer Ther, 9（4）: 813-824.

Ramirez CM, Davalos A, Goedeke L, et al. 2011. MicroRNA-758 regulates cholesterol efflux through posttranscriptional repression of ATP-binding cassette transporter A1. Arteriosclerosis, Thrombosis, and Vascular Biology, 31（11）: 2707-2714.

Rayner KJ, Esau CC, Hussain FN, et al. 2011. Inhibition of miR-33a/b in non-human primates raises plasma HDL and lowers VLDL triglycerides. Nature, 478（7369）: 404-407.

Rayner KJ, Sheedy FJ, Esau CC, et al. 2011. Antagonism of miR-33 in mice promotes reverse cholesterol transport and regression of atherosclerosis. The Journal of Clinical Investigation, 121（7）: 2921-2931.

Rottiers V, Obad S, Petri A, et al. 2013. Pharmacological inhibition of a microRNA family in nonhuman primates by a seed-targeting 8-mer antimiR. Science Translational Medicine, 5（212）: 212ra162.

Ruisi P, Makaryus JN, Ruisi M, et al. 2015. Inflammatory bowel disease as a risk factor for premature coronary artery disease. J Clin Med Res, 7（4）: 257-261.

Segedy AK, Pyle AL, Li B, et al. 2014. Identification of small proline-rich repeat protein 3 as a novel atheroprotective factor that promotes adaptive Akt signaling in vascular smooth muscle cells. Arterioscler Thromb Vasc Biol, 34（12）: 2527-2536.

Seneviratne A, Hulsmans M, Holvoet P, et al. 2013. Biomechanical factors and macrophages in plaque stability. Cardiovasc Res, 99（2）:

284-293.

Soh J, Iqbal J, Queiroz J, et al. 2013. MicroRNA-30c reduces hyperlipidemia and atherosclerosis in mice by decreasing lipid synthesis and lipoprotein secretion. Nature Medicine, 19（7）: 892-900.

Sun D, Zhang J, Xie J, et al. 2012. MiR-26 controls LXR-dependent cholesterol efflux by targeting ABCA1 and ARL7. FEBS Letters, 586（10）: 1472-1479.

Svennerholm K, Haney M, Biber B, et al. 2015. Histone deacetylase inhibition enhances tissue plasminogen activator release capacity in atherosclerotic man. PLoS One, 10（3）: e121196.

Tammali R, Saxena A, Srivastava SK, et al. 2010. Aldose reductase regulates vascular smooth muscle cell proliferation by modulating G1/S phase transition of cell cycle. Endocrinology, 151（5）: 2140-2150.

Tanigaki K, Sundgren N, Khera A, et al. 2015. Fcγ receptors and ligands and cardiovascular disease. Circ Res, 116（2）: 368-384.

Vickers KC, Landstreet SR, Levin MG, et al. 2014. MicroRNA-223 coordinates cholesterol homeostasis. Proceedings of the National Academy of Sciences of the United States of America, 111（40）: 14518-14523.

Vickers KC, Shoucri BM, Levin MG, et al. 2013. MicroRNA-27b is a regulatory hub in lipid metabolism and is altered in dyslipidemia. Hepatology, 57（2）: 533-542.

Wagschal A, Najafi-Shoushtari SH, Wang L, et al. 2015. Genome-wide identification of microRNA regulating cholesterol and triglyceride homeostasis. Nature medicine, 21（11）: 1290-1297.

Watanabe H, Miyamoto Y, Enoki Y, et al. 2015. p-Cresyl sulfate, a uremic toxin, causes vascular endothelial and smooth muscle cell damages by inducing oxidative stress. Pharmacol Res Perspect, 3（1）: e00092.

Wierda RJ, Goedhart M, van Eggermond MC, et al. 2015. A role for KMT1c in monocyte to dendritic cell differentiation. Hum Immunol, 76（6）: 431-437.

Wu M, Zhou J, Cheng M, et al. 2014. E2F1 suppresses cardiac neovascularization by down-regulating VEGF and PlGF expression. Cardiovasc Res, 104（3）: 412-422.

Yang XL, Tian J, Liang Y, et al. 2014. Homocysteine induces blood vessel global hypomethylation mediated by LOX-1. Genet Mol Res, 13（2）: 3787-3799.

Zhang D, Sun X, Liu J, et al. 2015. Homocysteine accelerates senescence of endothelial cells via DNA hypomethylation of human telomerase reverse transcriptase. Arterioscler Thromb Vasc Biol, 35（1）: 71-78.

Zhao Q, Li S, Li N, et al. 2017. miR-34a targets HDAC1-regulated H3K9 acetylation on lipid accumulation induced by homocysteine in foam cells. J Cell Biochem, 118（12）: 4617-4627.

Zheng S, Moehlenbrink J, Lu YC, et al. 2013. Arginine methylation-dependent reader-writer interplay governs growth control by E2F1. Mol Cell, 52（1）: 37-51.

第18章 特异性LncRNA在同型半胱氨酸致动脉粥样硬化中表观遗传学机制研究

一、课 题 设 计

循证医学证据表明高同型半胱氨酸血症是动脉粥样硬化（AS）的独立危险因子，危害性大，但机制未清。前期研究发现DNA甲基化是Hcy引起AS的重要机制，但不解的是为何同条件下不同基因DNA高、低甲基化并存？LncRNA可通过表观遗传学参与基因调控，且预实验提示其参与了AS的调节，故推测：特异性LncRNA通过调控组蛋白和DNA甲基化介导靶基因表达是Hcy引起AS的重要机制。为了验证该假说，拟筛选Hcy引起血管斑块中的特异性LncRNA（LncLSTR）并予以验证；构建LncLSTR及其功能性靶基因NFIA腺病毒载体分别注入小鼠和转染泡沫细胞，分析斑块面积和脂质流出情况，明确LncLSTR和NFIA在其中的作用；采用阻断为主的策略从LncLSTR及组蛋白和DNA甲基化等多向调控入手，探讨各自平衡模式被打破后对靶基因的影响，揭示LncLSTR调控NFIA的表观遗传学机制，为防治AS提供思路。

动脉粥样硬化是以脂代谢紊乱为特征的多因素复杂性疾病，是血管性疾病的重要基础性病变，循证医学证据表明同型半胱氨酸是AS的独立危险因子，其危害性不亚于高脂血症，血清中Hcy含量每升高5μmol/L，AS发生的危险性男性增加60%，女性增加80%，相对危险性男性为1.6，女性为1.8，相当于总胆固醇每升高20mg/dL增加的危险性，因此降低Hcy是协同防治心血管疾病的重要策略。目前已证实氧化应激、内皮细胞损伤和血小板黏附和聚集等是Hcy引起AS的重要机制，但仍存在以下问题。

Hcy通过转甲基和转硫两条途径参与体内代谢，关于Hcy致病的一种解释是：Hcy可通过转硫途径引起显著的氧化应激。但迄今仍存在许多疑点：半胱氨酸（cysteine，Cys）在结构上与Hcy只差一个甲基（—CH_2—），具有同样的自由巯基（图18-1），许多化学反应特性与Hcy相似，其血浆浓度远高于Hcy，是Hcy血浆浓度的20～25倍，但Cys并不被认为能促进氧化应激引起AS，且大规模抗氧化治疗也不尽人意，显然Hcy引起氧化应激一说尚不能完全揭示Hcy作为AS独立危险因子的本质。

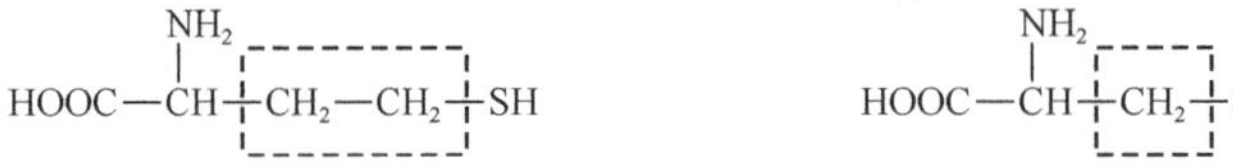

图18-1 同型半胱氨酸（Hcy）和半胱氨酸（Cys）结构

另一种解释是Hcy通过转甲基途径引起DNA甲基化调控基因表达，现已成为疾病诊断的生物学标志和干预靶点；相关文献和课题组前期均证实了DNA甲基化是Hcy引起AS的重要机制，但不解的是相同条件下为何不同基因DNA高、低甲基化并存？Hcy为含硫非必需氨基酸，通过甲硫氨酸循环为DNA甲基化提供甲基，同时也是蛋白质及各种小分子转甲基反应的甲基源，故仅从单一DNA甲基化角度探讨Hcy致病的机制是不全面的。由于组蛋白与DNA双链紧密结合，并且组蛋白修饰与DNA甲基化对基因表达有类DNA遗传密码的调控作用，而近年来研究也观察到组蛋白与DNA甲基化相互作用发挥级联活化或抑制效应，那么组蛋白甲基化和DNA甲基化在Hcy引起AS中扮演何种角色仍有待证实。

长链非编码RNA（LncRNA）通过染色质重塑、mRNA降解和翻译抑制等参与疾病调控，具有类型多、作用模式多和数量多等"三多"特点，因此针对LncRNA靶向研究成为焦点。但因LncRNA具有广泛的组织干扰效应，难以确定一种激动剂或拮抗剂在实际治疗中是否有效，且药物不良反应难以控制，因此深入研究LncRNA及其寻找新靶标并阐明其机制成为面临的新课题。近年来研究表明，LncRNA作为新的表观遗传学调控因子，与其他表观遗传修饰相互作用对基因表达进行精确调控，可为疾病防治提供潜在的干预靶位。课题组预实验也证实组蛋白和DNA甲基化是Hcy引起AS的重要机制，但LncRNA如何经组蛋白和DNA甲基化调控靶基因尚未清楚。

可见，如以LncRNA及其功能性基因为靶标，以组蛋白和DNA甲基化为主轴，深入阐明LncRNA的作用机制，对推动以LncRNA为靶点的疾病的基因诊断与治疗有重要意义。

国内外研究现状及发展动态主要表现在以下几方面。

1. 核因子IA具有激活和抑制DNA转录的双重作用，参与了泡沫细胞形成的调控　核因子IA（nuclear factor IA，NFIA）是专一位点DNA结合蛋白，可结合在腺病毒DNA复制起始区双链DNA的TTGGC（N5）GCCAA序列上，同时还兼有CAAT-box转录因子的作用，具有激活和抑制DNA转录的双重作用（图18-2）。NFIA在细胞发育过程中通过不同的信号通路扮演着不同角色，Yan-Wei Hu等利用FAIRE-seq和ChIP等发现，NFIA主要占据着脂肪细胞特异性的FAIRE峰和PPARγ、C/EBP的结合位点，在3T3-L1细胞中过表达NFIA可显著上调上述基因的表达并增加脂质斑块的形成，而沉默NFIA则抑制脂质蓄积，减少脂质小滴的形成，提示NFIA参与了脂代谢紊乱的调控。近期Holdt LM等观察到N-甲基-D-天氨氨酸可诱导NFIA表达，并活化NOS-和ERK-依赖途径保护小鼠血管泡沫细胞的存活，而使用RNA干扰沉默NFIA后，则会加速泡沫细胞的死亡，同时研究还发现在高胆固醇血症鼠中NFIA衔接分子的敲除能减弱血管炎症，可见NFIA在泡沫细胞形成中起到了重要的作用。有文献报道MIF、Ros、O^3及糖皮质激素可以通过转录因子调节NFIA的表达；Zhao JJ等在ApoE$^{-/-}$鼠AS模型中注射腺病毒过表达NFIA载体，发现其可增加胆固醇逆向转运并抑制脂质斑块形成，在巨噬细胞中沉默NFIA后证实miR-382可通过下调NFIA促进ABCA1和ABCG1，进而阻遏斑块形成，表明NFIA可受多种因素调控，暗示NFIA是AS的重要基因，这为以NFIA为靶点研究Hcy引起AS提供了保障。

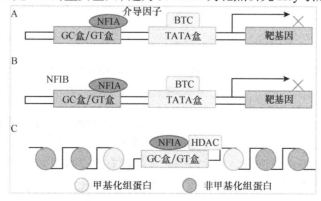

图18-2　NFIA的作用机制

A. NFIA激活转录机制；B. NFIA抑制转录机制；C. NFIA甲基化组蛋白

2. LncRNA 参与了心血管疾病的调控，LncLSTR 与其功能性编码基因 NFIA 已成为潜在的防治新靶标　LncRNA 是一类长度大于 200 个核苷酸，可转录于基因 DNA 的 5′-非翻译区、增强子和启动子等的非编码 RNA，通过与靶标分子组成复杂的调控网络，调节蛋白结合因子的活性，引导染色质复合物的定位而发挥作用（图 18-3），由于 LncRNA 所含信息量比 miRNA 丰富，参与表达调控的机制也更加多样，因此 LncRNA 成为疾病诊断和新药开发的新靶点。Zhang L 等通过 RNA-Seq 技术发现，LncAK 1260 仅在小鼠中表达，干扰其表达并不影响胚胎干细胞的多能状态，但能显著抑制干细胞向心脏分化；Li T 等观察到 LncFendrr 是继转录因子之后的胚胎发育过程必不可少的调节子，Fendrr 特异性出现在心脏和腹侧体壁祖细胞中，通过下调小鼠胚胎中的 Fendrr 能够使小鼠心脏和腹侧体壁发生畸形，从而引起小鼠胚胎死亡，可见特异 LncRNA 已成为心血管疾病靶向治疗的新标志物。

鉴于 LncRNA 在基因表达调控中的重要性，因此针对 LncRNA 及其靶基因的探究成为焦点。Ji Q 等对离体小幼稚和成熟脂肪细胞进行转录组差异性表达分析后发现，约有 175 种 LncRNA 与脂肪组织形成有关，其中 LncLSTR 可与转录因子结合，参与了 AS 的形成；应用在线软件对 LncLSTR 开放阅读框进行分析并预测其编码能力，观察到核因子 IA（NFIA）为 LncLSTR 的编码蛋白；而 McClure C 等在 AS 模型和氧化低密度脂蛋白（oxLDL）作用的巨噬细胞中应用基因芯片探讨 NFIA 的机制时发现，LncLSTR 通过与 miR-382-5p 相互作用并结合在 NFIA 的外显子上，抑制 NFIA 的表达介导脂质沉积，表明 LncLSTR 与其功能性编码基因 NFIA 参与了脂代谢的调控（图 18-3）。Hcy 是以脂代谢紊乱为主要特征的 AS 的独立危险因子，但 LncLSTR 及其编码蛋白 NFIA 在 Hcy 引起 AS 中的作用机制未见报道。

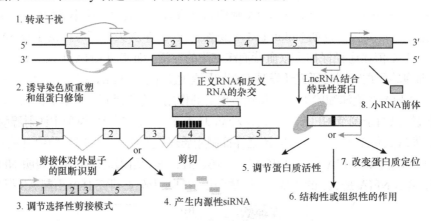

图 18-3　LncRNA 参与基因表达调控的分子机制

LncRNA 能在表观遗传、转录及转录后水平上调控基因表达，参与了 X 染色体沉默、基因组印记以及染色质修饰、转录激活、转录干扰、核内运输等多种重要的调控过程

3. LncRNA 经组蛋白和 DNA 甲基化相互作用调控靶基因，可为防治 AS 提供新策略　表观遗传学是指在基因 DNA 序列没有发生改变的情况下，其功能发生了可遗传的变化，主要包括 DNA 甲基化、组蛋白修饰等，这种修饰方式并没有改变基因碱基序列，却调控着基因的表达，由于其具有可遗传性、可逆性和可预见性等特点，因此被认为是一个理想的诊断和药物干预靶点。近年来 LncRNA 通过表观遗传学修饰调控基因表达成为焦点，Chakravad M 等观察到转录自 HOXC 基因座位点的 LncHOTAIR 通过招募染色质重塑复合物 PcG 中的 PRC2 蛋白将

其定位到 HOXD 基因位点并反义诱导该位点的表观遗传沉默；而在胚胎发育过程中体内 DNMT3 对未发生甲基化的 DNA 位点进行修饰，之后通过 DNA 复制由 DNMT1 维持基因 DNA 的甲基化水平；而 Ohhata T 等也发现 LncTsix 抑制 Xist 的方式之一就是通过招募 DNMT3a 对 Xist 启动子区进行甲基化修饰并使之沉默，类似的 LncKcnqlot1 也可以招募 DNMT1 参与基因甲基化修饰，表明 LncRNA 通过组蛋白和 DNA 甲基化参与了基因表达调控。

　　Hcy 系甲硫氨酸循环的中间代谢产物，其异常升高可干扰甲硫氨酸循环，影响 DNA 和蛋白质甲基化修饰进而发挥生物学效应。国内外研究也观察到，Hcy 引起基因组 DNA 低甲基化的同时也引起个别基因如 PPARα、PPARγ 等发生高甲基化；课题组亦多次报道 Hcy 对 DNA 甲基化的影响，其中 DNA 甲基转移酶 1（DNMT1）是关键调控酶，因此 DNA 甲基化成为 Hcy 引起 AS 的分子标志物。Matsumura Y 等发现不同浓度 Hcy 干预 THP-1 细胞后，EZH2 催化 H3K27 发生二甲基化，进而引起位点 TNF-α 启动子区 DNA 甲基化，TNF-α 转录受到抑制，构建 EZH2 RNA 干扰载体转染细胞后，H3K27me2 表达下降，表明组蛋白甲基化也是 Hcy 致病的重要机制，EZH2 参与了组蛋白甲基化的调控。最近研究发现，H3K9 甲基化是 DNA 甲基化的一种先导信号，DNA 甲基化可能对赖氨酸甲基化产生正反馈作用，甲基化 CpG 结合蛋白（MBD）调控了甲基化基因邻近的 H3K9 甲基化，而甲基化的组蛋白尾端可与异染色质蛋白（HP1）结合，募集 DNMT 导致 DNA 启动子区 CpG 岛甲基化，使基因长期沉默，提示组蛋白/DNA 甲基化修饰相辅相成、相互协同，共同构成表观遗传学特有的复杂的网络，参与基因表达调控。但 Hcy 是否经特异性 LncRNA 调控组蛋白和 DNA 甲基化调节靶基因却未见报道。

　　综上所述，Hcy 系氨基酸类物质，其并不参与脂代谢，何以能够显著扰乱脂质转运平衡并促进其在动脉壁沉积进而引起 AS？课题组前期在 ApoE$^{-/-}$鼠 AS 模型中也发现：DNA 甲基化是 Hcy 引起 AS 的重要机制，且预实验结果提示 LncLSTR 和 NFIA 参与了其调控。故本课题的假设是：LncLSTR 是 Hcy 引起 AS 中的特异性 LncRNA，NFIA 是其编码蛋白，Hcy 通过 LncLSTR 募集 EZH2 和 DNMT1 介导组蛋白和 DNA 甲基化，调控 NFIA 参与 AS 的形成（图 18-4）。因此，本课题将从整体和细胞两个层面，以 ApoE$^{-/-}$鼠高 Hcy 血症 AS 为模型，筛选和确定 Hcy 引起 AS 中特异性的 LncRNA（预实验提示为 LncLSTR），探讨 LncLSTR 及其编码蛋白 NFIA 的功能及作用；揭示 Hcy 引起 AS 中 LncLSTR 募集 EZH2 和 DNMT1 调控组蛋白及 DNA 甲基化介导 NFIA 表达的分子机制。本课题的实施将有利于阐述 LncRNA 调控 NFIA 的表观遗传学机制，明确潜在的靶点，为 AS 这一全球性重大疾病的防治提供更多的研究资料和实验证据。

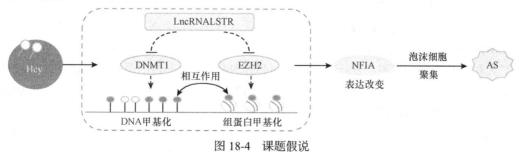

图 18-4　课题假说

二、非编码 RNA 与心血管疾病的研究进展

非编码 RNA（non-coding RNA，ncRNA）是指转录组中不翻译为蛋白质的核糖核酸分子。现在已经确定，超过 90% 的疾病相关的基因变异存在于非编码区域。最近，已经揭示非编码 RNA 在涉及转录后或翻译前修饰的基因的调节中起关键作用。非编码 RNA 在机体的发育、分化、生长和新陈代谢过程中都发挥着重要的生物功能，其中就包括心血管疾病。现已证实，环状 RNA、miRNA、LncRNA、snoRNA、piRNA 等非编码 RNA 参与了心肌梗死、动脉粥样硬化和高血压等心血管疾病的调控。本文就非编码 RNA 与心血管疾病的现状研究作一综述。

不编码蛋白质的 RNA 被称为非编码 RNA，ncRNA 可以调控细胞的基因表达。在 20 世纪 50 年代，核糖体 RNA（ribosomal RNA，rRNA）和转移 RNA（transfer ribonucleic acid，tRNA）的发现被认为是参与基因表达的主要 RNA 分子。在 20 世纪 80 年代早期，发现了小核 RNA（small nuclear RNA，snRNA）的存在。最近，发现其他的 ncRNA，如 Cajal 相关小 RNA（small Cajal body-specific RNA，scaRNA）、核仁小 RNA（small nucleolar RNA，snoRNA）、长链非编码 RNA（long non-coding RNA，LncRNA）、piwi 相互作用 RNA（piwi-interacting RNA，piRNA）和环状 RNA（circular RNA，circRNA），随着研究的不断深入，ncRNA 的生物学功能逐步得到证实。越来越多的证据表明，ncRNA 也参与了心血管疾病的调节。

（一）环状 RNA 与心血管疾病

环状 RNA 是一种新型的内源性非编码 RNA，近年来已成为研究的热点。环状 RNA 是一种竞争性内源性 RNA（competing endogenous RNA，ceRNA）。目前，存在两种类型的 ceRNA，包括编码和非编码 RNA。后者包括 LncRNA、miRNA 和 circRNA。circRNA 丰富且稳定存在于生物中，与线性 RNA 非常不同，它们与共价闭环结构一起被发现。如今，越来越多的科学家已经证明，circRNA 可能在基因表达调控中发挥了重要作用，特别是作为 miRNA 海绵而起作用，并且描述了几种 circRNA 在疾病中的潜在机制，提示了它们的临床治疗价值。circRNA 主要存在于细胞质中，在人体内高度稳定。它们在各种生物体内有着丰富的表达，特别是在人类和小鼠。

circRNA 有几个重要特性：第一，它们在人类细胞中广泛表达；第二，与传统的线性 RNA 不同，circRNA 形成共价闭环结构，既没有 5'-3' 极性，也没有多腺苷酸化尾部，导致 RNA 外切核酸酶或 RNAe R 降解较少，这使得它们比人体内的线性 RNA 更稳定；第三，除了一部分的 circRNA，大多物种之间有高度保守的序列；第四，它们一小部分在细胞核中，绝大多数是在细胞质中。有研究表明，circRNA 可能在心血管疾病的发生和发展中起重要作用。

1. HRCR　心脏相关 circRNA（heart-related circRNA，HRCR）可保护心脏，减缓病理性心肌肥大和心力衰竭的发展。HRCR 是一种环状 RNA，作为一种内源性的 miR-223 海绵来抑制心脏肥大和心力衰竭。miR-223 是一种内源性调节因子，与心肌肥大、心力衰竭和心肌细胞肥大有关。有研究表明，带有 caspase 富集功能域的凋亡抑制因子（ARC）在心肌细胞肥大和凋亡中起保护作用，也是 miR-223 的下游靶标，miR-223 通过 ARC 发挥作用。研究证实，HRCR 可直接与 miR-223 结合导致 ARC 表达增加，从而调节心脏肥大和心力衰竭的发生，HRCR 的表达增强可以减缓心脏肥大和心力衰竭的发展。

2. Cdr1as　环状 RNA Cdr1as 诱导心肌梗死。心肌梗死是一种常见的心血管疾病，由心肌缺血引起或不引起再灌注，诊断依据是心肌细胞坏死、心肌肌钙蛋白的血浆增加和（或）减少。最近，circRNA 之一的 Cdr1as，被描述为可用作 miR-7 的海绵并能抑制 miR-7 的活性。Zhao 等提出，miR-7a/b 可以通过负调节 DNA 修复酶（poly ADP-ribose polymerase，PARP）和减少细胞凋亡在心肌细胞中发挥保护作用。SP1 和 PARP（聚 ADP-核糖聚合酶）是 miR-7 的靶基因，Cdr1as 可以通过降低 miR-7a 的活性和升高 miR-7a 靶标（如 PARP 和 SP1 的表达），作为 miR-7a 海绵而起到促进心肌梗死损伤的作用，这表明 Cdr1as/miR-7a 轴在心肌梗死诱导的心肌细胞凋亡中的关键作用。

3. Circ-FoxO3　环状 RNA Circ-FoxO3 促进心脏衰老。Circ-FoxO3 是来自转录因子叉头家族的成员，并且已经被检测到在老年小鼠和患者的细胞质中高度表达。大量研究证明，circ-FoxO3 的过表达伴随着更多的细胞在 G_1 期被阻滞，无法转变为 S 期。根据 Du 等的研究发现，circ-FoxO3 的表达抑制了细胞增殖和细胞周期进展。circ-FoxO3 可以通过阻止转录因子 ID1、E2F1、FAK 和 HIF1a 转移到细胞核来抑制这种抗衰老作用。通过基因敲除和过表达的实验也证明了 circ-Foxp3 和衰老之间的正相关关系。这些研究可能在临床中用于心脏衰老和心肌的保护。

4. cANRIL　环状 RNA cANRIL 与 AS 风险相关。几项全基因组关联研究（genome-wide association studies，GWAS）揭示了染色体 9p21 上的单核苷酸多态性与动脉粥样硬化性血管病（atherosclerotic vascular disease，ASVD）之间的联系。研究证实，9p21 的 ASVD 相关单核苷酸多态性可以控制 INK4/ARF 表达。环状 ANRIL RNA 是来自 INK4A/ARF 基因组的反义转录物。Jacobs 等发现，polycomb group（PcG）复合物可抑制 INK4/ARF 位点。Burd 等推测，由于 cANRIL 可以通过募集 PCG 配合物影响 PCG 介导的 INK4/ARF 沉默，且修饰的 cANRIL 结构也可以导致 PCG 介导的 INK4/ARF 沉默，并且能改变 AS 的易感性。以上提示 cANRIL 与 ASVD 易感性具有致病相关性。

（二）miRNA 与心血管疾病

miRNA 是一类新的高度保守的 RNA，长约 22bp，是遗传编码的、内源的、非编码的单链 RNA。miRNA 主要下调基因的表达，也有少数报道 miRNA 上调靶基因表达。siRNA 和 miRNA 是一类小的非编码 RNA，在细胞内通过 Dicer 的酶加工并掺入诱导 RNA 的沉默复合物（RNA inducing silencing complex，RISC）中。然而，siRNA 被认为是双链的，而 miRNA 是单链 RNA，并且具有小的发夹样结构，基于它们的化学组成和功能，这两类 RNA 无法轻易区分，因为它们具有 5'-磷酸和 3'-羟基端的大小相同，并且在功能上可以互换。虽然两者都参与翻译抑制或 mRNA 切割，但它们在小 RNA 与其靶标之间的互补程度存在差异，siRNA 以序列特异性方式引起靶 mRNA 分子的降解；另一方面，miRNA 通常抑制许多不同 mRNA 序列的翻译，因为它们部分互补配对。由于它们在控制基因表达中的作用，两者在治疗用途中都很重要。

最近，一些研究报道，组织中 miRNA 表达的失调与心血管疾病有关。此外，研究表明，miRNA 也以循环 miRNA 的形式存在于血液中，在病理条件下是稳定存在的。此外，目前正在探索循环 miRNA 或许可以作为 AS 等疾病的生物标志物。近年来，miRNA 在 AS、心肌梗死、心脏肥大和心肌纤维化方面都发挥了重要的调节作用。

1. miRNA 与动脉粥样硬化　miRNA 参与 AS 的发生机制主要与以下几个方面有关

（图 18-5）。

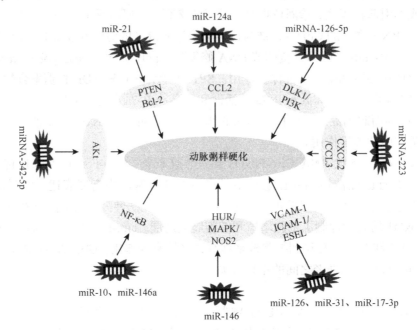

图 18-5　miRNA 在动脉粥样硬化中的作用机制示意图

PTEN：磷酸酶和紧张素同系物；Bcl-2：B 细胞淋巴瘤；CCL2：趋化因子（c-c 基序）配体 2；DLK1：δ 样 1 同系物；PI3K：磷脂酰肌醇-3-激酶；CXCL2：趋化因子（c-x-c）配体 2；VCAM：血管细胞黏附分子；ICAM：细胞间黏附分子；HUR：人抗原 r；MAPK：丝裂原活化蛋白激酶；NOS2：一氧化氮合酶 2；NF-κB：核因子-κb

（1）对内皮细胞（ECs）的作用：有研究表明，miRNA 构成一类新的细胞内和细胞间信号分子，用于调节内皮细胞的炎症。miRNA 表达谱显示，一组 miRNA 的结合在 AS 中显示出重要作用，并且个体 miRNA 在 ECs 中的作用知之甚少。许多 miRNA（如 miR-126、miR-31 和 miR-17-3p）通过控制黏附分子 VCAM-1、ICAM-1 和 E-SEL 的表达来调节血管炎症。已经确定 miR-146a 在斑块不稳定和急性冠脉综合征的发作及 AS 期间炎症的新型调节剂中具有潜在作用，这种作用部分是通过激活 NF-κB 信号转导途径。研究还表明，miR-10 在 AS 的调节中发挥重要作用，特别是控制 NF-κB 信号通路。最近，已经发现内皮 miR-126-5p 通过抑制 Notch1 抑制剂 δ 样 1 同源物（delta-like 1 homolog，Dlk1）在 ECs 中维持增殖储备，从而防止动脉粥样硬化病变的形成。miR-126 通过抑制磷脂酰肌醇激酶（phosphatidylinositol kinase，PI3K）的抑制剂促进血管生成，引起 VEGF 和 FGF 诱导的内皮细胞增殖。miRNA-146 抑制促炎性 NF-κB 及 MAP 激酶途径和下游早期生长反应转录因子。该研究还表明，HuR 是一种 RNA 结合蛋白，通过抑制内皮型一氧化氮合酶（eNOS 或 NOS2）的表达来促进 ECs 活化，是一种新的 miR-146 靶点。此外，miR-223 在胆固醇代谢中起重要作用，主要是调节高密度脂蛋白胆固醇（HDL-C）摄取和抑制胆固醇生物合成。最近，发现 miR-26a 有治疗凋亡相关的 AS 的潜力。因此，来自 ECs 的 miRNA 的作用研究有助于阐明 AS 的发病机制。

（2）对平滑肌细胞（SMC）的作用：许多报道显示 miRNA 参与了血管平滑肌细胞（VSMC）的增殖、表型变化和分化的过程。已经表明，miR-21 可以在损伤期间上调，并且还通过靶向来自血管平滑肌细胞中的 PTEN 和 Bcl-2 参与 VSMC 的增殖和存活，miR-21 的消耗导致细胞增殖减少。已经有研究进一步支持了 miR-221 和 miR-222 在 SMC 增殖和分化中的作用。最近，研究人员报道 miR-145 对于 VSMC 的分化至关重要。一项研究还表明，miR-130/301 家族靶向 TGF-BMP 途径成员 SMAD4 和 SMAD5 及过氧化物酶体增殖物激活受体（peroxisome proliferator-activated receptor，PPARγ），可以控制肺动脉高压（pulmonary hypertension，PH）期间肺 VSMC 的增殖。这些研究表明，miRNA 介导了 VSMC 的增殖、表型转化，参与了 AS 发病机制的调节。

（3）对单核细胞和巨噬细胞的作用：单核细胞是组织巨噬细胞和骨髓来源的树突状细胞的前体，它们影响斑块发育，然后聚集到内膜并分化成泡沫细胞。泡沫细胞、巨噬细胞在不稳定斑块的破裂中起着至关重要的作用，这使它们成为 AS 长期研究的核心。到目前为止，巨噬细胞已成为 AS 研究的焦点之一，并被认为对调节局部环境的变化至关重要。miRNA 还可以通过几种机制影响单核细胞浸润，如 miR-124a 调节 CCL2 的表达可以促进单核细胞向血管壁的滚动和附着；一些 miRNA（如 miR-17、miR-20a 和 miR-106a）也可以通过直接抑制信号调节蛋白 α 来调节巨噬细胞的浸润。

2. miRNA 与心肌梗死　据报道，miRNA 作为一种关键的调节因子，在心血管疾病和血管生物学的几乎所有方面都有参与。miRNA 的表达水平在不同组织之间有变化。miR-1、miR-133a 和 miR-133b 在心脏和骨骼肌中强烈表达。然而，急性心肌梗死后，miR-1、miR-133a 和 miR-133b 的表达没有显着差异，它们通常在心脏中表现出高水平。研究还表明，在心脏缺血预处理后，miR-1、miR-21 和 miR-24 显著增加，这种增加的 miRNA 通过上调内皮型一氧化氮合酶（eNOS）、热休克蛋白 70（heat shock protein-70，HSP-70）和热休克因子 1（HSF-1）进一步保护心脏。有研究证明，miRNA-320 通过靶向 HSP-20 参与心脏缺血-再灌注损伤的调节，因此，miR-320 可能是缺血性心脏病的新治疗靶点。还有研究表明，miR-21 通过 PTEN 途径调节梗死纤维化区域的基质金属蛋白酶 2（MMP-2）的表达。另一项研究表明成人心脏祖细胞（CPC）的 miR-133a 能够使心脏功能增强。最近有研究发现，miR-26 家族的新的作用及其对心血管疾病期间不同细胞类型的影响。同时，其他一些研究表明，miR-29 家族通过激活 p53 和靶向 p85α、细胞分裂控制蛋白 42（Cdc42）诱导细胞凋亡。此外，最近的一份报告称，miR-28 通过抑制小鼠心肌细胞中醛脱氢酶 2（ALDH2）的表达促进心肌缺血，可以作为治疗靶点在临床上加以应用。这些研究证明，miRNA 在调节心肌梗死的病理状态中是非常重要的（图 18-6）。

3. miRNA 与心脏肥大　参与病理性肥大的 miRNA 已被广泛研究。为了解 miRNA 在心脏肥大中的特殊作用，van Rooij 等报道了第一批微阵列分析数据，采用两种不同的动物模型对病理性心脏肥大进行分析。他们发现两个模型中的 miRNA 表达模式相似，表明存在类似 miRNA 控制的肥大机制。IGF-1 信号转导的失调引起的病理性肥大也受到 miRNA 的调节。在运动训练的大鼠和心脏特异性 Akt 转基因小鼠（生理性心脏肥大模型）中，miR-1 和 miR-133 表达下调，研究表明，miR-1 还通过转录因子 Mef2a 和 Gata4 来负性调节心脏肥大。此外，最近的一项研究确定了 miR-652 在肥大心脏中的表达增加，因此，miR-652 的沉默可保护心脏。还有研究证明，miR-223 的过表达将通过上调 TNNI3K 来促进心脏肥大，TNNI3K 是一种与新型心肌营养素 I（CTI）相互作用和心脏肥大相关的激酶。研究表明，miR-212 和 miR-132 家族通过调节 Fox 信号通路在心肌肥大和心肌细胞自噬中起主要作用。此外，miR-208A 对于心脏的正常传导和心脏转录因子同源域纯蛋白、GATA4 和缝隙连接蛋白 40（Cx40）的表达是必需的。这些研究表明，miRNA 在肥厚型心肌病的重塑中具有特定的作用，见图 18-7。

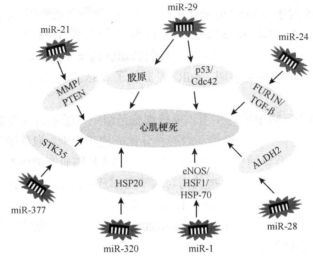

图 18-6　miRNA 在心肌梗死发病机制中的作用机制

ALDH2：醛脱氢酶 2；eNOS：内皮一氧化氮合酶；HSF1：热休克因子 1；HSP-70：热休克蛋白 70；STK35：丝氨酸/苏氨酸蛋白激

酶 35；MMP：基质金属蛋白酶；PTEN：磷酸酶和紧张素同系物；Cdc42：细胞分裂周期 42；TGF-β：转化生长因子 β

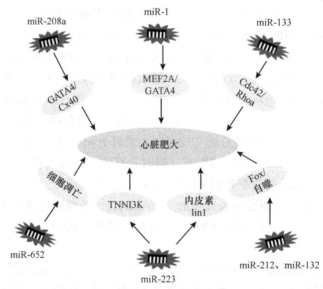

图 18-7　miRNA 在心脏肥大中的作用机制

TNNI3K：心肌肌钙蛋白 I 相互作用激酶 3；Cx40：连接蛋白 40；MEF2A：心肌细胞增强器因子 2A；Cdc42：细胞分裂周期 42；

Rhoa：Ras 同源基因家族成员 A；Fox：分叉盒 O

4. miRNA 与心脏纤维化　已经表明 miR-7a/b 通过有效抑制基质金属蛋白酶（MMP）在心脏损伤中具有治疗价值。TGF-β 包括心肌梗死期间的细胞外基质（extracellular matrix，ECM）蛋白，在心脏纤维化中发挥重要作用。有研究显示，在心脏纤维化过程中，miR-149 具有心肌梗死后心肌纤维化重塑的功能性参与作用。此外，miR-24 可以减少 ECM 蛋白的合成，从而减少成纤维细胞向肌成纤维细胞的分化。在心肌纤维化中，miR-24 通过 Smad2/3 磷酸化减少 TGF-β 的分泌，从而抑制心肌的纤维化，见图 18-8。

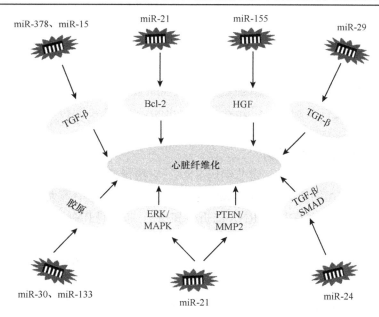

图 18-8 miRNA 在心脏纤维化发展中的作用机制

HGF：肝细胞生长因子；Bcl-2：b-细胞淋巴瘤；TGF-β：转化生长因子 β；ERK：细胞外信号调节激酶；MAPK：丝裂原活化蛋白激酶；MMP：基质金属蛋白酶；PTEN：磷酸酶和紧张素同系物

总之，这些最新的证据表明，miRNA 在心血管系统中发挥着重要作用，根据这些 miRNA 的研究结果，可以为心血管疾病的防治提供依据。

（三）LncRNA 与心血管疾病

长链非编码 RNA（LncRNA）被定义为长度超过 200 个核苷酸的非蛋白质编码 RNA，正在成为多种细胞过程的关键调节因子。迄今为止，通过基因特异性的研究，已经对 LncRNA 的功能性表征有了更深一步的认识。并且，基因组方法和分析的迅速发展，已经分析了很多的生物组织、器官、病理样品和培养细胞的非编码 RNA 的表达。显然，定义非编码 RNA 的功能比检测它们更具挑战性。RNA 转录物的灵活性和折叠成复杂三维构象的能力使它们能够与蛋白质形成特定的相互作用，它们可以通过碱基配对与 RNA 或 DNA 分子相互作用，甚至与双链 DNA 相互作用，并与 DNA、蛋白质复合物和 RNA 分子形成网络，说明它们有作为具有许多生物功能的重要参与者的巨大潜力。目前，越来越多的研究显示 LncRNA 与心血管疾病的发生有关。

大量的平行 RNA 测序显示，许多 LncRNA 在手术诱导的小鼠心肌梗死后表达发生改变。在细胞分化模型中，所选 LncRNA 的缺失会损害心肌细胞的形成。对来自肌球蛋白重链 7（myosin heavy chain 7，Myh7）基因位点（心脏收缩所需的重要结构蛋白）的非编码转录物的分析显示，在诱导的心肌梗死后，LncRNA Mhrt 表达下调。在接受心肌梗死诱导术的小鼠中异位表达 Mhrt 与对照组小鼠相比，在恢复期间所观察到的心肌梗死的严重性是减弱的。当对心肌梗死患者血浆中的 LncRNA 进行分析时，发现一种称为预测心脏重塑的长基因间非编码 RNA（LIPCAR）与心血管疾病导致的死亡率显著相关，因此可以认为它是一种生物标志物。这种 LncRNA 是否也在心肌梗死或心力衰竭中起着致病作用仍有待研究。LncRNA 已被广泛建议作为某些病理环境中的生物标志物和治疗靶标，其中一个原因是许多 LncRNA 的特异性表达，开启了靶向细胞亚群的潜力，而不像常规治疗那样全身性地影响患者。即使 LncRNA 本身不是疾病驱动因素，但它也可以作为药物靶标，作为驱动基因的辅助因子。此外，由于 LncRNA 通常发挥定量作用而不是作为遗传程序中的开关，因此治疗的副作用可能更容易控制。到目前为止，LncRNA 在各种基因控制水平中都有发挥作用，包括表观遗传机制和核组织，以及 RNA 加工、稳定性和翻译。研究表明，LncRNA 有很大可能将在未来发现新的基因调控机制。

（四）snoRNA 与心血管疾病

小核仁 RNA（snoRNA）是一组非编码 RNA，它执行各种生物学功能，包括其他 RNA 的生物化学修饰、miRNA 的前体、剪接和端粒酶活性。snoRNA 是中等大小的非编码 RNA（60～300bp），负责转录后修饰并有助于 rRNA 的折叠和稳定。非编码 RNA，包括 scaRNA 和 snoRNA，在心血管疾病中也有作用。最近，已经有研究显示，存在于羧甲基纤维素（CMC）中的 scaRNA 水平影响可变剪接、心脏疾病和心脏发育。以下部分总结了这些 snoRNA 与 scaRNA 在法洛四联症中的重要性。

法洛四联症（tetralogy of Fallot，TOF）可变剪接的失调已经被证实与心脏发育和心血管疾病的调节相关。更准确地说，scaRNA 已被证明在剪接中起作用，剪接缺陷可能导致严重的先天性心脏异常。所有的先天性心脏病，TOF 均是最常见的紫绀型先天性心脏缺陷，发病率为 0.5‰。这种疾病的特征是右心室流出道梗阻（RVOTO）、室间隔缺损、主动脉覆盖和右心室肥大四联症。在 Patil 等的一项研究中，观察到 12 个 scaRNA 在 TOF 患儿的右心室中表达下降，受影响的 12 种 scaRNA 仅靶向于 U2 和 U6 两种 snoRNA。重要的是，心脏发育所需的许多基因在 TOF 婴儿的心脏组织中显示出选择性剪接亚型。在抑制细胞培养物中的 scaRNA 表达后，GATA4、肌肉盲蛋白 1（muscleblind-like protein 1，MBNL1）和 Wnt 途径的基因都显示具有异常剪接，可能是由于缺乏 scaRNA 提供的 snoRNA 修饰，在 TOF 患者中，GATA4 和 Wnt 通路及其他基因都被明确检测到。令人惊讶的是，分析 TOF 患儿心肌中 snoRNA 的表达显示出的是与胎儿心肌相似的表达模式，而不是来自具有正常发育心脏的类似年龄婴儿心肌的 snoRNA 表达模式。在 TOF 样本中，126 个 snoRNA 和 scaRNA 减少、9 个增加，与 115 个 snoRNA 减少、6 个增加的胎儿心肌样本相似。虽然没有直接证据表明 snoRNA 和 scaRNA 参与了冠心病，但最近一项涉及人类的研究证明了 snoRNA 在卒中中的作用。在使用无偏差的新一代测序和高通量聚合酶链反应的患者样本中，显示 31 种 snoRNA 参与了这种疾病的发生。由于卒中和冠心病相关的危险因素非常相似，因此这些非编码 RNA 也可能与心脏病高度相关。这两项研究都支持 scaRNA 在心脏发育和先天性心脏病中的重要性。但是，该领域的研究很少。

最近对非编码 RNA 生物学研究的大量增加反映了它们对于理解人类健康的巨大潜力。随着研究人员深入研究这一神秘的分子群，使它们的功能和机械复杂性不断扩大。现今，scaRNA 家族受到的关注相对较少，但是它们在剪接体功能中发挥的作用，以及它们与各种发育障碍的关联表明，关于这个非编码 RNA 亚家族还有很多方面需要研究。

（五）piRNA 与心血管疾病

P-元件诱导的懦弱睾丸的 RNA（PIWI-RNA，piRNA）是与 piwi 蛋白家族相互作用的 LncRNA，长度为 24～30bp。作为 RNA 引导的基因调控元件，piRNA 是与 piwi 亚家族蛋白质相关的不依赖于 Dicer 的 ncRNA，piRNA 在生殖细胞中高度丰富。一些 piRNA 参与异染色质或 RNA 去稳定化的形成，并介导基因沉默，它们通过 DNA 甲基化、转座因子的调控，以及基因组完整性的保持，在基因表达的表观遗传调控中起到重要作用。piRNA 也参与了各种类型癌症的发病机制，并且是遗传的主要调节者。然而，关于 piRNA 在 CVD 领域中的功能和作用知之甚少。众所周知，piRNA 能与几个转座元件（TE）相互作用，使它们保持沉默，以维持基因组稳定性。在这点上，piRNA 影响心脏中长的分散核元素（LINE），LINE-1 的抑制通过激活 Akt/PKB 信号转导，可减少缺血性损伤。类似地，全球微阵列分析揭示了 cardiosphere 和 cardiosphere 衍生细胞中差异表达的 piRNA，该研究还报道了 181piRNA 被上调和 129piRNA 在心脏成纤维细胞中被下调。有趣的是，所有上调的 piRNA 都靶向 LINE 元件，特别是 piRNA DQ594975、DQ572313、DQ586118 激活的促存活 Akt 信号转导。总体结果表明，piRNA 可在心肌细胞增殖和再生中发挥功能。报道还推测，piRNA 可通过与 piwil 2 蛋白的相互作用调节 Akt 信号。一项研究表明，piwil 2 蛋白在肿瘤细胞中高表达。在 NIH-3T3 细胞中使用 piwil 2 组成型表达的实验证明，piwil 2 通过激活 Stat3/Bcl-XL 途径抑制细胞凋亡。由于与 piwi 相互作用的 RNA 主要调节 TE，异常表达主要导致基因突变，导致遗传疾病中的癌症和基因组不稳定。然而，心脏病中 piRNA 的研究结果表明，如心脏肥大和其他与异常增殖的出现，可以进一步增进我们对 piRNA 在 CVD 中作用的理解。在最近的一份出版物中，Rajan 等报道了慢性游泳诱导大鼠心脏肥大和对照大鼠心脏肥大时心脏系统中大量的 piRNA 表达和改变的表达谱，以及 α_2-巨球蛋白诱导的 h9c2 细胞肥大和对照 h9c2 细胞在体外的表达谱，该研究鉴定了 22 种潜在的 piRNA，其在心脏肥大期间显示差异表达，并通过 qPCR 和使用在 piR-2106027 的 piwi 抗体的 RNA 免疫沉淀来验证。分析 piR-2106027 在不同心肌梗死患者和非心肌梗死患者中的表达，Rajan 等还发现心肌梗死患者的 piR-2106027 显著升高。有趣的是，他们还发现 piR-2106027 的水平与心肌钙蛋白 I（cTnI）水平相关，因为这种 piRNA 在 cTnI 阴性的心肌梗死患者中没有升高。因此，piRNA 被认为是有活力的诊断标志物和 CVD 的潜在治疗靶标。

（六）siRNA 与心血管疾病

RNA 干扰（RNAi）是一个高度保守的自然过程，存在于大多数真核细胞中，其中双链（double-stranded, ds）RNA 分子沉默特定基因的转录后表达。小干扰 RNA（siRNA）和 miRNA 是小的非编码 RNA，是 RNAi 过程的主要介质。siRNA 已被用作 RNAi 的合成介质，专门用于沉默靶基因的表达。与作为单链寡脱氧核苷酸的 ASO 不同，siRNA 是长度为 19~25bp 的双链 RNA 分子，将它们转染到外源细胞中，无论是短还是长的 dsRNA 分子形式，它们都会被进一步整合到 RNAi 机制中。长 dsRNA 在低浓度下通过激活干扰素途径来防止免疫反应，被 dsRNA 特异性核糖核酸酶 Dicer 切割成 21~25 个核苷酸长的双链 siRNA，在 3' 和 5'磷酸基中有 2 个核苷酸，然后通过 Argonaute 2（Ago2）和 RNA 诱导的沉默复合物（RNA-induced silencing complex, RISC）识别 siRNA 并释放到其单链成分中。有义链被降解，其互补（反义）链与被 Ago2 切割并被核酸外切酶降解的靶基因序列完全互补，特异性和靶外效应取决于 siRNA 和靶基因之间的互补性。尽管 siRNA 被设计用于沉默特定靶标，但它们也可以通过与非靶向 mRNA 的不完全互补或通过进入内源性 miRNA 机制来敲除非预期的基因。通过引入化学修饰（包括 PS 修饰、疏水配体和纳米载体中的封装）来解决由于循环核酸酶的快速降解或肾快速排泄而导致的 siRNA 输送不良的问题，从而提高保护半衰期，从而实现系统输送。化学修饰也被用于通过 Toll 样受体信号转导途径抑制先天免疫系统激活和由 siRNA 诱导的促炎细胞因子的释放。

RNA 和 ASOS 已被开发用于治疗转甲状腺素（TTR）淀粉样变，这是一种导致严重充血性心力衰竭的进行性心脏病。在 1 期临床研究中，包裹在脂质纳米颗粒中的 siRNA 被证明可成功诱导 TTR 淀粉样变性患者的转甲状腺素蛋白敲低，随后的 2 期研究评估 patisiran 作为 TTR 介导的家族性淀粉样变性多发性神经病的潜在治疗策略。ENDEAVOR 研究是一项 3 期双盲安慰剂对照临床试验，该试验评估了 revusiran 在 TTR 介导的家族性淀粉样变性心肌病患者中的安全性和有效性，但由于安全考虑而被撤回。此外，在开放标记研究中评估特定 TTR 反义寡核苷酸（IONIS-TTR），检查遗传型或野生型 TTR 淀粉样变性患者的功能和结构心脏参数。总体而言，ASOS 具有良好的耐受性，可以减缓疾病的进展，表现为左心室壁厚度和左心室质量减少，全身收缩压降低，6min 步行试验和 NYHA 分级状况也得到改善。

（七）总结

综上所述，非编码 RNA 在一系列血管疾病中的动态调节中发挥了重要作用，包括动脉粥样硬化、肿瘤发生和糖尿病血管并发症等。这些研究证实了非编码 RNA 参与血管生物学，并为进一步研究非编码 RNA 在血管生成和血管疾病中的作用和机制奠定了基础，一些非编码 RNA 还可以作为血管疾病的标志物或治疗靶标。因此，进一步阐释非编码 RNA 在血管发生中的作用和机制对于心血管疾病的防治具有重要的意义。

参 考 文 献

Ban E，Kwon TH，Kim A，2019. Delivery of therapeutic miRNA using polymer-based formulation. Drug Deliv Transl Res，5（2）：395.

Bertero T，Lu Y，Annis S，et al. 2014. Systems-level regulation of microRNA networks by miR-130/301 promotes pulmonary hypertension. J Clin Invest，124（8）：3514-3528.

Cech TR，Steitz JA，2014. The non-coding RNA revolution-trashing old rules to forge new ones. Cell，157（1）：77-94.

Chakravad M，Ozols VV，Catchpoole D，et al. 2014. Expression of the HOX genes and HOTAIR in atypical teratoid rhabdoid tumors and other pediatric brain tumors. Cancer Genet，207（9）：425-428.

Chang RC，Ying W，Bazer FW，et al. 2014. MicroRNA control macrophage formation and activation：the inflammatory link between obesity and cardiovascular diseases. Cells，3（3）：702-712.

Chen R，Liu L，Xiao M，et al. 2016. Microarray expression profile analysis of long non-coding RNA in premature brain injury：a novel point of view. Neuroscience，319：123-133.

Cheng HS，Sivachandran N，Lau A，et al. 2013. MicroRNA-146 represses endothelial activation by inhibiting pro-inflammatory pathways. EMBO Mol Med，5（7）：949-966.

Cordes KR，Srivastava D，Ivey KN，2010. MicroRNA in cardiac development. Pediatr Cardiol，31（10）：349-356.

Dai X，Wang ZY，Du ZF，et al. 2015. A colorimetric，radiometric and water-soluble fluorescent probe for simultaneously sensing glutathione and cysteine/homocysteine. Anal Chim Acta，900：103-110.

Danan M，Schwartz S，Edelheit S，et al. 2012. Transcriptome-wide discovery of circular RNA in Archaea. Nucleic Acids Research，40（7）：3131-3142.

Deng C，Li Y，Zhou L，et al. 2016. HoxBlinc RNA recruits Set1/MLL complexes to activate hox gene expression patterns and mesoderm lineage development. Cell Rep，14（1）：103-114.

Du WW，Yang W，Liu E，et al. 2016. FoxO3 circular RNA retards cell cycle progression via forming ternary complexes with p21 and CDK2. Nucleic Acids Research，44（6）：2846-2858.

Fang Y，Shi C，Manduchi E，et al. 2010. MicroRNA-10a regulation of proinflammatory phenotype in athero-susceptible endothelium in vivo and in vitro. Proc Natl Acad Sci USA，107（30）：13450-13455.

Franceschetti T，Kessler CB，Lee SK，et al. 2013. MiR-29 promotes murine osteoclastogenesis by regulating osteoclast commitment and migration. J Biol Chem，288（46）：33347-33360.

Gonzalez-Sandoval A，Towbin BD，Kalck V，et al. 2015. Perinuclear anchoring of H3K9-methylated chromatin stabilizes induced cell fate in C. elegans embryos. Cell，163（6）：1333-1347.

Guo M，Mao X，Ji Q，et al. 2010. miR-146a in PBMCs modulates Th1 function in patients with acute coronary syndrome. Immunol Cell

Biol, 88（5）: 555-564.

Hainsworth AH, Yeo NE, Weekman EM, et al. 2015. Homocysteine, hyperhomocysteinemia and vascular contributions to cognitive impairment and dementia（VCID）. Biochim Biophys Acta, 1862（5）: 1008-1017.

Holdt LM, Teupser D, 2015. Long non-coding RNA-MicroRNA pathway controlling nuclear factor IA, a novel atherosclerosis modifier gene. Arterioscler Thromb Vasc Biol, 35（1）: 7-8.

Hu YW, Zhao JY, Li SF, et al. 2015. RP5-833A20.1/miR-382-5p/NFIA-Dependent signal transduction pathway contributes to the regulation of cholesterol homeostasis and inflmmatory reaction. Arterioscler Thromb Vasc Biol, 35（1）: 87-101.

Icli B, Dorbala P, Feinberg MW, 2014. An emerging role for the miR-26 family in cardiovascular disease. Trends Cardiovasc Med, 24（6）: 241-248.

Ikeuchi M, Iwase A, Sugimoto K, 2015. Control of plant cell differentiation by histone modification and DNA methylation. Curr Opin Plant Biol, 28: 60-67.

Izarra A, Moscoso I, Levent E, et al. 2014. miR-133a enhances the protective capacity of cardiac progenitors cells after myocardial infarction. Stem Cell Reports, 3（6）: 1029-1042.

Ji Q, Zhang L, Liu X, et al. 2014. Long non-coding RNA MALAT1 promotes tumour growth and metastasis in colorectal cancer through binding to SFPQ and releasing oncogene PTBP2 from SFPQ/PTBP2 complex. Br J Cancer, 111（4）: 736-748.

Joladarashi D, Srikanth Garikipati VN, Thandavarayan RA, et al. 2015. Enhanced crdiac regenerative ability of stem cells after ischemia-reperfusion injury: role of human CD34（+）cells deficient in microRNA-377. J Am Coll Cardiol, 66（20）: 2214-2226.

Li F, Hu CP, 2015. Long non-coding RNA urothelial carcinoma associated 1（UCA1）: insight into its role in human diseases. Crit Rev Eukaryot Gene Expr, 25（3）: 191-197.

Li J, Yang J, Zhou P, et al. 2015. The biological functions and regulations of competing endogenous RNA. Yi Chuan, 37（8）: 756-764.

Li SP, Liu B, Song B, et al. 2015. miR-28 promotes cardiac ischemia by targeting mitochondrial aldehyde dehydrogenase 2（ALDH2）in mus musculus cardiac myocytes. Eur Rev Med Pharmacol Sci, 19（5）: 752-758.

Li T, Mo X, Fu L, et al. 2016. Molecular mechanisms of long non-coding RNA on gastric cancer. Oncotarget, 7（8）: 8601-8612.

Liang Y, Yang X, Ma L, et al. 2013. Homocysteine-mediated cholesterol efflux via ABCA1 and ACAT1 DNA methylation in THP-1 monocyte-derived foam cells. Acta Biochim Biophys Sin, 45（3）: 220-228.

Liu Y, Zhao L, Ju Y, et al. 2014. A novel androstenedione derivative induces ROS-mediated autophagy and attenuates drug resistance in osteosarcoma by inhibiting macrophage migration inhibitory factor（MIF）. Cell Death Dis, 5: e1361.

Ma S, Zhang H, Sun W, et al. 2013. Hyperhomocysteinemia induces cardiac injury by up-regulation of p53-dependent Noxa and Bax expression through the p53 DNA methylation in ApoE$^{-/-}$ mice. Acta Biochim Biophys Sin, 45（5）: 391-400.

Mackie FL, Baker BC, Beggs AD, et al. 2019. MicroRNA changes in maternal serum from pregnancies complicated by twin-twin transfusion syndrome: a discovery study. Prenat. Diagn, 5（11）: 115.

Matsumura Y, Nakaki R, Inagaki T, et al. 2015. H3K4/H3K9me3 bivalent chromatin domains targeted by lineage-specific DNA methylation pauses adipocyte differentiation. Mol Cell, 60（4）: 584-596.

McClure C, Brudecki L, Ferguson DA, et al. 2014. MicroRNA 21（miR-21）and miR-181b couple with NFIA to generate myeloid-derived suppressor cells and promote immunosuppression in late sepsis. Infect Immun, 82（9）: 3816-3825.

McCully KS, 2015. Homocysteine metabolism, atherosclerosis, and diseases of aging. Compr Physiol, 6（1）: 471-505.

Meller VH, Joshi SS, Deshpande N, 2015. Modulation of chromatin by non-coding RNA. Annu Rev Genet, 49: 673-695.

Nagalingam RS, Sundaresan NR, Noor M, et al. 2014. Deficiency of cardiomyocyte-specific microRNA-378 contributes to the development of cardiac fibrosis involving a transforming growth factor beta（TGFbeta1）-dependent paracrine mechanism. J Biol Chem, 289（39）: 27199-27214.

Ohhata T, Matsumoto M, Leeb M, et al. 2015. Histone H3 lysine 36 trimethylation is established over the xist promoter by antisense tsix transcription and contributes to repressing xist expression. Mol Cell Biol, 35（22）: 3909-3920.

Pacana T, Cazanave S, Verdianelli A, et al. 2015. Dysregulated hepatic methionine metabolism drives homocysteine elevation in diet-induced nonalcoholic fatty liver disease. PLoS One, 10（8）: e0136822.

Ricciuti B, Mencaroni C, Paglialunga L, et al. 2016. Long non-coding RNA: new insights into non-small cell lung cancer biology, diagnosis and therapy. Med Oncol, 33（2）: 18.

Rodriguez BV, Malczewskyj ET, Cabiya JM, et al. 2016. Identification of RNAe-resistant RNA in Saccharomyces cerevisiae extracts:

separation from chromosomal DNA by selective precipitation. Analytical Biochemistry, 492（1）: 69-75.

Schober A, Nazari-Jahantigh M, Wei Y, et al. 2014. MicroRNA-126-5p promotes endothelial proliferation and limits atherosclerosis by suppressing Dlk1. Nat Med, 20（4）: 368-376.

Staszel T, Zapala B, Polus A, et al. 2011. Role of microRNA in endothelial cell pathophysiology. Pol Arch Med Wewn, 121（10）: 361-366.

Suzuki H, Tsukahara T, 2014. A view of pre-mRNA splicing from RNAe R resistant RNA. International Journal of Molecular Sciences, 15（6）: 9331-9342.

Taïbi F, Metzinger L M V, Massy Z A, et al. 2014. miR-223: an inflammatory oncomiR enters the cardiovascular field. Biochimica et Biophysica Acta（BBA）— Molecular Basis of Disease, 1842（7）: 1001-1009.

Tian X, Tian J, Tang X, et al. 2015. Particulate β-glucan regulates the immunosuppression of granulocytic myeloid-derived suppressor cells by inhibiting NFIA expression. Oncoimmunology, 4（9）: e1038687.

Wang J, Huang W, Xu R, et al. 2012. MicroRNA-24 regulates cardiac fibrosis after myocardial infarction. J Cell Mol Med, 16（9）: 2150-2160.

Wang J, Jiang Y, Yang A, et al. 2013. Hyperhomocysteinemia-induced monocyte chemoattractant protein-1 promoter DNA methylation by nuclear factor-κB/DNA methyl transferase 1 in apolipoprotein E-deficient mice. Biores Open Access, 2（2）: 118-127.

Wang YS, Zhou J, Hong K, et al. 2015. MicroRNA-223 displays a protective role against cardiomyocyte hypertrophy by targeting cardiac troponin I-interacting kinase. Cellular Physiology and Biochemistry, 35（4）: 1546-1556.

Wang YS, Zhou J, Hong K, et al. 2015. MicroRNA-223 displays a protective role against cardiomyocyte hypertrophy by targeting cardiac troponin i-interacting kinase. Cell Physiol Biochem, 35（4）: 1546-1556.

Yang AN, Zhang HP, Sun Y, et al. 2015. High-methionine diets accelerate atherosclerosis by HHcy-mediated FABP4 gene demethylation pathway via DNMT1 in ApoE$^{-/-}$ mice. FEBS Lett, 589（24 Pt B）: 3998-4009.

Zhang HP, Wang YH, Cao CJ, et al. 2016. A regulatory circuit involving miR-143 and DNMT3a mediates vascular smooth muscle cell proliferation induced by homocysteine. Mol Med Rep, 13: 483-490.

Zhang L, Hamad EA, Vausort M, et al. 2015. Whole transcriptome microarrays identify long non-coding RNAs associated with cardiac hypertrophy. Genom Data, 5: 68-71.

Zhang Y, Qin W, Zhang L, et al. 2015. MicroRNA-26a prevents endothelial cell apoptosis by directly targeting TRPC6 in the setting of atherosclerosis. Sci Rep, 5（24）: 9401.

Zhao JJ, Hu YW, Huang C, et al. 2016. Dihydrocapsaicin suppresses proinflammatory cytokines expression by enhancing nuclear factor IA in a NF-κB-dependent manner. Arch Biochem Biophys, 604: 27-35.

Zhou Y, Zhao L, Zhang Z, et al. 2015. Protective effect of enalapril against methionine-enriched diet-induced hypertension: role of endoplasmic reticulum and oxidative stress. Biomed Res Int, 2015: 724876.

第 19 章　滋养细胞凋亡中 NSPc1 沉默基因 HOX 转录调控模式的建立及表观遗传学调控机制

一、课 题 设 计

　　滋养细胞凋亡致胎盘功能障碍是妊娠期高血压疾病（HDCP）的主要病理特征，但机制未清。课题组前期观察到 DNA 甲基化是滋养细胞凋亡的重要机制，但不解的是：为何同条件下不同基因 DNA 高、低甲基化并存？组蛋白修饰是表观遗传学修饰的重要方式，与 DNA 甲基化能够建立有序的"串扰"，构成复杂的调控网络，已成为基因转录不可或缺的环节，同时预实验也观察到 NSPc1（nervous system polycomb 1）沉默同源异形基因（HOX）参与了滋养细胞凋亡。故本课题拟在 HDCP 动物模型的基础上，分别过表达和沉默 NSPc1 并转染细胞，探讨其在滋养细胞凋亡中的作用，筛选并确定 HOXA11 是受 NSPc1 调控的关键基因，并明确其相互作用的结构域；采用多种阻断（阻断剂、基因敲除等）为主的策略，揭示 NSPc1 调控表观遗传学因子 EZH2/DNMT1/HDAC-1 介导 HOX 表达的机制，建立 NSPc1 沉默 HOX 转录调控模式，探寻关键靶点，为防治 HDCP 提供新策略。

　　HDCP 是孕妇因妊娠后内环境改变致胎盘滋养细胞功能障碍为主要病理特征的妊娠期特有疾病，据报道 HDCP 发病率国内为 9.4%，国外为 7.5%～12.8%，其所造成的孕产妇死亡数占妊娠相关死亡总数的 10.5%～16.8%，是孕产妇死亡的第二大原因，因此，深入探讨 HDCP 的发病机制及防治策略成为亟待解决的重要课题。表观遗传学是指在基因 DNA 序列没有发生改变的情况下，其功能发生了可遗传的变化，并最终导致了表型变化，主要包括 DNA 甲基化、组蛋白共价修饰和染色质重塑等；课题组前期也观察到胎盘滋养细胞过度凋亡参与了 HDCP 的形成，且 DNA 甲基化是其重要机制，其中 DNA 甲基化转移酶（DNMT）是其关键调控酶，但令课题组困惑的是：为何同条件下不同基因 DNA 高、低甲基化并存，其原因是什么？其次，DNMT 的影响因素及调节机制是什么？最后，表观遗传学是个复杂的调控网络，仅从单一 DNA 甲基化角度研究 HDCP 的机制是不全面的。而组蛋白修饰也是表观遗传学修饰的重要方式，与 DNA 甲基化等能够建立有序的"串扰"，构成复杂的调控网络，已成为基因转录不可或缺的环节。因此，如以滋养细胞为靶标，锚定调控 HDCP 形成的关键基因，阐明组蛋白修饰和 DNA 甲基化相互作用的机制，将为防治 HDCP 提供新的实验依据。

　　NSPc1 是 Polycomb 家族蛋白（PcGs）的一个新基因，其在胚胎发育及细胞命运决定等过程中起着重要的作用，由于 NSPc1 功能的广泛性，且集合成多种复合物发挥功能。因此，针对 NSPc1 及其机制，以及靶基因的鉴定成为防治疾病的新策略。文献报道 NSPc1 在结肠癌、肾癌等肿瘤中高表达，虽然不是所有的 PcGs 基因都表现出组织和细胞类型特异性，但 NSPc1 随不同的细胞类型而异，并且在肿瘤转化的过程中是重要的调节基因；Junco SE 等观察到哺乳动物中 NSPc1 突变或缺失，引起同源转换及造血和神经系统中细胞分化和增殖异常；而 Li H 等发现在小鼠畸胎瘤细胞中，NSPc1 表达显著增高，敲低 NSPc1 后则发现 95% 的靶基因表达下调，尤其是维持细胞状态的关键编码基因 oct4 和 Sox2 下调更为明显，可见 NSPc1 参与了疾病发生、发展的调控。在关于 NSPc1 靶基因的研究中有学者观察到 PcGs 靶蛋白存在一段特异的 DNA 区域称为 PcGs 应答元件（PREs），通常 PREs 包括 GAGA 和 DNA 结合蛋白的结合位点，这两种蛋白能招募 NSPc1 至靶基因调控区；而同源异形基因（HOX）是一类在进化上高度保守的基因,它的螺旋-转角-螺旋结构可与 DNA 结合蛋白特异结合,识别长度为 10～12bp 以 5′-TAAT-3′为核心的 DNA 序列,通过其 N 端臂与 DNA 小沟的接触起稳定结合的作用,进而调节基因的表达,表明 NSPc1 和 HOX 具有稳定结合的分子结构基础。Wu X 等在 HeLa 细胞中敲除 NSPc1 后检测发现 36 个 HOX 基因的表达呈去抑制效应;进一步研究发现 HOX 的表达是由隶属于 gap 及 pair-rule 基因家族的编码蛋白决定的,这两类蛋白具有 DNA 结合活性,共同建立了特定细胞内 HOX 基因表达模式,其中 NSPc1 的主要作用是维持细胞内已被 gap 蛋白关闭的 HOX 基因的表达抑制,提示 HOX 是 NSPc1 调控的靶基因。Singh S 等首次观察到人骨髓造血细胞的分化伴有 NSPc1 mRNA 改变,并发现这些基因功能的改变均能通过影响 HOX 的表达而调节造血细胞分化或增殖,暗示 NSPc1 沉默 HOX 参与了细胞凋亡的调控。胎盘滋养细胞凋亡是 HDCP 的重要病理特征,课题组在 Wistar 大鼠 HDCP 模型上观察到滋养细胞凋亡中 NSPc1 表达升高,转染 NSPc1 RNA 干扰表达载体,L-NAME 干预后,HOXA11 表达显著改变,提示在 HDCP 中 NSPc1 参与了沉默 HOX 表达调控,但 NSPc1 及 HOX 的作用及 NSPc1 如何招募到靶基因 HOX 启动子区的机制尚未清楚。

表观遗传学被认为是连接外界环境变化与机体内基因表达的主要连接纽带,胚胎的形成从单细胞分裂、发育的过程等均包含了复杂的表观遗传学变化,有研究证实胎盘形成早期即出现 DNA 甲基化的差异改变并在妊娠中期达到高峰;Lu L 等报道了滋养细胞分化与 DNA 甲基化及非甲基化状态有关,证实人类基因组中 CpG 岛的异常甲基化与相关基因的沉默相关;Van Dijk M 等研究单体型分析证实,母源染色体的 STOX1 基因 CpG 位点甲基化导致的基因沉默可能是患者先兆子痫的主要原因,提示 DNA 甲基化是 HDCP 的重要机制。组蛋白甲基化也是表观遗传学的重要调控方式,其在囊胚细胞分化期和胚胎发育过程中发挥着重要的作用,依据其甲基化位点的不同而呈现不同的生物学效应,如 H3K4、H3K36 甲基化可以激活基因转录,而 H3K27、H3K20、H3K79 甲基化则抑制基因转录,其中 H3K27 甲基化是基因沉默的重要标志,EZH2 是组蛋白 H3K27 甲基化调控酶,已成为研究疾病防治的新靶点。进一步研究发现 H2A 泛素化有抑制 H3K4 甲基化的作用,泛素化的 H2A 可通过抑制甲基转移酶的作用,阻止 H3K4 甲基化;Ku M 等也观察到在精子发生过程中,转录起始和延伸需要 H2A-H2B 二聚体被鱼精蛋白替换,其主要机制是组蛋白泛素化和乙酰化修饰共同降低 H2A-H2B 二聚体水平后导致精子发育异常;最新的证据也发现甲基化结合蛋白可以识别特定的甲基化序列,而招募 HDAC-1 和 EZH2 到靶基因特定序列上,这种特异性结合可以引起启动子区组蛋白去乙酰化和泛素化,而诱导基因沉默,表明这些不同水平的组蛋白修饰(组蛋白泛素化、甲基化与乙酰化)与 DNA 甲基化存在着复杂的联系,构成了一个调控网络,EZH2、HDAC 和 DNMT 协同引起了基因沉默,任何外界微小变化都会对细胞表型和转录模式产生影响。课题组在大鼠 HDCP 模型中观察到 HOXA11 DNA 甲基化水平改变,同时 H3K27 三甲基化水平也发生改变,过表达 EZH2 并转染滋养细胞后证实 H3K27 甲基化在滋养细胞凋亡中的作用,这为进一步研究表观遗传学修饰调控滋养细胞凋亡引起 HDCP 提供了保障,但有待证实。

PcGs 家族主要通过形成 polycomb 抑制复合体(PRC)发挥作用,其中 NSPc1 分别与 PcGs 家族成员 RING1、RING2、RYBP 等形成的复合物,即起始复合体(PRC2)和维持复合体(PRC1)参与靶基因的转录调控,Wakeling LA 等研究认为 PRC2 复合物 EZH2 的 SET 结构域可以催化 DNA 甲基化,而在其所催化的基因启动子区都可以发现高甲基化的 DNA;So AY 等也证实了 EZH2 和 Bmi-1 作用还与 DNMT 相关,并通过招募 DNMT/HDAC 共同介导 DNA 高甲基化和基因沉默；课题组利用体外构建的 EZH2 腺病毒过表达载体转染滋养细胞后也观察到 HOXA11 启动子区高甲基化，组蛋白 H3K27me3 明显下调，NSPc1 在 HOXA11 启动子区的结合明显增加，提示组蛋白甲基化和乙酰化与 DNA 甲基化相互作用是 NSPc1 抑制靶基因的重要机制。Conway E 等发现负责 H3K27 三甲基化的复合物 EED 或 PRC2/3 可以通过与 DNMT 直接接触以调控 DNA 甲基化；Baker T 等运用 ChIP 技术研究 CpG 岛微阵列后证实，蛋白复合体中含有与 EZH2、EED 和 SUZ12 结合的基因，同时这些基因可能受 PRC2/3 复合物中的 H3K27 甲基转移酶调控，有意思的是，这些被 PRC2/3 阻遏的基因与 DNA 甲基化有关，并且被 DNA 甲基化所沉默。同时研究也证实 NSPc1 的作用与 DNMT 相关，并通过招募 DNMT 共同导致靶基因启动子区 DNA 高甲基化和基因沉默，暗示 NSPc1 通过招募 EZH2 和 DNMT 及 HDAC 介导靶基因表达参与基因的调控。滋养细胞凋亡引起胎盘功能障碍是 HDCP 的重要机制，课题组在体外构建 EZH2 过表达腺病毒载体转染滋养细胞并以 L-NAME 作用后，采用免疫共沉淀等技术检测细胞中组蛋白甲基化水平的变化、H3K27me3 水平及组蛋白 H2A 泛素化的明显改变，表明 NSPc1 沉默靶基因 HOX 时表观遗传学调控起到重要的作用。因此，如能揭示胎盘滋养细胞凋亡中 EZH2 募集 NSPc1/RING2 复合体促进 DNMT 维持相应 CpG 岛 DNA 甲基化相互作用及共同沉默 HOX 的关键环节和机制，将为防治 HDCP 提供理论依据。

　　HDCP 是妊娠期特有疾病，若妊娠相关的其他部位发生表观遗传学变化，这种改变不会随妊娠终止而自动消失，而会在母体或新生儿体内出现相应的后续效应，当妊娠终止胎盘娩出后，表观遗传学效应随之终止，血压逐步恢复正常，提示其靶标在胎盘，而滋养细胞过度凋亡引起胎盘功能障碍是导致 HDCP 的重要原因。因此我们的假设是：NSPc1 和 HOX（HOXA11）是胎盘滋养细胞凋亡引起 HDCP 中的重要靶基因，NSPc1/RING2 复合物募集 EZH2/DNMT1/HDAC-1 相互作用调控组蛋白修饰和 DNA 甲基化构成基因转录网络调控模式，共同维持了 HOX 基因沉默（图 19-1）。本课题旨在揭示 PcGs 家族蛋白 NSPc1 抑制 HOX 基因中组蛋白修饰和 DNA 甲基化转录调控模式及表观遗传调控因子在胎盘滋养细胞凋亡引起 HDCP 中的调控机制，阐明 NSPc1 调节 HOX 转录抑制的机制及表观遗传学修饰在胎盘滋养细胞凋亡中的作用。该课题的实施将有利于阐明 HDCP 的分子机制，确定关键靶点，为 HDCP 的靶向治疗提供新的干预途径。

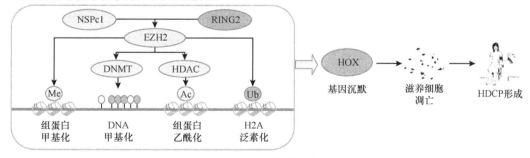

图 19-1　课题假说

二、妊娠期高血压疾病表观遗传机制

　　妊娠期高血压疾病是一种妊娠期妇女的特发性疾病，是女性在妊娠期间较为常见的并发症。目前，全球的发病率很高且并发症严重。但妊娠期高血压疾病的病因未完全明确，近年来人们致力于研究免疫失衡学说、血管内皮损伤学说、子宫缺血学说等。随着对妊娠期高血压疾病的进一步认识，不断有研究证实表观遗传学与疾病的发生有关，如 CYP11A1 等基因中启动子区的 DNA 甲基化、组蛋白 PcG 甲基化、GCMa 乙酰化等修饰，以及非编码 RNA 的失调等。

妊娠期高血压疾病是妊娠期妇女的一种特发性疾病，是女性在妊娠期间较为常见的并发症。临床主要表现为妊娠 20 周后出现高血压、水肿、蛋白尿。其发病率较高，严重影响母体及胎儿健康，是孕产妇及胎儿发病和死亡的主要因素之一。近些年，人们不断致力于研究妊娠期高血压疾病的发病机制，主要有免疫失衡学说、血管内皮损伤学说及子宫缺血学说等。随着对妊娠高血压疾病的进一步认识，不断有研究证实表观遗传学与疾病的发生有关且成为一个研究热点。目前妊娠期高血压疾病的研究重点主要集中在 DNA 甲基化、组蛋白修饰和非编码 RNA 等方面。

（一）妊娠期高血压疾病

1. 全球发病趋势　高血压是妊娠最常见的并发症，其发生率为 5%～10%，在全球范围内，孕产妇和胎儿的死亡、发病主要集中在子痫前期，且以发展中国家为主，世界卫生组织估计，每 7 分钟至少有一名妇女死于妊娠期高血压疾病的并发症。

2. 临床表现　轻度则无症状或轻度头晕，血压轻度升高，伴水肿或轻度蛋白尿；重度则出现头痛、视物模糊、恶心、呕吐、持续性右上腹痛等，血压明显升高，蛋白尿增加，明显水肿，甚至昏迷、抽搐。严重高血压会增加母体患心力衰竭、心脏病、肾衰竭和脑血管疾病等风险，导致胎儿缺氧、生长受限、早产、胎盘早剥、死胎、新生儿死亡等并发症。妊娠期高血压疾病的广义分类见图 19-2。

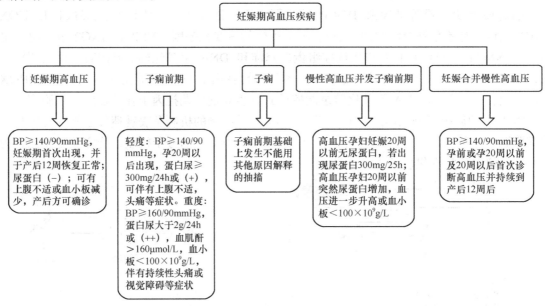

图 19-2　妊娠期高血压疾病分类

3. 发病机制

（1）免疫失衡学说：自然同种异体移植被认为是妊娠的另一种表述方式。人体内免疫系统的建立与稳定是维持母体正常妊娠最重要的因素。当免疫系统失衡后，即可引发一系列的血管内皮细胞病变，从而导致妊娠期高血压疾病的发生。据目前关于免疫系统失衡与妊娠期高血压疾病的研究包括以下几方面：①妊娠期高血压疾病发病的可能性与母胎组织相容性、人类白细胞抗原（human leukocyte antigen，HLA）相容性有关。组织相容性差别越大，HLA 抗原相容性越高，导致疾病发生的可能性越大；②妊娠期高血压疾病患者中体液免疫发生改变，如血清、补体等明显减少；③封闭抗体（母体里的特殊免疫抗体）产生不足，因不能与胎儿抗原的负荷抗衡而导致妊娠期高血压疾病；④ T 辅助细胞增加、T 抑制细胞减少，致使 Th/Ts 值上升，引起胎儿与母体间的免疫平衡失调从而导致妊娠期高血压疾病。

（2）血管内皮损伤学说：作为妊娠期高血压疾病发病机制中的一种学说，多种血管活性物质都在这一病理变化中起作用，如氧自由基、前列腺素、内皮素、一氧化氮、血管内皮生长因子等。主要包括以下几个方面：①内皮细胞合成内皮素的能力因内皮细胞发生损伤而增强，血液中内皮素的增多引起小动脉痉挛，降低肾血流量及肾小球滤过率，使得血管紧张素和醛固酮分泌增加，引起血压增高；②一氧化氮缺乏或浓度降低，引起血管收缩，血压增高；③血管内皮生长因子表达下降，前列腺素失衡，导致血管阻力增高，子宫血流量减少，两者共同抑制血管的生长发育。除此以外，还有多种其他因素，如瘦素、人绒毛促性腺激素、血管细胞黏附因子 1、炎性因子等共同发生变化从而引起妊娠期高血压疾病。

（3）子宫缺血学说：子宫缺血学说于 1914 年被提出，后来发现主要以子宫胎盘血管重铸障碍为研究基础。子宫胎盘血管床发育受阻是由于胎盘血流灌注不足，即在螺旋小动脉，绒毛滋养细胞浸润不足，致使子宫浅肌层螺旋动脉的滋养细胞未发生变化，导致妊娠期螺旋动脉的生理变化出现异常。

在正常妊娠中，滋养层细胞最初表达上皮细胞黏附分子，如整合蛋白 α_6/β_4、α_6/β_1 和 E-钙黏蛋白。随着滋养层细胞侵入，它们表达内皮细胞整合蛋白 α_1/β_1 和 α_V/β_3（"血管拟态"）。其中，细胞外基质（extracellular matrix，ECM）的降解及血管重构可由基质金属蛋白酶（MMP）引起。滋养层细胞过表达人类主要组织相容性抗原（HLA-C），与抑制性 KIR 受体相互作用，减少自然杀伤细胞，继而促进母体耐受，导致滋养层细胞侵入蜕膜至 1/3 的肌层，引起螺旋动脉从小口径阻力血管向大口径容量血管广泛重构，提供足够的胎盘血流。在子痫前期，免疫应答增高导致 TNF-α 等细胞因子释放，引起滋养层细胞凋亡和维持上皮细胞整合蛋白 α_6/β_4、α_6/β_1 和 E-钙黏蛋白的表达。HLA-C 与抑制性 KIR 受体的相互作用的降低可导致 NK 细胞增多，使母体耐受性降低。螺旋动脉滋养层侵入的减少导致蜕膜浅层的胎盘形成，血流减少，胎盘缺血，见图 19-3、图 19-4。

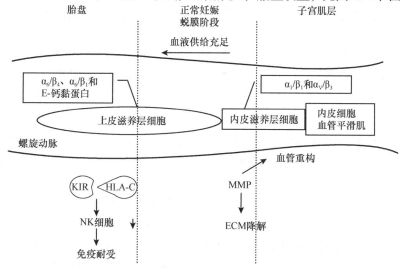

图 19-3　正常妊娠子宫胎盘血液流动情况示意图

HLA-C：人类白细胞抗原的一个基因座；KIR：人杀伤细胞抑制性受体；MMP：基质金属蛋白酶；ECM：细胞外基质

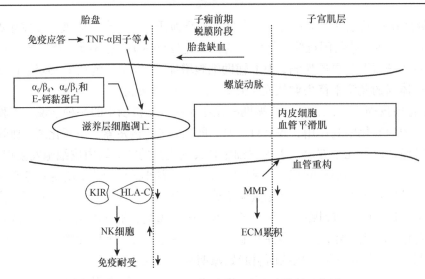

图 19-4　子痫前期子宫胎盘血液流动情况示意图

HLA-C：人类白细胞抗原的一个基因座；KIR：人杀伤细胞抑制性受体；MMP：基质金属蛋白酶；ECM：细胞外基质

（二）妊娠期高血压疾病与 DNA 甲基化

1. DNA 甲基化　是最早被发现也是目前研究最深入的表观遗传学调控机制之一。一般情况下，DNA 甲基化是指在 DNA 甲基转移酶催化作用下，DNA 序列上特定的碱基以 S-腺苷甲硫氨酸（S-adenosyl methionine，SAM）为甲基供体，通过共价键结合的方式获得一个甲基基团的化学修饰过程，以胞嘧啶的 C-5 位、腺嘌呤的 N-6 位及鸟嘌呤的 N-7 位等位点发生化学修饰为主。一般研究所涉及的 DNA 甲基化主要是指发生在 CpG 二核苷酸中胞嘧啶上第 5 位碳原子的甲基化过程，其产物称为 5-甲基胞嘧啶（5-mC），是植物、动物等真核生物 DNA 甲基化的主要形式，也是目前发现的哺乳动物 DNA 甲基化的唯一形式。作为一种相对稳定的修饰状态，DNA 甲基化在 DNA 甲基转移酶的作用下，可随 DNA 复制过程遗传给新生的子代 DNA。

2. 妊娠期高血压疾病与 DNA 甲基化　大量研究显示，在肿瘤和胎盘侵袭过程中，妊娠期高血压疾病的发生与甲基化状态的改变有关。研究表明，胎盘发育缺陷、早期配子的甲基化状态改变与妊娠期高血压疾病的发生密切相关，如患者子痫前期疾病的发生可能与母源染色体上的 CpG 位点甲基化导致的基因沉默、SEPRINA3 启动子区中启动子特定的 CpG 位点去甲基化等现象有关。同时也与胎盘中皮质醇信号和类固醇生成基因的 DNA 甲基化改变有关。p57-Kip2基因沉默失活也可能导致妊娠期高血压疾病。除此以外，妊娠期高血压疾病的发生还与相关酶的启动子区甲基化改变引起的表达失调、基质降解失衡有关，如 MMP、ADAMTS 家族等。

（1）MMP 家族：MMP 是一种依赖锌的蛋白酶，在组织重塑中发挥着重要作用。MMP包括了胶原酶、明胶酶、基质酶、基质酶、膜型 MMP，以及在其他组织表达、分布和底物特异性不同的 MMP。MMP 降解 ECM 中的各种蛋白质，包括胶原蛋白和弹性蛋白。MMP 以pro-MMP 的形式产生，pro-MMP 被其他 MMP 或蛋白酶裂解成活性 MMP。MMP 参与性周期和月经周期子宫内膜组织重塑，可能参与正常妊娠子宫和血管组织重塑。

在子宫缺血学说所提到的病理过程中，MMP-9 与滋养层细胞侵入子宫内膜和肌层形成胎盘密切相关。在妊娠期高血压疾病发生时，血管内皮细胞功能受损主要是由于滋养层细胞侵入母体子宫螺旋动脉过程异常导致，而侵入这一过程须进行 ECM 的降解及组织重建。其中，MMP

对 ECM 的降解是滋养层细胞侵入重要的限速步骤。已证实 MMP 家族中的 MMP-2、MMP-3、MMP-7、MMP-9、MMP-13、MMP-14 都和滋养层细胞侵入有关,为之关系最为密切的是 MMP-9。一些研究显示,MMP-9 水平减少,可能与 miR-519d-3p 和 miR-204 等表达有关;同时也有研究显示,MMP-9 增加,原因可能是一些 MMP-9 的 5′侧包含的序列可以与转录因子结合。患妊娠期高血压疾病的患者中,MMP-9 转录表达的激活可以由-712bp 位点的去甲基化状态增高所致,从而增强与 AP-1、NF-κB、Sp-1 等转录因子的结合。

（2）ADAMTS 家族:含 I 型血小板结合蛋白基序的解聚蛋白样金属蛋白酶（ADAMTS）是一种多结构域的基质金属蛋白酶,在血管生成、胶原加工、凝血、细胞迁移、关节炎等过程中起着重要的作用,其中有几个家族成员是切割凝集素的谷氨酰内肽酶（GLP）。ADAMTS 结构域与其底物的相互作用非常复杂,可能通过分子 C 端间隔区或富含半胱氨酸区域中的凝血酶敏感蛋白 1 型基序和序列进行结合。研究显示,ADAMTS 家族的 CpG 位点的整体去甲基化水平在妊娠期高血压疾病中比正常妊娠妇女高,尤其是 ADAMTS-1、ADAMTS-4、ADAMTS-5 都有显著差异。

ADAMTS-1 转录起始位点中的-944bp 位点附近有 C/EBPa 和 MeCP2 的结合位点,C/EBP 是一组亮氨酸拉链转录因子家族,C/EBPa 在多种器官及组织中有较高表达,如肝、肺、白色和褐色脂肪组织、胎盘;另外,MeCP2 能够结合辅助抑制因子 mSinsA,抑制了基因的转录。ADAMTS-1 去甲基化通过影响 MeCP2、CEBPa 的结合能力,使得患有妊娠期高血压疾病的患者 ADAMTS-1 高表达。而 ADAMTS-4 的-323bp 位有两个结合位点,分别可以与细胞 Ets（c-Ets）和 GATA 家族（GATA-1、GATA-2）结合,因此 c-Ets 和 GATA 家族与 ADAMTS-4 启动子区的结合能力受 ADAMTS-4-323bp 位的去甲基化影响。研究发现,丝氨酸蛋白酶、整合素等与 ECM 降解和重建相关的酶受 Ets-1 调节,多育曲菌素基因及胎盘催乳素 I 基因的转录在体外胚胎滋养层巨细胞中受 GATA-2 调控。多育曲菌素基因及胎盘催乳素 I 基因的减少可由 GATA-2 突变引起,致使胎盘的生理功能失衡。ADAMTS-5 的+72bp 位有多个转录因子的结合位点,以 Ets 家族为主,如 c-Ets、Elk-1 等。转录因子与 ADAMTS-5 启动子区的结合受 +72bp 位甲基化状态的调节。

（3）CYP11A1:为了维持胎盘功能和妊娠,需要大量雌激素和孕酮合成,胎盘合体滋养细胞大量表达类固醇生成途径的基因。CYP11A1 是在编码类固醇激素生物合成步骤中的所需酶和限速酶,有学者认为 CYP11A1 可参与胆固醇转化为孕酮等激素的类固醇合成过程,若发生异常改变可导致妊娠及胎儿的生长发育障碍等。研究发现,子痫前期患者中 CYP11A1 存在低甲基化,胎盘中 CYP11A1 表达上调说明 DNA 甲基化在调控 CYP11A1 表达中有重要作用。而且转录因子活化蛋白 2 因能够与基因启动子的结合且对其他组织中的 DNA 甲基化有影响,被认为可能使胎盘中的 CYP11A1 失活。

（三）妊娠期高血压疾病与组蛋白修饰

1. 组蛋白修饰 组蛋白通过组装成核小体核心颗粒来包装 DNA。随着不断进化,组蛋白折叠结构域蛋白分化为 4 个不同的亚基,这 4 个亚基组成了真核细胞核小体中熟悉的八聚体,即两个 H2A、两个 H2B、两个 H3、两个 H4。组蛋白游离在外的 N 端能够发生多种修饰,如甲基化、乙酰化、泛素化、磷酸化、ADP 核糖基化等,导致基因的转录发生改变。

（1）组蛋白甲基化:表观遗传中的一个重要机制——组蛋白甲基化修饰,通常发生在组蛋白 H3 和 H4 中的精氨酸（R）残基或 N 端的赖氨酸（K）上,涉及的方面有异染色质形成、

X 染色体失活、基因印记及基因转录调控。有研究表明，组蛋白甲基化修饰与早期胚胎细胞发育等有关。

（2）组蛋白乙酰化：基因表观转录调控的重要机制——组蛋白乙酰化修饰。组蛋白被组蛋白乙酰化酶（HAT）及组蛋白去乙酰化酶（histone deacetylase，HDAC）催化完成乙酰化，组蛋白赖氨酸残基可被 HAT 乙酰化，从而使基因转录激活；而组蛋白也可被 HDAC 去乙酰化，从而使基因转录受抑制。因此与组蛋白相关的酶类能够影响基因的表达调控，基因的表达可受乙酰化和去乙酰化的动态平衡控制，如组蛋白在子痫前期乙酰化的状态可能发生失衡。

2. 妊娠期高血压疾病与组蛋白修饰的关系　　研究表明，表观遗传学与子痫前期密切相关，尤其是与组蛋白甲基化、乙酰化修饰关系密切。因此，在正常胚胎的发育和发展过程中，滋养细胞的状态与组蛋白修饰有关。

组蛋白的甲基化修饰主要与胚胎发育有关，影响囊胚细胞的分化结局，在胚胎及胎盘中可能由不同的调节机制所改变，但组蛋白的甲基化修饰与子痫前期的发病机制及滋养层细胞的侵袭作用还有待进一步研究。如 EZ 组蛋白甲基化酶家族中的 EZH2 可以催化 H3K27 甲基化，并通过其他 PcG 蛋白形成 polycomb 抑制复合物而发挥作用。PcG 突变可导致羊膜及绒毛膜的形成不良或合体滋养细胞的形成不良。

组蛋白的乙酰化和去乙酰化之间的动态平衡与基因的表达调控、染色体的结构密切相关。有研究显示，这种动态平衡异常与子痫前期疾病的发生密切相关，如 cAMP/PKA 信号通路可以通过 CBP 介导引起 GCMa 乙酰化，GCMa 又可调节 syncytin-1。CBP 在转录过程中作为一种共转录激活因子，通过提供支架或连接不同的转录因子，从而多元化调控转录。syncytin-1 是一种定位于细胞膜上的反转录病毒产物，特异性表达于胎盘组织中，以滋养层细胞为主，通过编码滋养层细胞融合膜蛋白从而促进滋养层细胞的融合。因此，GCMa 乙酰化能够通过调节 syncytin-1 在滋养层细胞中的表达，从而促进疾病的发生。

综上所述，子痫前期的发病机制与滋养层细胞功能异常相关，而滋养层细胞的功能又被组蛋白修饰包括甲基化及乙酰化状态改变所影响。

（四）妊娠期高血压疾病与非编码 RNA

1. 非编码 RNA

（1）miRNA：是一类小的内源性非编码 RNA。作为重要的转录后调节因子，它们通过与下游靶基因的 3′非翻译区（3′UTR）的特定序列结合而对靶基因进行转录后调节，导致 mRNA 降解或翻译受抑制。据估计，约有 30% 的基因受到至少一种 miRNA 的调控，因此 miRNA 参与了多种生物学过程，包括分化、凋亡、脂代谢、病毒感染、肿瘤发生和神经变性等疾病。同时有研究发现，有部分胎盘组织中存在大量 miRNA，而胎盘组织以"伪肿瘤"的状态存在于孕妇体内，这说明胎盘及胎儿的生长发育与 miRNA 可能有关。

（2）LncRNA：是长度大于 200 个核苷酸的非编码 RNA。研究表明，LncRNA 在剂量补偿效应、表观遗传学调控、细胞周期调控和细胞分化调控等众多生命活动中发挥重要作用。LncRNA 凭借其一级序列及二级和三级结构以多种方式发挥作用。除了通过碱基对与 DNA 和 RNA 伴侣相互作用外，它们还可以折叠成独特的构象，从而与 DNA、RNA 和蛋白质相互作用。重要的是，这些功能并不是相互排斥的，LncRNA 同时利用这些功能的独特能力允许它们对细胞过程产生深远的影响。有大量数据表明，多重 LncRNA 的表达在子痫前期胎盘中失调，证明 LncRNA 与妊娠期的疾病可能有关。

2. 妊娠期高血压疾病与非编码 RNA 的关系　2007 年 Pineles BL 等首次发现，在妊娠期高血压疾病患者胎盘组织中 miRNA 的表达存在着显著的差异性，提示 miRNA 可能与妊娠期高血压疾病的发生、发展相关。近年来，研究人员对妊娠期高血压疾病的研究逐渐转向 miRNA，目前已经证实多个 miRNA 与妊娠期高血压疾病的发病密切相关。

（1）miR-210：作为一种大量表达在人体胎盘组织中的小分子非编码 RNA，能够在缺氧细胞和组织中高表达。有研究显示，胎盘缺氧、胎儿与母体的物质交换发生障碍等可引起滋养层细胞凋亡增加，从而引发 miR-210 下游调控机制的改变，导致妊娠期高血压疾病的发生。除此以外，一些研究表明，miR-210 的表达可以通过缺氧诱导的 NF-κB 与 miR-210 上游的启动子区结合来调节，缺氧程度越高，miR-210 表达越高。NF-κB/miR-210 通路被低氧环境激活后，引起 miR-210/EFNA3 和 miR-210/HOXA9 通路激活，进而导致滋养层细胞的发育异常及血管重构障碍，从而引起疾病的发生。研究证明，妊娠期高血压疾病患者血浆中 miR-210 含量高于健康人群，约是健康人群的 2 倍；轻度子痫前期患者血浆中 miR-210 含量明显高于健康人群，约是健康人群的 4 倍；而在患有重度子痫前期的孕妇血浆中，miR-210 的含量显著的升高，约是正常孕妇的 10 倍，提示随着妊娠期高血压疾病的病情发展，miR-210 的含量也逐渐由低升高。另有研究显示，人体滋养层细胞中，miR-210 可以通过影响钾离子通道调控因子（potassium channel modulatory factor 1，KCMF1）和 1 型血小板反应蛋白 7A（thrombospondin type I domain containing 7A，THSD7A）的表达，从而干扰滋养层细胞功能，进而可以参与子痫前期疾病的发生。

（2）C19MC miRNA：胎盘组织中 C19MC miRNA 水平降低，可能导致相关蛋白在血管生成、应激反应、细胞凋亡、凝血等关键生物学通路方向上调。胎盘血管生成不良、子宫胎盘血灌注不足、缺氧、缺血等情况的发生可诱发局部应激反应、胎盘滋养细胞异常凋亡、凝血-纤溶系统功能障碍，最终导致母体全身炎症反应的广泛发展。有研究表明，已经在母体血浆中发现了 C19MC miRNA（miR-516-5p、miR-517-5p、miR-518b、miR-520a-5p、miR-520h、miR-525、miR-526a），能够区分正常妊娠和非妊娠个体，其主要特征见表 19-1。

表 19-1　C19MC miRNA 的特征

名称	miRBase ID	NCBI 染色体位置	miRNA 序列	胎盘表达特点
hsa-miR-516-5p	hsa-miR-516b-5p	Chr.19：58920508-58920592 [+]	5′-CAUCUGGAGGUAAGAAGCACUUU-3′	特异表达
hsa-miR-517	hsa-miR-517-5p	Chr.19：54215522-54215608 [+]	5′-CCUCUAGAUGGAAGCACUGUCU-3′	高表达
hsa-miR-518b	hsa-miR-518b	Chr.19：54205991-54206073 [+]	5′-CAAAGCGCUCCCCUUUAGAGGU-3′	特异表达
hsa-miR-520a	hsa-miR-520a-5p	Chr.19：54194135-54194219 [+]	5′-CUCCAGAGGGAAGUACUUUCU-3′	高表达
hsa-miR-520h	hsa-miR-520h	Chr.19：54245766-54245853 [+]	5′-ACAAAGUGCUUCCCUUUAGAGU-3′	特异表达
hsa-miR-525	hsa-miR-525-5p	Chr.19：54200787-54200871 [+]	5′-CUCCAGAGGGAUGCACUUUCU-3′	特异表达
hsa-miR-526a	hsa-miR-526a	Chr.19：54209506-54209590 [+]	5′-CUCUAGAGGGAAGCACUUUCU-3′	高度表达

　　循环 miR-516-5p、miR-517-5p、miR-520a-5p、miR-525 和 miR-526a 上调是子痫前期的一种特征现象。胎盘组织能够通过下调 C19MC miRNA（miR-517-5p、miR-520a-5p、miR-525、miR-526a）对妊娠相关疾病（如妊娠期高血压疾病、胎儿生长受限和子痫前期）作出反应，但这些特定的 miRNA 的上调只在子痫前期出现在母体循环中。根据各种生物标志物在胎盘内区域的表达与组织外区域的表达存在差异，因此出现上述现象的原因可能是在胎盘不同区域各种生物标志物的表达不同。胎盘在正常发育过程中不断被重塑，在正常妊娠过程中，母体循环中可能检测到胎源和胎盘来源的细胞外核酸，这些核酸可能会被装入滋养层中的凋亡体或脱落的合胞滋养层微颗粒。研究显示，妊娠期母体循环中存在着循环核酸，因此胎盘的整体状态可能会通过胎盘特异性 C19MC miRNA 的水平反映。

　　（3）miR-206：miR-206 的基因组在子痫前期发挥着重要作用，并在循环和胎盘中均有较高的表达。已被证明，在子痫前期妇女的循环中，T 辅助细胞产生的白介素-17 增加，白介素-17 是一种有效的细胞因子，介导促炎反应，在 miR-206 的下游被表达。还发现，在子痫前期的啮齿动物模型的循环中细胞因子增加，可通过实验验证、交互作用与一些已知的基因直接参与子痫前期的病理，尤其是在胎盘，如血管内皮生长因子（VEGF）、胰岛素样生长因子 1（IGF-1）和缺氧诱导因子 1α（HIF-1α）等。研究证明，胎盘缺氧与子痫前期妇女胎盘组织 VEGF mRNA 表达上调有关，miRNA 是基因表达的"微调器"，对大量基因的影响很小，因此 miR-206 可能参与调控 VEGF 在缺氧反应中的表达。另外，母体 IGF-1 对胎儿和子宫肌瘤血管生长同样具有重要的作用，研究证明 miR-206 在大鼠成肌细胞等一些细胞中可靶向下调 IGF-1 的表达，所以子痫前期胎盘组织中 IGF-1 mRNA 表达下调可能说明与 miR-206 调控有关。

　　（4）其他 miRNA：还有很多 miRNA 与妊娠期高血压疾病有关，如 miR-20a、miR-19a、miR-106a-363、miR-1233、miR-155、miR-126 等。目前，在胎盘的发育、滋养细胞增殖及血管生成等妊娠过程中已经证明 miRNA 具有重要的作用。虽然目前循环中 miRNA 的起源及发生机制尚不完全清楚，也不知道它们是否有特定的靶点，并通过该靶点发挥功能作用，但循环中 miRNA 已在脐带血浆中被检测到，且受外泌体或微粒内特定蛋白的保护，不被降解，这表明血浆中的 miRNA 可能在维持其完整性方面发挥着重要作用，从而可以推测 miRNA 可以为子痫前期及其诊断提供一种新的策略。

　　除此以外，Song X 等研究回顾了胎盘中 LncRNA 的失调和先兆子痫的发病机制，表明 LncRNA 的表达可导致滋养层细胞培养物的功能改变，包括增殖、分化、凋亡和迁移的变化。

（五）展望

　　目前，已有许多学者的研究结果可以证明两者之间有相关性。同时近些年来，有一些研究报道表明，在妊娠期高血压疾病发病的过程中，DNA 甲基化的改变、组蛋白修饰或非编码 RNA 等有望成为妊娠期高血压疾病的早期预测指标。但仍有一些其他表观遗传学机制及具体的作用机制还需要广大学者更加深入的探索。

参 考 文 献

曹南南，顾蔚蓉，2015. 组蛋白修饰与子痫前期发病的研究进展. 现代妇产科进展，24（1）：75-77.

刘力华，杨尚武，王晨虹，2009. 基质金属蛋白酶-9 基因多态性与妊娠高血压疾病的关系研究. 海南医学院学报，15（12）：1551-1553.

罗荣灿，2015. MicroRNA-210 参与子痫前期发病的作用机制研究. 兰州：兰州大学.

孟庆英，尹成芳，周明慧，等，2012. MMP-9 和 IL-12 在妊娠期高血压疾病胎盘上的表达. 中国优生与遗传杂志，20（4）：84-86，137.

唐婷，赵一俏，靳文，等，2017. 妊娠期高血压疾病患者血浆 microRNA-126 的表达及意义. 广东医学，38（19）：2972-2974，2979.

唐瑶，顾蔚蓉，2013. 子痫前期的表观遗传学研究进展. 国际妇产科学杂志，40（3）：215-218.

谢治球，2018. MicroRNA-301b 在妊娠期高血压疾病患者血浆中的表达及意义. 衡阳：南华大学.

邢静，吴维光，2018. 子痫前期孕妇外周血 microRNA-155 和 microRNA-126 表达水平及临床意义. 武警后勤学院学报（医学版），27（6）：485-488.

张琚芳，朱启英，2009. 血管内皮损伤机制在妊娠期高血压疾病中的研究进展. 中国优生与遗传杂志，17（1）：13-15.

Akehurst C，Small HY，Sharafetdinova L，et al. 2015. Differential expression of microRNA-206 and its target genes in preeclampsia. J Hypertens，33（10）：2068-2074.

Arand J，Spieler D，Karius T，et al. 2012. In vivo control of CpG and non-CpG DNA methylation by DNA methyltransferases. PLoS Genet，8（6）：e1002750.

Baker T，Nerle S，Pritchard J，et al. 2015. Acquisition of a single EZH2 D1 domain mutation confers acquired resistance to EZH2-targeted inhibitors. Oncotarget，6（32）：32646-32655.

Cadet JL，McCoy MT，Jayanthi S，2016. Epigenetics and addiction. Clin Pharmacol Ther，99（5）：502-511.

Chen J，Khalil RA，2017. Matrix metalloproteinases in normal pregnancy and preeclampsia. Prog Mol Biol Transl Sci，148：87-165.

Chen S，Chen J，Zhan Q，et al. 2014. H2AK119Ub1 and H3K27Me3 in molecular staging for survival prediction of patients with pancreatic ductal adenocarcinoma. Oncotarget，5（21）：10421-10433.

Chi Z，Zhang M，2018. Exploration of the regulation and control mechanisms of miR-145 in trophoblast cell proliferation and invasion. Exp Ther Med，16（6）：5298-5304.

Choudhury M，Friedman JE，2012. Epigenetics and microRNA in preeclampsia. Clin Exp Hypertens，34（5）：334-341.

Conway E，Healy E，Bracken AP，2015. PRC2 mediated H3K27 methylations in cellular identity and cancer. Curr Opin Cell Biol，37：42-48.

Cunningham MD，Brown JL，Kassis JA，2010. Characterization of the polycomb group response elements of the Drosophila melanogaster invected Locus. Mol Cell Biol，30（3）：820-828.

Escudero CA，Herlitz K，Troncoso F，et al. 2016. Role of extracellular vesicles and microRNA on dysfunctional angiogenesis during preeclamptic pregnancies. Front Physiol，7：98.

Espino Y Sosa S，Flores-Pliego A，Espejel-Nuñez A，et al. 2017. New insights into the role of matrix metalloproteinases in preeclampsia. Int J Mol Sci，18（7）：1448.

Gong Y，Yue J，Wu X，et al. 2006. NSPc1 is a cell growth regulator that acts as a transcriptional repressor of p21Waf1/Cip1 via the RARE element. Nucleic Acids Res，34（21）：6158-6169.

He Z，Lu H，Luo H，et al. 2016. The promoter methylomes of monochorionic twin placentas reveal intrauterine growth restriction-specific variations in the methylation patterns. Sci Rep，6：20181.

Hogg K，Blair JD，McFadden DE，et al. 2013. Early onset pre-eclampsia is associated with altered DNA methylation of cortisol-signalling and steroidogenic genes in the placenta. PLoS One，8（5）：e62969.

Hromadnikova I，Kotlabova K，Hympanova L，et al. 2015. Cardiovascular and cerebrovascular disease associated microRNA are dysregulated in placental tissues affected with gestational hypertension，preeclampsia and intrauterine growth restriction. PLoS One，10（9）：e0138383.

Hromadnikova I，Kotlabova K，Ondrackova M，et al. 2015. Expression profile of C19MC microRNA in placental tissue in pregnancy-related complications. DNA Cell Biol，34（6）：437-457.

Junco SE，Wang R，Gaipa JC，et al. 2013. Structure of the polycomb group protein PCGF1 in complex with BCOR reveals basis for binding selectivity of PCGF homologs. Structure，21（4）：665-671.

Ku M，Jaffe JD，Koche RP，et al. 2012. H2A.Z landscapes and dual modifications in pluripotent and multipotent stem cells underlie complex genome regulatory functions. Genome Biol，13（10）：R85.

Kumar J，Sharma VK，Singh DK，et al. 2016. Epigenetic activation of antibacterial property of an endophytic streptomyces coelicolor strain AZRA 37 and identification of the induced protein using MALDI TOF MS/MS. PLoS One，11（2）：e0147876.

Kumar S，Rao N，Ge R，2012. Emerging roles of ADAMTSs in angiogenesis and cancer. Cancers（Basel），4（4）：1252-1299.

Li H，Fan R，Sun M，et al. 2013. Nspc1 regulates the key pluripotent Oct4-Nanog-Sox2 axis in P19 embryonal carcinoma cells via directly activating Oct4. Biochem Biophys Res Commun，440（4）：527-532.

Li W，Mata KM，Mazzuca MQ，et al. 2014. Altered matrix metalloproteinase-2 and-9 expression/activity links placental ischemia and anti-angiogenic sFlt-1 to uteroplacental and vascular remodeling and collagen deposition in hypertensive pregnancy. Biochemical pharmacology, 89（3）: 370-385.

Lu L, Hou Z, Li L, et al. 2014. Methylation pattern of H19 exon 1 is closely related to preeclampsia and trophoblast abnormalities. Int J Mol Med, 34（3）: 765-771.

Luque A, Farwati A, Crovetto F, et al. 2014. Usefulness of circulating microRNA for the prediction of early preeclampsia at first-trimester of pregnancy. Sci Rep, 4: 4882.

Ma T, Keller JA, Yu X, 2011. RNF8-dependent histone ubiquitination during DNA damage response and spermatogenesis. Acta Biochim Biophys Sin （Shanghai）, 43（5）: 339-345.

Matsuoka Y, Bando T, Watanabe T, et al. 2015. Short germ insects utilize both the ancestral and derived mode of Polycomb group-mediated epigenetic silencing of Hox genes. Biol Open, 4（6）: 702-709.

Nakayama S, Satou K, Orito W, et al. 2016. Ordered expression pattern of Hox and ParaHox genes along the alimentary canal in the ascidian juvenile. Cell Tissue Res, 365（1）: 65-75.

Peixoto AB, Rolo LC, Nardozza LMM, et al. 2018. Epigenetics and Preeclampsia: Programming of Future Outcomes. Methods Mol Biol, 1710: 73-83.

Prajka L, Binder T, 2015. Hyperthyroidism in pregnancy, less common disorder of the thyroid gland complicating the pregnancy. Ceska Gynekol, 80（6）: 444-446.

Ren Z, Cui N, Zhu M, et al. 2018. Placental growth factor reverses decreased vascular and uteroplacental MMP-2 and MMP-9 and increased MMP-1 and MMP-7 and collagen types Ⅰ and Ⅳ in hypertensive pregnancy.Am J Physiol Heart Circ Physiol, 315（1）: H33-H47.

Singh S, Rajput YS, Barui AK, et al. 2016. Fat accumulation in differentiated brown adipocytes is linked with expression of Hox genes. Gene Expr Patterns, 20（2）: 99-105.

So AY, Jung JW, Lee S, et al. 2011. DNA methyltransferase controls stem cell aging by regulating BMI1 and EZH2 through microRNA. PLoS One, 6（5）: e19503.

van Dijk M, Oudejans CB, 2011. STOX1: Key player in trophoblast dysfunction underlying early onset preeclampsia with growth retardation. J Pregnancy, 2011: 521826.

Wakeling LA, Ions LJ, Escolme SM, et al. 2015. SIRT1 affects DNA methylation of polycomb group protein target genes, a hotspot of the epigenetic shift observed in ageing. Hum Genomics, 9: 14.

Wang HY, He XQ, Wang ZG, et al. 2015. AT1R A1166C polymorphism and risk of pregnancy-induced hypertension: a meta-analysis of case control studies. Clin Exp Obstet Gynecol, 42（5）: 634-639.

Wu X, Gong Y, Yue J, et al. 2008. Cooperation between EZH2, NSPc1-mediated histone H2A ubiquitination and Dnmt1 in HOX gene silencing. Nucleic Acids Res, 36（11）: 3590-3599.

Yang AN, Zhang HP, Sun Y, et al. 2015. High-methionine diets accelerate atherosclerosis by HHcy-mediated FABP4 gene demethylation pathway via DNMT1 in ApoE$^{-/-}$ mice. FEBS Lett, 589（24 Pt B）: 3998-4009.

Zhang P, Zhang Y, Mao L, et al. 2009. Side population in oral squamous cell carcinoma possesses tumor stem cell phenotypes. Cancer Lett, 277（2）: 227-234.

Zhang Z, Shi L, Dawany N, et al. 2016. H3K4 tri-methylation breadth at transcription start sites impacts the transcriptome of systemic lupus erythematosus. Clin Epigenetics, 8: 14.

Zhou X, Li Q, Xu J, et al. 2016. The aberrantly expressed miR-193b-3p contributes to preeclampsia through regulating transforming growth factor-β signaling. Sci Rep, 6: 19910.

第20章 LncRNA 与 miRNA 相互作用调控 Rap1A 在同型半胱氨酸致免疫炎症的机制研究

一、课 题 设 计

免疫炎症反应贯穿于同型半胱氨酸（Hcy）致病的全过程，前期研究表明，miRNA 是 Hcy 致病的重要机制，但其受何种因素影响及如何调控仍未清楚。LncRNA 作为新调控因子与 miRNA 在结构上具有一致性，在调节方式上具有相似性，因此探讨两者相互作用方式成为焦点。而 Rap1A 是调控免疫炎症的重要基因，故推测：LncRNA 与 miRNA 通过"海绵吸附"作用调控 Rap1A 是 Hcy 致免疫炎症的重要机制。为了验证该假说，运用基因芯片筛选并确定的 LNC00657 与 miR-144 是 Hcy 致免疫炎症的特性性 LncRNA 和 miRNA；采用免疫共沉淀和生物素特异性探针分别沉淀或下拉与 miR-144 和 LNC00657 结合的复合物，明确两者结合关系；构建 miR-144 生物传感器荧光素酶报告质粒，并与两者过表达质粒和（或）共转染，分析 Rap1A 的变化，揭示两者相互作用调控 Rap1A 致免疫炎症的机制，为防治 Hcy 提供实验依据。

Hcy 是体内甲硫氨酸循环的中间产物，其异常升高危害性大，累及脏器多，血浆 Hcy 每升高 5μmol/L，脑卒中风险增加 59%；Hcy 每降低 3μmol/L，可减少脑卒中风险约为 24%；高血压合并 HHcy 患者的心血管疾病发生率也较单纯高血压患者高出约 3 倍，较正常人高出 12～25 倍，因此探寻防治 HHcy 的新途径成为面临的新课题。免疫炎症反应是由巨噬细胞免疫应答导致的炎症过程，其中巨噬细胞不仅是 HHcy 的重要促发因素，也是众多免疫炎症反应的共同致病途径；Hcy 作为一种新抗原，通过多种机制导致细胞免疫炎症反应，表明免疫炎症反应贯穿 Hcy 致病的全过程。近年来研究表明，miRNA 能抑制靶基因翻译导致其 mRNA 降解，在转录后水平发挥基因沉默效应；课题组前期也证实了 miR-148a/miR-152 是 Hcy 引起动脉粥样硬化的重要机制，但 miRNA 受何种因素调控仍存争议。而 LncRNA 是由 RNA 聚合酶 II 进行转录，能提供多个与蛋白质结合的位点，或与 DNA、RNA 之间通过碱基互补配对原则发生动态性、特异性相互作用的一种新调控因子，LncRNA 与 miRNA 在结构上具有一致性，在调节方式上具有相似性，但关于两者相互作用在调控 Hcy 致免疫炎症反应的机制不清。因此，如能锚定调控免疫炎症反应的关键靶点，阐明 LncRNA 与 miRNA 相互作用的机制，将为防治 Hcy 提供理论依据。

Rap1 是小分子 G 蛋白原癌基因 Ras 超家族成员之一，其可通过构象转换，调节细胞对外界刺激做出相应的反应，起"分子开关"的作用（图 20-1）。根据 Rap 蛋白的氨基酸组成不同，Rap 被分成 Rap1 和 Rap2，Rap1 又分为 Rap1A 和 Rap1B 两种亚型，其中 Rap1A 成为目前关注的焦点。如 Gambaryan S 等发现血管紧张素 II（Ang II）可以抑制 Epac1 和 PKA 激活子，降低猪近端肾小管细胞系 Rap1A GTP 酶活性，增加 NHE3 膜易位，通过 Epac1-Rap1A-NHE3 信号通路诱导炎症趋化因子产生；Pei H 等研究发现 TNF 通过触发 Ca^{2+}，腺苷酸环化酶等激活 phox，而且该过程可能涉及 Rap1A 激活，这条通路为抑制炎症引起的氧化损伤提供了可能；Hashimoto A 等研究发现 PI3K-γ 可以促进 Rap1A 介导骨髓细胞整合素蛋白激活，进而导致肿瘤炎症发生，以上研究提示 Rap1A 通过免疫炎症反应参与多种疾病的调控。Hcy 是体内甲硫氨酸循环的重要中间产物，课题组前期在单核源性泡沫细胞中研究发现，基因脂肪酸结合蛋白 4（fabp4）可激活 Rap1A 共同调控 JAK/STAT 信号通路，促进细胞分泌 IL-1、TNF-α，同时还在 ApoE$^{-/-}$鼠 HHcy AS 模型全血单个核细胞中观察到 MCP-1、IL-6 和 NF-κB 等表达增高，证实了免疫炎症反应是 Hcy 致病的重要机制，预实验结果发现，不同浓度 Hcy 干预巨噬细胞后，Rap1A 表达显著增加，暗示 Rap1A 也参与 Hcy 致巨噬细胞免疫炎症过程，可作为研究的靶点，但 Rap1A 在 Hcy 引起免疫炎症反应中受哪些方式调控尚不清楚。

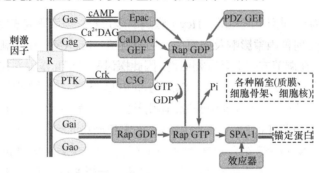

图 20-1　Rap1A 通过构象转换起"分子开关"的作用

Rap1 结合 GTP 或 GDP，在激活与失活两种状态之间切换控制着许多重要的信号通路，在细胞增殖和分化等生物功能中起"分子开关"作用

　　LncRNA 和 miRNA 同属非编码 RNA，miRNA 是一类在进化上高度保守，具有转录后调节活性的单链非编码小分子 RNA，而 LncRNA 是一类转录长度超过 200 个核苷酸的功能性非编码 RNA 分子，这些 LncRNA 和 miRNA 广泛参与了细胞增殖、分化与凋亡等多种过程，成为理想的药物靶点。miRNA 长度为 18～22 个核苷酸，其通过碱基互补配对的方式与靶信使 RNA 结合从而抑制基因表达，Banerjee S 等研究发现，miR-125a 可以抑制 oxLDL 刺激的巨噬细胞对脂质的摄取，并减少炎症因子 IL-2、IL-6 等的分泌；此外，miR-155 还可通过靶向抑制 MAP3K10 基因表达，参与调控 MAPK 通路，进而减少炎症细胞因子的生成，发挥抗 AS 的保护作用，可见 miRNA 经免疫炎症反应参与了心血管疾病的调控。LncRNA 核苷酸链较长，在表观遗传、转录及转录后水平上调控基因表达，Motterle A 等研究发现，单核细胞受炎症刺激后，LncRNA THRIL 表达明显降低，THRIL 被干扰后，TNF-α 和 IL-6 的表达明显下降；Song W 等研究发现，钠尿肽前体 A（NPPA）被认为只在胎儿心肌中表达，但在心肌肥大中可被重新激活，LncRNA NPPA-antisense 通过调控 NPPA 的选择性剪接，影响心房钠尿肽的浓度，进而参与血压的调节，表明 LncRNA 也参与了心血管疾病的调控且免疫炎症反应是其重要机制。Hcy 作为一种免疫刺激分子，其促炎和免疫调节功能已被一些包括分子光谱分析在内的研究所证实；国内外先后报道 Hcy 引起 AS 时 miR-133、miR-200a 等参与了基因表达调控；课题组前期观察到 miR-144 和 LNC00657 有表达且随着 Hcy 的变化而改变，暗示 miR-144 和 LNC00657 是 Hcy 引起免疫炎症的重要调控因子，可作为研究的靶基因，这为进一步研究 Hcy 致免疫炎症反应提供了可能。

　　随着研究的深入，LncRNA 与 miRNA 相互作用成为关注点。已证实一个 LncRNA 或 miRNA 可同时作用于多个靶基因，而一个基因也可同时被多个 LncRNA 或 miRNA 调节，LncRNA 或 miRNA 对基因的调节呈网络状，目前认为其机制主要有：① LncRNA 能与 miRNA 竞争性结合靶基因 mRNA 的 3′UTR，从而对 miRNA 的负向调控机制进行抑制；② LncRNA 能通过细胞内的剪切作用形成 miRNA 的前体，从而加工生产差异性的 miRNA，调控靶基因的表达而发挥功能；③ LncRNA 能发挥内源性 miRNA 海绵的功能，进而抑制 miRNA 表达（图 20-2），可见 miRNA 与 LncRNA 可以多位点、多靶标相互调控，也可通过调控自身的相对丰度来调节两者之间的相互作用。Leung A 等使用 Ang Ⅱ 干预体外培养的平滑肌细胞，发现参与细胞增殖的 miR-221 转录自 LncRNA Ang362，敲除 miR-221 后，LncRNA Ang362 表达下降，表明在心血管疾病中 LncRNA 与 miRNA 存在相互调控关系，但其具体机制仍需进一步探究。一些学者认为，LncRNA 作为内源性 RNA（ceRNA）竞争性结合 miRNA 相应的应答元件（MRE），对 miRNA 的转录后调控进行影响和调控，这种类似 "分子海绵" 作用被认为是 LncRNA 主要的调控方式。Wang K 等证实心肌细胞凋亡相关的 LncRNA CARL 可通过 "内源性海绵" 作用阻断 miR-539 对 PHB2 的失活作用，而维持 PHB2 的正常水平，抑制心肌细胞凋亡，保护心肌细胞，同时进一步使用血管紧张素 Ⅱ 作用于体外培养的心肌细胞后发现，miR-489 表达明显下降，上调 miR-489 后证实，心肌细胞肥大相关 LncRNA CHRF 可作为 miR-489 的 "内源性海绵" 下调 miR-489 的表达水平，从而调控其 MyD88 影响心肌细胞肥大，说明 LncRNA 与 miRNA 的 "内源性海绵" 作用在心血管疾病中扮演着重要的角色。为明确 LncRNA 与 miRNA 间的相互作用，学者们进行了大量的探索，Cesana M 等在研究人和鼠的骨骼肌分化过程中，发现具有 MRE 转录本的 LncRNA 可以竞争性结合 miRNA，调控 miRNA 及其靶基因的表达，同时也受 miRNA 的调控，可见 LncRNA 发挥内源性 miRNA 海绵功能在抑制 miRNA 表达作用中仍存争议。

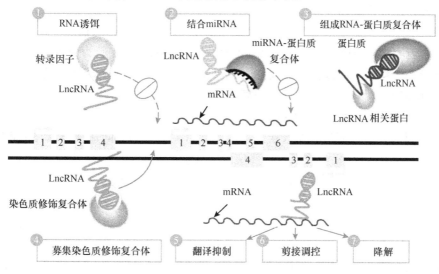

图 20-2　LncRNA 与 miRNA 的调控作用方式

综上所述，Hcy 是心血管疾病的独立危险因子，相关文献和前期研究观察到免疫炎症是 Hcy 引起心血管疾病的重要机制，且 LncRNA 与 miRNA 间相互调控在疾病发生、发展中扮演着重要的角色，但两者间的相互作用机制及与 Hcy 的关系仍处于初步探索阶段。因此，本课题的假说是：Rap1A 是 Hcy 致巨噬细胞免疫炎症过程中的重要靶基因，LNC00657 与 miR-144 分别是 Hcy 致巨噬细胞免疫炎症中的差异性 LncRNA 和 miRNA，LNC00657 与 miR-144 通过 "海绵吸附" 作用调控 Rap1A 表达是 Hcy 致巨噬细胞免疫炎症反应的重要机制（图 20-3）。为了验证以上假说，本课题拟通过饲养 CBS⁻/⁻ 鼠复制 HHcy 动物模型，运用激光共聚焦等检测 Rap1A 表达改变并定位；明确 Rap1A 是 Hcy 致巨噬细胞免疫炎症的重要基因；运用基因芯片技术筛选 Hcy 致免疫炎症反应中的差异性 LncRNA 和 miRNA，并确定二者在巨噬细胞免疫炎症中的作用；运用 LncRNA 数据库预测能够与 LncRNA 相互作用的 miRNA，通过 miRNA 慢病毒感染构建稳定细胞系，确定 miR-144 对特异 LncRNA 表达的影响，揭示 LncRNA 与 miRNA 相互作用对 Hcy 调控单核巨噬细胞 Rap1A 的竞争机制。本课题的实施将有利于阐明 Hcy 引起巨噬细胞免疫炎症反应的分子机制，寻找关键致病环节，为 Hcy 的靶向治疗提供新的干预途径。

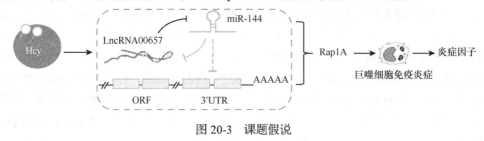

图 20-3　课题假说

二、Ras 家族与心血管疾病

心血管疾病是目前导致全球死亡、发生慢性疾病和残疾的重要原因之一，其临床表现包括胸痛、胸闷、呼吸困难、心悸、水肿等。近年来，心血管疾病发病率和死亡率迅速攀升，涉及的疾病及其发病机制非常广泛，随着研究的深入，有学者发现 Ras 家族与心血管疾病中心肌肥大、动脉粥样硬化等密切相关。

心血管疾病因涉及循环系统又被称为循环系统疾病，主要包括高血压、猝死、心绞痛、急性心肌梗死、冠心病、高血脂、心力衰竭、心律失常、心肌炎等。心力衰竭、心肌梗死、急性冠脉综合征等心血管疾病都被视为危及健康的重要影响因素，是全球死亡、慢性疾病和残疾的主要原因，其临床表现有胸痛、胸闷、呼吸困难、心悸、水肿等。2012 年《全球疾病负担研究》确定了能够导致人类过早死亡的主要原因包括高血压、缺血性心脏病、吸烟和脑血管疾病等。这些危险因素和疾病都与心血管疾病的并发症有关，它们共同造成全球 50%以上人口的死亡及 20%以上人口过早死亡或因严重残疾而失去生命。近年来，随着经济和医学科学的快速发展，公共卫生问题得到了较大改善，人均寿命也呈现逐年稳步增长态势，但中国人群的心血管疾病的发病率和死亡率却迅速攀升，且患者的年龄趋于年轻化。据《中国心血管病报告 2018》指出，目前患心血管疾病的人数有 2.9 亿，其中脑卒中患者 1300 万、冠心病患者 1100 万、心力衰竭 450 万、风湿性心脏病 250 万、先天性心脏病 200 万、高血压 2.45 亿。心血管系统的动态平衡是由一系列相互作用的基因和表观遗传程序所维持，这些程序的不平衡在动脉粥样硬化及其危及生命的并发症、心肌梗死和卒中等复杂疾病过程中起着重要的作用。随着研究的深入，心血管疾病发病机制的研究重点转向 DNA、RNA、蛋白质三者本身及相关的信号转导通路，而 Ras 家族被发现在心肌肥大、动脉粥样硬化等疾病中的通路都起到重要作用，因此，Ras 家族成为心血管疾病的一个重要的研究方向。

（一）Ras 家族简介

20 世纪 60 年代，人们在 Harvey 和 Kirsten 大鼠肉瘤反转录病毒中发现 Ras，这两种反转录病毒被鉴定为从啮齿动物基因组中转导的病毒基因，能够引起小鼠肿瘤，因此被命名为 H-Ras 和 K-Ras。然而，直到 1982 年在人类肿瘤细胞系中发现了这些基因的激活突变形式，才开始对 Ras 进行深入的生化、生物学和结构研究。除了先前描述的 Ras 亚型外，1983 年又发现了第三种亚型，命名为神经母细胞瘤 N-Ras。Ras 引发的信号通路可以调节多种反应，包括基因表达、生长、存活、增殖、内吞作用和细胞运动等。

1. Ras 家族结构   Ras 基因进化较为缓慢,广泛存在于各类真核生物中,如哺乳类动物中的果蝇、真菌、线虫和酵母中等。哺乳动物中 Ras 基因家族主要有 3 个成员:H-Ras、K-Ras、N-Ras,见图 20-4。不同的 Ras 基因具有相似的结构,均分布在全长约 30kb 的 DNA 上,由 4 个外显子组成,其中 K-Ras 的第 4 个外显子有 A、B 两种变异体。研究证明,H-Ras、K-Ras、N-Ras 分别定位于人类 11 号、12 号、1 号染色体短臂。虽然不同 Ras 基因中 4 个外显子上平均分配着 Ras 基因所编码的 P21 序列(K-Ras 基因除外),但因其所含内含子的数目及大小不同,导致基因的结构和功能也有所不同。

作为一种膜结合型的 GTP/GDP 结合蛋白,Ras 蛋白存在于细胞膜内侧,因分子质量为 21kDa,也可将其称为 P21 蛋白。3 种不同的 Ras 原癌基因可编码 4 种不同的 Ras 相关蛋白,包括 N-Ras、H-Ras、K-Ras4A、K-Ras4B。组成 Ras 蛋白的两个重要结构组分是催化结构域——G 结构域和 C 端高变区(HVR)。催化 G 结构域在 3 种同型中高度同源,含有磷酸结合环(P 环)和两部分核苷酸结合开关区(Switch Ⅰ 和 Switch Ⅱ)。Ras 催化活性与位于这些基序内所有经常突变的氨基酸残基(Gly12、Gly13 和 Gln61)密切相关。HVR 是 Ras 蛋白转运至质膜所需的翻译后修饰位点,HVR 中序列改变可导致 Ras 亚型改变,同时不同的酶进入 HVR,可引起不同的翻译后修饰过程。

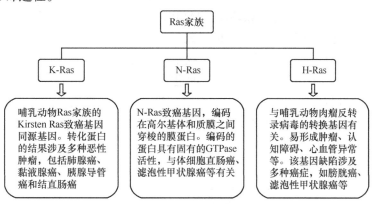

图 20-4   哺乳动物 Ras 基因分类

2. Ras 功能   Ras 蛋白是二元分子开关,其在活性鸟苷三磷酸(guanosine triphosphate,GTP)结合状态和无活性鸟苷二磷酸(GDP)结合状态之间循环,正常情况下,细胞与 GDP 结合的无活性形式通过鸟嘌呤核苷酸交换因子(GEF)的刺激转化为细胞与 GTP 结合的活性形式,且这种转化是可逆的。这种细胞反应的发生与相关酶类的激活、第二信使大量产生有关。因此,在正常细胞中,作为细胞活动关键变化(如细胞增殖和存活)的分子开关,严格调控 Ras 蛋白的转化过程对于维持细胞及整个生物体的稳态有着非常重要的作用。

3. Ras 传导通路   目前关于 Ras 传导通路的研究主要包括两方面:一方面是 Ras 上游传导通路;另一方面是 Ras 下游传导通路——Ras/Raf 通路、Rho/Rac 通路等。在下游传导通路中,人们主要以 Ras/Raf 通路的研究为主。

(1)Ras 上游传导通路:Ras(P21)蛋白是 GTP 结合蛋白(一种细胞信息传递的偶联因子)中的一种蛋白,主要存在于细胞膜内侧,可以通过 GTP 与 GDP 的相互转化来将细胞外的生长分化信号传入细胞内。细胞表面受体接收信号引起 GEFS 激活 Ras,并与 Ras-GDP 复合体结合，引起复合体发生解离。此时，细胞中浓度较高的 GTP 随着 GEFS 的释放而自发地与游离的 Ras 结合。有研究发现，Ras 被激活的途径与磷酸化的受体、生长因子受体结合蛋白（Grb2）、Src 同源区 2/3 结构域、C3G 等靶蛋白、Crk 的 SH3 结构域等有关，通过这几种因子的介导，最终在 Ras 相邻的细胞膜上发现了鸟苷酸交换因子，进一步引起 Ras 与 GTP 结合。而通过 GTP 酶激活蛋白（gtpase activating protein，GAP）能够促进内在 Ras GTPase 活性，使GTP 水解为 GDP，GAP 通过影响 Ras 催化机制导致 Ras 失活和信号衰减。因此，Ras 蛋白的信号增强或衰减可以由 Ras 与 GTP 和 GDP 结合形式的不断转化进行适当调节，使细胞内能够接收相关的生长分化信号。有研究表明，血管生成过程、Ras 依赖性肿瘤细胞增殖等可能受Ras 表达所引起的血管生长因子调控。

（2）Ras 下游传导通路

1）Ras/Raf 通路：RAF/MAPKK/MAPK 激酶三层级联是 Ras GTP 酶信号通路在正常状态和疾病状态下重要的效应级联。级联的信号传递始于 Raf 家族的成员从胞液被招募到质膜上，继而与有活性的 Ras-GTP 结合。Raf 与 Ras 的结合引起构象变化，促进 Raf 发生二聚化，进而通过变构机制介导激酶的激活，变构机制通常涉及 B-Raf/C-Raf 异二聚体。一旦激活，Raf 启动顺序磷酸化（MAPKKK-MAPKK-MAPK），最终导致 MAPK 激活和特定反应所需的关键底物下游磷酸化。Raf 除了在信号前向传输中的核心功能外，还能够激活 MAPK、参与抑制反馈环、控制 Ras 通路信号的持续时间和幅度。MAPK 被激活后可激活细胞核内的反式作用因子进而调控核内基因表达（图 20-5、图 20-6）。或者刺激结合于 myc 基因特异性 DNA 序列上的转录因子的形成，从而启动转录，诱导 D 型细胞周期蛋白的表达，在细胞分裂周期中发挥作用。但同时有研究表明，细胞分裂周期中 G_1 期进展不仅被 Ras/Raf 通路调控，Ras/Raf 通路中每一个信号蛋白质可以被多个上游蛋白质所激活，即有另外的靶蛋白，如 Raf、MAPK 可被不含有 Ras 蛋白的通路所激活，并且 Raf 激酶活性不能被 Ras 蛋白与 Raf 单独结合促进，还需与其他蛋白质结合进行激活。

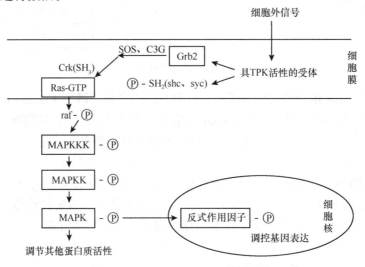

图 20-5　Ras-RAF-MAPK 传导通路

TPK：酪氨酸蛋白激酶；Grb2：生长因子受体结合蛋白；SOS：鸟苷酸交换因子；C3G：是一种鸟嘌呤核苷酸交换因子；SH_2：Src同源结构域 2；SH_3：Src 同源结构域 3；Crk：激酶的 CT10 调节因子；GTP：三磷酸鸟苷；MAPK：丝裂原活化蛋白激酶；MAPKK：MAPK 激酶；MAPKKK：MAPKK 激酶；P：磷酸化

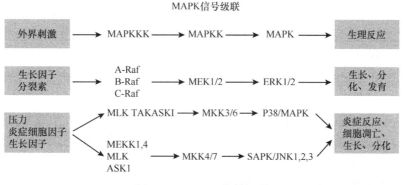

图 20-6　MAPK 信号级联

MAPK：丝裂原活化蛋白激酶；MAPKK：MAPK 激酶；MAPKKK：MAPKK 激酶；Raf：丝氨酸/苏氨酸蛋白激酶；MEK：MAPK/ERK

激酶；ERK：细胞外信号调节蛋白激酶；MLK：混合连接激酶；TAK：TGF-β 激活的蛋白酶原；ASK：凋亡信号调节激酶；MKK：MAPK

激酶；P38/MAPK：p38 蛋白/丝裂原活化蛋白激酶；MEKK：有丝分裂原激酶；SAPK/JNK：应激活化蛋白激酶/c-Jun 末端激酶

2）Rho/Rac 通路：Rho 家族的小 GTP 酶（Rho、Rac 和 Cdc42）作为分子开关，当与 GDP 结合时，它们是非活性的；当与 GTP 结合时，它们与细胞骨架效应器相互作用，影响细胞运动、吞噬和胞质分裂等活动中的细胞形状变化。胞质分裂是一个细胞分裂为两个细胞的物理过程，它是由肌动蛋白收缩环的收缩所驱动的，可通过 Rho 家族 GTP 酶信号作用在细胞分裂末期开始的分裂平面上形成。而 R-Ras 可通过调节 Rho 和 Rac 活性在细胞迁移中发挥关键作用，从而调节膜突出和迁移。有研究显示，通过激活下游靶点 Rho 激酶，一方面，MAPK 被激活及肌动蛋白重构，导致细胞核内接收到由 MAPK 传递的信号（Rac 和 Cdc42 介导）；另一方面，Src 和 fos 启动子经过 Rho 刺激达到转录调节的作用。根据 Cdc42 等传导信号不通过 Rac 但却影响了 Rho 的活性这一研究可以发现，具体的信号转导通路并不是单一的一对一传导，而是存在交叉联系的。另外，Rho 在细胞癌变过程中起到重要作用，其原因可能是 Jun N 端激酶能够被 Rac 和 Cdc42 激活，进而与 Elk1、Jun 和 ATF2 等转录因子结合，或者 Rho 抑制 P21$^{Waf1/cip1}$（cyclin 依赖性激酶抑制剂）的诱导，从而影响 Ras 促使细胞从 G$_1$ 期进入 S 期。P21$^{Waf1/cip1}$ 是一种 Ras 通路效应物，可通过干扰细胞周期蛋白依赖性激酶（Cdk）和细胞周期蛋白之间的相互作用而起到抑制肿瘤和阻止细胞周期进程的作用。

（二）Ras 与心血管疾病

Ras 蛋白与人类疾病高度相关，大量研究表明多种癌症中存在 Ras 突变。人类 Ras 蛋白的突变及 Ras 信号通路中已知的调节因子，已经被证明与发育障碍 I 型神经纤维瘤病、心脏-面部-皮肤病、Noonan 综合征、Costello 综合征（面-皮肤-骨骼综合征）和 LEOPARD 综合征等相关，统称为 Ras 病变。这些遗传疾病发病的共同原因可能是共同存在 Ras/MAPK 信号失调和表型重叠，颅面异常、心脏畸形、认知能力受损和癌症风险增加等都可能与之相关。除此以外，Ras 家族与心血管疾病中心肌肥大、动脉粥样硬化等疾病密切相关。

1. Ras 蛋白与心肌肥大　心肌肥大的发病机制复杂而又多样。有研究认为，Ras 蛋白可导致心肌肥大，进而形成心血管疾病和心力衰竭。

在一些早期的研究中，有学者发现 Ras 基因可以在新生大鼠心脏中表达。Ras 基因在心肌负荷时表达会增加，因此，增加的 Ras 基因表达产物可被一些促心肌生长因子利用，通过酶的作用（蛋白激酶 C 和磷酸肌醇激酶等）增加细胞内的钙离子，促进 fos 和 myc 的表达，从而引起细胞的增生和肥大。除此以外，心肌负荷的增加会受到高血压、缺血性心脏病、心脏瓣膜疾病等的影响，这些疾病能够通过促进去甲肾上腺素、血管紧张素等激素的释放，导致一些癌基因在心肌细胞中表达，生成神经生长因子（NGF）、血小板源性生长因子（PDGF）等生长因子，这些激素和生长因子会对 mos、mas 等所表达的受体等产生影响，然后通过蛋白激酶、G 蛋白（Ras 或 src 等癌基因所表达）使细胞内第二信使生成并被激活，继而作用于细胞核内的 mye、fos、jun 等癌基因中，引发 DNA 和蛋白质的合成受到调控，生成并增殖细胞，最终导致心肌肥大。而血管紧张素和某些生长因子又可被增生和肥厚的心肌再次促进，再反馈性的引起心肌的增生，形成恶性循环。

迄今为止，关于 Ras 信号在心脏环境中作用的研究主要集中在 H-Ras 亚型上。早期的研究表明，促进心肌细胞肥大的激动剂干预细胞会引起 Ras 的激活，其特征是细胞大小的增加和胚胎基因表达的激活；活化 H-Ras 的表达可以促进心肌细胞肥大，主要表现在内源性 H-Ras 介导血流动力学应激引起的心肌肥大，并在一定程度上通过激活 Akt 对小鼠心脏具有心脏保护功能。

针对 Ras 蛋白在心脏中的研究，Raf-MEK-ERK、PI3K/Akt 和 MEKK1/JNK 等成熟的下游信号通路具有改变心脏生长和功能的潜力。而在这几条通路中，通过抑制心脏中显性负性突变体表达而导致 Raf 受抑后，能够减轻由压力超负荷导致的小鼠心肌肥大，这说明 Raf-MEK-ERK 信号通路可能是心脏生长的中间环节。Raf 信号可能分化上游 ERK，以调节肥大性反应；另有研究发现压力超负荷对敲除 Akt1 基因的小鼠有严重影响。

如在转基因动物中，肌球蛋白轻链 2V 启动子驱动激活引起的 H-Ras12V 表达可导致左心室重量增加、心肌肥大基因表达和功能失代偿，从而支持了 H-Ras 能够促进心肌细胞肥大的假说，并提示心肌 H-Ras 活性增加会对心脏造成不良反应，而这种反应是可逆的，与 SERCA2a 功能的改变或细胞中钙离子通道改变而导致的钙离子摄取变化有关。但在慢性压力超负荷的心脏中，能够促进心肌细胞肥大的 H-Ras 具有心脏保护作用。有研究发现，在压力超负荷的 H-Ras 缺失性心脏中，Akt 和 ERK 磷酸化明显减少，所以在体外抑制 Akt 的活化过程可减弱 H-Ras 诱导的心肌细胞肥大；在体内恢复 Akt 信号可能在压力负荷过重的 H-Ras 缺失性心脏中具有挽救心功能的作用。

2. Ras 基因与动脉粥样硬化　动脉粥样硬化是心肌梗死（心脏病发作）、卒中、不稳定型心绞痛（缺血性心脏病）和心源性猝死的根本原因。在由一系列相互作用的基因和表观遗传程序调控的血管动态平衡中，血管内皮细胞是这一内环境稳定网络调节中的重要位点。正常情况下，这种细胞支持身体各组织和器官的正常运作。在疾病中，大动脉壁内的细胞内皮功能障碍是动脉粥样硬化性心血管疾病局部和全身表现的一个重要因素，如在冠心病患者中，冠状动脉内皮功能障碍、一氧化氮释放减少及功能活性减弱等生理刺激可引起冠状动脉舒张反应减弱。

内皮细胞可通过管状形态发生形成管腔，继而成熟为功能血管，为缺氧组织提供新的供氧血。若内皮细胞发生障碍，即有病理血管生成，血管形态发生受到损害，导致新生血管形成缺陷。在小管上皮生成中，因为微管细胞骨架可以确定细胞极性和支持顶端表面，表明管腔结构的建立与微管细胞骨架的形成有密切关系。腔蛋白和膜组分可以沿着微管的囊泡运输被转运到顶端质膜，从而促进细胞极化和管腔形成。一项体外研究同时也证明了微管网络对内皮细胞极化、内腔化和内皮管腔结构的稳定起到重要作用。在细胞迁移或分裂过程中，微管具有一个重要特性，即动态不稳定性，微管的长度通过微管聚合和快速解聚之间进行切换从而发生动态改变，而内皮管腔形成和维持需要微管结构的持久稳定。

　　Akt 是血管内皮生长因子（VEGF）在血管生成中的重要中介因子，其可以通过依赖于 mTOR 机制破坏内皮屏障功能，增加血管通透性。磷酸肌醇 3-激酶（PI3K）/Akt 信号通路介导 VEGF 进而诱导一氧化氮生成并刺激内皮血管生成。Ackah 等报道了敲除小鼠体内的 Akt1 基因会损害缺血后肢体修复性血管生成，因此，Akt1⁻/⁻ 小鼠表现出几乎闭塞的肢体再灌注，血流恢复很少。然而，研究人员同时发现 Akt1⁻/⁻ 小鼠的缺血肌肉的血管密度与野生型小鼠的对照常氧肌肉的血管密度相当，这一发现表明，Akt1 缺乏不仅损害了内皮细胞的增殖能力，而且显著损害了新生血管的形态发生，使这些血管无法支持缺血组织的再灌注和再氧合。

　　有研究指出，在 PI3K/Akt 信号通路中，R-Ras 是内皮细胞中微管稳定性的关键调节因子。当 R-Ras 被激活时，Akt 能够强烈且持续地稳定内皮细胞中的微管细胞骨架，促进内皮管腔的形成。R-Ras 的功能不同于 H-Ras 和 K-Ras 等初始 Ras 蛋白，如 H-Ras 可通过 PI3K/Akt 和 Raf-ERK 通路介导 VEGF 进而生成血管，促进内皮细胞增殖和迁移。与之相反，由 R-Ras 引起的 Akt 信号在血管生成中具有独特的作用，这种作用可能是仅通过激活 PI3K/Akt 途径，抑制糖原合酶激酶，从而限制了血管的萌发、分支、内皮细胞的迁移和渗透性，导致内皮细胞中的微管稳定从而促进管腔的形成。除此以外，R-Ras 还可促进周细胞与新生血管的联系，增强内皮屏障的完整性。在缺乏 R-Ras 的情况下，缺血肌肉会产生许多无管腔血管。这些有缺陷的血管不能参与血液循环系统，不能为缺血性病变的恢复提供氧气和营养，缺乏 R-Ras 的小鼠出现大面积组织坏死和大量肌肉丢失。而当 R-Ras 信号转导的内皮细胞靶向恢复后，这些小鼠的血管腔和灌注同样得以恢复。因此，在血管再生过程中，R-Ras 在血管的成熟中起着至关重要的作用。

　　VEGF 和 R-Ras 信号可通过不同的方式激活 Akt。在 VEGF 激活后 Akt 聚集在核周区域，而依赖于 R-Ras 的 Akt 的激活导致活化的 Akt 沿着微管细胞骨架及核周区域聚集。VEGF-Akt 信号的作用主要偏向于血管萌发和渗透率诱导，且自身不能促进血管腔的形成；而依赖于 R-Ras-Akt 传导的信号可通过稳定微管的细胞骨架结构促进管腔形成，支持管腔结构，还可以限制过度的、非生产性的内皮细胞萌发，并阻断 VEGF 诱导的黏附连接的破坏，以保持内皮细胞屏障的完整性，由此可见，R-Ras 激活 Akt 可以影响修复性血管生成过程中的管腔形成。因此，VEGF 和 R-Ras 通路通过互补作用，生成功能血管，用于组织缺血后的恢复，任何一方的缺失都将可能引起血管生成障碍，导致疾病的发生，见图 20-7。

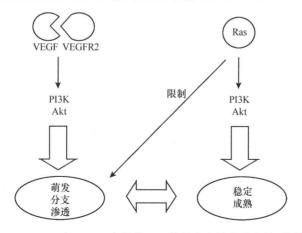

图 20-7　VEGF 与 R-Ras 介导的 Akt 信号在血管生成中的不同作用

VEGF：血管内皮生长因子；VEGFR：血管内皮生长因子受体；PI3K：磷脂酰肌醇-3 激酶

尽管有研究证明了 R-Ras-Akt 轴调控微管的重要性，但这些发现并不排除 R-Ras 的其他通路对血管腔生成的潜在贡献。整合素、细胞外基质的黏附和 VE-钙黏蛋白的稳定对上皮细胞和内皮细胞极性及管腔形成同样具有重要意义。R-Ras 通过整合素激活和 VE-钙黏蛋白稳定增强细胞基质和细胞黏附。这些因子和 R-Ras 的微管稳定效应可能共同作用于血管功能的发展。

（三）展望

某些原癌基因表达增强可能会引起相关生长因子增多，导致由动脉内皮的损伤、生长因子释放等引起的心血管疾病发生，如动脉粥样硬化、高血压、心肌肥大等。而 Ras 家族及其所编码的蛋白质在这一病理变化中起到了重要作用。

到目前为止，虽已证实 Ras 家族与心血管疾病有很大的联系，然而，Ras 家族与心血管疾病的一些具体疾病的具体机制还有待进一步研究。

参 考 文 献

胡盛寿，高润霖，刘力生，等，2019.《中国心血管病报告 2018》概要. 中国循环杂志，34（3）：209-220.

张思煜，2017. 具有多重翻译后修饰 Ras 蛋白质的合成及功能研究. 北京：清华大学.

张啸飞，胡大一，丁荣晶，等，2012. 中国心脑血管疾病死亡现况及流行趋势. 中华高血压杂志，20（6）：600.

周玉杰，汪丽蕙，邓洁焰，1998. Ras 基因及 P-（21）蛋白与心血管疾病. 中国介入心脏病学杂志，（1）：44-46.

Banerjee S, Cui H, Xie N, et al. 2013. MiR-125a-5p regulates differential activation of macrophages and inflammation. J Biol Chem, 288（49）：35428-35436.

Catena C, Colussi G, Sechi LA, 2015. Response to "plasma homocysteine levels and endothelial dysfunction in cerebro- and cardiovascular diseases in the metabolic syndrome". Am J Hypertens, 28（12）：1490.

Cesana M, Cacchiarelli D, Legnini I, et al. 2011. Bozzoni I a long non-coding RNA controls muscle differentiation by functioning as a competing endogenous RNA. Cell, 147（2）：358-369.

Chavan TS, Muratcioglu S, Marszalek R, et al. 2016. Plasma membrane regulates Ras signaling networks. Cell Logist, 5（4）：e1136374.

Chen Y, Zhao S, Wang Y, et al. 2014. Homocysteine reduces protein S-nitrosylation in endothelium. Int J Mol Med, 34（5）：1277-1285.

Daiber A, Xia N, Steven S, et al. 2019. New therapeutic implications of endothelial nitric oxide synthase（eNOS） function/dysfunction in cardiovascular disease. Int J Mol Sci, 20（1）：187.

Fan XN, Zhang SW, 2015. LncRNA-MFDL：identification of human long non-coding RNA by fusing multiple features and using deep learning. Mol Biosyst, 11（3）：892-897.

Gambaryan S, Butt E, Tas P, et al. 2006. Regulation of aldosterone production from zona glomerulosa cells by ANG Ⅱ and cAMP：evidence for PKA-independent activation of CaMK by cAMP. Am J Physiol Endocrinol Metab, 290（3）：E423-433.

Hashimoto A, Tanaka M, Takeda S, et al. 2015. Cilostazol induces PGI2 production via activation of the downstream epac-1/Rap1 signaling cascade to increase intracellular calcium by PLCε and to activate p44/42 MAPK in human aortic endothelial cells. PLoS One, 10（7）：e0132835.

Herbert SP, Stainier DY, 2011. Molecular control of endothelial cell behaviour during blood vessel morphogenesis. Nat Rev Mol Cell Biol, 12：551-564.

Huang T, Li K, Asimi S, et al. 2015. Effect of vitamin B-12 and n-3 polyunsaturated fatty acids on plasma homocysteine, ferritin, C-reaction protein, and other cardiovascular risk factors：a randomized controlled trial. Asia Pac J Clin Nutr, 24（3）：403-411.

Ishihara S, Nishikimi A, Umemoto E, et al. 2015. Dual functions of Rap1 are crucial for T-cell homeostasis and prevention of spontaneous colitis. Nat Commun, 6：8982.

Jing J, Xiong S, Li Z, et al. 2015. A feedback regulatory loop involving p53/miR-200 and growth hormone endocrine axis controls embryo size of zebrafish. Sci Rep, 5：15906.

Komatsu M, Ruoslahti E, 2005. R-Ras is a global regulator of vascular regeneration that suppresses intimal hyperplasia and tumor angiogenesis. Nat Med, 11：1346-1350.

Kusakabe Y, Ishihara M, Umeda T, et al. 2015. Structural insights into the reaction mechanism of S-adenosyl-L-homocysteine hydrolase. Sci Rep, 5：16641.

Li F, Sawada J, Komatsu M, 2017. R-Ras-Akt axis induces endothelial lumenogenesis and regulates the patency of regenerating vasculature. Nat Commun, 8（1）: 1720.

Lim SS, Vos T, Flaxman AD, et al. 2012. A comparative risk assessment of burden of disease and injury attributable to 67 risk factors and risk factor clusters in 21 regions, 1990-2010: a systematic analysis for the Global Burden of Disease Study 2010 .Lancet, 380（9859）: 2224-2260.

Lopez-Sanchez C, Franco D, Bonet F, et al. 2015. Reciprocal repression between Fgf8 and miR-133 regulates cardiac induction through Bmp2 signaling. Data Brief, 5: 59-64.

Matsuda T, Jeong JI, Ikeda S, et al. 2017. H-Ras Isoform mediates Protection Against Pressure Overload-Induced Cardiac Dysfunction in Part Through Activation of Akt. Circ Heart Fail, 10（2）: e003658.

Michael JV, Wurtzel JG, Goldfinger LE, 2016. Regulation of H-Ras-driven MAPK signaling, transformation and tumorigenesis, but not PI3K signaling and tumor progression, by plasma membrane microdomains. Oncogenesis, 5（5）: e228.

Motterle A, Pu X, Wood H, et al. 2012. Functional analyses of coronary artery disease associated variation on chromosome 9p21 in vascular smooth muscle cells. Hum Mol Genet, 21（18）: 4021-4029.

Niihori T, Aoki Y, Narumi Y, et al. 2006. Germline KRAS and BRAF mutations in cardio-facio-cutaneous syndrome. Nat Genet, 38: 294-296.

Pei H, Song X, Peng C, et al. 2015. TNF-α inhibitor protects against myocardial ischemia/reperfusion injury via Notch1-mediated suppression of oxidative/nitrative stress. Free Radic Biol Med, 82: 114-121.

Pircher A, Bakowska-Zywicka K, Schneider L, et al. 2014. An mRNA-derived non-coding RNA targets and regulates the ribosome. Mol Cell, 54（1）: 147-155.

PLOS Genetics Staff, 2016. Correction: fMiRNA-192 and miRNA-204 directly suppress LncRNA HOTTIP and interrupt GLS1-mediated glutaminolysis in hepatocellular carcinoma. PLoS Genet, 12（1）: e1005825.

Ramos-Kuri M, Rapti K, Mehel H, et al. 2015. Dominant negative Ras attenuates pathological ventricular remodeling in pressure overload cardiac hypertrophy .Biochim Biophys Acta, 1853（11 Pt A）: 2870-2884.

Rodriguez-Viciana P, Tetsu O, Tidyman WE, et al. 2006. Germline mutations in genes within the MAPK pathway cause cardio-facio-cutaneous syndrome. Science, 311: 1287-1290.

Sandri C, Caccavari F, Valdembri D, et al. 2012. The R-Ras/RIN2/Rab5 complex controls endothelial cell adhesion and morphogenesis via active integrin endocytosis and Rac signaling. Cell Res, 22（10）: 1479-1501.

Sawada J, Urakami T, Li F, et al. 2012. Small GTPase R-Ras regulates integrity and functionality of tumor blood vessels. Cancer Cell, 22: 235-249.

Serban D, Leng J, Cheresh D, 2008. H-ras regulates angiogenesis and vascular permeability by activation of distinct downstream effectors. Circ Res, 102: 1350-1358.

Sigurbjornsdottir S, Mathew R, Leptin M, 2014. Molecular mechanisms of de novo lumen formation. Nat. Rev. Mol. Cell Biol, 15: 665-676.

Simanshu DK, Nissley DV, McCormick F, 2017. RAS proteins and their regulators in human disease. Cell, 170（1）: 17-33.

Song W, Wang H, Wu Q, 2015. Atrial natriuretic peptide in cardiovascular biology and disease（NPPA）. Gene, 569（1）: 1-6.

Strilić B, Kucera T, Eglinger J, et al. 2009. The molecular basis of vascular lumen formation in the developing mouse aorta. Dev Cell, 17: 505-515.

Travers T, López CA, Van QN, et al. 2018. Molecular recognition of RAS/RAF complex at the membrane: Role of RAF cysteine-rich domain. Sci Rep, 8（1）: 8461.

Wang J, Jiang Y, Yang A, et al. 2013. Hyperhomocysteinemia-induced monocyte chemoattractant protein-1 promoter DNA methylation by nuclear factor-κB/DNA methyltrans- ferase 1 in apolipoprotein E-deficient mice. Biores Open Access, 2（2）: 118-127.

Wang J, Lei ZJ, Guo Y, et al. 2015. MiRNA-regulated delivery of lincRNA-p21 suppresses β-catenin signaling and tumorigenicity of colorectal cancer stem cells. Oncotarget, 6（35）: 37852-37870.

Wang K, Liu F, Zhou LY, et al. 2014. The long non-coding RNA CHRF regulates cardiac hypertrophy by targeting miR-489. Circ Res, 114（9）: 1377-1388.

Westenskow PD, Kurihara T, Aguilar E, et al. 2013. Ras pathway inhibition prevents neovascularization by repressing endothelial cell sprouting. J. Clin Invest, 123: 4900 - 4908.

Yang AN, Zhang HP, Sun Y, et al. 2015. High-methionine diets accelerate atherosclerosis by HHcy-mediated FABP4 gene demethylation pathway via DNMT1 in ApoE$^{-/-}$ mice. FEBS Lett, 589（24 Pt B）: 3998-4009.

Zanin RF, Bergamin LS, Morrone FB, et al. 2015. Pathological concentrations of homocysteine increases IL-1β production in macrophages in a P2X7, NF-κB, and erk-dependent manner. Purinergic Signal, 11（4）: 463-470.

Zeeb M, Strilic B, Lammert E, 2010. Resolving cell-cell junctions: lumen formation in blood vessels. Curr. Opin. Cell Biol, 22: 626-632.

Zhang HP, Wang YH, Cao CJ, et al. 2016. A regulatory circuit involving miR-143 and DNMT3a mediates vascular smooth muscle cell proliferation induced by homocysteine. Mol Med Rep. Mol Med Rep, 13（1）: 483-490.

Zhu J, Chen T, Yang L, et al. 2012. Regulation of microRNA-155 in atherosclerotic inflammatory responses by targeting MAP3K10. PLoS One, 7（11）: e46551.

第21章　MAP1S 调控 TLR 信号通路介导同型半胱氨酸引起泡沫细胞自噬的分子机制

一、课 题 设 计

同型半胱氨酸（Hcy）是动脉粥样硬化（AS）的独立危险因子，危害性大，但机制未清。文献报道细胞自噬参与了以 AS 病变为基础的心血管疾病的调控，且前期研究提示 Toll 样受体（TLR）可激活细胞自噬，而 MAP1S 在调控细胞自噬中起到"开关"作用，可作为潜在干预靶位，但 MAP1S 调控 TLR 通路作用于接头蛋白介导 Hcy 引起泡沫细胞自噬的机制未见报道。本课题拟采用组织膜杂交等检测组织中 MAP1S 的表达与分布情况并确定 TLR 的亚型，明确其在 Hcy 引起 AS 中的作用；构建激活状态的 TLR4 质粒并转染细胞，免疫荧光技术分析微管相关蛋白 1 轻链 3（LC3）聚集体的形成及变化，探讨 MAP1S 及 TLR4 在细胞自噬中的作用；利用特异性抗体对细胞内 MyD88 和 LC3 进行定位并检测其含量，免疫共沉淀观察将 MyD88 转运至 LC3- II 促自噬体成熟的变化，探讨 Hcy 经 MAP1S 调控 MyD88 结合于自噬体引起 AS 的机制，为 Hcy 的防治提供潜在药靶。

AS 是由脂代谢异常、免疫紊乱等多种因素作用的一种慢性代偿性炎症反应，是遗传和环境因素共同作用的结果。循证医学证据表明高同型半胱氨酸血症是 AS 的独立危险因子，其危害性不亚于高脂血症，降低 Hcy 是协同防治心血管疾病的重要策略。自噬是细胞的一种自我保护机制，课题组利用 qRT-PCR 和蛋白印迹等在 HHcy AS 动物模型斑块组织中检测到 LC3- II 和 Beclin-1 降低，观察到细胞自噬是 Hcy 引起 AS 的重要机制；同时研究还发现给予 $100\mu mol/L$ Hcy 干预泡沫细胞后，细胞内炎症因子 IL-1、IL-6、TNF-α 等分泌明显增加，提示 Hcy 通过免疫炎症反应参与了 AS 的形成；Shi M 等在心血管疾病中发现常伴随 TLR 信号激活的细胞自噬现象，因此针对 TLR 信号通路的靶向治疗的研究成为焦点。MAP1S 是近年来新发现的自噬相关因子，在各种组织中广泛表达，在疾病中扮演着重要的角色，但关于 MAP1S 经 TLR 通路介导 Hcy 引起细胞自噬调控 AS 的机制未见报道。可见如以 Hcy 引起细胞自噬为出发点，以 MAP1S 介导 TLR 通路为靶标，深入探讨其调控机制，将为防治 AS 提供理论依据。

细胞自噬是指由自噬相关基因介导的、待降解底物被一种双层膜结构包裹形成自噬体并运输到溶酶体发生膜融合、由溶酶体中的水解酶消化细胞自身蛋白质或细胞器以支持细胞更新的过程。目前已发现 30 多种自噬相关基因（ATG）在自噬诱导、自噬体形成、自噬体与溶酶体膜的融合及自噬体的降解阶段发挥着重要的作用，ATG 主要包括 Atg1/ULK1 蛋白激酶复合体、III 型 PI3K 复合体和 Atg8/导致 LC3 连接系统等。细胞自噬既是一种广泛存在的正常生理过程，又是对不良环境的一种防御机制，其在废物清除、结构重建和生长发育中起重要作用。有研究报道在成年大鼠 AS 斑块中利用电镜观察到细胞内自噬体增加，且检测 LC3- II、Beclin-1 等自噬相关基因的表达水平上调；也有研究报道在心肌梗死模型中，细胞自噬增强，结扎小鼠左冠状动脉所致的心肌梗死模型中，在亚急性和慢性两个阶段，发现存活心肌细胞中自噬被激活，自噬体标志物 LC3- II、P62 和组织蛋白酶 D 均上调，提示细胞自噬失调是以 AS 病变为基础的心血管疾病的重要机制。作为自噬调控的中心分子 mTOR 是控制细胞自噬的关键蛋白，能感受细胞的多种变化信号，加强或降低自噬的发生水平，细胞内 ATP 水平、缺氧等细胞信号都可直接或间接通过 mTOR 将其整合，从而改变细胞的自噬发生，应对不同的外界环境刺激。最新研究发现，Cdk1 和 Cdk5 可使 Vps34 磷酸化，从而降低其活性，导致 PI3K 生成受到影响并抑制自噬泡的形成；低 ATP 水平状态下（如饥饿或缺氧）AMPK 能感受 AMP 的水平变化而激活，从而磷酸化 TSC2，加剧 TSC1/2 对 Rheb 的抑制，最终使 mTOR 的活性被抑制，诱导细胞发生自噬。另外也有研究表明，AMPK 能直接磷酸化 Raptor 并抑制其活性，导致mTORC1 的活性下降，表明细胞自噬可受多种因素调控。Hcy 系氨基酸类物质，本身并不直接参与脂代谢，何以能显著扰乱血管壁的脂质转运平衡引起脂代谢紊乱并导致 AS 至今未清。课题组前期在研究 Hcy 引起 AS 中也观察到，单核细胞源性泡沫细胞内 LC3-Ⅱ 和 Beclin-1 表达水平下调，但 Hcy 如何引起细胞自噬未见报道。因此，探寻 Hcy 触发细胞自噬的关键基因并阐明其机制可望获得新靶点。

MAP1S 是微管相关蛋白家族成员之一，能够与微管、微丝相互作用，稳定细胞骨架结构，维持并调控动态的细胞骨架网络，调控有丝分裂进程，由于 MAP1S 功能的广泛性，因此成为治疗疾病的新策略。MAP1S 基因定位于 19 号染色体短臂 1 区 3 带 1 亚带（19p13.11），基因全长 15kb，包含 7 个外显子，其经翻译和蛋白酶剪切后产生多种异构体，包括全长（FL）、重链（HC）、轻链（LC）和短链（SC）异构体，MAP1S 的 4 个异构体中只有轻链 MAP1S-LC 不能与 LC3 相互作用，其他 MAP1S 异构体都能够不同程度地与 LC3 相互作用，全长 MAP1S-FL和重链 MAP1S-HL 能够与 LC3-Ⅰ相互作用，短链 MAP1S-SC 能够与 LC3-Ⅰ和 LC3-Ⅱ作用，这为研究 MAP1S 调控细胞自噬提供了分子结构基础。研究发现，在线粒体功能缺陷的细胞中，MAP1S 与线粒体相关的亮氨酸富集的 PPR 模序蛋白及帕金森病相关蛋白 Parkin 存在相互作用，介导功能缺陷的线粒体和自噬相关分子的运输，调控线粒体自噬的发生；Zou J 等还发现MAP1S 通过与微管相互作用招募 LC3，协同调控 LC3-Ⅱ结合的自噬体的转运，作为接头蛋白能够与自噬的生物标志物、线粒体等相互作用以促进自噬体的形成和成熟；在 MAP1S 敲除鼠中，MAP1S 的缺陷引起 Bcl-2/xL 和细胞周期依赖激酶抑制因子 1B（P27）的表达下调，造成细胞饥饿响应反馈的严重缺陷，功能缺陷的线粒体积累，自噬体的成熟和内涵物的降解过程受到严重的抑制，这些研究证据表明 MAP1S 在调控细胞自噬中起到了重要作用。MAP1S 除了维持细胞骨架的动态稳定和促进自噬发生之外，Zou T 等还发现，MAP1S 参与细胞因子受体信号的反馈性抑制，在细胞因子受体信号的晚期，MAP1S 与细胞因子信号抑制因子 SOCS3 相互作用，抑制巨噬细胞中细胞因子 IL-6 和 LPS 激活的 JAK-STAT 信号通路，提示 MAP1S 可作为免疫炎症反应调控途径潜在的干预靶位。课题组在 HHcy 模型中也观察到各组血管组织中MAP1S 的 mRNA 和蛋白表达差异显著，基于 MAP1S 的生理功能和预实验结果，提示 MAP1S是 Hcy 调控细胞自噬的关键基因，但 MAP1S 在 Hcy 调控细胞自噬致 AS 中的作用机制及调控方式未见报道。

TLR4 作为天然免疫系统识别病原微生物的主要受体，通过识别病原体相关分子模式，激活天然免疫，诱导细胞因子释放，越来越多的证据表明 TLR4 参与心血管疾病，是抗 AS研究的热点。Xiao H 等发现血管外膜成纤维细胞中 TLR4 激活可促进新内膜生成，此效应在TLR4 缺陷的基因敲除小鼠模型中明显降低；在 AS 小鼠模型中应用 TLR4 配体后 AS 面积增大。TLR4 通路的下游因子 MyD88 是机体非特异性免疫针对非炎症组织损伤反应的关键蛋白，实验研究表明 MyD88 可促使中性粒细胞聚集，促进炎症因子的释放，进而参与心肌炎症损伤、促进心肌梗死后心功能的降低，提示 TLR4 及其下游信号因子 MyD88 等在 AS 中发挥了重要作用。Wang ZH 等研究发现，PAMP 分子脂多糖刺激 TLR4 引起 VPS34 依赖的胞质 LC3 的聚集，从而增强巨噬细胞清除被吞噬的分枝杆菌；Salminen A 等揭示 TLR4 激活的细胞自噬受 MyD88 或 TRIF 与 Beclin-1 相互作用所调控，TLR 与配体的结合诱导这种相互作用，因而降低了 Bcl-2 与 Beclin-1 的结合，解除了 Bcl-2 对 Beclin-1 的抑制，促进自噬的发生，以上研究表明 TLR4 通路参与诱导细胞自噬的发生。TLR 信号的过表达，常导致其衔接蛋白 MyD88 和 TRIF 等在胞质形成大的聚合物，而这种聚合物的形成需要自噬受体 SQSTM1 和 HDAC-6 的参与，并且这些聚合物最终在自噬溶酶体内被降解；除了 SQSTM1 和 HDAC-6，自噬受体 NDP52 也能影响 TLR 信号，NDP52 介导 TRIF-TRAF6 复合物的聚合和降解，从而抑制 TLR3/TLR4 介导的 NF-κB 和 IRF3 信号通路。此外，OPTN 通过竞争性拮抗 RIP1-NEMO 相互作用而调节 TLR 信号通路，还能与 TRAF3-TBK1 复合物发生相互作用，从而减少 I 型干扰素的生成，可见 TLR 信号通路调控自噬过程可能受其他信号因子的调控。同时 Shi M 等通过研究自噬相关因子 MAP1S 对肿瘤细胞 TLR 通路的调控，证实了 MAP1S 通过介导 TLR 通路促进细胞自噬的功能，这一发现是 TLR 与细胞自噬相关性的最新证据，也为研究 TLR 通路促细胞自噬的深层机制提供了线索。课题组在 Hcy 引起 AS 中发现，MyD88 的 mRNA 和蛋白质表达增高；敲除 MAP1S 后 MyD88 表达减少，LC3-II、Beclin-1 表达下降，提示 MAP1S 可调控 TLR 信号通路的关键接头蛋白 MyD88，这为深入研究 MAP1S 调控细胞自噬在 Hcy 引起 AS 的作用奠定了基础。

AS 作为一种慢性炎症性疾病，TLR 在其形成中发挥着重要作用。自噬作为机体重要的防御机制参与 AS 的调控过程，可通过自噬相关蛋白对体内残留蛋白起到清除作用。为了进一步阐明 Hcy 介导 TLR 及其信号通路调控细胞自噬的机制，我们提出课题假说：在 Hcy 致 AS 的过程中，细胞自噬是重要的调控机制，MAP1S 是调控细胞自噬的重要基因，MAP1S 经 TLR 及其信号通路调节接头蛋白 MyD88 与自噬标志蛋白 LC3 结合，引起细胞自噬从而引起 AS（图 21-1）。本课题拟复制 ApoE$^{-/-}$ 鼠 AS 模型，利用透射电镜等检测自噬体的形成及自噬相关蛋白的变化，验证细胞自噬在 Hcy 引起 AS 中的作用；通过组织膜杂交检测血管组织中 MAP1S 和 TLR 的表达与分布情况；采用 Hcy 干预野生型和 MAP1S 缺失型的泡沫细胞并使用 TLR 激动剂，利用特异性抗体示踪技术观察 MAP1S 缺失对泡沫细胞中形成的 MyD88 聚集体定位于 LC3-II 结合的自噬体的影响；明确 TLR 对 MyD88 招募过程中 MAP1S 蛋白的作用，通过免疫荧光和免疫共沉淀技术观察将其转运至 LC3-II 结合的自噬体促进自噬体成熟的变化，揭示 MAP1S 参与 TLR 信号并介导其招募 MyD88 定位于细胞内自噬体的具体途径，阐明 MAP1S 介导 TLR 信号接头蛋白 MyD88 的作用机制。本课题的实施将有利于阐明 Hcy 引起 AS 的机制，寻找致病环节，为 AS 这一全球重大疾病的防治工作提供更多的研究资料。

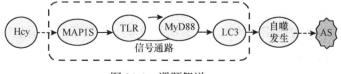

图 21-1　课题假说

二、MAP 家族与心血管疾病研究进展

微管相关蛋白（MAP）是一种与微管蛋白结合并促进其聚合的胞质蛋白，广泛分布于人和哺乳动物的细胞内，通过与微管、肌动蛋白结合影响细胞凋亡、自噬，而细胞凋亡、自噬又与多种心血管疾病的发生、发展有关。因此，MAP 家族与心血管疾病之间的关系成为目前心血管疾病领域研究的一个新方向。

心血管疾病是一类心脏或血管疾病，一直以来都严重影响着人类健康，根据《中国心血管病报告 2018》，随着老龄化人口的增多和生活方式的改变，中国心血管疾病患病率处于持续上升阶段，因此，心血管疾病的负担日渐加重。目前认为，心血管疾病的发生可能与心肌缺血、心脏供氧和营养供应不足等有关。而有研究发现，在心力衰竭和缺血性心脏病中，细胞凋亡、自噬是导致心肌细胞损伤和疾病发生、发展的重要因素，并最终引起心脏功能障碍甚至机体发生死亡。因此，关于心肌细胞凋亡和自噬的机制成为心血管疾病的研究热点，而微管相关蛋白作为一种广泛分布于人和哺乳动物细胞内的胞质蛋白，通过参与线粒体功能、调节细胞凋亡及自噬等过程参与心血管疾病的进程。

（一）MAP

微管相关蛋白（MAP）主要被认为是与微管蛋白结合并促进其聚合的胞质蛋白。MAP 包括与微管表面结合的 MAP 和与微管生长端特异性作用的微管正端跟踪蛋白（+TIP 蛋白），前者能够提高微管蛋白结合物的稳定性，后者能够调节微管的动态性能。MAP 主要包括 MAP1、MAP2、MAP3、MAP4、MAP6、MAP7、MAP9、Tau 蛋白、LC3、TIP 蛋白等。

1. MAP1 MAP1 家族蛋白是沿着微管晶格结合的 MAP。主要由 3 个成员组成：MAP1A、MAP1B 和较短的 MAP1S，最短的 MAP1 蛋白 MAP1S 也称为可变电荷蛋白 Y2 相互作用蛋白 1（VCY2IP-1）、Y 染色体 2 碱性蛋白相互作用蛋白 1（BPY2IP1）、Ras 相关结构域家族 1 结合蛋白 1（RABP1）和 MAP8。MAP1 通过羧基端附近的蛋白水解被切割成轻链（LC）和重链（HC），MAP1A、MAP1B 在 HC 和 LC 都可以和微管结合，而 MAP1S 只能在 LC 上与之结合。MAP1A 有两个在 HC、1 个在 LC 上的 3 个微管结合区域；MAP1B 有 1 个在 HC、1 个在 LC 的两个微管结合区域；MAP1S 只有 1 个在 LC 上的微管结合区域。MAP1 通过与微管作用从而稳定微管活性。

MAP1A 和 MAP1B（MAP5）主要在神经元中表达，MAP1A 家族成员及其剪接变体在神经系统中具有特定的区域和时间表达模式，常定位于树突，能够使哺乳动物大脑神经元中的突触后密度（PSD-93）保持在一定水平，当 MAP1A 发生突变时能够引起神经系统失调，从而导致与神经相关的疾病的发生，如小脑浦肯野细胞迟发退化、震颤和运动失调等；MAP1B 在早期神经元发育过程中高度表达，并在不断成熟的过程中逐渐减少，主要定位于轴突及其前体，其作为一个信号蛋白可调节一些在微管和肌动蛋白的微丝聚合过程中的分子通路，从而导致神经变性病的发生；MAP1S 可在各个组织中表达，如心脏、肾、肝等，作为一种自噬激活剂，MAP1S 主要通过与线粒体相关的富含亮氨酸的自噬抑制因子五肽重复序列蛋白（LRPPRC）和 Ras 相关结构域家族 1（RASSF1）及 LC3 等相互作用，将自噬体、线粒体和微管连接起来，从而调节自噬过程中自噬前体的形成和降解。MAP1S 调节的自噬缺陷可能导致心脏病、癌症、神经退行性疾病和其他多种疾病。

2. MAP4　作为一种非神经元的微管相关蛋白，存在于许多除神经元外的其他组织中，具有 1 个保守的羧基端结构域（包括微管结合重复序列）和 1 个不同大小的氨基端结构域。MAP4 对于微管的稳定和装配具有重要意义，可以调节微管介导的运输，参与一些生理过程，如细胞的分裂周期、控制纤毛的长度、囊泡的转运及 T 细胞激活的过程；同时也能够与丝状肌动蛋白结合、招募信号蛋白。除此以外，MAP4 磷酸化导致的微管（MT）解体和线粒体易位可能会导致细胞凋亡，从而引起心脏相关疾病。

3. LC3　因与其他微管相关蛋白（如 MAP1A 和 MAP1B）没有明显的序列相似性，通常不被认为是 MAP1 蛋白质家族的成员。

自噬相关蛋白 4（ATG4）可以将全长 22kDa 的 LC3 蛋白水解修饰成 LC3-Ⅰ形式，导致其 C 端甘氨酸的暴露。LC3-Ⅰ首先与类泛素活化酶（E1）ATG7 结合，然后转移到类泛素结合酶（E2）ATG3 上。LC3-Ⅰ-ATG3 复合物出现在自噬体膜的起始位点，LC3-Ⅰ的 C 端甘氨酸在 ATG5-ATG12-ATG16 复合物的辅助下，与膜结合的磷脂酰乙醇胺共价结合形成 LC3-Ⅱ。LC3-Ⅰ向膜锚定 LC3-Ⅱ的转化是自噬过程启动的标志，并促进自噬小体的发育和成熟。LC3-Ⅱ显示在隔离膜的两侧，既可以是被包被的目标受体，也可以是用于转运含有成熟内容物的自噬小体的连接体。因此，除了 LC3-Ⅰ转化为 LC3-Ⅱ这一过程能够指示的自噬发生外，LC3-Ⅱ也是溶酶体运输和降解自噬小体的标志。此外，纤连蛋白的 mRNA 可与 LC3 结合维护细胞的正常功能。因此，LC3 的代谢已成为追踪自噬和自噬体的关键生化标志物。

4. 其他微管相关蛋白

（1）MAP2：是主要存在于神经元中的微管相关蛋白，定位于树突和胞体，能够稳定微管活性和调节神经元轴突和树突中的微管网络。MAP2 有 4 种亚型，分别是 MAP2a、MAP2b、MAP2c 和 MAP2d。亚型的不同决定了表达模式的不同：MAP2a、MAP2b 可在成年人大脑神经元的树突中表达；MAP2c 可在胚胎期和新生儿大脑神经元的轴突中表达；MAP2d 可在成年人大脑神经元和胶质细胞中表达。MAP2 所有的异构体同样具有 1 个保守的羧基端结构域（包括微管结合重复序列）和 1 个不同大小的氨基端结构域。MAP2 可与微管和肌动蛋白相互作用从而在神经形态发生的过程中起关键作用，如神经突起的启动。

（2）MAP6：被认为是一种微管稳定剂，目前发现与神经元发育和复杂神经网络维持有关。MAP6 基因的可变剪接产生了几种同种型，主要是 MAP6-N、MAP6-F 和 MAP6-E，分别对应于神经元、成纤维细胞和胚胎的同种型，MAP6 蛋白在脊椎动物的多种组织中表达，包括脑、心脏、肌肉、肾、肺和睾丸。

（3）MAP9：是一种新型 MAP，目前发现主要在脑和睾丸中高表达，对于正常的细胞代谢至关重要，该蛋白质在 C 端部分含有 MAP、MIT 和 THY 结构域，可以与微管相互作用。MAP9 与有丝分裂纺锤体和细胞质微管相关，是有丝分裂的关键因素，同时也可能参与其他细胞周期过程的调节。

（4）Tau 蛋白：Tau 主要定位于神经元的轴突上，可作为轴突的标志蛋白。Tau 与 MAP2、MAP4 结构相似，包括 1 个氨基（N）端结构域和 1 个羧基（C）端结构域（包括微管结合重复序列），其同种型在 N 端插入物的数量不同，并且在 C 端中具有 3 个或 4 个不完全重复序列，这种不完全重复序列能够影响 Tau 与微管的直接结合，从而导致神经元活动的延伸和维持出现异常，因此，Tau 与神经元的极性和轴突的运输有关。此外，Tau 的微管结合结构域的短片段也能够促进肌动蛋白成束，而且 Tau 在线粒体上异常磷酸化的积累可能对阿尔茨海默病中线粒体的功能产生直接影响，从而影响疾病的发生。

（5）MAP3 主要存在于脑、肝、心脏、脾、肾上腺髓质和肾，MAP7 定位在神经元及肌肉组织中等。

（二）MAP 通过细胞凋亡和自噬参与心血管疾病

自噬是一个从形成隔离膜到吞没底物形成自噬小体，然后自噬小体与溶酶体融合产生自溶酶体，底物在其中被降解的过程。迄今为止，自噬已影响许多基本生物过程，包括老化、免疫、发展、肿瘤发生、细胞死亡和分化等。在发育中的心脏中，自噬的抑制破坏了编码心脏形态的基因表达程序，导致与心脏相关的特异性转录因子发生错误调节及心脏模式基因的异位表达，引起心腔和房室管的异常发育；在血管中，过度诱导的自噬可能导致平滑肌细胞和血管内皮细胞的自噬细胞死亡，导致胶原的低水平合成和纤维帽的增厚，从而增加与 AS 相关的急性心血管疾病发生的风险。细胞凋亡是由基因控制的细胞自主的有序的死亡。细胞凋亡的异常诱导可导致神经变性病、慢性炎症疾病、自身免疫病、心血管疾病等。

由于 MAP 能够影响细胞凋亡、自噬活性等，而细胞凋亡、自噬又与心血管发育有关，因此，MAP 可能在心脏和血管稳态及心血管疾病的发生和发展具有重要作用。

在各种心血管疾病（如高血压、心肌梗死、心脏瓣膜疾病等）发生、发展的过程中因为存在缺氧、缺血、压力或容量负荷过度等病理过程，致使随后将发生心肌重塑。心肌重塑是指在基因表达改变的基础上，心肌细胞、非心肌细胞及细胞外基质发生变化，致使心脏的结构、代谢和功能等方面都经历一个模式改建的过程。虽然肥大和纤维化反应提供早期适应性补偿，但这种重塑被认为是适应不良的。心肌细胞发生坏死、细胞凋亡或过度自噬等细胞损伤机制是心脏发生重塑的重要机制，能够引起心血管疾病发病率和死亡率持续上升。因此，细胞凋亡在调节心脏重塑中起到了重要作用。而有研究表明，MAP4 是调节心肌细胞凋亡和微管动力学的重要因素，pMAP4 磷酸化引起微管解体，线粒体易位，从而导致细胞凋亡，引起心脏重塑，继而导致心脏收缩和舒张功能障碍等。

缺氧和压力负荷过度可能通过 p38/MAPK 引起 MAP4 的磷酸化，进而诱导新生心肌细胞线粒体凋亡、MT 解体、肌丝紊乱，最终引发心肌肥大和心脏重塑。MAP 是一种与微管蛋白结合以促进其聚合的细胞骨架蛋白，在非神经细胞中普遍表达，正常的 MAP-MT 中 MAP 发生磷酸化，能够引起与 MAP 结合的 MT 后续不稳定，通过 MT-pMAP 结构中富含脯氨酸的 S696、S768 和 S787 位点（能够发生磷酸化脱离的关键位点）及丝裂原活化蛋白激酶 6（MKK6）/p38 MAPK（缺氧诱导 MAP4 磷酸化的上游传导信号），使 MT 解体。从 MT 分离的 pMAP4 由细胞质转移到线粒体，导致线粒体通透性转换孔（mitochondrial permeability transition pore，mPTP）开放，释放细胞色素 c 到细胞质中，进而发生细胞凋亡，见图 21-2。虽然通过实验证明细胞凋亡能够引起重塑，但所涉及的发病机制还不清楚，有学者提出线粒体通过影响钙处理和细胞代谢引起细胞凋亡，而另有学者提出在肥厚型心肌病中存在钙处理的异常。另外，细胞骨架参与原发性心肌病的发生，MAP1 可以使肌动蛋白成束并与由微管和肌动蛋白丝形成的细胞骨架发生交联，从而导致心肌肥大。因此 MAP4 磷酸化可以通过诱导 MT 解体参与心血管疾病的发生。

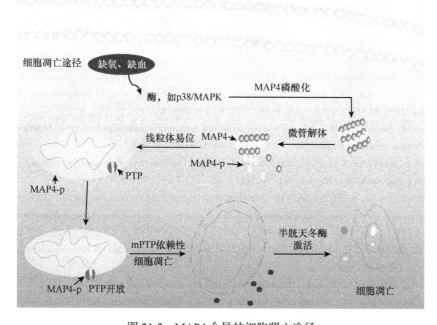

图 21-2　MAP4 介导的细胞凋亡途径

mPTP：线粒体通透性转换孔；p38/MAPK：p38 蛋白/丝裂原活化蛋白激酶

另外，MAP1 家族中 MAP1S 基因的产物主要是脑中的 HC 和心脏中的 FL 和 HC。MAP1S 缺失可引起脑、心脏等脏器中的自噬相关标志物，如 B 细胞淋巴瘤（Bcl）中的 Bcl-2、Bcl-xl 和 P27 的表达受到抑制，并可能通过线粒体自噬影响心脏的功能。与野生型相比，MAP1S 缺陷型小鼠的心肌细胞中异常线粒体的数量增加了 3 倍，占总数的 50%～60%，而正常情况下的新生儿和成人的心肌细胞中，这种异常的线粒体的数量非常少，不超过 20%。与 ATG5 缺乏引起的心肌细胞自噬相似，在 MAP1S 缺失的心肌细胞中，肌球蛋白也存在结构紊乱和与线粒体不对称的现象，因此，有研究表示 MAP1S 可能会通过 LKB1-AMPK-mTOR 途径增强 P27 水平，并正向启动基础自噬和线粒体自噬，影响心脏和其他器官的功能。

除此以外，作为自噬的标志物，LC3 在 AS 及心肌梗死等缺血性心脏病中表达会增加。AS 是中、大型动脉的一种长期炎症性血管疾病，其特征是 AS 斑块的形成。而自噬在 AS 的各个阶段都起着重要的作用，在 AS 的早期，自噬可以减少脂质的积累，抑制泡沫细胞的形成；随着进展，自噬可以清除坏死的细胞和延缓斑块的发展。有研究显示，斑块中内皮细胞、巨噬细胞和平滑肌细胞中 MAP1-LC3 的表达增加，而在心肌梗死等疾病中，由于心肌缺血引起心肌细胞自噬，LC3-II 的水平也显著升高。

（三）展望

目前关于 MAP 家族的研究还主要集中在神经相关的疾病，虽已证实 MAP 可以通过调节自噬活性或细胞凋亡影响心血管疾病的发生、发展，但其具体的机制如何，有待进一步研究。

参 考 文 献

王明宇，王夫景，2017. 微管相关蛋白 1S 在肿瘤中的研究进展. 现代肿瘤医学，25（14）：2354-2356.

Agarwal S, Bell CM, Rothbart SB, et al. 2015. AMP-activated protein kinase（AMPK）control of mTORC1 is p53- and TSC2-independent in pemetrexed-treated carcinoma cells. J Biol Chem，290（46）：27473-27486.

Baggott JE，Tamura T，2015. Homocysteine，iron and cardiovascular disease：a hypothesis.Nutrients，7（2）：1108-1118.

Brocard J，Dufour F，Gory-Fauré S，et al. 2017. MAP6 interacts with Tctex1 and Cav2.2/N-type calcium channels to regulate calcium signalling in neurons. Eur J Neurosci，46（11）：2754-2767.

Cabrales Fontela Y，Kadavath H，Biernat J，et al. 2017. Multivalent cross-linking of actin filaments and microtubules through the microtubule-associated protein Tau. Nat Commun，8（1）：1981.

Chen X，Yang X，Zheng Y，et al. 2014. SARS coronavirus papain-like protease inhibits the type I interferon signaling pathway through interaction with the STING-TRAF3-TBK1 complex. Protein Cell，5（5）：369-381.

Cheng G，Takahashi M，Shunmugavel A，et al. 2010. Basis for MAP4 dephosphorylation-related microtubule network densification in pressure overload cardiac hypertrophy. J Biol Chem，285（49）：38125-38140.

Chkourko HS，Guerrero-Serna G，Lin X，et al. 2012. Remodeling of mechanical junctions and of microtubule-associated proteins accompany cardiac connexin43 lateralization. Heart Rhythm，9（7）：1133-1140.

Dehmelt L，Halpain S，2004. The MAP2/Tau family of microtubule-associated proteins. Genome Biol，6（1）：204.

Delbridge LMD，Mellor KM，Taylor DJ，et al. 2017. Myocardial stress and autophagy：mechanisms and potential therapies. Nat Rev Cardiol，14（7）：412-425.

Ebneth A，Drewes G，Mandelkow EM，et al. 1999. Phosphorylation of MAP2c and MAP4 by MARK kinases leads to the destabilization of microtubules in cells. Cell Motil Cytoskeleton，44：209-224.

Halpain S，Dehmelt L，2016. The MAP1 family of microtubule-associated proteins. Genome Biol，7（6）：224.

He M，Ichinose T，Song Y，et al. 2015. The role of toll-Like receptors and myeloid differentiation factor 88 in bjerkandera adusta-induced lung inflammation. Int Arch Allergy Immunol，168（2）：96-106.

Hsu YJ，Hsu SC，Huang SM，et al. 2015. Hyperphosphatemia induces protective autophagy in endothelial cells through the inhibition of Akt/mTOR signaling.J Vasc Surg，62（1）：210-221.

Hu J，Chu Z，Han J，et al. 2014. Phosphorylation-dependent mitochondrial translocation of MAP4 is an early step in hypoxia-induced apoptosis in cardiomyocytes. Cell Death Dis，5（9）：e1424.

Inomata M，Niida S，Shibata K，et al. 2012. Regulation of Toll-like receptor signaling by NDP52-mediated selective autophagy is normally inactivated by A20. Cell Mol Life Sci，69（6）：963-979.

Into T，Inomata M，Niida S，et al. 2010. Regulation of MyD88 aggregation and the MyD88-dependent signaling pathway by sequestosome 1 and histone deacetylase 6. J Biol Chem，285（46）：35759-35769.

Jiang Y，Sun T，Xiong J，et al. 2007. Hyperhomocysteinemia-mediated DNA hypomethylation and its potential epigenetic role in rats. Acta Biochim Biophys Sin，39（9）：657-667.

Justus TD，Elena B，Beate N，et al. 2014. MAP1S controls microtubule stability throughout the cell cycle in human cells.J Cell Sci，127：5007-5013.

Kitazawa H，Iida J，Uchida A，et al. 2000. Ser787 in the proline-rich region of human MAP4 is a critical phosphorylation site that reduces its activity to promote tubulin polymerization. Cell Struct Funct，25：33-39.

Lee E，Koo Y，Ng A，et al. 2014. Autophagy is essential for cardiac morphogenesis during vertebrate development. Autophagy，10（4）：572-587.

Lee KE，Simon MC，2015. SnapShot：Hypoxia-inducible factors. Cell，163（5）：1288.

Li LF，Zhang Q，Zhang XY，et al. 2018. Microtubule associated protein 4 phosphorylation leads to pathological cardiac remodeling in mice. EBioMedicine，37：221-235.

Li W，Zou J，Yue F，et al. 2016. Defects in MAP1S-mediated autophagy cause reduction in mouse lifespans especially when fibronectin is overexpressed. Aging Cell，15（2）：370-379.

Liu H，Cao Y，Tong T，et al. 2015. Autophagy in atherosclerosis：a phenomenon found in human carotid atherosclerotic plaques. Chin Med J（Engl），128（1）：69-74.

Pan JA，Ullman E，Dou Z，et al. 2011. Inhibition of protein degradation induces apoptosis through a microtubule-associated protein 1 light chain 3-mediated activation of caspase-8 at intracellular membranes. Mol Cell Biol，31：3158-3170.

Parry TL，Willis MS，2016. Cardiac ubiquitin ligases：Their role in cardiac metabolism，autophagy，cardioprotection and therapeutic potential. Biochim Biophys Acta，1862（12）：2259-2269.

Ramkumar A，Jong BY，Ori-McKenney KM，2018. ReMAPping the microtubule landscape：How phosphorylation dictates the activities of microtubule-associated proteins. Dev Dyn, 247（1）: 138-155.

Salminen A, Kaarniranta K, Kauppinen A, et al. 2013. Impaired autophagy and APP processing in Alzheimer's disease: The potential role of Beclin 1 interactome. Prog Neurobiol, 106-107: 33-54.

Sébastien M, Giannesini B, Aubin P, et al. 2018. Deletion of the microtubule-associated protein 6（MAP6） results in skeletal muscle dysfunction. Skelet Muscle, 8（1）: 30.

Shi M, Zhang Y, Liu L, et al. 2016. MAP1S protein regulates the phagocytosis of bacteria and toll-like receptor（TLR）signaling. J Biol Chem, 291（3）: 1243-1250.

Sontag JM, Nunbhakdi-Craig V, White CL, et al. 2012. The protein phosphatase PP2A/Bα binds to the microtubule-associated proteins Tau and MAP2 at a motif also recognized by the kinase Fyn: implications for tauopathies. J Biol Chem, 287（18）: 14984-14993.

Teng M, Jiang XP, Zhang Q, et al. 2012. Microtubular stability affects pVHL-mediated regulation of HIF-1alpha via the p38/MAPK pathway in hypoxic cardiomyocytes. PLoS One, 7: e35017.

Venoux M, Delmouly K, Milhavet O, et al. 2008. Gene organization, evolution and expression of the microtubule-associated protein ASAP （MAP9）. BMC Genomics, 9: 406.

Wang ZH, Ren WY, Zhu L, et al. 2014. Plasminogen activator inhibitor-1 regulates LPS induced inflammation in rat macrophages through autophagy activation. Scientific World Journal, 189168.

Wesselborg S, Stork B, 2015. Autophagy signal transduction by ATG proteins: from hierarchies to networks. Cell Mol Life Sci, 72（24）: 4721-4757.

Wu X, He L, Chen F, et al. 2014. Impaired autophagy contributes to adverse cardiac remodeling in acute myocardial infarction. PLoS One, 9（11）: e112891.

Xiao H, Liu H, Hou C, et al. 2016. Effects of ethylPyruvate in preventing the development of diet-induced As by blocking the HMGB1 expression in ApoE$^{-/-}$ mice. J Cardiovasc Pharmacol, 67（4）: 299-304.

Xiao Y, Su X, Huang W, et al. 2015. S-adenosylhomocysteine in cardiovascular disease and its potential epigenetic mechanism. Int J Biochem Cell Biol, 11（67）: 158-166.

Xie C, Miyasaka T, Yoshimura S, et al. 2014. The homologous carboxyl-terminal domains of microtubule-associated protein 2 and TAU induce neuronal dysfunction and have differential fates in the evolution of neurofibrillary tangles. PLoS One, 9（2）: e89796.

Xie R, Nguyen S, McKeehan K, et al. 2011. Microtubule-associated protein 1S（MAP1S）bridges autophagic components with microtubules and mitochondria to affect autophagosomal biogenesis and degradation. J Biol Chem, 286（12）: 10367-10377.

Yoo SM, Jung YK, 2018. A molecular approach to mitophagy and mitochondrial dynamics. Mol Cells, 41（1）: 18-26.

Yue F, Li W, Zou J, et al. 2015. Blocking the association of HDAC4 with MAP1S accelerates autophagy clearance of mutant Huntingtin. Aging（Albany NY）, 7（10）: 839-853.

Zhao P, Dou Y, Chen L, et al. 2015. SC-Ⅲ3, a novel scopoletin derivative, induces autophagy of human hepatoma HepG2 cells through AMPK/mTOR signaling pathway by acting on mitochondria.Fitoterapia, 104: 31-40.

Zou J, Yue F, Jiang X, et al. 2013. Mitochondrion-associated protein LRPPRC suppresses the initiation of basal levels of autophagy via enhancing Bcl-2 stability. Biochem J, 454（3）: 447-457.

Zou J, Yue F, Li W, et al. 2014. Autophagy inhibitor LRPPRC suppresses mitophagy through interaction with mitophagy initiator Parkin. PLoS One, 9（4）: e94903.

Zou T, Ouyang L, Chen L, et al. 2008. The role of microtubule-associated protein 1S in SOCS3 regulation of IL-6 signaling. FEBS Lett, 582（29）: 4015-4022.

第22章 同型半胱氨酸经JAK/STAT通路调控miR-200a组蛋白乙酰化致动脉粥样硬化的机制研究

一、课 题 设 计

同型半胱氨酸（Hcy）是动脉粥样硬化（AS）的独立危险因子，但机制未清。miRNA在转录后水平调节基因表达，且其启动子区可受多种因素调控，而组蛋白乙酰化也是基因调控的重要方式，但Hcy经何种方式引起miRNA启动子区组蛋白乙酰化致AS未见报道。故采用基因芯片等筛选并确定Hcy引起AS的特异性miRNA，ChIP分析miRNA及其组蛋白乙酰化的变化，阐明组蛋白乙酰化在其中的作用；蛋白质芯片检测JAK和STAT的变化并予以验证，明确Hcy引起AS的关键亚型；构建带标签的STAT3截短体载体片段，将其分别与SIRT1表达载体共转染，分析miRNA启动子区组蛋白乙酰化变化，确定STAT3和SIRT1间的作用并确定结构域，揭示Hcy经JAK3/STAT3通路调控miRNA组蛋白乙酰化的机制，为靶向治疗HHcy提供理论依据。

HHcy是AS的独立危险因子，其危害性不亚于高脂血症，降低Hcy是协同防治心血管疾病的重要策略。目前认为Hcy引起AS的主要机制包括脂代谢紊乱、免疫炎症反应、内皮细胞功能紊乱、凝血-纤溶系统功能紊乱等，但其作用机制和关键调控环节尚未完全清楚。miRNA是一类内源性非编码小RNA，通过与特定靶基因结合抑制mRNA翻译，从而参与下游基因表达调控发挥生物学效应，并且miRNA自身表达也受其他因素调控。表观遗传学是指在基因DNA序列没有发生改变的情况下，基因功能发生了可遗传的变化，具有可逆性、遗传性和可预见性等特点，其中组蛋白乙酰化是表观遗传学的重要组成部分。如果锚定调控Hcy引起AS中的特异性miRNA，以启动子区组蛋白乙酰化为主轴，深入探讨其调控机制，探寻关键靶点，将为防治AS提供理论依据。

miRNA是一类长度约22个核苷酸的内源性非编码RNA，能够通过碱基互补配对结合到靶基因mRNA的3′非翻译区（UTR），抑制靶基因的翻译或导致其mRNA降解，在转录后水平发挥基因沉默效应（图22-1）。不同组织和细胞具有特异性的miRNA，正常组织与病理组织中miRNA的表达存在显著差异，因此寻找和确定疾病中的特异性miRNA已成为探索疾病的新靶点。Li H等利用基因芯片比较了健康人群和心力衰竭患者的miRNA和mRNA表达谱，结果显示心力衰竭患者中28个miRNA表达上调，而经过治疗后，上调的28个miRNA又恢复到了与健康人群相当的水平；Villar AV等在主动脉缩窄和心肌Akt激酶突变等心肌肥大模型中发现miR-133a的表达显著下降，进一步研究观察到miR-133a可通过下调GDP-GTP交换蛋白RhA等基因表达而抑制心肌的生成和肥大，提示miRNA参与了心血管疾病的调控。Huang T等研究证实miR-508-3p启动子区结合的NF-κB增加是诱导miR-508-3p表达增加的主要原因，而衰老小鼠接受LPS刺激后，miR-508-3p启动子区结合的NF-κB减少；同时观察到DNMT1通过改变细胞核中NF-κB的水平及启动子区结合能力来控制miR-26b的表达，表明DNMT1在LPS诱导的巨噬细胞miR-26b表达中起到了重要的负向调节作用，可见miRNA的自身表达也受转录后水平的调控。Lee JE等研究发现，miR-200a沉默组动物三酰甘油和二酰甘油升高，而增加 miR-200a 表达后,其血脂水平可恢复正常;Xiao Y 等在正常小鼠体内,采用反义寡核苷酸抑制 miR-200a,血浆中胆固醇水平显著降低,而在肥胖小鼠模型中,抑制 miR-200a 不仅降低了血浆胆固醇水平,而且显著改善了肝脂肪变性的程度,向小鼠静脉内注射 miR-200a 拮抗剂后,小鼠血浆胆固醇水平降低达 40%,表明 miR-200a 是脂代谢异常中的重要因子,可作为一个潜在的临床治疗靶标。

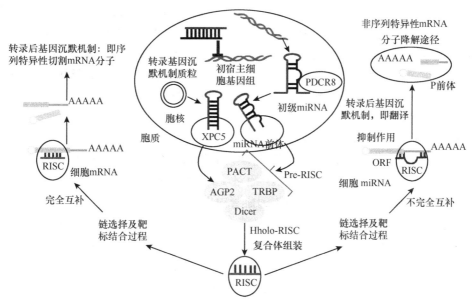

图 22-1　miRNA 的作用机制及功能

组蛋白乙酰化主要发生在组蛋白 H3 和 H4 尾部比较保守的赖氨酸残基上,通过调控组蛋白乙酰化水平引起基因表达或沉默参与疾病的发生、发展。有报道显示,注射粒细胞、巨噬细胞集落刺激因子可诱导组蛋白 H4 乙酰化水平升高,进而抑制炎症信号途径,降低心血管疾病患者及球囊损伤后的大鼠血管新生内膜形成。Zampetaki A 等在血流紊乱区域发现,组蛋白去乙酰化酶(HDAC-3)通过上调 Akt 活性维持血管内皮的完整性,当 HDAC-3 表达下调时 ApoE$^{-/-}$鼠发生严重的 AS 病变,而他汀类药物则诱导 HDAC-1 与 MCP1 基因启动子的结合,从而抑制 IL-8 及 MCP-1 的表达,表明组蛋白乙酰化/去乙酰化是心血管疾病发生的重要机制。SIRT1 是存在于哺乳动物体内的酵母沉默信息调节因子 Sir2 的同源物,是一种具有 NAD$^+$依赖活性的多功能转录调节因子。Hsu S 等在心力衰竭大鼠模型的左心室上发现 SIRT1 表达较正常小鼠左心室明显上调,给予 SIRT1 抑制剂 MPT0E014 后发现心力衰竭小鼠左心室面积下降并伴随心肌碎片变小,说明抑制 SIRT1 能缓解炎症和能量代谢对心力衰竭小鼠左心室的损伤作用。Chen YX 等在平滑肌细胞中发现抑制 SIRT1 的表达和活性可降低 Ang Ⅱ 和 PDGF 依赖的 SIRT1 磷酸化,而后者的表达依赖于 hSIRT1 的活性,同时平滑肌细胞中钙依赖蛋白激酶Ⅱδ通过调节 HDAC-4/5 的表达进而介导 MEF2 依赖的基因表达。

Janus 激酶-信号转导子与转录激活子(JAK/STAT)通路是近年来发现的一条细胞内信号转导途径,在外界信号的刺激下激活并直接转入细胞核内引发相应靶基因的转录,因此被称为

"信号转导子和转录激活子"，参与一系列信号转导过程的调控，是炎症反应活化与放大的关键通路之一，许多细胞因子和生长因子及氧化应激都利用 JAK/STAT 转导途径诱导细胞增殖、分化或凋亡（图 22-2）。一方面，JAK/STAT 分子本身可望成为抑制 AS 发生和发展的新型靶点；另一方面，寻找有效药物阻止 JAK/STAT 通路的下游信号转导是抑制早期 AS 发生和发展的有效途径。Ye J 等发现磷酸化的 STAT3（p-STAT3）主要存在于斑块炎症区的内皮细胞核内，其他炎症细胞中比较少，而非炎症区几乎无 p-STAT3；Krolopp JE 等发现氟伐他汀能抑制 IL-6/sIL-6R 诱导的人主动脉内皮细胞 JAK1、JAK2、TYK2、STAT1、STAT3 快速磷酸化和 STAT 转位、MCP-1 分泌及单核细胞的趋化，以上研究均证实了 JAK/STAT 通路可抑制炎症反应，从而发挥保护作用。细胞因子信号抑制物（SOCS）是 JAK/STAT 通路的靶基因，也是该通路的负调控因子，在动脉斑块中发现炎症区 SOCS1、SOCS3 的表达比纤维区高，表明细胞因子激活 JAK/STAT 途径后，促进了 SOCS 的表达，SOCS 反过来抑制 JAK/STAT 途径，减少细胞因子的表达和细胞增殖。Tang J 等发现在 ApoE$^{-/-}$/PDGF-B$^{-/-}$和 ApoE$^{-/-}$/PDGF-B$^{+/+}$嵌合体小鼠的斑块中有较多的 SOCS1、SOCS3 存在，同时斑块发展的每一个阶段都有 SOCS1 表达，而 SOCS3 是在斑块发展后期出现，预示着 JAK/STAT 通路及其负调控因子 SOCS 在 AS 中发挥着重要作用。炎症细胞向血管壁浸润首先需要黏附到血管内皮，此过程涉及血管内皮细胞（ECs）对黏附分子的表达，研究显示 STAT3 激活能够显著上调 P-选择素的表达，促进单核细胞向血管内皮黏附；此外激活 JAK2/STAT3 还能够显著上调 ECs 对 VCAM-1 等黏附分子的表达水平，促进单核细胞向 ECs 黏附，抑制 JAK2/STAT3 信号，显著减少 TNF-α 诱导 VCAM-1 表达，提示 STATs 通过多种机制调控下游靶基因发挥生物学效应。

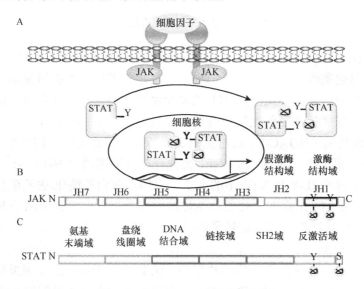

图 22-2　JAK/STAT 通路作用机制

细胞因子和生长因子通过 JAK-STAT 信号通路来传导信号，JAK 在接受上游受体分子的信号后，迅速募集于受体上并发生活化，活化 JAK 催化受体发生酪氨酸磷酸化，受体分子上的磷酸化酪氨酸是一类信号分子 STATSH2 的识别和结合位点，STAT 与受体结合后亦发生酪氨酸的磷酸化，酪氨酸磷酸化的 STAT 形成二聚体并进入胞核

综上所述，Hcy 是 AS 的独立危险因子，miRNA 在 Hcy 引起 AS 中具有重要的调控作用，且 miRNA 自身表达也受表观遗传学调控。本课题的实施将有利于阐明高同型半胱氨酸血症发

病的分子机制，寻找致病环节，确定关键靶点，为 HHcy 靶向治疗提供新的干预途径，为 AS 这一全球重大疾病的防治工作提供更多的资料（图 22-3）。

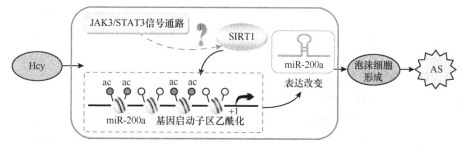

图 22-3　课题假说

二、JAK/STAT 通路与心血管疾病研究进展

JAK/STAT 信号通路是由细胞因子受体所介导的，该通路的异常活化与多种疾病的发生、发展密切相关，如肿瘤、自身免疫病、心血管疾病等，因此对其研究有助于把握某些疾病的发生、发展及治疗。心血管疾病是一类严重威胁人类生命健康的疾病，一直是国内外研究者研究的热点，本文主要描述了细胞因子受体介导的 JAK/STAT 信号通路与心血管疾病之间的关系。

细胞因子是人体内众多系统中细胞之间进行信号相互传导的主要手段，机体有多种不同类型的细胞可以分泌细胞因子，其本质是一种小细胞信号蛋白。在机体的各种免疫、感染、炎症、肿瘤、造血等过程中起调节作用。其作用方式是通过自分泌或旁分泌方式作用于相应的效应细胞而发挥作用，它可以与特定的细胞表面受体相结合，从而激活细胞内对应的信号转导通路，因此它们与机体不同系统疾病的发生、发展及预后有着密切的联系，如肿瘤、炎症等。研究表明，有许多细胞因子（如 IFN、IL-2、IL-4、IL-6 等）和生长因子（如 EGF、PGDF、CSF 等），均是利用 JAK/STAT 通路参与细胞反应的蛋白质酪氨酸位点特异性磷酸化来传递细胞因子信号，从而在细胞的增殖、分化及凋亡过程中发挥作用，在机体免疫排斥、自身免疫病的调节、造血细胞的生成、肿瘤细胞的增殖及神经和胚胎的发育中发挥着重要的作用。

（一）JAK 家族

1. 成员及结构特点　JAK 是一类与细胞因子受体相关的独特酪氨酸激酶，其与配体特异性结合后，通过促使单个酪氨酸的磷酸化来激活信号转导子和转录激活子（STAT）家族的成员。被激活的 STATs 形成二聚体，转移到细胞核内，结合目标基因启动子中的特定反应元件进而转录激活这些基因。JAK 是一种含有 JAK1、JAK2、JAK3 和酪氨酸激酶 2（TYK2）四种酶的家族，其分子质量为 120～140kDa，在机体内多种细胞因子信号转导过程中起关键作用，与各种肿瘤及炎症性疾病关系密切。从结构上来看，该家族成员有共同的特点，其 C 端，具有激酶功能域（KD），具有活化所必需的 Phc-Trp-Tyr（KEYY）序列，在此功能域相邻的两个酪氨酸残基磷酸化后 JAK 被激活，去磷酸化后失活。激酶样功能域（kinase like domain, KLD）是与 STAT 结合的部位，与激酶活性有关。其 N 端一共可分为 A～E 5 个结构域是 JAK 的同源区域（JAK homology region, JH），功能不明确，可能与细胞因子受体的结合有关，该区域不含有 SH2 或 SH3 结构域，且具有一定的保守性。在机体的多种组织细胞中有 JAK1、JAK2、JYK2 的 mRNA 广泛分布，主要区别是其表达水平有所不同，而 JAK3 的表达在白细胞中居多。

2. JAK 家族与细胞因子受体的结合　根据受体的结构差异性可大致分为两大类：包括 I 型受体家族（血细胞生成素受体家族）和 II 型细胞因子受体家族（干扰素受体家族、TNF 受体家族及趋化因子受体家族），共同构成免疫球蛋白超家族，而在这些受体家族成员中以趋化因子、TNF 受体家族居多。由于这些受体在胞质内的结构域相似性具有一定的局限性，即不含有催化结构域，但所有偶联配体都与酪氨酸磷酸化结合，并且这种活性需要膜近端区域的参与。在体内，这种细胞因子与 JAK 之间的结合并不存在特异性，同一细胞因子可以与多种 JAK 相结合，也存在不同的细胞因子共同激活同一 JAK 的情况。

3. 结合后的活化　受体与相应的 JAK 结合，相互之间作用可产生级联反应，引起结合后的 JAK 大量聚集，进一步活化 JAK，每个 JAK 家族成员可被多种细胞因子受体活化，活化后的 JAK 家族成员可与多种细胞因子受体相结合。此外，G 蛋白偶联受体、表皮生长因子等也可被活化。

（二）STAT 家族

1. 成员及结构特点　STAT 又可称为细胞信号转导和转录活化因子,本质是一种可与 DNA 结合的蛋白质家族。JAK 与 STAT 结合后，可将特定的信号传递到细胞核内，进而调控特定基因在细胞内的表达。其本质是一种 DNA 结合蛋白，由 STAT1～STAT4、STAT5a、STAT5b 和 STAT6 共 7 个成员构成。结构上可分为 6 个结构域含有：①蛋白酪氨酸磷酸激酶功能域（protein-tyrosinephosphatase，PTPase），在结构上相对独立；②卷曲螺旋结构域，卷曲螺旋结构域由 1 个 4-α-螺旋束组成，提供了大量的亲水性的表面，结合调节因子；③ DNA 结合域（DNA-binding domains，DBD），含有特有的 DNA 结合序列；④ Src 同源 2 区（srchomology 2 domain，SH2）结构域，是一个高度保守的结构域，可与细胞因子受体酪氨酸磷酸化特异性结合；⑤酪氨酸激活域（TA），是 C 端具有转录活化的功能域，可防止自身磷酸化；⑥转录激活域（TAD）。

2. STAT 家族的活化　研究表明，有多种细胞因子可通过 JAK 途径激活 STAT，受体与配体特异性结合后使 JAK 活化，STAT 上的 SH2 功能域与受体上酪氨酸磷酸化位点特异性结合形成受体复合物，并作为 JAK 的直接底物而活化。随后结合后的受体复合物从中脱落并且转移至细胞核内，供特定基因上的启动子区域结合，启动基因的表达。除了 JAK 外还有其他受体可以激活 STAT，如 EGF、PDGF 受体，其激活特点是不需要通过 JAK 途径自身可以直接将底物 STAT 磷酸化完成信号转导过程,其原因是本身具有酪氨酸激酶活性。也有研究表明,STAT 可以通过自身活化而发生磷酸化。

3. STAT 的共价修饰　STAT 的已知共价修饰不仅包括典型的酪氨酸磷酸化，还包括丝氨酸磷酸化、乙酰化、糖基化。除了 STAT2 外，其他 STAT 的 TAD 至少包括一个丝氨酸残基磷酸化位点。已经明确 STAT1、STAT2、STAT3、STAT5b 和 STAT6 可通过共价修饰产生乙酰化。机体的乙酰化的调节取决于组蛋白去乙酰化酶和组蛋白乙酰转移酶之间的平衡。STAT5 和共激活因子 CBP 的亲和力增加是依靠 STAT5 上苏氨酸（Thr）92 的糖基化来实现的。STAT1、STAT3 和 STAT6 中也存在相同的糖基化位点。研究表明，JAK2 的降解与泛素-蛋白酶体途径有关，在细胞未受刺激因素刺激时，JAK2 是单体泛素化，而受相应的刺激因素刺激后可产生聚泛素化，聚泛素化的 JAK2 最终通过蛋白酶体迅速被降解。

4. JAK/STAT 通路

（1）JAK/STAT 通路信号传递过程：细胞因子受体与配体结合后，通过激活的 JAK 磷酸化受体，从而为含有 SH2 的信号蛋白创建相应的连接位点，这些信号蛋白在与复合体结合后被酪氨酸磷酸化。其磷酸化的底物是 STAT 的信号转录子和激活子的成员，进而激活 STAT 形成二聚体或多聚体，随后转移至细胞核内，并与目标基因启动子中特定反应元件结合，二者共同转录并激活这些基因。目前已知有多种细胞因子（如 IFN、IL-2、IL-4、IL-6、CNTF、EGF、PDGF、CSF 等生长因子）均可通过该 JAK/STAT 途径进行信号转导，因此，该途径已经成为细胞因子在细胞内进行信号转导重要的通道之一。

（2）JAK/STAT 通路的调节：JAK/STAT 信号通路与体内大多数通路一样，其调节可依靠自身的反馈机制，即当机体内有关于该通路的信号持续长时间开放时，可通过自身负反馈机制使此信号通路失活来保护细胞的正常功能。已经证实，蛋白酪氨酸磷酸酶（PTP）、细胞因子信号通路抑制因子（SOCS）、活化 STAT 的转录活性抑制蛋白（PIAS）是该信号通路主要的负调控因子。具体的调控机制尚不清楚，猜测可能的机制是 PTP 作用于该通路可使 JAK 失活而发挥抑制性作用。如存在于大多数造血细胞中的 SHP-1，该结构可与血细胞中的特异性血红蛋白结合而发挥 JAK2 的去磷酸化作用，从而使信号通路终止，研究表明，在生理状态下，SOCS 通常不表达或低表达，多种细胞因子可通过 JAK/STAT 信号途径诱导 SOCS 合成。该家族有共同的结构特点，主要由一种可编码早期反应蛋白基因的 SH2 结构域和另外两种共享 C 端 SOCS 盒结构域的蛋白质共同组成。有研究发现了其可能存在的 3 种不同的调节机制：①IL-6 可在蛋白质的翻译过程中阻断 cDNA 参与的编码蛋白的产生过程，从而达到对信号通路的抑制作用；②通过细胞间分子双杂交作用，即蛋白质与该通路中 JAK2 的激酶结构域相互作用，影响信号的传导；③与 STAT 分子的 SH2 结构域特异性结合。因此，当细胞因子激活 JAK 时，SOCS 基因的表达被诱导，然后由 SOCS 蛋白诱导 JAK/STAT 表达的下调，从而抑制其生物学反应。PIAS 家族是一个多成员家族，大量研究已经发现，其家族成员包括 PIAS1、PIASxα、PIASxβ、PIASy 和鼠 PIAS1、PIAS3，它们有相似的结构特点，即构成其结构的氨基酸数量集中在 572～651。PIAS 的负调控机制：PIAS 的中间部位有一氨基端相对比较保守而羧基端相对不保守域组成的锌指结构，不保守域可与相应的目标蛋白结合；PIAS 上具有 E3 小泛素相关调节物（SUMO），可发挥连接酶样作用，通过与 STAT 上相应的磷酸化位点结合，发挥一定的修饰作用使 STAT 上的 DNA 结合活性消失，使信号通路被阻断。

5. JAK、STAT 与疾病　国外有研究利用基因敲除技术证明了不同的 JAK 成员的缺失可引发的不同疾病。①JAK1 主要在胸腺发育中起作用，在对小鼠的研究中发现 JAK1 基因的缺陷可使小鼠在胚胎期出现小胸腺、B 细胞不发育，对比发现其胸腺细胞的数量偏少，可因出生后体重迅速下降而致死；②JAK2 缺陷的小鼠在 11～13 天发生致死性贫血，不能形成胚胎；③JAK3 缺陷可引起严重的低免疫缺陷综合征，使淋巴细胞不发育，处于无反应状态；④STAT1 缺陷可致 IFN 信号不能传导，小鼠先天性对病毒或细菌感染等炎症反应过程无反应；⑤STAT2 缺陷可使小鼠在胚胎形成期发生障碍；⑥对于 STAT4 和 STAT6 的缺陷分别可使辅助性 T1 细胞和辅助性 T2 细胞无法进行正常分化、产生细胞因子的作用。类风湿关节炎（rheumatoid arthritis，RA）是一种免疫相关性疾病，主要的病理变化有滑膜增生，滑膜炎产生，起初可致关节软骨和骨的形成障碍，长时间作用结果是最终关节的破坏，有报道证实，在 RA 的滑膜组织中发现有 STAT1、STAT3 及 STAT6 的异常活化，并且以 STAT1 的表达最为显著，另外，可发现有细胞因子及黏附分子的活化。促炎细胞因子和抗炎因子彼此之间特异性结合可加剧 JAK 磷酸化，进一步加速了特定的 STAT 蛋白激活，STAT 基因转录与持续的炎症和 RA 关节破坏进展密切相关。研究表明，JAK2/STAT3 通路在多种癌细胞中发挥作用。

（三）心血管疾病

1. 心血管疾病（CVD）　是累及心脏及各级循环系统的一类疾病，包括高血压、动脉粥样硬化、高脂血症等所导致的心脏、大脑甚至全身组织发生的缺血性或出血性疾病，严重危害着人类的生命健康。其发病因素包括年龄、性别、受教育程度、居住环境、职业等因素。以下为心、脑血管疾病的高危因素。

（1）高血压：是心、脑血管疾病发病的首要危险因素，是全球导致死亡的最重要因素之一，其发病机制尚不清楚。近年来，国内外有越来越多的学者对其发生、发展的调控机制展开了深入研究，主要的机制包括基因调控、肾素-血管紧张素-醛固酮系统、交感神经系统的激活、中枢神经系统功能失调等。高血压的中枢调节机制：①下丘脑室旁核炎症细胞因子（PIC）。正常人体内的 PIC 水平低且相对稳定，有研究发现，心血管疾病患者体内的炎症细胞因子含量增加，影响患者预后，对于高血压患者而言，其体内 PIC 的水平明显高于正常，且在疾病的发生与发展过程中发挥重要作用。②下丘脑室旁核活性氧（ROS）。有研究表明，高血压患者体内抗氧化酶活性明显降低，而实验证明 ROS 的升高会诱发血压的升高，血压升高又可以反作用于 ROS，促进其生成，最终导致组织氧化损伤。过多的氧化物质堆积所引起的氧化应激会影响中枢神经系统的稳定性，进而影响正常的心血管活动。

（2）糖尿病：作为动脉粥样硬化的独立危险因素，直接影响心、脑血管疾病的发生与发展，成为目前威胁老年群体身体健康的常见疾病。我国的糖尿病患者以 2 型居多，由于其无法完全根治，患者血液中血糖代谢水平长期处于异常状态，再加上内皮细胞功能受阻、血小板聚集增加、纤维蛋白溶解障碍与胰岛素抵抗，使得血管壁中糖原沉积，管壁变得僵硬，管壁弹性大大降低，最终导致动脉硬化形成，进一步诱发脑血管疾病。

（3）高同型半胱氨酸血症：同型半胱氨酸可作为心、脑血管疾病的独立危险因素之一。同型半胱氨酸是甲硫氨酸、半胱氨酸代谢的中间产物，在正常人体内，其含量为 $5\sim15mol/L$，高于正常值易形成高同型半胱氨酸血症。有研究报道，患有高同型半胱氨酸血症者脑出血风险高于正常人的 1.07 倍，如果同时有高血压和高同型半胱氨酸血症，其发生脑出血的可能性更高。

（4）高脂血症（hyperlipidemia）：是一种脂代谢异常性疾病，通常以血液中的三酰甘油（TG）、胆固醇（TC）、低密度脂蛋白（LDL-C）升高和高密度脂蛋白胆固醇（HDL-C）降低为特征，会导致动脉粥样硬化等一系列疾病。研究发现，心血管疾病患者血浆中红细胞聚集、血浆浓度、TC、LDL-C、TG 等较高，而健康者中较低。

2. 与心血管疾病相关的研究进展

（1）长链非编码 RNA（LncRNA）：通过参与细胞凋亡、自噬等多种途径调控心血管疾病的发生。在对心力衰竭患者的研究中发现有 LncRNA 异常表达。机制可能是通过调控相关靶基因，激活丝裂原活化蛋白激酶信号通路，影响心力衰竭的发生、发展及预后情况；通过参与氧化应激等信号通路来调控缺血性心肌病的发生和发展，其表达异常可作为缺血心肌病新的生物标志物；LncRNA 可通过诱导一氧化氮合酶活性增高调节一氧化氮的释放而诱发高血压的发生；其异常表达可导致血管内皮的损伤，减少细胞增殖、迁移和新生血管形成，降低内皮细胞的自我修复能力，加重血管内皮损伤；LncRNA 还可以通过调控内皮细胞、血管平滑肌细胞、巨噬细胞、血管炎症和代谢功能，影响动脉粥样硬化。

（2）外泌体及外泌体 miRNA：外泌体是一种脂质双分子结构纳米囊泡，直径在 30～

1000nm，具有特定的表面分子特征，常用的蛋白质包括四跨膜蛋白、CD9、CD63、CD82 等，目前的研究已经发现干细胞、内皮细胞、成纤维细胞和肿瘤细胞等大多数细胞都可以产生外泌体。目前国内外已经有大量关于外泌体在免疫系统、肿瘤、哮喘、不孕症及心血管疾病方面的研究，外泌体能通过血液循环到达远处组织，直接参与靶细胞之间的信息传递，并快速调节细胞间信号转导。来自干细胞或血液的外泌体研究表明，它们能够在急性缺血-再灌注模型及慢性缺血期间保护心脏。除了减少初始心肌梗死面积外，它们还能够刺激血管生成，减少纤维化和重塑，改变免疫细胞功能并改善长期心脏收缩功能。

外泌体及外泌体 miRNA 主要通过参与心血管系统病理、生理机制，如心肌细胞肥大、细胞凋亡和血管生成等过程，不仅可以改变心肌损伤的数量，而且还可以改变心肌损伤后复合物，如心肌梗死、心肌缺血-再灌注损伤、动脉粥样硬化、高血压和败血症、心肌病等，这可能进一步影响心肌细胞。

3. JAK/STAT 通路与缺血性疾病　近年来有研究发现，JAK2/STAT3 信号通路与缺血性疾病有关，该通路激活的主要作用是调节血管内皮生长因子 JAK2/STAT3 信号通路，激活血管内皮生长因子（VEGF），因此，在缺血性疾病的发生、发展中起到重要的作用。研究表明，在对 230 只小鼠建立缺血模型时发现，JAK1 和 JAK3 酪氨酸磷酸化增加，用 STAT 的抗磷酸酪氨酸抗体蛋白印记实验发现 STAT1 和 STAT3 的量也显著增加，用 JAK 抑制剂 AG-490 预处理同样阻断了 JAK1 和 JAK2 的酪氨酸磷酸化增强及 STAT1 和 STAT3 的酪氨酸磷酸化、核转位和 DNA 结合活性的增加。

（四）总结与展望

由此可见，JAK/STAT 通路参与体内多种细胞因子间的信号转导过程，并且也已发现其在缺血性疾病的发生与发展中发挥作用，为研究缺血性疾病的诊断与治疗提供了丰富的理论依据，同时为治疗由缺血导致的心、脑血管疾病的临床工作提供了新的线索，但其是否还有其他的通路共同作用还尚不清楚，有待于进一步的研究。

参 考 文 献

白佳璐，杨军，2017. 急性冠脉综合征合并高同型半胱氨酸血症患者氯吡格雷抵抗相关性研究进展. 中西医结合心血管病电子杂志，5（19）：13-14，16.

陈荣浩，朱锦匙，2016. 老年 2 型糖尿病合并脑梗塞的病变特点及相关危险因素探讨. 数理医药学杂志，（1）：16-17.

金婷婷，2019. 血脂在诊断心血管疾病中的应用价值. 中西医结合心血管病电子杂志，7（6）：84.

林浩，崔金帅，李勇男，等，2019. 长链非编码 RNA 与心血管疾病关系的研究进展. 山东医药，59（5）：93-96.

刘悦，毕齐，刘向荣，2016. 高血压、糖尿病、高脂血症对老年脑梗死患者颈动脉粥样硬化的作用. 实用老年医学，30（01）：58-60.

彭长铁，邓礼明，熊国祚，等，2019. JAK2-STAT3 信号通路在缺血性疾病的研究进展. 临床与病理杂志，39（01）：159-164.

韦玉鲁，2019. 高同型半胱氨酸血症与脑血管病相关研究进展. 医学理论与实践，32（7）：968-969，972.

张志军，冯奕奕，2018. 高血压中枢发病机制的研究进展. 医学理论与实践，31（16）：2389-2390，2388.

Chaszczewska MM，Sagan M，Bogunia-Kubik K，2016. The renin-angiotensin-aldosteronesystem（RAAS）-physiology and molecular mechanisms of functioning. Postepy Hgieny I Medycyny Doswiadczalnej，917-927.

Chen YX，Zhang M，Cai Y，et al. 2015. The sirt1 activator SRT1720 attenuates angiotensin Ⅱ-induced atherosclerosis in ApoE$^{-/-}$ mice through inhibiting vascular inflammatory response. Biochemical and Biophysical Research Communications，465：732-738.

Ferreira RC，Popova EY，James J，et al. 2017. Histone deacetylase 1 is essential for rod photoreceptor differentiation by regulating acetylation at histone H3 lysine 9 and histone H4 lysine 12 in the mouse retina. The Journal of Biological Chemistry，292（6）：2422-2440.

Gao W，Wang ZM，Zhu M，et al. 2015. Altered long non-coding RNA expression profiles in the myocardium of rats with ischemic heart failure. Journal of Cardiovascular Medicine（Hagerstown，Md.），16（7）：473-479.

Ghosh A, Pechota A, Coleman D, et al. 2015. Cigarette smoke-induced MMP2 and MMP9 secretion from aortic vascular smooth cells is mediated via the Jak/Stat pathway. Human Pathology, 46: 284-294.

Giral H, Kratzer A, Landmesser U, 2016. MicroRNA in lipid metabolism and atherosclerosis. Best Practice & Research Clinical Endocrinology & Metabolism, 30: 665-676.

Hsu S, Kass DA, 2016. Can nitrite aMPk up sirt-ainty to treat heart failure with preserved ejection fraction. Circulation, 133: 692-694.

Huang T, Kang W, Zhang B, et al. 2016. MiR-508-3p concordantly silences NFKB1 and RELA to inactivate canonical NF-kappaB signaling in gastric carcinogenesis. Molecular Cancer, 15: 9.

Hueso M, De Ramon L, Navarro E, et al. 2016. Silencing of CD40 in vivo reduces progression of experimental atherogenesis through an NF-kappaB/miR-125b axis and reveals new potential mediators in the pathogenesis of atherosclerosis. Atherosclerosis, 255: 80-89.

Icardi, De BK, Tavernier J, 2012. The HAT/HDAC interplay: Multilevel control of STAT signaling (Short Survey). Cytokine and Growth Factor Reviews, 23 (6): 283-291.

Jin L, Lin XJ, Yang L, et al. 2018. AK098656, a novel vascular smooth muscle cell-dominant long non-coding RNA, promotes hypertension. Hypertension, 71 (2): 262-272.

Krolopp JE, Thornton SM, Abbott MJ, 2016. IL-15 activates the Jak3/STAT3 signaling pathway to mediate glucose uptake in skeletal muscle cells. Frontiers in Physiology, 7: 626.

Lee JE, Hong EJ, Nam HY, et al. 2011. MicroRNA signatures associated with immortalization of EBV-transformed lymphoblastoid cell lines and their clinical traits. Cell Proliferation, 44: 59-66.

Li H, Fan J, Yin Z, et al. 2016. Identification of cardiac-related circulating microRNA profile in human chronic heart failure. Oncotarget, 7: 33-45.

LiB, HuangC, 2017. Regulation of EMT by STAT3 in gastrointestinalcancer (Review). International Journal of Oncology, 50 (3): 753-767.

McCully KS, 2015. Homocysteine and the pathogenesis of atherosclerosis. Expert Review of Clinical Pharmacology, 8: 211-219.

McCully KS, 2015. Homocysteine metabolism, atherosclerosis, and diseases of aging. Comprehensive Physiology, 6: 471-505.

McCully KS, 2016. communication: homocysteine, thioretinaco ozonide, oxidative phosphorylation, biosynthesis of phosphoadenosine phosphosulfate and the pathogenesis of atherosclerosis. Annals of Clinical and Laboratory Science, 46: 701-704.

Mogensen SS, Schmiegelow K, Grell K, et al. 2017. Hyperlipidemia is a risk factor for osteonecrosis in children and young adults with acute lymphoblastic leukemia. Haematologica, 102 (5): 175-178.

Nassir F, Ibdah JA, 2016. Sirtuins and nonalcoholic fatty liver disease. World Journal of Gastroenterology, 22: 10084-10092.

Nizamutdinova IT, Kim YM, Jin H, et al. 2012. Tanshinone ⅡA inhibits TNF-alpha-mediated induction of VCAM-1 but not ICAM-1 through the regulation of GATA-6 and IRF-1. International Immunopharmacology, 14: 650-657.

Pirvulescu M, Manduteanu I, Gan AM, et al. 2012. A novel pro-inflammatory mechanism of action of resistin in human endothelial cells: up-regulation of SOCS3 expression through STAT3 activation. Biochemical and Biophysical Research Communications, 422: 321-326.

Rosborough BR, Castellaneta A, Natarajan S, et al. 2012. Histone deacetylase inhibition facilitates GM-CSF-mediated expansion of myeloid-derived suppressor cells in vitro and in vivo. Journal of Leukocyte Biology, 91: 701-709.

Schindler C, Levy D E, Decker T, 2007. JAK-STAT signaling: from interferons to cytokines. Journal of Biological Chemistry, 282 (28): 143-149.

Sean M, Davidson, Derek M, 2018. Exosomes and cardioprotection-A critical analysis. Molecular Aspects of Medicine, 104-114.

Tang J, Kozaki K, Farr AG, et al. 2005. The absence of platelet-derived growth factor-B in circulating cells promotes immune and inflammatory responses in atherosclerosis-prone ApoE$^{-/-}$ mice. The American journal of Pathology, 167: 901-912.

Villar AV, Merino D, Wenner M, et al. 2011. Myocardial gene expression of microRNA-133a and myosin heavy and light chains, in conjunction with clinical parameters, predict regression of left ventricular hypertrophy after valve replacement in patients with aortic stenosis. Heart (British Cardiac Society), 97: 1132-1137.

Wang X, Chen L, Liu J, et al. 2016. In vivo treatment of rat arterial adventitia with interleukin1beta induces intimal proliferation via the JAK2/STAT3 signaling pathway. Molecular Medicine Reports, 13: 3451-3458.

Wu T, Du YT, 2017. LncRNA: from basic research to medical application. International Journal of Biological Sciences, 13 (3): 295-307.

Xiao Y, Yan W, Lu L, et al. 2015. p38/p53/miR-200a-3p feedback loop promotes oxidative stress-mediated liver cell death, Cell Cycle (Georgetown, Tex), 14: 1548-1558.

Ye J, Guo R, Shi Y, et al. 2016. MiR-155 Regulated Inflammation Response by the SOCS1-STAT3-PDCD4 Axis in Atherogenesis. Mediators of Inflammation, 2016: 8060182.

Yihua Bei, Ting Chen, Daniel Dumitru Banciu, et al. 2017. Circulating exosomes in cardiovascular diseases. Exosomes in Cardiovascular Diseases, 255-269.

Zampetaki A, Zeng L, Margariti A, et al. 2010. Histone deacetylase 3 is critical in endothelial survival and atherosclerosis development in response to disturbed flow. Circulation, 121: 132-142.

Zhang G, Sun H, Zhang Y, et al. 2018. Characterization of dysregulated LncRNA-mRNA network based on ceRNA hypothesis to reveal the occurrence and recurrence of myocardial infarction. Cell Death Discov, 21 (4): 35.

Zhang L, Huang C, Guo Y, et al. 2015. MicroRNA-26b Modulates the NF-kappaB Pathway in Alveolar Macrophages by Regulating PTEN. Journal of Immunology, 195: 5404-5414.

Zhao ZH, Hao W, Meng QT, et al. 2017. Long non-codingRNA MALAT1 functions as a mediator in cardioprotective effects of fentanyl in myocardial ischemia-reperfusion injury. Cell Biol Int, 41 (1): 62-70.

第 23 章　同型半胱氨酸经 Rap1A 调控 RIG-1/MDA5 通路介导炎症反应表观遗传学机制研究

一、课题设计

免疫炎症反应贯穿于同型半胱氨酸（Hcy）致病的全过程，Rap1A 是下游通路中起"分子开关"作用的重要基因，而蛋白视黄酸诱导基因蛋白 1/黑色素瘤分化相关抗原（retinoic-acid-inducible protein1/melanoma-differentiation-associated gene 5，RIG-1/MDA5）通路是炎症活化与放大的关键通路，且组蛋白和 DNA 甲基化是 Hcy 致病的重要机制，但 Hcy 是否通过 Rap1A 调控 RIG-1/MDA5 通路引起免疫炎症反应尚未清楚。因此，拟采用共聚焦显微镜等观察 Rap1A 的变化并定位，确定其是 Hcy 引起免疫炎症反应的重要基因；构建 MDA5 和 RIG-1 启动子区 3′非编码序列载体共转染 RapA1-Luc 报告基因，分别从 Rap1A、RIG-1 和 MDA5 等层面干预后，分析白细胞介素 1（interleukin，IL-1）和肿瘤坏死因子 α（tumor necrosis factor，TNF-α）等变化，阐明 Rap1A 调控 RIG-1/MDA5 通路在 Hcy 引起免疫炎症反应中的作用；采用阻断为主的策略从组蛋白和 DNA 甲基化双向调控入手，探讨各自平衡模式被打破后对靶基因的影响，揭示两者相互作用调控 Rap1A 引起免疫炎症反应的机制，为防治 Hcy 提供实验依据。

Hcy 是甲硫氨酸循环的中间产物，危害性大，涉及脏器多，是多种血管疾病的重要危险因子，可引发多种疾病，血浆 Hcy 每升高 5μmol/L，脑卒中风险增加 59%；Hcy 每降低 3μmol/L，风险可减少 24%；同时有文献报道，高血压合并 HHcy 患者的心血管疾病发生率也较单纯高血压患者高 3 倍，较正常人高 12～25 倍，因此探寻防治 HHcy 的新途径成为当前面临的新课题。目前已证实 Hcy 通过氧化应激引起内皮细胞和内质网损伤、刺激血管平滑肌细胞增生、通过酰化反应参与血栓形成、干扰转甲基化反应等参与了致病的调控，但其机制仍存争议。

（1）免疫炎症反应是 Hcy 致病的重要机制，且贯穿于全过程，因此成为关注的焦点。免疫炎症反应是由巨噬细胞和 T 细胞等免疫应答导致的炎症过程，研究发现，巨噬细胞的激活不仅是 Hcy 的重要促发环节，也是众多免疫炎症反应的共同致病途径；Hcy 可作为一种促炎和免疫刺激分子，其促炎和免疫调节功能已被一些包括分子光谱分析在内的体外研究所证实；同时还发现，Hcy 可引起血管损伤并改变一些特定蛋白质的结构，产生一些新的可引起免疫炎症的抗原，且课题组在 ApoE⁻/⁻鼠 HHcy 动物模型中也观察到巨噬细胞 MCP-1、IL-6 和 NF-κB 等表达增高，提示免疫炎症反应贯穿于 Hcy 致病的全过程，但 Hcy 如何引起免疫炎症反应尚不清楚。

（2）Rap1A 参与多种信号通路的调节，但是否通过 RIG-1/MDA5 通路调控免疫炎症反应未见报道。Rap1A 是小分子 G 蛋白原癌基因 Ras 超家族成员之一，其通过构象转换调节许多信号通路，已成为疾病防治的新靶标，文献证实敲除 Rap1A 的小鼠其炎症反应的程度显著降低。RIG-1/MDA5 通路是炎症活化与级联放大的重要途径，通过调节 IL-1 和 IFN-α 等的分泌参与调节免疫炎症反应，已成为重要靶点，但 Rap1A 是否经 RIG-1/MDA5 通路引起免疫炎症反应未见报道。同时课题组在 CBS⁺/⁻鼠 HHcy 模型的血单核细胞和 Hcy 干预的巨噬细胞中观察到 Rap1A、MDA5 和 RIG-1 表达增高，提示 Rap1A 可能经 RIG-1/MDA5 通路参与了 Hcy 引起免疫炎症反应。

（3）组蛋白和 DNA 甲基化具有协同调控基因表达的作用，已成为探寻防治 Hcy 致病的新途径。Hcy 为含硫非必需氨基酸，通过转甲基和转硫等途径参与体内代谢，其中 Hcy 通过转甲基途径调控基因表达已成为疾病诊断的生物学标志，文献和课题组均证实了 DNA 甲基化是 Hcy 致病的重要机制，但 Hcy 同时也是蛋白质及各种小分子转甲基反应的甲基源，故仅单纯从 DNA 甲基化角度探讨 Hcy 致病机制是不全面的。由于组蛋白与 DNA 双链紧密结合，并且组蛋白修饰与 DNA 甲基化对基因表达有类 DNA 遗传密码的作用；而且近年来研究也观察到，组蛋白甲基化与 DNA 甲基化相互作用发挥级联活化或抑制效应，但组蛋白甲基化与 DNA 甲基化相互作用调控 Rap1A 表达在 Hcy 引起免疫炎症反应中的机制需进一步研究。

因此，如以 Rap1A 调控 RIG-1/MDA5 信号通路为主轴，阐明组蛋白和 DNA 甲基化相互作用调控 Rap1A 在 Hcy 引起免疫炎症反应中的作用机制，将为防治 HHcy 提供理论依据。

（一）国内外研究现状及发展动态

1. Rap1A 通过“激活与失活”切换调节多种信号通路，参与了 Hcy 导致的免疫炎症反应 Rap1 是小分子 G 蛋白原癌基因 Ras 超家族成员之一，其通过结合 GTP 或 GDP，在激活与失活两种状态之间切换控制着许多重要的信号通路，在细胞增殖和分化等生物功能中起“分子开关”作用。根据 Rap 蛋白的氨基酸组成不同，Rap 可分成 Rap1 和 Rap2，Rap1 又分为 Rap1A 和 Rap1B 两种亚型，其中 Rap1A 成为目前关注的焦点。Rap1A 作为 GTP 酶家族成员能与 Ras 蛋白的多数胞内作用因子相互作用，在体内反馈抑制 Ras 基因的效应，如 Xie P 等发现血管紧张素 II 可以抑制 Epac1 和 PKA 激活子，降低猪近端肾小管细胞系 Rap1A GTP 酶活性，增加 NHE3 膜归位，通过 Epac1-Rap1A-NHE3 通路诱导炎症趋化因子产生；Pei H 等研究发现，TNF 通过触发腺苷酸环化酶激活 phox，而且该过程涉及 Rap1A 激活，这条通路为抑制炎症引起的氧化损伤提供了可能，提示 Rap1A 通过免疫炎症反应参与了疾病的调控。Tao L 等发现在 Ca^{2+} 载体作用下，CalDAG-GEF1 能特异活化 Rap1A 且能抑制 Ras 依赖 MAPK 的级联反应，进而促进 α-氨基羟甲基噁唑丙酸 AMPA 受体转运出突触，导致神经突触兴奋的抑制效应；课题组前期在单核源性泡沫细胞中研究发现，脂肪酸结合蛋白 4（fabp4）可激活 Rap1A，共同调控 JAK2/STAT2 通路，促进细胞分泌 IL-1、TNF-α 等炎症因子表达，可见 Rap1A 与下游效应蛋白相互作用调控着多条细胞信号通路，同时又受多种调节因子的调控。Hcy 是一种含硫氨基酸，作为甲硫氨酸和半胱氨酸代谢过程中产生的重要中间产物，课题组在 $CBS^{+/-}$ 鼠 HHcy 模型单个核细胞中观察到 IL-1、IL-6 和 TNF-α 等表达增高，证实免疫炎症反应是 Hcy 致病的重要机制；预实验发现不同浓度 Hcy 干预巨噬细胞后 Rap1A 表达显著增加，提示 Rap1A 参与了 Hcy 引起巨噬细胞免疫炎症反应的调控，可作为治疗新靶点，但 Rap1A 在 Hcy 引起免疫炎症反应中的作用机制未见报道。

2. RIG-1/MDA5 信号通路参与了免疫炎症的调控，已成为潜在的防治新靶标 RIG-1/MDA5 信号通路是细胞内识别 dsRNA 的重要模式识别受体，其结合到下游同样含有 caspase 活化和募集（CARD）结构域的一个重要的接头分子 MAVS（也称 IPS-1/VISA/Cardif），并引起干扰素调节因子 IRF-3、IRF-7 的活化和 NF-κB 的入核，最终导致免疫和炎症因子的活化，诱导细胞增殖分化或凋亡，是炎症反应活化与放大的重要通路（图23-1）。Philip J 等在 $MDA5^{-/-}$ 小鼠复制心肌损伤和左心室功能障碍模型中证实 TNF-α、IFN-β 和 IFN-γ 表达下降，进一步利用转基因技术在心肌细胞中过表达 MDA5 后，心肌炎病毒介导的收缩功能损伤和心肌炎症则明显减轻；

Gono T 等在柯萨奇病毒 B 引起血管炎症模型中敲除 MDA5 观察到，血清中 TNF-α、IFN-γ 和 MCP-1 含量显著下降，柯萨奇病毒 B 干预内皮细胞后，则 RIG-1、MDA5 的表达显著下调，提示 RIG-1/MDA5 信号通路参与了心血管疾病的调控。许多细胞因子和氧化应激都利用 RIG-1/MDA5 信号通路诱导细胞增殖和凋亡，Reins RY 等发现 RIG-1 和 MDA5 主要存在于斑块炎症区的巨噬细胞核内，其他炎症细胞中比较少，而非炎症细胞几乎无 RIG-1 和 MDA5；Dong LW 等研究发现信号调控蛋白 α（signal regulatory proteins，SIRPα）可以抑制巨噬细胞中 TLR3 和 RIG-1/MDA5 依赖的抗病毒信号通路，利用 siRNA 沉默 SIRPα 可活化 IFR3 和 MAPK 通路，表明 RIG-1/MDA5 信号通路参与了巨噬细胞免疫炎症反应过程。

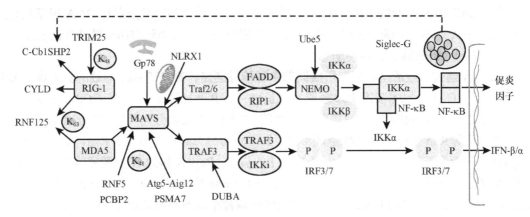

图 23-1　RIG-1/MDA5 信号通路调控途径

MDA5 和 RIG-1 蛋白的 N 端有两个串联的半胱天冬酶富集结构域，活化的 RIG-1 和 MDA5 通过与线粒体适配子蛋白 MAVS 结合，激活 NF-κB 和 IRFs 分子，进而促进促炎性细胞因子的表达。TRIM：泛素连接酶；CYLD：肿瘤抑制基因；RIG-1：视黄酸诱导基因 1；MDA5：黑色素瘤分化相关分子；TRAF：肿瘤坏死因子受体相关因子；MAVS：线粒体抗病毒信号蛋白；RNF5：环指蛋白 5；FADD：Fas 相关死亡域蛋白；RIP1：受体相互作用蛋白 1；PSMA7：前列腺特异性膜抗原 7；PCBP2：多聚胞嘧啶结合蛋白 2；IRF3：干扰素调节因子 3；IFN：干扰素；NLRX1：NOD 样受体家族成员 X1；NF-κB：核转录因子 κB

3. Rap1A 调控 RIG-1/MDA5 信号通路是 Hcy 引起免疫炎症反应的重要途径　外界因素可通过对 RIG-1/MDA5 信号通路的调控，使其能够有效地发挥免疫效应，并且防止其过度活化，同时可利用各种机制干扰 RIG-I/MDA5 信号通路，如 IFN 能够通过 JAK/SATA 信号通路上调 RIG-1/MDA5 的表达，而 RIG-1 和 MDA5 可通过正反馈方式调节自身合成；此外，维甲酸、IRF-1、脂多糖、TNF-α 等均可上调 RIG-1 的表达，可见 RIG-1/MDA5 信号通路可受多种因素调控，这为我们寻找干预靶点提供了重要的信息。Hcy 作为一种新抗原，通过多种机制导致免疫炎症反应，即免疫炎症反应贯穿于 Hcy 致病的全过程，其中单核巨噬细胞作为固有免疫系统重要成员，活化后可以通过其膜识别受体识别病原体分泌 IL-1、IL-6 和 TNF-α 等炎症因子；预实验结果在 CBS$^{+/-}$ 鼠 HHcy 动物模型外周血单核细胞中观察到 MDA5 和 RIG-1 表达升高，构建 Rap1A 重组质粒并转染巨噬细胞后观察到 MDA5 和 RIG-1 表达明显增加，提示 Rap1A 调控 RIG-1/MDA5 信号通路是 Hcy 引起免疫炎症反应的重要途径，但在 Hcy 引起免疫炎症反应中 Rap1A 是否及如何调控 RIG-1/MDA5 信号通路未见报道。

4. 组蛋白和 DNA 甲基化相互作用调控靶基因为防治 Hcy 引起免疫炎症反应提供新策略

在体内 Hcy 通过甲硫氨酸循环的转甲基途径将甲基转移至 DNA 和蛋白质等受体，从而发挥生物学效应，因此 DNA 甲基化成为调控基因表达的重要方式，也是目前研究的热点。DNA 甲基化是指在 DNMT 的作用下，在 CpG 岛二核苷酸 5′端的胞嘧啶加入甲基，使之变为 5-甲基胞嘧啶，这种 DNA 修饰方式并没有改变基因碱基序列，但它却调控着基因的表达。国内外先后报道了动脉粥样硬化疾病存在基因组、雌激素受体-α 等基因 DNA 甲基化异常改变；同时也观察到 Hcy 可引起 fabp4、p53、雌激素受体等基因 DNA 甲基化发生改变；课题组也观察到 Hcy 引起动脉粥样硬化时基因组 DNA 低甲基化的同时也可引起个别基因（如 PPARα、PPARγ 等）发生高甲基化改变。但仍存在以下问题：为何相同条件下不同基因 DNA 高、低甲基化并存？提示存在更深层次的调控机制。组蛋白甲基化依据其甲基化位点的不同呈现不同的生物学效应，如 H3K4、H3K36 甲基化可以激活基因转录，而 H3K9、H3K20 和 H3K27 甲基化则抑制基因转录，其中 H3K9 甲基化是基因沉默的重要标志，也是指导 DNA 甲基化的一种常规信号，因此有望成为疾病防治的新靶点。Li Q 等在 p16 启动子区域 DNA 高度甲基化而沉默的多个胃癌细胞使用 5-Aza-CdR 处理后，可引起 H3K9me2 水平降低，DNA 去甲基化诱导 p16 基因活化，表明在肿瘤中 H3K9 与 DNA 甲基化具有协同调节基因转录的作用；El Gazzar M 等研究发现，在内毒素耐受 THP-1 细胞中 G9a 催化 H3K9 发生二甲基化，进而引起位点基因 TNF-α 启动子区 DNA 甲基化，TNF-α 转录受到抑制，可见 H3K9me2 具有协同 DNA 甲基化沉默基因表达的作用。Hcy 是甲硫氨酸循环的中间环节，也是蛋白质和 DNA 甲基化的主要供体，课题组对 Rap1A 启动子区上游 2000bp 区域进行活性分析发现，Rap1A 启动子富含 CpG 岛区域存在功能活性，且受 DNA 甲基化调控；同时在 CBS$^{+/-}$鼠 HHcy 动物模型中发现 Rap1A 表达升高，且 Rap1A 启动子区 DNA 甲基化下降，组蛋白 H3K9 发生二甲基化改变，提示 H3K9 和 DNA 甲基化是调控 Rap1A 表达的主要机制，但两者如何调控未见报道。

（二）课题假说和工作设想

综上所述，免疫炎症反应是 Hcy 引起心血管疾病的重要机制，Hcy 是一碳单位代谢的中间产物，其通过甲硫氨酸循环的转甲基途径将甲基转移至 DNA 和蛋白质等受体，从而发挥生物学效应，而组蛋白甲基化具有协同 DNA 甲基化调控基因转录的作用，且课题组预实验也观察到 Rap1A 参与了 Hcy 引起免疫炎症反应。故我们的推测是：Rap1A 是 Hcy 调控免疫炎症反应的关键基因，而 RIG-1/MDA5 通路是炎症活化与放大的关键通路，Hcy 通过调控组蛋白和 DNA 甲基化相互作用引起 Rap1A 表达，介导 RIG-1/MDA5 信号通路致免疫炎症反应，从而发挥生物学效应（图 23-2）。为了验证以上假说，本课题拟通过饲养 CBS$^{+/-}$鼠复制 HHcy 动物模型，运用双重免疫荧光染色后激光共聚焦显微镜等检测 Rap1A 表达改变并定位；明确 Rap1A 是 Hcy 引起巨噬细胞免疫炎症反应的重要基因；构建 MDA5 和 RIG-1 启动子区 3′非编码序列载体共转染 RapA1-Luc 报告基因，采用阻断为主的策略分别从 Rap1A、RIG-1 和 MDA5 等层面干预后，分析 IL-1、IL-6 和 TNF-α 等变化，阐明 Rap1A 调控 RIG-1/MDA5 通路在 Hcy 引起免疫炎症反应中的作用；采用阻断为主的策略从组蛋白和 DNA 甲基化双向调控入手，探讨各自平衡模式被打破后对靶基因的影响，揭示两者相互作用调控 Rap1A 引起免疫炎症反应的机制，为防治 Hcy 提供实验依据和研究资料。

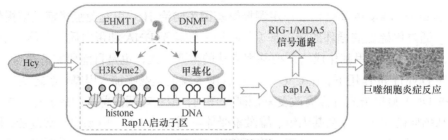

图 23-2　课题假说

Hcy 通过调控组蛋白和 DNA 甲基化相互作用引起 Rap1A 表达介导 RIG-1/MDA5 信号通路致免疫炎症反应从而发挥生物学效应。

Hcy：同型半胱氨酸；EHMT1：组蛋白赖氨酸甲基转移酶；DNMT：DNA 甲基转移酶；RIG-1：视黄酸诱导基因 1；MDA5：黑色素瘤分化相关分子；H3K9me2：组蛋白 H3K9 二甲基化；Rap1A：Ras 相关蛋白 1A

二、Rap1A 介导免疫炎症与动脉粥样硬化

Rap1 是一种 GTP 酶蛋白，属于小分子 G 蛋白 Ras 家族中的一员，在细胞内参与许多重要的通路，主要包括细胞极性的产生、细胞的增殖、分化及癌变、细胞的黏附等，在细胞的信号转导过程中发挥着开关作用，其存在的形式有两种，即与 GTP 结合的有活性形式和无活性形式。动脉粥样硬化是临床上常见的心、脑血管疾病，其具体的发病机制尚不清楚，可能与血管炎症、免疫、脂代谢、细胞增殖和凋亡等密切相关。大量的研究表明，动脉粥样硬化是一个慢性炎症发生的过程，是机体的免疫系统对来自内源性及外源性的抗原产生免疫应答所引起的动脉内膜的慢性炎症过程。本文就近年来对于 Rap 的研究及动脉粥样硬化的最新研究进展进行综述。

小 G 蛋白是指分子质量在 20～40kb 的单体蛋白。目前已经发现的小 G 蛋白具有 100 余种，在结构上，大致可分为 Ras、Rho、Rab、Sar1/Arf、Ran 五类，在调节各种细胞的生物学功能中起着重要作用。参与蛋白质合成的 G 蛋白和作为膜受体转导子的异源三聚体 G 蛋白具有两种可互换的形式，GDP 结合的无活性形式和 GTP 结合的活性形式，两者之间的交换反应将 GDP 结合的无活性形式转化为 GTP 结合的活性形式。所有小 G 蛋白均有共有氨基酸序列，负责 GDP/GTP 结合和 GTP 酶的活性。

（一）Rap

Rap 的分类及结构：根据其序列同源性，Rap 可分为 Rap1 和 Rap2 两种，而 Rap1 又具有 Rap1A 和 Rap1B 两种亚型，据报道，两者之间的同源性高达 95%。Rap1 的基本结构与 Rap2 之间有差异，人源性的 Rap1A 和 Rap1B 的同源性达 60%，最主要的区别在于其 C 端不一致。

（二）Rap1 的调节

与其他的 G 蛋白相似，Rap 存在两种构象，即无活性的 GDP 结合形式及有活性的 GTP 形式，在细胞外两者之间的转变需要鸟苷酸交换因子（GEF）的催化，进一步激活 Rap。GEF 可促进 GDP 从 Rap 上解离下来而与 GTP 相结合导致小分子 G 蛋白发生构象上的改变，从而激活 Rap 下游信号；细胞内特异性 GTP 酶激活蛋白（GAP）促进 GTP 的水解，使 Rap 失活。研究发现，其上游信号分子包括 Ca^{2+}、二酰基甘油（DAG）、环腺苷酸（cAMP）和受体酪氨酸激酶等，均能通过激活 Rap1 特异或非特异的 GEF 使 Rap1 转变为 GTP 结合的活性形式从而使其活化。研究表明，在蛋白激酶 A（PKA）存在的前提下可与 cAMP 区结合进而激活 Rap1；PDZ-GEF 有 PDZ-GEF1 和 PDZ-GEF2 两种亚型，两者都含有 cAMP、Ras-RBD 及可与 PDZ 结合的区域。

Rap1 介导的信号转导，与细胞外信号调节激酶（ERK）通路有关。ERK 又称为丝裂原活化蛋白激酶（MAPK），ERK 能够通过磷酸化转录因子（如 Elk1）决定细胞不同生长与分化方向。有文献报道，在给定的细胞中，ERK 激活的量和持续的时间可以决定由 ERK 激活后所引起的生物学作用。

（三）Rap1 的生物学作用

1. Rap1 的调控神经极性作用　神经元细胞是一种极性细胞，在组成神经元的基本结构中，其结构基础是由一个含有一根细长的轴突和包绕轴突的多根树突及胞体组成，神经元的这种固定的模式形成过程称为极性的建立。研究证明，当神经突触中总 Rap1B 的水平降低，神经突触极性建立会被阻止。细胞的极性是多数细胞的共同特征，是细胞分化和细胞行使正常功能的基础，细胞极性的建立对于生物体的生长发育至关重要。也有研究显示，Rap1 在果蝇胚胎细胞极性的建立过程中起关键作用。

2. Rap1 的细胞黏附作用　在 Rap1 信号通路的众多功能当中，最为公认的是其参与整合素介导的细胞黏附过程。整合素是一条由不同的 α 链和 β 链组成的以异二聚体形式存在的细胞内黏附分子（ICAM）。研究发现，Rap GTP 酶，特别是 Rap1A 和 Rap1B，是在损伤部位打开血小板活化/黏附性的关键分子开关。Rap1 可作为独立因素增加 PI3K 的黏附性，表明 Rap1 是整合素的新型激活信号。Rap1 诱导 LFA-1 的构象和亲和力的变化，可显著引起由 LFA-1/ICAM-1 所介导的细胞聚集。此外，Rap1（Rap1N17）的显性失活形式抑制了 Jurkat T 细胞中 T 细胞受体介导的 LFA-1 活化和 HL-60 细胞分化为巨噬细胞时 LFA-1/ICAM-1 的依赖性细胞聚集，表明了 Rap1 参与此生理过程。Rap1 在 LFA-1 细胞黏附中的这些独特功能表明了其在免疫调节剂的关键作用。

3. Rap1 调控突触可塑性　广义上的突触可塑性包括突触传递可塑性、突触发育可塑性和突触形态可塑性，狭义上的突触可塑性指的是突触传递效率在某些因素的影响下可出现不同程度的持续性上调或下调的特性，可主要表现为长时程的增强（LTP）和长时程抑制（LTD）两种表现形式。

4. Rap1 调控细胞连接　在对小鼠肿瘤抑制基因的研究中发现，DOCK4 是特异性激活 Rap GTP 酶，可增强黏附连接的形成，在哺乳动物中对细胞的连接发挥调控作用。研究证实，此蛋白的缺失会导致肿瘤细胞之间的连接消失，但细胞连接会因为转入 WTDOCK4 或活性形式的 Rap1 而形成。

5. Rap1 与疾病　近年来，越来越多的研究证明了 Rap1 在各种恶性肿瘤疾病中的作用。恶性肿瘤的远期生存率取决于肿瘤细胞的远处转移，表皮生长因子受体（EGFR）及其配体与多种人类癌症的生长和传播有关。EGFR 的连接/活化可诱导 p130CAS 的两个关键酪氨酸残基的 Src 依赖性磷酸化，导致 Crk 相关底物（CAS）/Nck1 复合物的组装，可促进 Rap1 的信号转导，在 20 例卵巢癌组织中 Rap1 gAP 蛋白表达下调或缺失率高于卵巢正常组织，Rap1 gAP 蛋白表达下调或缺失可能与卵巢癌发病呈正相关。在对前列腺癌患者的研究中，进一步发现 miR-203 会通过下调 Rap1 的表达，从而抑制细胞增殖、黏附和侵袭。

（四）动脉粥样硬化

动脉粥样硬化（AS）是由内皮功能障碍、脂代谢紊乱、炎症细胞浸润等因素相互作用所致的以粥样斑块和纤维斑块为特征的血管系统慢性炎症。AS 的发病机制有很多学说，目前比较公认的是损伤反应学说及在此基础上进一步发展的炎症学说，即各种因素作用引起血管内皮损伤，引发炎症反应，促进单核细胞的迁移、黏附，巨噬细胞吞噬脂质斑块形成泡沫细胞，同时诱导血管平滑肌细胞增殖、迁移、黏附、凋亡，在这一过程中也有 T 淋巴细胞和肥大细胞等炎症细胞参与。其发病特点是先累及动脉的内膜，逐渐导致动脉管壁增厚，管腔狭窄，进而导致缺血性疾病的发生。在对颈部不稳定斑块的研究过程中发现，其中斑块的表面破溃、钙化、纤维帽变薄、巨大脂质核心形成、新生血管形成、斑块内出血、继发血栓形成导致了斑块的不稳定性，在不稳定斑块内可见大量炎症细胞、泡沫细胞、细胞外脂质和新生血管，同时也表明了炎症反应、细胞凋亡和坏死、血管新生等病理过程与不稳定斑块的形成和发展密切相关。

1. 动脉粥样硬化的危险因素

（1）高血压：有研究显示颈动脉斑块发生风险会随着血压水平增加而增加。在血压的正常高值期，检出的颈动脉斑块比例增高，两者之间存在一定相关性，其原因可能是在高血压刺激下对血管壁张力和切应力发生改变，导致血管内皮细胞的损伤，使血管壁结构重构，引起血小板的聚集黏附，最终导致 AS 的形成。

（2）吸烟：在对 7284 例脑卒中患者吸烟与颈动脉粥样硬化发生相关性研究中发现，吸烟与颈动脉硬化及斑块形成密切相关且吸烟程度与颈动脉硬化发生亦呈正相关。

（3）糖尿病：是 AS 的独立危险因素之一，已经成为目前威胁老年群体身体健康的常见疾病。研究表明，糖尿病患者合并动脉粥样硬化者发生心血管疾病的概率明显高于单一因素者。

（4）年龄：研究表明，随着年龄的增长，颈动脉硬化患病率呈上升趋势，40 岁以上人群定期开展脑卒中颈动脉筛查能够做到早发现、早诊断、早治疗的效果，从而有效地预防心、脑血管疾病的发生。

（5）其他：包括性别、血脂异常等。

2. LncRNA 与动脉粥样硬化　　越来越多的研究表明，LncRNA 在各种内皮细胞、血管平滑肌细胞、巨噬细胞及其相关细胞因子所构成的复杂网络中通过控制血管壁的功能、脂代谢和免疫反应进一步影响 AS 的发病进程。

LncRNA 是由至少 200 个核苷酸长链组成的一类不能编码蛋白质的 RNA，其最早是在小鼠的 DNA 转录产物中发现的。LncRNA 经过转录后的修饰形成成熟的分子结构，广泛分布于哺乳动物中，可大致分为以下 5 类：①基因间 LncRNA；②内含子 LncRNA；③同义 LncRNA；④反义 LncRNA；⑤双向 LncRNA。

AS 与内皮细胞凋亡或内皮细胞功能障碍（由炎症反应引起）有关。利用氧化低密度脂蛋白诱导内皮功能失调可引起 LncRNA 的表型改变，证明二者密切相关。在 AS 的过程中，平滑肌细胞的增殖是一个重要的环节。研究发现，非编码 RNA（ncRNA）也可以调控动脉血管疾病，由平滑肌细胞增殖调控。巨噬细胞在 AS 的发病过程中发挥着极为重要的作用。

3. 动脉粥样硬化的免疫机制

（1）单核巨噬细胞：在 AS 患者血液中单核细胞和巨噬细胞的含量显著增加，并通过促进炎症、脂质沉积、斑块破裂等过程发挥作用，进而促进 AS 的发生及发展。在动物和人体内存在两种不同亚型的单核细胞：一种是炎症性单核细胞；一种是定居型单核细胞。起到监视修补的作用，在 AS 早期相当部分的免疫机制可以防止 AS 病情的加重，因此单核巨噬细胞在AS 中的作用可概括为吞噬、参与炎症反应及免疫反应，参与增殖反应。巨噬细胞起到摄取脂质、清除有害物质的作用。

（2）T 淋巴细胞：研究发现，在人类及动物的 AS 模型中均有淋巴细胞的存在，但以 T 淋巴细胞居多，CD4[+]细胞可诱导产生抗体，主要参与体内细胞免疫，存在于粥样斑块中，CD8[+]细胞多存在于早期斑块中，但其具体作用尚不清楚。

（3）B 淋巴细胞：B 淋巴细胞与 AS 的相关性不强，更多的是出现在血管外膜。

（4）抗原提呈细胞（APC）：在连接天然免疫和获得性免疫中起桥梁作用，与获得性免疫应答相关。

4. 肠道对动脉粥样硬化免疫机制的影响 有研究表明，肠道菌群也参与了 AS 的发生，是 AS 的独立危险因素之一。菌群代谢所产生的短链脂肪酸可抑制炎症反应，阻断 AS 的发生。肠道菌群的其他代谢产物也具有一定的抗 AS 作用，如各种食物代谢所产生的原儿茶酚胺具有明显减少泡沫细胞的作用。肠道菌群失调可诱发机体正常的固有免疫与适应性免疫失调，可能会进一步导致 AS 的产生。

5. 动脉粥样硬化与炎症 最初，AS 被认为是一种脂质沉积，现普遍认为是一种慢性炎症过程。研究表明，炎症细胞因子几乎参与 AS 的全部阶段。其中肿瘤坏死因子 α（TNF-α）能有效上调低密度脂蛋白（LDL）的跨内皮细胞转运，并促进 LDL 滞留在血管壁，进而加速 AS 的发生、发展，且该过程证实是由 NF-κB 和 PPAR-γ 共同作用的结果。

6. 动脉粥样硬化的治疗

（1）调节血管治疗：组成血管壁的三种细胞包括血管内皮细胞、平滑肌细胞、巨噬细胞，均参与 AS 的发病。调节血管的药主要有抗血小板药物和扩张血管类药物。

（2）药物调整血脂：利用调血脂药降低血液中胆固醇或三酰甘油及血清高密度脂蛋白胆固醇（HDL-C）含量，改善体内血脂状况。

（3）免疫治疗：目前常用的免疫抑制剂有三大类。①糖皮质激素类；②以硫唑嘌呤、环磷酰胺为代表的细胞毒性药物；③以环保霉素 A 和雷帕霉素为代表的真菌或细菌衍生物。

（4）间充质干细胞：越来越多的研究证实了内皮细胞的损伤是 AS 发生的始动环节，血管平滑肌的异常增生加速了 AS 的发病进程，体外输注的间充质干细胞能够在受损部位发生募集，促使其进一步分化为内皮细胞，对已经损伤的血管进行修复，也可以诱导分化血管平滑肌细胞在损伤的血管局部增生，参与血管再狭窄的发生，从而抑制 AS 的发生。

（5）体外超声波：动脉粥样硬化所致的心、脑血管疾病是危害人类生命健康的重要疾病之一，常规的治疗方案：①保守治疗，适用于疾病发生初期，症状及体征相对较轻的患者；②手术治疗，适用于血管狭窄严重、症状重、非手术治疗无效者。在对体外超声治疗的评价中发现，经体外超声波治疗后 90% 的碎片可以经过毛细血管被血液中的网状内皮系统清除，且不堵塞远端微小血管。

（五）总结与展望

本篇文章对 AS 的免疫调节机制进行了较为详细的解说，为临床治疗 AS 提供了新的思路。但迄今为止，对于 AS 的具体发病机制，仍然不够清楚，存在各种各样的假说，因此，对于其进一步的研究有助于加深我们对该疾病的理解，进而为临床提供更加有效的治疗方案。

参 考 文 献

陈荣浩，朱锦匙，2016. 老年 2 型糖尿病合并脑梗塞的病变特点及相关危险因素探讨. 数理医药学杂志，（1）：16-17.

樊金宇，孙宇琦，刘婵娟，等，2018. 动脉硬化对糖尿病患者心血管影响的研究. 中国医药科学，8（21）：162-164，181.

付海燕，孙立新，2012. Rap1 gAP 蛋白表达与卵巢癌之间的关系. 中国实用医药，07（12）：161-162.

姜楠，孙慧娟，张媛媛，等，2018. 肠道菌群影响动脉粥样硬化免疫机制研究进展. 中国动脉硬化杂志，26（05）：531-535.

李梅，赵雪芹，王同兆，等，2017. 动脉粥样硬化的发病机制及治疗的综述. 科技视界，（26）：35-36, 52.

李荣霞，杨淑均，张伟丽，2017. 长链非编码 RNA 在动脉粥样硬化血管功能调控中的作用机制. 中国分子心脏病学杂志，17（6）：2325-2328.

李珊珊，郭晓安，杨洋，等，2016. 小 G 蛋白 Rap 的信号通路与生物学功能. 生理科学进展，（1）：14-20.

李薇，杜军保，2009. 动脉粥样硬化发病机制研究进展. 实用儿科临床杂志，24（1）：58- 60.

刘佳佳，张亦婷，彭航，等，2013. 间充质干细胞在动脉粥样硬化治疗中的研究进展. 生物工程学报，29（11）：1538-1547.

孙余华，王凤连，1992. 动脉粥样硬化免疫发病机制的研究进展. 国外医学（免疫学分册），（1）：16-19.

翁元峰，杨志彪，2018. Rap1 的生物学功能与调控的研究进展. 生物化工，4（05）：147-149.

武晓玲，罗春霞，迟路湘，2006. 兔颈动脉粥样硬化剪切力改变对其斑块及内膜中膜病理变化影响. 第三军医大学学报，（20）：2057-2061.

于风辉，2015. 颈动脉硬化及斑块形成与年龄的相关性. 临床医药文献电子杂志，2（24）：5170-5171.

周浩，杨永宗，2007. 动脉粥样硬化免疫机制的研究进展. 南华大学学报，（5）：784-788.

Abu SN, Aviram M, Hayek T, et al. 2016. Aqueous or lipid components of atherosclerotic lesion increase macrophage oxidation and lipid accumulation. Life Sci, 154：1-14.

Amodio N, D'Aquila P, Passarino G, et al. 2017. Epigenetic modifications in multiple myeloma：recent advances on the role of DNA and histonemethylation.Expert Opin Ther Targets, 21（1）：91-101.

Amy L, Kenneth St, Rama N, 2016. Functional long non-coding RNA in vascular smooth muscle cells. Long Non-coding RNA in Human Disease, 127-141.

Baumer Y, McCurdy S, Weatherby TM, et al. 2017. Hyperlipidemiainduced cholesterol crystal production by endothelial cells promotes atherogenesis. Nat Commun, 8（1）：1129.

Bednarska-Makaruk M, Graban A, Sobczyńska-Malefora A, et al. 2016. Homocysteine metabolism and the associations of global DNA methylation with selected gene polymorphisms and nutritional factors in patients with dementia. Exp Gerontol, 81：83-91.

Cao C, Zhang H, Zhao L, et al. 2016. MiR-125b targets DNMT3b and mediates p53 DNA methylation involving in the smooth muscle cells proliferation induced by homocysteine. Exp Cell Res, 347（1）：95-104.

Dong LW, Kong XN, Yan HX, et al. 2008. Signal regulatory protein alpha negatively regulates both TLR3 and cytoplasmic pathways in type I interferon induction. Mol Immunol, 45（11）：3025-3035.

Dorn A, Zoellner A, Follo M, et al. 2012. Rap1a deficiency modifies cytokine responses and MAPK-signaling in vitro and impairs the in vivo inflammatory response. Cell Immunol, 276（1-2）：187-195.

El Gazzar M, Yoza BK, Chen X, et al. 2008. G9a and HP1 couple histone and DNA methylation to TNFalpha transcription silencing during endotoxin tolerance. J Biol Chem, 283（47）：32198-32208.

Filip K, Swirski, Matthias N, 2013. Leukocyte behavior in atherosclerosis, myocardial infarction and heart failure. Science, 339（1）：161-166.

Gono T, Kaneko H, Kawaguchi Y, et al. 2014. Cytokine profiles in polymyositis and dermatomyositis complicated by rapidly progressive or chronic interstitial lung disease. Rheumatology（Oxford），53（12）：2196-2203.

Ianov L, Kumar A, Foster TC, 2017. Epigenetic regulation of estrogen receptor α contributes to age-related differences in transcription across the hippocampal regions CA1 and CA3. Neurobiol Aging, 49：79-85.

Jiang Y, Ma S, Zhang H, et al. 2016. FABP4-mediated homocysteine-induced cholesterol accumulation in THP-1 monocyte-derived macrophages and the potential epigenetic mechanism. Mol Med Rep, 14（1）：969-976.

Jiang YD, Liu ZH, Xiong JT, et al. 2008. Homocysteine-mediated PPARalpha, gamma DNA methylation and its potential pathogenic mechanism in monocytes. DNA Cell Biol, 27（3）：143-150.

Kyaw T, Tipping P, Toh BH, et al. 2011. Current understanding of the role of B cell subsets and intimal and adventitial B cells in atherosclerosis. CurrOpin Lipidol, 22（5）：373-379.

Lee JY, Kim JM, Kim IT, et al. 2017. Relationship between Plasma Homocysteine Level and Glaucomatous Retinal Nerve Fiber Layer Defect. Curr Eye Res, 17：1-6.

Li J, Luo M, Xie N, et al. 2016. Curcumin protects endothelial cells against homocysteine induced injury through inhibiting inflammation. Am J Transl Res, 8（11）：4598-4604.

Li JJ, Li Q, Du HP, et al. 2015. Homocysteine triggers inflammatory responses in macrophages through inhibiting CSE-H2S signaling via DNA hypermethylation of CSE promoter. Int J Mol Sci, 16（6）: 12560-12577.

Li Q, Wang X, Lu Z, et al. 2010. Polycomb CBX7 directly controls trimethylation of histone H3 at lysine 9 at the p16 locus. PLoS One, 5（10）: e13732.

Liao X, Sluimer JC, Wang Y, et al. 2012. Macrophage autophagy plays a protective role in advanced atherosclerosis. Cell Metab, 15（4）: 545-553.

Lucia S, Wolfgang B, 2019. RAP GTPases and platelet integrin signaling. Platelets, 30（1）: 41- 47.

Matsumoto M, Tatematsu M, Nishikawa F, et al. 2015. Defined TLR3-specific adjuvant that induces NK and CTL activation without significant cytokine production in vivo. Nat Commun, 6: 6280.

Mihalas AB, Araki Y, Huganir RL, et al. 2013. Opposing action of nuclear factor kappa B and polo-like kinases determines a homeostatic end point for excitatory synaptic adaptation. Journal of Neuroscience, 33（42）: 16490-16501.

Murugesan V, Pulimamidi VK, Rajappa M, et al. 2015. Elevated fibrinogen and lowered homocysteine-vitamin determinants and their association with left atrial thrombus in patients with rheumatic mitral stenosis. Br J Biomed Sci, 72（3）: 102-106.

Pang X, Si J, Xu S, et al. 2017. Simvastatin inhibits homocysteine-induced CRP generation via interfering with the ROS-p38/ERK1/2 signal pathway in rat vascular smooth muscle cells. Vascul Pharmacol, 88: 42-47.

Pei H, Song X, Peng C, et al. 2015. TNF-α inhibitor protects against myocardial ischemia/reperfusion injury via Notch1-mediated suppression of oxidative/nitrative stress. Free Radic Biol Med, 82: 114-121.

Philip J, Xu Z, Bowles NE, et al. 2013. Cardiac-specific overexpression of melanoma differentiation -associated gene-5 protects mice from lethal viral myocarditis. Circ Heart Fail, 6（2）: 326-334.

Qin X, Li Y, Sun N, et al. 2017. Elevated homocysteine concentrations decrease the antihypertensive effect of angiotensin-converting enzyme inhibitors in hypertensive patients. Arterioscler Thromb Vasc Biol, 37（1）: 166-172.

Reins RY, McDermott AM, 2015. Vitamin D activation and function in human corneal epithelial cells during TLR-induced inflammation. Invest Ophthalmol Vis Sci, 56（13）: 7715-7727.

Semple F, MacPherson H, Webb S, et al. 2015. Human β-defensin 3 [corrected] exacerbates MDA5 but suppresses TLR3 responses to the viral molecular pattern mimic polyinosinic: polycytidylic acid. PLoS Genet, 11（12）: e1005673.

Sun J, Sukhova GK, Wolters PJ, et al. 2007. Mast cells promote atherosclerosis by releasing proinflammatory cytokines. Nat Med, 13（6）: 719-724.

Tao L, Zhang Y, Xi X, et al. 2010. Recent advances in the understanding of the molecular mechanisms regulating platelet integrin αⅡbβ3 activation. Protein Cell, 1（7）: 627-637.

Trolle C, Nielsen MM, Skakkebæk A, et al. 2016. Widespread DNA hypomethylation and differential gene expression in Turner syndrome. Sci Rep, 6: 34220.

Wang J, Jiang Y, Yang A, et al. 2013. Hyperhomocysteinemia-induced monocyte chemoattractant protein-1 promoter DNA methylation by nuclear factor-κB/DNA methyltransferase 1 in apolipoprotein e-deficient mice. Biores Open Access, 2（2）: 118-127.

Wang Y, Wang X, Liang X, et al. 2016. Inhibition of hydrogen sulfide on the proliferation of vascular smooth muscle cells involved in the modulation of calcium sensing receptor in high homocysteine. Exp Cell Res, 347（1）: 184-191.

Wangsun C, Nathan J, Harris, et al. 2013. Rap1 and Canoe/afadin are essential for establishment of apical-basal polarity in the Drosophila embryo. Molecular biology of the cell, 24（7）: 945-963.

Wen KX, Milic J, El-Khodor B, et al. 2016. The role of DNA methylation and histone modifications in neurodegenerative diseases: a systematic review. PLoS One, 11（12）: e0167201.

Xie P, Joladarashi D, Dudeja P, et al. 2014. Modulation of angiotensin Ⅱ-induced in flammatory cytokines by the Epac1-Rap1A-NHE3 pathway: implications in renal tubular pathobiology. Am J Physiol Renal Physiol, 306（11）: F1260-1274.

Yang A, Zhang H, Sun Y, et al. 2016. Modulation of FABP4 hypomethylation by DNMT1 and its inverse interaction with miR-148a/152 in the placenta of preeclamptic rats and HTR-8 cells. Placenta, 46: 49-62.

Yang AN, Zhang HP, Sun Y, et al. 2015. High-methionine diets accelerate atherosclerosis by HHcy-mediated FABP4 gene demethylation pathway via DNMT1 in ApoE-/- mice. FEBS Lett, 15: 1014-1019.

Yang J, Fang P, Yu D, et al. 2016. Chronic kidney disease induces inflammatory CD40+ monocyte differentiation via Homocysteine Elevation and DNA Hypomethylation. Circ Res, 119（11）: 1226-1241.

Yang SP, Yang XZ, Cao GP, 2015. Acetyl-l-carnitine prevents homocysteine-induced suppression of Nrf2/Keap1 mediated antioxidation in human lens epithelial cells. Mol Med Rep, 12（1）: 1145-1150.

Zalinger ZB, Elliott R, Rose KM, et al. 2015. MDA5 is critical to host defense during infection with murine coronavirus. J Virol, 89（24）: 12330-12340.

Zhang D, Sun X, Liu J, et al. 2015. Homocysteine accelerates senescence of endothelial cells via DNA hypomethylation of human telomerase reverse transcriptase. Arterioscler Thromb Vasc Biol, 35（1）: 71-78.

Zhu JJ, Fu HJ, Wu YG, et al. 2013. Function of LncRNA and approaches to LncRNA-protein interactions. Science China（Life Sciences）, 56（10）: 876-885.

Zhu L, Yu J, Jia B, et al. 2015. Effect of losartan with folic acid on plasma homocysteine and vascular ultrastructural changes in spontaneously hypertensive rats. Int J Clin Exp Pathol, 8（10）: 12908-12914.

第 24 章　ASPP2 调控妊娠期高血压疾病胎盘滋养细胞自噬水平升高的表观遗传学机制研究

一、课 题 设 计

细胞自噬水平升高引起胎盘功能障碍是妊娠期高血压疾病（HDCP）的中心环节，前期研究表明 DNA 甲基化是其重要机制，但为何同条件下不同基因 DNA 甲基化高、低并存仍有争议。组蛋白和 DNA 甲基化具有协同作用，且 p53 凋亡刺激蛋白 2（ASPP2）启动子区富含 CpG 岛并受转录因子调控，故推测：组蛋白和 DNA 甲基化相互作用招募转录因子调控 ASPP2 是滋养细胞自噬的重要机制。为了验证该假说，采用免疫印迹技术等检测胎盘组织中 ASPP2 的表达，并使其沉默和过表达后检测自噬相关基因的变化，探讨 ASPP2 在细胞自噬的作用；采用阻断为主的策略从组蛋白和 DNA 甲基化双向调控入手，探讨各自平衡模式被打破后对靶基因的影响；筛选并确定 Sp1 和 E2F1 是 HDCP 的重要转录因子，并将其持续失活和激活突变体分别与甲基化调控酶等质粒和（或）共转染细胞，揭示组蛋白和 DNA 甲基化招募转录因子调控 ASPP2 的机制，为防治 HDCP 提供依据。

HDCP 是孕妇因妊娠后内环境改变导致胎盘功能障碍为主要病理特征的妊娠期特有且常见的疾病。是孕产妇死亡的第二大原因，因此深入探讨 HDCP 的防治策略成为亟待解决的重要课题。细胞自噬是将细胞内受损、变性和衰老的蛋白质及细胞器运输到溶酶体内进行消化、降解的过程，可分为自噬前体形成、自噬泡形成和自噬泡与溶酶体融合完成底物降解 3 个阶段。近年来研究观察到，滋养细胞自噬水平升高与胎盘功能受损密切相关，且贯穿于 HDCP 全过程；细胞自噬的激活受多种自噬相关基因（autophagy- related gene，ATG）调控，并涉及多个阶段和环节，是疾病防治重要的干预靶点，但滋养细胞自噬水平升高引起胎盘功能障碍的机制尚未清楚。

表观遗传学是指在基因核苷酸序列没有发生改变的情况下，其功能发生了可遗传性的变化，并最终导致了表型变化，主要包括 DNA 甲基化、组蛋白共价修饰、染色质重塑和非编码 RNA 等。课题组前期也观察到胎盘滋养细胞自噬水平升高参与了 HDCP 的形成，且 DNA 甲基化是其重要机制，其中 DNA 甲基化转移酶（DNMT）是其关键调控酶。但令课题组困惑的是：为何同条件下不同基因 DNA 高、低甲基化并存，其原因是什么？其次，DNMT 的影响因素及调节机制是什么？最后，表观遗传学是个复杂的调控网络，仅从单一 DNA 甲基化角度研究 HDCP 的机制是不全面的。组蛋白修饰也是表观遗传学修饰的重要方式之一，具有协同转录因子与启动子的亲和性来发挥调控基因表达的作用，并与 DNA 甲基化等能够建立有序的"串扰"，构成复杂的调控网络，已成为基因转录不可或缺的环节，因此，如以滋养细胞为靶标，锚定 HDCP 致病的关键基因，阐明组蛋白和 DNA 甲基化相互作用协同转录因子引起滋养细胞自噬水平升高的分子机制，将为防治 HDCP 提供新的理论依据。

国内外研究现状及发展动态主要体现在以下几方面。

1. 细胞自噬水平升高引起胎盘功能障碍是 HDCP 的中心环节，但其机制未清　自噬受不同自噬相关蛋白（ATG）的调控，主要包括 ATG1/ULK1 蛋白激酶复合体、ATG6/Beclin-1、

ATG9 和 ATG8 微管相关蛋白 1 轻链 3（LC3）连接系统（图 24-1）。研究发现与正常妊娠组相比，HDCP 患者胎盘滋养细胞中 LC3-Ⅱ 的表达升高，Beclin-1 表达下降，反映出胎盘细胞自噬可影响滋养细胞功能；Chu A 等也观察到 HDCP 胎盘组织中 LC3-Ⅱ 和 p62 的表达变化，并发现 LC3-Ⅱ 表达明显升高，而 p62 表达下调，表明细胞自噬水平升高可引起胎盘的功能障碍并参与了 HDCP 的调控。关于滋养细胞自噬水平升高引起 HDCP 的解释，一方面，滋养细胞自噬功能受损，导致滋养细胞清除受损，细胞器及多余蛋白质能力低下，致其取代螺旋动脉内皮细胞、降解血管平滑肌及弹力纤维的能力下降；另一方面，由于滋养细胞的自噬活性过强，使滋养细胞过度死亡，侵入螺旋小动脉能力减弱从而加重 HDCP。同时认为导致胎盘滋养细胞自噬的机制还有氧化应激、母胎免疫反应异常和子宫螺旋小动脉“血管重铸”异常等，造成子宫-胎盘供血不足，引发一系列临床症状，可见虽然在一定程度上阐明了调控胎盘滋养细胞自噬的机制，但 HDCP 作为一种多因素复杂性疾病，其机制仍存争议。由于细胞自噬过程因位置、状态、环境的不同，生物功能也有所不同，并且自噬体膜来源、自噬溶酶体融合机制、自噬相关蛋白功能及自噬对细胞生存与死亡所发挥的双重作用等环节受多种因素调控，其具体情况与疾病的进程有关，且自噬诱导剂替代治疗还处于初期研究阶段，因此阐明滋养细胞自噬水平升高的分子机制具有重要的意义。

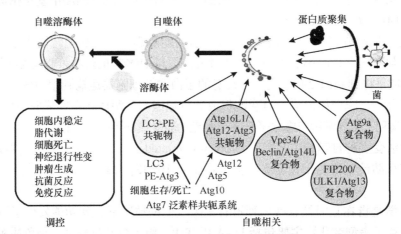

图 24-1　自噬体形成的过程和自噬相关因子

自噬作为一个吞噬自身细胞质蛋白或细胞器并使其包被进入自噬体，并与溶酶体融合形成自噬溶酶体，降解其所包裹的内容物的过程，参与细胞内稳态、脂代谢、细胞死亡、免疫反应等生理过程，并在神经退行性变、肿瘤生成等疾病中发挥重要作用。该过程中多种自噬相关蛋白及共轭复合物参与自噬体的形成，包括：Atg5、Atg10、Atg12、LC3-PE 共轭物、Atg16L1/Atg12-Atg5 共轭物、Vpe34/Beclin/Atg14L 复合物、FIP200/ULK1/Atg13 复合物等

2. ASPP2 参与了细胞自噬的调控，可作为研究 HDCP 的新靶标　ASPP2 于 2001 年被发现和鉴定，常通过 P53 依赖途径促进细胞凋亡而发挥生物学效应。Liu K 等在人类自噬系统的网络组成数据中通过核磁图谱分析推测出 ASPP2 能与自噬蛋白 Beclin-1 物理性结合；Song B 等利用 neoR 基因剔除鼠 ASPP2 基因的外显子后，发现 ASPP2$^{-/-}$鼠因胚胎早期的高死亡率而使存活率降低，ASPP2$^{+/-}$鼠胚胎中的成纤维细胞也出现 G_0/G_1 细胞关卡，病理切片分析显示成纤维细胞自噬明显减少，尽管 ASPP2$^{+/-}$小鼠能够正常存活，但是随着年龄的增长，自发性肿瘤的发生率明显增高。这些研究表明 ASPP2 可通过调控细胞自噬参与其他疾病的发生、发展。

Liu Z 等证实 ASPP2 可以明显增强 p53 对 DNA 损伤药物 MMS 的敏感性, 降低药物引起的保护性细胞自噬, 增加肿瘤细胞的凋亡, 作为 ASPP2 的异构体 ΔASPP2, 则能够明显增强细胞自噬的发生, 拮抗 ASPP2 与 p53 抑制细胞自噬的功能; 同时研究还发现在自噬抑制剂雷帕霉素的干预下, 与 ASPP2$^{(\Delta3/\Delta3)}$ 鼠胚胎成纤维细胞对照组比较, H-RASV12 表达 ASPP2 组小鼠胚胎成纤维细胞大约有 50% 表现出点状 GFP-LC3 阳性的自噬小泡, 提示 ASPP2 也可作为调控细胞自噬潜在的干预靶位; 课题组前期也在 HDCP 胎盘组织中观察到自噬水平升高, 且 ASPP2 mRNA 表达增加, 在滋养细胞中, 免疫印迹法检测到 ASPP2 表达增高, 免疫荧光染色和透射电镜分析显示滋养细胞存在细胞自噬水平升高, 提示 ASPP2 是调控滋养细胞自噬的重要基因, 可以作为研究 HDCP 的新靶标。

3. 组蛋白与 DNA 甲基化相互作用参与了自噬的调控, 为进一步研究 HDCP 的机制奠定了基础　单细胞受精卵的分裂、发育经历了极其复杂的分化过程, 包含了复杂的表观遗传学变化。有研究报道 HDCP 患者胎盘中的丝氨酸蛋白酶 5 基因启动子区出现显著的甲基化改变; 同时 Leeuwerke M 等对 SERPINA3 启动子区进行焦磷酸测序分析, 证实先兆子痫患者胎盘中 SERPINA3 启动子特定的 CpG 位点存在着去甲基化现象, 提示 DNA 甲基化是 HDCP 的重要机制。组蛋白甲基化也是表观遗传学的重要调控方式, 依据其甲基化位点的不同呈现不同的生物学效应, 如 H3K4、H3K36 甲基化可以激活基因转录, 而 H3K9、H3K20、H3K79 甲基化则抑制基因转录, 其中 H3K9 甲基化是基因沉默的重要标志, 也是指导 DNA 甲基化的一种常规信号, 因此成为疾病治疗的新靶点。Joh RI 等研究发现, 组蛋白去乙酰化酶抑制剂可引起 H3K9 甲基化酶 G9a 和 SUV39H1 表达下调, 导致 p16 基因启动子区 H3K9me2/3 下降, 使结合在该区域的 HP1 数量减少, DNMT1 募集下降, DNA 甲基化下调, p16 基因得以表达, 可见 H3K9 甲基化在基因沉默中起重要作用, 组蛋白甲基化与 DNA 甲基化相互作用共同调控了疾病的发生, 且不同位点组蛋白甲基化可发挥不同的生物学功能。细胞自噬是一个复杂的动态过程, 近年来文献也观察到 DNA 甲基化及组蛋白修饰等对细胞自噬相关信号通路关键基因有调控作用; 课题组也观察到细胞自噬水平升高是 HDCP 的重要机制, 且 ASPP2 DNA 甲基化、H3K9me2 下降, 提示组蛋白与 DNA 甲基化参与了细胞自噬过程, 但其机制有待进一步研究。

4. 组蛋白和 DNA 甲基化具有协同转录因子调控细胞自噬的作用, 这为防治 HDCP 提供了靶位　转录因子是一类细胞核蛋白, 它通过结合顺式作用元件中的启动子、增强子等调控基因的表达。有研究发现组蛋白和位点基因 DNA 甲基化对转录的抑制效应主要是通过干扰识别位点中具有 CpG 二核苷酸的转录因子 (Sp1、E2F1) 与启动子区各自识别位点的结合而调控转录; Fogal V 等采用生物预测软件分析 ASPP2 启动子区存在 E2F1 的结合位点, 并将其启动子区分为不同长度片段, 转染细胞, 观察到 ASPP2 启动子区存在 E2F1 的结合位点, 而转录因子 Sp1 的同源序列为 C 端 3 个串联的 Cys2 His2 型锌指结构域, 该结构域使家族成员以不同的亲和力特异性地识别 GC 盒 (GGGGCGGGG) 与 GT 盒 (GGTGTGG), 说明 E2F1 和 Sp1 是 ASPP2 的重要转录因子。Zhao J 等也发现 DNMT 与 Sp1 共同结合在 HeLa 细胞中的 ASPP2 启动子上, 当 Sp1 缺失时, DNMT1 与 ASPP2 启动子的结合能力下降; Devanand P 等研究膀胱癌时发现, DNMT1 能够与 BTG2 基因启动子区结合, 通过改变 H3K9、H3K4 甲基化及 Sp1 活化等调控基因表达; 课题组前期研究也发现, 转录因子 Sp1 与 DNMT1 相互作用调控单核细胞中 MCP-1 DNA 甲基化, 使 MCP-1 表达增加, 提示组蛋白和 DNA 甲基化与 E2F1 和 Sp1 共同参与了基因表达的调控, 这为我们寻找干预靶点提供了重要的信息。HDCP 是妊娠期特有的疾病, 在滋养细胞自噬水平升高中 ASPP2 的核心转录因子有哪些？组蛋白及其位点基因 DNA 甲基化对转录的抑制效应是否通过干扰具有 CpG 二核苷酸的转录因子与启动子区各自识别位点的结合而调控转录未见报道。课题组前期在 HDCP 胎盘组织中采用 qRT-PCR 和蛋白免疫印迹法等发现 E2F1和 Sp1mRNA 和蛋白表达明显改变，但 E2F1 和 Sp1 是否为 HDCP 特异性转录因子尚未确定，因此筛选和确定 HDCP 关键转录因子，阐明组蛋白和 DNA 甲基化招募转录因子调控 ASPP2 介导滋养细胞自噬水平升高的机制，将为靶向治疗 HDCP 提供新思路。

　　HDCP 是一种胎盘源性疾病，研究发现，表观遗传学改变与 HDCP 密切相关，若妊娠相关的其他部位发生表观遗传学变化，这种改变不会随妊娠终止而自动消失，而会在母体或新生儿体内出现相应的后续效应，当妊娠终止胎盘娩出后，表观遗传学效应随之终止，血压逐步恢复正常，提示其靶标应该在胎盘。细胞自噬在胎盘滋养细胞功能障碍中起重要作用，但机制未清。因此我们提出以下假设：ASPP2 是 HDCP 胎盘滋养细胞自噬的关键基因，其启动子区富含 CpG 岛且受多个转录因子调控，组蛋白甲基化（H3K9me3）和 DNA 甲基化相互作用招募转录因子（Sp1 和 E2F1）与 ASPP2 启动子区结合调控了 ASPP2 的表达，从而促进了滋养细胞自噬水平升高进而引起胎盘功能障碍导致 HDCP（图 24-2）。本课题在前期研究和有关预实验结果的基础上，拟复制 HDCP 动物模型，探讨 H3K9 组蛋白与 ASPP2 DNA 甲基化相互作用在 HDCP 中的作用和机制；利用 ChIP 法检测转录因子 Sp1 及 E2F1 是否可结合到 ASPP2 基因的启动子区，观察转录因子 Sp1 和 E2F1 对 ASPP2 的转录调控作用，旨在揭示 H3K9 甲基化和 DNA 甲基化招募 Sp1 和 E2F1 调控 ASPP2 表达的作用机制。该课题的实施将有利于阐明 HDCP 的分子机制，寻找致病分子和致病环节，确定关键靶点，为 HDCP 的防治提供新的干预途径。

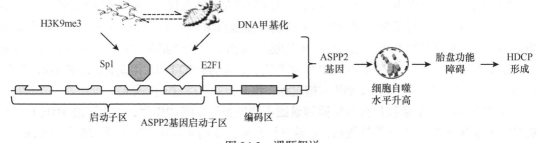

图 24-2　课题假说

二、P53 家族和妊娠期高血压疾病相关研究进展

　　P53 凋亡刺激蛋白家族(ASPP)是由 3 个蛋白质组成，即 ASPP1、ASPP2 和 iASPP(inhibitory member of the ASPP family)。它们能与控制细胞凋亡的关键蛋白（P53、Bcl-2 和 Rela/P65 ）及细胞生长基因（APCL、PP1 ）结合，因而在某些疾病的发生、发展中起着重要作用。妊娠期高血压疾病是指妊娠 20 周以后出现的以蛋白尿、高血压为主的一组临床综合征，是妊娠期特有疾病及孕产妇、胎儿、新生儿死亡的主要原因。对于其病因及发病机制的研究一直是妇产科研究领域的重点，但至今其具体发病机制尚未完全清楚。越来越多的证据表明，自噬在多种疾病中发挥了重要作用。表观遗传学包括 DNA 甲基化、蛋白质的共价修饰、染色质重塑、非编码 RNA 调控等修饰作用，其作用是调控真核基因表达。因此，其与人类一些重大疾病，如肿瘤、神经退行性疾病、自身免疫病等紧密相关。本综述将针对近几年关于 ASPP 对自噬调控作

用的研究进展进行总结,这些研究证明了 ASPP 能对细胞内的自噬水平进行调控,并提示 ASPP 途径可能成为调控 HDCP 胎盘滋养细胞自噬水平升高的表观遗传学机制。

（一）ASPP 家族

ASPP1、ASPP2 和 iASPP 的名称来源于它们是锚蛋白重复序列、SH3 结构域和富含脯氨酸结构域的蛋白质。在其功能方面,属于 p53 的凋亡刺激蛋白。ASPP2 最初被鉴定为 p53 结合蛋白 2（53BP2）,现在被认为是 ASPP2 的 C 端 528 个氨基酸。1994 年 Iwabuchi 等利用酵母双杂交技术,结合分析 P53 特异 DNA 中心结构域发现的,最初命名为 53BP1 和 53BP2。2003 年,有学者证实了这个家族的第 3 个成员,但它与抑癌基因 ASPP1 和 ASPP2 的性质不同,因此命名为 iASPP。Yang 等通过免疫沉淀、免疫印迹法分析发现,iASPP 可与 NF-κB 的亚基 P65（RelA）结合,并抑制其转录活性。iASPP 的进化相对最为保守,是秀丽隐杆线虫的抑制形式。ASPP1 和 ASPP2 可增强 P53 反应基因的表达能力发挥促凋亡功能,而 iASPP 能与 ASPP1、ASPP2 竞争性地结合 P53,进而抑制 ASPP1 和 ASPP2 介导的细胞凋亡。哺乳动物,包括小鼠和人类,已经进化出另外两个成员,即 ASPP1 和 ASPP2。这三种蛋白有一个共同的特点,其 C 端的序列具有相似性的结构,即它们包含 Ankyrin 重复序列、SH3 结构域和富含脯氨酸的区域的特征序列（图 24-3）。

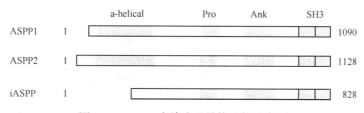

图 24-3　ASPP 家族成员结构比较示意图

ASPP1 和 ASPP2 分别是由 1090、1128 个氨基酸组成的蛋白质,它们的功能性氨基酸区域具有相似性即 a 螺旋区（a-helical）、脯氨酸蛋白富含区、Ankyrin 重复序列、SH3 结构域；iASPP 是由 828 个氨基酸组成,与其他 2 个家族成员（ASPP1、ASPP2）共同特征性结构具有 3 个共同特征性结构：Pro、Ank、SH3。ASPP：P53 凋亡刺激蛋白家族

（二）自噬

1. 自噬的类型及基本进程　哺乳动物的自噬可分为：伴侣介导的自噬（CMA）、微自噬和宏自噬 3 种。由于 CMA 和微自噬的过程中没有自噬体的产生,所以常提到的细胞自噬均指宏自噬。细胞发生自噬首先要形成一个成熟自噬体,其形成过程可由以下几个阶段进行：首先双膜结合结构或噬菌体的重新形成；其次脂基膜的延伸；最后细胞内货物的包封,形成成熟的自噬体。自噬体与溶酶体融合形成自噬溶酶体,降解并循环利用释放的大分子成分,用以维持细胞内的能量平衡。以上过程发生在细胞应激的状态下,产生大量的自噬体,触发自噬流的出现,为整个过程的发生提供必要的能量。而在生理状态下,细胞的自噬水平相对低下。

2. 自噬的起始信号调控　目前研究表明,自噬的信号分子通路分为两种,分别为依赖雷帕霉素靶蛋白（mTOR）的自噬和不依赖 mTOR 的自噬。

（1）依赖 mTOR 的自噬通路：mTOR 属于磷酸肌醇 3 激酶（PI3K）相关家族,可与多种蛋白质相互作用形成不同的复合物。PI3K 是控制细胞生长、分化及细胞内物质的运输等过程中的信号调控分子。在应激或 ATP 浓度下降时,大量活化并磷酸化的细胞内腺苷酸活化蛋白激酶（AMPK）激活结节性硬化复合物蛋白 2（TSC2）,抑制 mTOR 通路,增强细胞自噬。

（2）非依赖 mTOR 的自噬通路：细胞内不依赖 mTOR 的自噬，如由 TNF-α 诱导的细胞凋亡可被氨基酸代谢的副产物——氨激活的自噬阻止。目前自噬水平的检测常用 Beclin-1。生理状态下，Beclin-1 可与 B 淋巴细胞瘤相关蛋白 2（Bcl-2）结合成复合体，保持较低水平的细胞自噬。当细胞处于应激状态时，C-jun 氨基端激酶 1（JNK1）将 Bcl-2 磷酸化，释放 Beclin-1，与Ⅲ型 PI3K 结合，诱导细胞自噬。

目前研究已经证明自噬与多种疾病的发生、发展密切相关。以自身免疫病系统性红斑狼疮（SLE）为例，其是一种典型的自身免疫病，发病机制尚不完全清楚，但人们认为它涉及失调的免疫反应系统中多个不同的方面。通过全基因组关联研究使得我们对 SLE 的遗传学基础有了很多新的认识，尤其是已经发现并成功复制了几个新的基因座，而这些基因座与新的免疫紊乱或疾病发生的途径有关。在众多建立的遗传关联中，ATG5（形成自噬体所需的一个关键的自噬基因）或其附近的遗传变异在白色人种和中国人群中都与 SLE 有关联，这就提示自噬可能也参与了 SLE 的发病机制。

（3）ASPP 家族与自噬：在大量有关 ASPP 家族与自噬关系的研究中，以 ASPP2 和 iASPP 为主。ASPP2 是 P53 依赖和独立通路中调控凋亡的关键蛋白，其结构的 C 端包含 4 个 ankyrin 重复序列和一个 SH3 结构域（Ank-SH3），而（Ank-SH3）与介导 ASPP2 凋亡相关蛋白（如 P53、Bcl-2 和 NF-κB）的 P65 亚基相互作用。ASPP2 SH3 的 n-src 环和 RT 环与 P53 核心结构域（P53CD）结合。ASPP2 的结构中有一个无序的富脯氨酸结构域（ASPP2 Pro），它与 Ank-SH3 结构域形成分子内自抑制相互作用。Chen Katz 等通过荧光各向异性竞争试验，显示 ASPP2 Pro 和 P53CD 都竞争结合 ASPP2 SH3 的 n-src 环，说明 ASPP2 Pro 对 p53CD 结合该环的调控。从 Bcl-2 的 ASPP2 结合界面衍生的肽没有与 P53CD 或 NF-κB 肽竞争结合 ASPP2 n-src 环，然而，P53CD 从其与 ASPP2 Ank-SH3 的复合物中置换了 NF-κB 肽（残基为 303～332），证明了主要在 RT 环中发现 NF-κB 303～332 和 P53CD 在 ASPP2 SH3 中结合的部分重叠位点。再次印证了 ASPP2 Ank-SH3 主要通过与 P53 不同的位点 Bcl-2 和 NF-κB 结合，它们在 ASPP2 ANK-SH3 中 P53CD 和 NF-κB 的结合位点之间表现出一定的重叠。在 ASPP 缺乏时，P53 与停滞基因的启动子相结合，而 ASPP 存在时，ASPP 就会与 P53 结合，促进 P53 与启动子的结合，从而启动凋亡，使受损细胞发生程序性死亡。

iASPP 是 ASPP 家族中的抑制因子，能够竞争性结合 P53，阻止细胞凋亡。Bergamaschi 研究发现，RNA 干扰（RNAi）或反义 RNA 技术可使 iASPP 基因表达沉默，明显提高秀丽隐杆线虫发生依赖 P53 的细胞凋亡，而高水平 iASPP 的表达可以增强细胞对因紫外线照射和顺铂引起的细胞凋亡的抵抗能力。iASPP 在多种疾病发生中的作用已经有所报道，Yijun Xue 等表明，iASPP 在肺癌细胞中的表达对自噬代谢过程具有重要的调控作用，而沉默 iASPP 的表达不仅可以促进凋亡信号，还可以通过激活 mTOR 和促进自噬体的形成来诱导细胞发生自噬。Mario Notari 等发现了在心肌细胞中 iASPP 可与桥粒蛋白和结蛋白相互作用，维持桥粒和中间丝网络的完整性。而致心律失常性右心室心肌病（ARVC）的患者中有 50% 是因桥粒体成分突变引起的表型，iASPP 这一功能的发现可能为 ARVC 的发病机制提供新的研究方向。

（三）妊娠期高血压疾病

HDCP 是妊娠期特有的疾病，各个育龄阶段均有可能发生，但研究表明，随着年龄的增长其发病率越高，且伴有脂质紊乱、动脉粥样硬化等临床表现。

1. HDCP 的分类及病因　HDCP 的最新分类分为两大类六个亚型。

（1）妊娠前诊断明确或妊娠20周前新发现的高血压：①慢性高血压（原发性和继发性）；②白大衣高血压；③隐匿性高血压。

（2）妊娠20周后发生的高血压：①一过性妊娠高血压；②妊娠高血压；③子痫前期，包括新发慢性高血压合并子痫前期。

HDCP的病因由多方面因素组成，大致可分为以下3种：①胎盘因素；②母体因素；③胎盘与母体相互作用。胎盘因素主要是因为胎盘在形成和发育过程中出现了障碍，导致缺陷胎盘的产生，进而出现与HDCP相关的临床症状；母体因素源于母体对HDCP的易感性或本身长期合并微血管疾病，如高血压、糖尿病等，导致妊娠期高血压疾病的发生；而两者相互作用的病因更为常见。

2. 发病机制

（1）免疫学说：认为HDCP具有遗传性质。有研究认为，母体对胎儿的免疫耐受对妊娠的成功至关重要，若母体免疫耐受不足，易出现HDCP、流产等情况。

（2）胎盘妊娠期高血压疾病学说：该学说可分为两个阶段，即发病前期和发病期。发病前期由于子宫胎盘血管床发育障碍，形成胎盘浅着床或称缺陷胎盘；发病期胎盘缺血、缺氧致母体出现HDCP的临床症状。母体血容量于妊娠6～8周开始增加，32～34周达到高峰，因此，34周之前发病，胎儿会因营养物质供给不足而出现宫内缺氧甚至死亡的可能。至孕中、晚期，胎盘的需血量逐渐增加，依赖于子宫螺旋动脉的重塑来应对胎盘的这一改变。胎盘子宫循环的终末阶段是子宫螺旋动脉，其功能是直接将母体血输送至绒毛间隙供胎儿利用。细胞滋养层细胞沿子宫螺旋动脉的逆行浸润是血管重塑的主要过程，一般从妊娠6～18周开始。妊娠前两个月，绒毛中仅含有少量血管，此时胎盘血流量相对较少，而此时正是胚胎成形时期，较易受到氧自由基的侵袭而致畸，9～12周子宫胎盘动脉开始相互贯通并逐渐扩散，胎盘氧化功能逐渐增强，滋养细胞大量增生，20周左右血管重塑过程基本完成。

（3）胎盘因子学说：母体与异常胎盘相互作用，导致出现妊娠期高血压疾病。氧化应激是指母体体内氧化与抗氧化作用失衡，直接导致氧化作用增强，抗氧化作用减弱。在HDCP患者疾病发生与发展过程中，均有氧化应激的出现，胎盘的缺血-再灌注是氧化应激现象出现的主要原因。

HDCP具有一定的家族遗传性，并不是由单一的母体或胎儿基因导致其发病，仍有尚未发现的候选基因，说明了HDCP具有一定的遗传易患性，且多数为多基因遗传。

3. 妊娠期高血压疾病与自噬　早孕阶段，滋养细胞和胎儿处于相对缺氧和低营养状态，滋养细胞侵入子宫肌层的1/3，并沿子宫螺旋小动脉腔迁移，是母体内皮层逐渐被取代的过程。在体内外相对缺氧的条件下，可致绒毛外滋养（EVT）细胞发生自噬，属于细胞内的体内降解系统中的一种。早期胎盘组织中存在生理性缺氧，使自噬活动增加。缺氧条件下自噬缺陷型EVT细胞的侵袭和血管重塑与野生型EVT细胞相比明显降低。SQSTM1，是一种通过自噬选择性降解的蛋白质，在子痫前期胎盘标本活检中的EVT细胞中积聚，可提示自噬功能受损，这是首次报道EVT受损的自噬有助于先兆子痫的病理、生理学研究。

（四）表观遗传学

表观遗传学是指染色质在DNA分子结构不改变的情况下，经过修饰引起生物性状发生可遗传变异。表观遗传学修饰通过不同的组合共同调节基因，从而达到调控基因表达，甚至改变其个体性状的目的。

1. DNA 甲基化　表观修饰中最主要的机制是 DNA 甲基化。DNA 甲基化是指在甲基化酶的催化作用下甲基基团发生转移的过程。主要的甲基化位点是 GC 二核苷酸。DNA 甲基化一般发生在基因的启动子区域，通过抑制基因的表达对某些生物个体的生长发育过程起到调控作用，如基因印记、X 染色体异染色质化、衰老或肿瘤发生等。

2. 组蛋白修饰　组蛋白是构成染色质的基本结构蛋白。核小体是由组蛋白以八聚体的形式与 DNA 结合形成，其结构中 N 端的 15~38 个氨基酸残基是蛋白质翻译后修饰的主要位点。组蛋白修饰包括甲基化、乙酰化、磷酸化、泛素化和 ADP 核糖基化等，这些修饰不仅可以影响染色质的结构还可改变其与生物分子结合的能力，从而参与基因转录、DNA 复制与损伤修复等生物过程。

3. 染色质重塑　染色体是遗传物质基因的载体，是由组蛋白八聚体与其表面缠绕的 DNA 分子构成的核小体间相互紧密结合而成。通过染色质重塑，即运用某种方式可以使紧密连接的染色质细丝解螺旋提高基因的转录活性（图 24-4）。

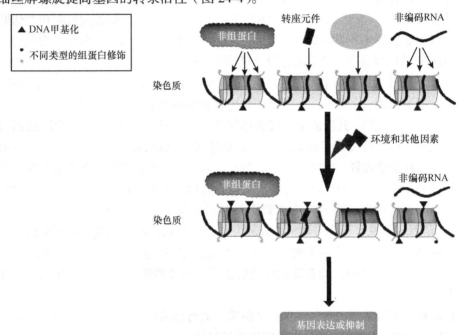

图 24-4　DNA 甲基化和组蛋白修饰在基因表达中的调控

由组蛋白八聚体与其表面缠绕的 DNA 分子构成的核小体间相互紧密连接阻碍了基因的表达，通过某种方式（环境和其他因素影响）使染色质解螺旋，改变固有的空间结构，完全暴露启动区的顺式作用元件，便于反式作用因子结合，进一步提高转录活性，从而促进或抑制基因的表达

4. 非编码 RNA（ncRNA）　是指不具备翻译功能的 RNA，但在蛋白质翻译过程中不可或缺。主要有两类：管家非编码 RNA（house-keeping ncRNA），如 rRNA、tRNA、snRNA；调控非编码 RNA（regulatory ncRNA）。ncRNA 按序列长度可分为长链非编码 RNA（LncRNA）和短链非编码 RNA（sncRNA），如 siRNA、miRNA、piRNA。

（五）总结与展望

目前我们对于 HDCP 的具体发病机制还尚未完全明确，综上所述 ASPP 家族与自噬之间有着密不可分的关系，而 HDCP 的发病机制又与自噬相关，我们是否可以认为 ASPP 在 HDCP 胎盘滋养细胞自噬水平升高中发挥作用？随着对 HDCP 研究的不断深入，这可能成为一个新的研究思路，为我们更加透彻的了解其具体的发病机制提供新的线索。因此，积极开展对 HDCP 发病机制的研究，为临床提供有力的理论基础，从而控制 HDCP 的发生、发展，并改善妊娠期高血压疾病患者的妊娠结局，保证母婴安全具有重要意义。

参 考 文 献

惠瑞敏，王小荣，朱文婷，2018. 表观遗传学的作用机制及其与经典遗传学的异同. 生物化工，4（5）：102-104.

罗健敏，郭跃文，廖桂霞，2016. 高龄孕妇的妊娠结局及其分娩相关危险因素的临床分析. 中国实用医药，11（24）：87-88.

沈双，路则明，金景姬，等，2016. 表观遗传学修饰的遗传模式及其研究进展. 科学通报，61（36）：3878-3886.

吴琳琳，周欣，牛建民，2018.《妊娠期高血压疾病：国际妊娠期高血压研究学会分类、诊断和管理指南（2018）》解读. 中国实用妇科与产科杂志，34（7）：758-763.

张升，吴友苹，顾利强，等，2018. 细胞自噬进程的分子信号通路研究进展. 生命的化学，38（2）：213-223.

ACOG，2013. ACOG Practice bulletin no. 134：fetal growth restriction. Obstet Gynecol，121（5）：1122-1133.

Ang YS，Rivas RN，Ribeiro AJ，et al. 2016. Disease model of GATA4 mutation reveals transcription factor cooperativity in human cardiogenesis. Cell，167（7）：1734-1749.

Basu Mallik S，Pai A，Shenoy RR，et al. 2016. Novel flavonol analogues as potential inhibitors of JMJD3 histone demethylase-A study based on molecular modelling. J Mol Graph Model，72：81-87.

Bellamy L，Casas JP，Hingorani AD，et al. 2007. Pre-eclampsia and risk of cardiovascular disease and cancer in later life：systematic review and meta-analysis. BMJ，335（7627）：974-985.

Brown MA，Mackenzie C，Dunsmuir W，et al. 2007. Can we predict recurrence of pre- eclampsia or gestational hypertension? BJOG，114（8）：984-993.

Cade TJ，Gilbert SA，Polyakov A，et al. 2012. The accuracy of spot urinary protein-to-creatinine ratio in confirming proteinuria in pre-eclampsia. Aust NZJ Obste Gynaecol，52（2）：179-182.

Chan P，Brown M，Simpson JM，et al. 2005. Proteinuria in pre-eclampsia：how much matters? BJOG，112（3）：280-285.

Chu A，Thamotharan S，Ganguly A，et al. 2016. Gestational food restriction decreases placental interleukin-10 expression and markers of autophagy and endoplasmic reticulum stress in murine intrauterine growth restriction. Nutr Res，36（10）：1055-1067.

Cote AM，Brown MA，Lam E，et al. 2008. Diagnostic accuracy of urinary spot protein：creatinine ratio for proteinuria in hypertensive pregnant women：systematic review. BMJ，336（7651）：1003-1006.

Davis GK，Mackenzie C，Brown MA，et al. 2007. Predicting transforma tion from gestational hypertension to preeclampsia in clinical practice：a possible role for 24 hour ambulatory blood pressure monitoring. Hypertens Pregnancy，26（1）：77-87.

Devanand P，Kim SI，Kim SJ，et al. 2014. Inhibition of bladder cancer invasion by Sp1-mediated BTG2 expression via inhibition of DNA methyltransferase 1. FEBS J，281（24）：5581-5601.

Fogal V，Kartasheva NN，Trigiante G，et al. 2005. ASPP1 and ASPP2 are new transcriptional targets of E2F. Cell Death Differ，12（4）：369-376.

Gao L，Qi HB，Kamana KC，et al. 2015. Excessive autophagy induces the failure of trophoblast invasion and vasculature：possible relevance to the pathogenesis of preeclampsia. J Hypertens，33（1）：106-117.

Jang MK，Kim JH，2017. Histone H3K9 demethylase JMJD2B activates adipogenesis by regulating H3K9 methylation on PPARγ and C/EBPα during adipogenesis. PLoS One，12（1）：e0168185.

Jia Y，Li T，Huang X，et al. 2017. Dysregulated DNA methyltransferase 3A upregulates IGFBP5 to suppress trophoblast cell migration and invasion in preeclampsia. Hypertension，69（2）：356-366.

Joh RI，Khanduja JS，Calvo IA，et al. 2016. Survival in quiescence requires the euchromatic deployment of Clr4/SUV39H by argonaute-associated small RNA. Mol Cell，64（6）：1088-1101.

Johns LE, Ferguson KK, McElrath TF, et al. 2017. Longitudinal profiles of thyroid hormone parameters in pregnancy and associations with preterm birth. PLoS One, 12（1）: e0169542.

Leeuwerke M, Eilander MS, Pruis MG, et al. 2016. DNA methylation and expression patterns of selected genes in first-trimester placental tissue from pregnancies with small-for-gestational-Age infants at birth. Biol Reprod, 94（2）: 37.

Liu K, Shi Y, Guo X, et al. 2014. CHOP mediates ASPP2-induced autophagic apoptosis in hepatoma cells by releasing Beclin-1 from Bcl-2 and inducing nuclear translocation of Bcl-2. Cell Death Dis, 5: e1323.

Liu Z, Zang Y, Qiao L, et al. 2016. ASPP2 involvement in p53-mediated HIV-1 envelope glycoprotein gp120 neurotoxicity in mice cerebrocortical neurons. Sci Rep, 6: 33378.

Lykke JA, Langhoff RJ, Sibai BM, et al. 2009. Hypertensive pregnancy disorders and subsequent cardiovascular morbidity and type 2 diabetes mellitus in the mother. Hypertension, 53（6）: 944-951.

Mao J, Zhang Q, Deng W, et al. 2017. Epigenetic modifiers facilitate induction and pluripotency of porcine iPSCs. Stem Cell Reports, 8（1）: 11-20.

Mario N, Ying H, Gopinath S, et al. 2015. ASPP, a previously unidentified regulator of desmosomes, prevents arrhythmogenic right ventricular cardiomyopathy（ARVC）-induced sudden death. Proc Nat Acad Sci USA, 112（9）: E973-E981.

Mateus J, Newman R, Sibai BM, et al. 2017. Massive urinary protein excretion associated with greater neonatal risk in preeclampsia. AJPRep, 7（1）: e49-e58.

Molano M, Buitrago L, Gamboa O, et al. 2016. Association between type-specific HPV infections and hTERT DNA methylation in patients with invasive cervical cancer. Cancer Genomics Proteomics, 13（6）: 483-491.

Muralimanoharan S, Gao X, Weintraub S, et al. 2016. Sexual dimorphism in activation of placental autophagy in obese women with evidence for fetal programming from a placenta-specific mouse model. Autophagy, 12（5）: 752-769.

Reginato A, de Fante T, da Costa NF, et al. 2016. Autophagy proteins are modulated in the liver and hypothalamus of the offspring of mice with diet-induced obesity. J Nutr Biochem, 34: 30-41.

Salminen A, Kaarniranta K, Kauppinen A, 2016. Hypoxia-inducible histone lysine demethylases: impact on the aging process and age-related diseases. Aging Dis, 7（2）: 180-200.

Samuels LY, O'Connor DJ, Bergamaschi D, et al. 2001. ASPP proteins specifically stimulate the apoptotic function of p53. Mol Cell, 8（4）: 781-794.

Saudan PJ, Brown MA, Farrell T, et al. 1997. Improved methods of assessing proteinuria in hypertensive pregnancy, Br J Obstet Gynaecol, 104（10）: 1159-1164.

Soeda J, Mouralidarane A, Cordero P, et al. 2016. Maternal obesity alters endoplasmic reticulum homeostasis in offspring pancreas. J Physiol Biochem, 72（2）: 281-291.

Theilen LH, Fraser A, Hollingshaus MS, et al. 2016. All-cause and cause-specific mortality after hypertensive disease of pregnancy. Obstet Gynecol, 128（2）: 238-244.

Tooke L, Riemer L, Matjila M, et al. 2016. Antiretrovirals causing severe pre-eclampsia. Pregnancy Hypertens, 6（4）: 266-268.

Tsuboyama K, Koyama-Honda I, Sakamaki Y, et al. 2016. The ATG conjugation systems are important for degradation of the inner autophagosomal membrane. Science, 354（6315）: 1036-1041.

Van Oostwaard MF, Langenveld J, Schuit E, et al. 2015. Recurrence of hypertensive disorders of pregnancy: an individual patient data metaanalysis. Am J Obstet Gynecol, 212（5）: 621-624.

Wang J, Jiang Y, Yang A, et al. 2013. Hyperhomocysteinemia-induced monocyte chemoattractant protein-1 promoter DNA methylation by nuclear factor-κB/DNA methyltransferase 1 in apolipoprotein E-deficient mice. Biores Open Access, 2（2）: 118-127.

Wang Y, Liu RX, Liu H, 2015. Association of adiponectin gene polymorphisms with hypertensive disorder complicating pregnancy and disorders of lipid metabolism. Genet Mol Res, 14（4）: 15213-15223.

Wang Z, Liu Y, Takahashi M, et al. 2013. N terminus of ASPP2 binds to t al. Ras and enhances Ras/Raf/MEK/ERK activation to promote oncogene-induced senescence. Proc Natl Acad Sci USA, 110（1）: 312-317.

Wikstrom AK, Haglund B, Olovsson M, et al. 2005. The risk of maternal ischaemic heart disease after gestational hypertensive disease. BJOG, 112（11）: 1486-1492.

Wilson BJ, Watson MS, Prescott GJ, et al. 2003. Hypertensive diseases of pregnancy and risk of hypertension and stroke in later life: results from cohort study. BMJ, 326（7394）: 845-847.

Xu JZ，Hong Z，2012. Autophagy in immunity：Implications in etiology of autoimmune auto-inflammatory diseases. Autophagy，8（9）：1286-1299.

Yan Z，Olga G，Akraporn P，et al. 2004. Trophoblast differentiation during embryo implantation and formation of the maternal-fetal interface Kristy Red-Horse. Fisher J Clin Invest，114（6）：744-754.

Yang A，Zhang H，Sun Y，et al. 2016. Modulation of FABP4 hypomethylation by DNMT1 and its inverse interaction with miR-148a/152 in the placenta of preeclampticrats and HTR-8cells. Placenta，46：49-62.

Yang JP，Hori M，Sanda T，et al. 1999. Identification of a novel inhibitor of nuclear factor-kappaB，RelA-associated inhibitor. J Biol Chem，274（22）：15662-15670.

Yu C，Jyothi A，Lu Y，et al. 2016. Interplay of endoplasmic reticulum stress and autophagy in neurodegenerative disorders. Autophagy，12（2）：225-244.

Yuan T，Zhang T，Han Z，2015. Placental vascularization alterations in hypertensive disorders complicating pregnancy（HDCP）and small for gestational age with HDCP using three-dimensional power doppler in a prospective case control study. BMC Pregnancy Childbirth，15：240.

Zeng Y，Li M，Chen Y，et al. 2015. Homocysteine，endothelin-1 and nitric oxide in patients with hypertensive disorders complicating pregnancy. Int J Clin Exp Pathol，8（11）：15275-15279.

Zhang L，Dai F，Cui L，et al. 2017. Up-regulation of the active form of small GTPase Rab13 promotes macroautophagy in vascular endothelial cells. Biochim Biophys Acta，pii：S0167-4889（17）30005-30008.

Zhang P，Zhang Y，Gao K，et al. 2015. ASPP1/2-PP1 complexes are required for chromosome segregation and kinetochore-microtubule attachments. Oncotarget，6（39）：41550-41565.

Zhang W，Spector TD，Engelhardt BE，2015. Predicting genome-wide DNA methylation using methylation marks，genomic position，and DNA regulatory elements. Genome Biol，16（1）：14.

Zhao J，Wu G，Bu F，et al. 2010. Epigenetic silence of ankyrin-repeat-containing，SH3- domain-containing，and proline-rich-region-containing protein 1（ASPP1）and ASPP2 genes promotes tumor growth in hepatitis B virus-positive hepatocellular carcinoma. Hepatology，51（1）：142-153.

第25章 LncRNA 与 miRNA 相互作用调控 TRPC6 引起内质网应激在同型半胱氨酸致胰岛 B 细胞凋亡的机制研究

一、课 题 设 计

胰岛 B 细胞凋亡是高同型半胱氨酸血症（HHcy）引起血糖升高的重要机制，但受何种因素及如何调控仍未清楚。LncRNA 与 miRNA 参与了疾病的调控，且在结构上具有一致性，调节方式上具有相似性，因此探讨两者的相互作用方式成为焦点；而 TRPC6 是调控内质网应激的重要基因，故推测：LncRNA 与 miRNA 通过"海绵吸附"作用调控 TRPC6 经内质网应激引起胰岛 B 细胞凋亡是 Hcy 引起血糖升高的重要机制。为了验证该假说，基因测序筛选并确定 LOC105369458 和 miR-3920 是 Hcy 引起血糖升高的特异性 LncRNA 和 miRNA；采用免疫共沉淀和生物素特异性探针分别沉淀或下拉与两者结合的复合物，明确其结合关系；构建 miR-3920 生物传感器荧光素酶报告质粒，并与两者过表达质粒和（或）共转染细胞，分析 TRPC6 的变化，揭示两者相互作用调控 TRPC6 引起内质网应激致胰岛 B 细胞凋亡的机制，为糖尿病的防治提供实验依据。

循证医学证据表明 Hcy 是一种反应性血管损伤氨基酸，HHcy 是心血管疾病和其他代谢性疾病的独立危险因素，涉及脏器多，危害性大。流行病学调查显示 2 型糖尿病患者血浆 Hcy 水平明显高于正常对照组，HHcy 在 2 型糖尿病患者中的发生率为 31%；课题组前期研究也发现，在 CBS$^{+/-}$鼠 HHcy 动物模型中发现小鼠血糖异常升高，可见 Hcy 与血糖异常升高密切相关，参与了血糖异常的调控。而胰岛 B 细胞功能受损是血糖异常升高的重要机制，但 Hcy 引起胰岛 B 细胞功能受损的机制未见报道。

长链非编码 RNA（LncRNA）是由 RNA 聚合酶 II 进行转录，能提供多个与蛋白质结合的位点，可与 DNA、RNA 通过碱基互补配对原则发生动态性、特异性作用的一种新调控因子，LncRNA 与 miRNA 在结构上具有一致性，在调节方式上具有相似性，可为疾病防治提供新靶点，但关于两者相互作用在 Hcy 引起胰岛 B 细胞凋亡中的机制未见报道。内质网应激（endoplasmic reticulum stress，ERs）是指在各种损伤因素作用下，通过启动未折叠蛋白反应（UPR）的一种保护性应激反应，有研究发现持续存在的 ERs 可诱发胰岛 B 细胞凋亡，表明 ERs 调控胰岛 B 细胞凋亡是 2 型糖尿病的关键环节之一。而瞬时感受器电位通道 6（transient receptor potential cation channel 6，TRPC6）是具有 Ca^{2+}高选择性的瞬时电位阳离子通道，与 ERs 具有相同 Ca^{2+}激活的电位阳离子基础，但 TRPC6 如何调控 ERs 及其调控方式等未见报道。

因此，如以 Hcy 调控胰岛 B 细胞凋亡为中心，锚定关键靶基因 TRPC6，深入研究并阐明特异性 LncRNA 和 miRNA 相互作用在 Hcy 引起胰岛 B 细胞凋亡中的机制，将为防治 Hcy 引起血糖异常升高提供理论依据。

国内外研究现状及发展动态分析主要体现在以下几方面。

1. 内质网应激引起胰岛 B 细胞凋亡是 Hcy 引起血糖升高的分子机制　胰岛 B 细胞是专一
产生和调节胰岛素分泌的细胞，其功能障碍可导致胰岛素分泌不足从而引起各类糖尿病，其中
胰岛 B 细胞凋亡是其功能障碍的中心环节，因此深入探讨胰岛 B 细胞凋亡机制已成为人们研究的
焦点。ERs 是指在各种损伤因素作用下，通过启动 UPR 经 RNA 激活蛋白激酶的内质网类似激
酶/真核细胞翻译起始因子 2α（PERK/eIF2α）、激活转录因子 6（ATF6）和需肌醇酶-1/X 盒结
合蛋白-1（IRE-1α/XBP-1）等信号通路的一种保护性应激反应（图 25-1），ERs 可导致细胞内
质网腔内错误折叠与未折叠蛋白聚集从而启动 UPR，当 UPR 无法对抗过度的 ERs 时则会启动
相关通路引起凋亡。越来越多的证据显示 ERs 在胰岛细胞功能受损中也发挥了重要作用，如研
究人员发现 InsC96Y 诱导的 ERs 可以通过 ASK1-P38 通路引起胰岛 B 细胞凋亡，并且研究人
员也观察到 ASK1 缺陷或 P38 阻断剂可以使 InsC96Y 和 ERs 诱发的 CHOP 转录水平下降，均
证实 ERs 调控胰岛 B 细胞凋亡和功能受损是血糖升高的重要机制。Hcy 是体内常见的一种含硫
氨基酸，流行病学调查显示伴有胰岛素抵抗和胰岛素分泌受损的肥胖患者中 Hcy 水平升高，
甚至在非糖尿病的胰岛素抵抗人群中也增加；最近研究也发现 Hcy 对胰岛 B 细胞的胰岛素分
泌起抑制作用，将 BRIN-BDll 细胞暴露于 Hcy 中，则会以剂量依赖性的方式抑制基础和葡萄
糖刺激后的胰岛素分泌，对胰岛细胞功能产生损害；细胞 MRI 研究显示 Hcy 显著降低了葡萄
糖代谢中依赖三羧酸循环的终末产物，后者激发并影响了胰岛素的分泌，提示 Hcy 可损伤胰岛
B 细胞功能进而引起胰岛素分泌异常，但 Hcy 是否通过 ERs 引起胰岛 B 细胞凋亡参与胰岛素分
泌紊乱尚不清楚。

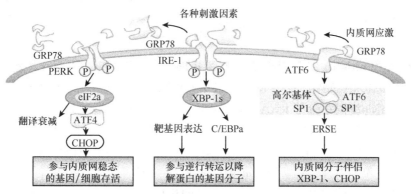

图 25-1　内质网应激（ERs）信号通路

2. TRPC6 是 Ca²⁺ 高选择性瞬时电位通道，与 ERs 调控细胞凋亡有共同的分子基础　TRPC6
是具有 Ca^{2+} 高选择性的瞬时电位阳离子通道（图 25-2），其在细胞蛋白骨架结构维持、基因转录
和细胞凋亡等过程中发挥着至关重要的作用。Cai 等在食管癌组织中观察到 TRPC6 表达高于正
常食管组织，阻滞 TRPC6 通道后，食管癌细胞被阻滞在 G_2/M 期，细胞生长周期受到抑制；
研究人员等发现 TRPC6 在子痫前期患者血清中的含量较高，其通过激活电压门控 Ca^{2+} 通道介
导 Ca^{2+} 内流，引发细胞除极进而引起阻力血管肌源性收缩，可见 TRPC6 在疾病形成中发挥了
重要作用。然而研究人员等证实内、外源性配体作用于 G 蛋白偶联受体，生成肌醇三磷酸（IP3）
和二酰甘油（DAG），细胞内 IP3 水平的升高使 IP3 敏感的钙库释放 Ca^{2+}，当钙库耗竭时促使
细胞膜 TRPC6 通道激活，继而引发 Ca^{2+} 流入细胞内填充钙库；研究人员等也观察到使用无 Ca^{2+}
和含 Ca^{2+} 的细胞培养基分别培养人上皮细胞时，后者细胞内 TRPC6 蛋白质合成速度明显增加，

在含 Ca^{2+} 培养基中加入促进内质网 Ca^{2+} 向胞质转运的抑制剂以降低胞质中钙水平，结果发现 TRPC6 蛋白合成速度明显下降，表明 Ca^{2+} 是 TRPC6 致病的重要调控因子。随着研究的深入，Anelli T 等在研究 oxLDL 刺激巨噬细胞转化为泡沫细胞过程中发现可诱导 Ca^{2+} 释放，进而促进了巨噬细胞中凋亡因子 CHOP 的表达，证实了细胞内 Ca^{2+} 平衡紊乱是 ERs 发生的重要机制，提示 TRPC6 与 ERs 之间有共同的分子作用基础。关于 TRPC6 与 ERs 也有一些报道，如研究人员等发现敲低 TRPC6 后可缓解白蛋白过负荷所致足细胞 ERs，而持续性的 Ca^{2+} 异常内流所致细胞内钙平衡紊乱进一步加剧 ERs 所造成的损伤，提示 TRPC6 与 ERs 之间存在一定的关系；课题组前期研究发现 $CBS^{+/-}$ 鼠复制 HHcy 动物模型和不同浓度 Hcy 干预胰岛 B 细胞后，TRPC6 表达增加，提示 TRPC6 参与 Hcy 引起的胰岛 B 细胞凋亡过程，但 Hcy 是否通过 TRPC6 调控 ERs 引起胰岛 B 细胞凋亡的作用机制尚未清楚。

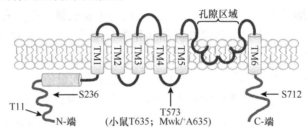

图 25-2　TRPC6 结构及作用

TRPC6 是具有钙离子高选择性的瞬时电位阳离子通道，位于细胞膜上，结构上拥有 6 次跨膜蛋白，其 N 末端和 C 末端均在胞内，由第 5 和第 6 跨膜结构域共同构成非选择性阳离子孔道。哺乳动物的 TRPC 在羧基末端的尾部共有一个称为 TRP 盒(EWKFAR)的不变序列，另有 3~4 个氨基末端锚蛋白重复序列

3. LncRNA 和 miRNA 参与 Hcy 引起胰岛 B 细胞凋亡的调控，可以作为潜在的防治新靶标　LncRNA 和 miRNA 同属非编码 RNA，其中 miRNA 是一类在进化上高度保守，具有转录后调节活性的单链非编码小分子 RNA，而 LncRNA 是一类长度超过 200 个核苷酸的功能性非编码 RNA 分子，这些 LncRNA 和 miRNA 广泛参与了细胞增殖、分化与凋亡等过程，成为理想的药物靶点。LncRNA 通过与靶标分子组成复杂的调控网络，调节蛋白结合因子的活性，引导染色质复合物的定位而发挥作用。Morán 等检测了 14 个具有胰岛细胞特异性的 LncRNA 在 2 型糖尿病患者胰岛 B 细胞中的表达情况，发现 lncHI-LNC25 显著上调，抑制其表达可正向调节胰岛转录因子 GLIS3 mRNA 的表达；Arinova 等发现 ANRIL 转录物与 p15^{INK4b} 有很好的相关性，在全血中，ANRIL 转录物能够直接影响 p15^{INK4b} 的表达，可见特异性 LncRNA 已成为胰岛 B 细胞损伤的新标志物。miRNA 是目前研究比较成熟的、在进化上高度保守，具有转录后调节活性的单链非编码 RNA，调节正常的细胞分化、增殖和凋亡。研究发现 miRNA 在胰腺发育和功能的维持中起着非常重要的作用。miR-375 是在大鼠胰腺中特异表达的 miRNA 之一，研究表明胰岛细胞中 miR-375 低表达或表达缺失可通过减少 B 细胞团而减少胰岛素的分泌，相反 miR-375 过表达将会影响胰岛 B 细胞功能，同样减少胰岛素的分泌，提示 miRNA 参与调控胰岛 B 细胞凋亡。课题组在 $CBS^{-/-}$ 鼠 HHcy 模型中对全血单个核细胞差异性 LncRNA 和 miRNA 进行分析：共有 14 个差异表达的 miRNA 和 12 个 LncRNA，采用 qRT-PCR 发现 miR-3920 和 LOC105369458 有表达且随着 Hcy 的变化而改变，提示 miR-3920 和 LOC 105369458 是 Hcy 引起胰岛 B 细胞凋亡的重要因子，可作为研究的靶基因，这为进一步研究

提供了可能。

4. LncRNA 和 miRNA 相互作用调控 TRPC6 引起 ER, 是 Hcy 引起胰岛 B 细胞凋亡的重要机制　随着研究的深入, LncRNA 和 miRNA 相互调控在多种疾病进展中发挥着重要作用, 成为目前关注的热点。研究已证实一个 LncRNA 或 miRNA 可同时作用于多个靶基因, 而一个基因也可同时被多个 LncRNA 或 miRNA 调节, LncRNA 或 miRNA 对基因的调节呈网络状（图 25-3）。目前认为其机制有: ① LncRNA 能与 miRNA 竞争性结合靶基因 mRNA 的 3′UTR, 从而对 miRNA 的负向调控机制进行抑制; ② LncRNA 能通过细胞内的剪切作用形成 miRNA 的前体, 从而加工生产差异性的 miRNA, 调控靶基因的表达而发挥功能; ③ LncRNA 能发挥内源性 miRNA 海绵的功能, 进而抑制 miRNA 的表达, 可见 miRNA 与 LncRNA 可以多位点、多靶标相互调控, 也可通过调控自身的相对丰度来调节两者之间的相互作用。研究人员主要揭示了在人 2 型糖尿病胰岛组织中通过 RNA 测序发现染色体 14q32 印记位点具有明显的 miRNA 簇, 且该簇 miRNA 在人胰岛中有高的组织特异性, 同时对 2 型糖尿病检查发现胰岛组织中该簇 miRNA 显著下调, 提示在糖尿病中 LncRNA 与 miRNA 存在相互调控关系, 但并未提及关于 LncRNA 与 miRNA 如何调控。为探讨 LncRNA 与 miRNA 间的相互作用, 研究者在研究人和鼠的骨骼肌分化过程中, 发现具有 MRE 转录本的 LncRNA 可以竞争性结合 miRNA, 调控 miRNA 及其靶基因的表达; 同时 LncRNA 也受 miRNA 的调控, 表明 LncRNA 可竞争性抑制 miRNA 表达作用仍存在争议。课题组通过生物信息学分析及序列比对 14 个 miRNA 发现, miR-3920 与 UCR 转录出来的 LncRNA 存在明显的"种子区"匹配, 将潜在匹配序列克隆入荧光素酶基因的 3′UTR 后转染细胞, 荧光素酶报告基因实验证实 miR-3920 和 LOC105369458 具有相互调控作用, 且 TRPC6 与 miR-3920 具有相关性, 提示 miR-3920 和 LOC105369458 可通过相互作用介导 TRPC6 促 Hcy 引起胰岛 B 细胞凋亡。因此, 对 LncRNA 和 miRNA 相互作用进行研究, 可为基因干预治疗 Hcy 提供新思路。

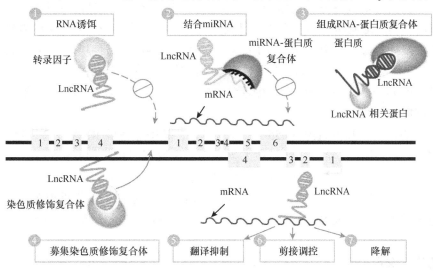

图 25-3　LncRNA 与 miRNA 的调控作用方式

Hcy 系氨基酸类物质, 其并不参与糖代谢, 何以能够显著扰乱机体血糖水平尚不清楚。课题组前期在 CBS$^{-/-}$ 鼠 HHcy 动物模型中发现: CBS$^{-/-}$ 鼠给予正常饮食饲养 12 周后小鼠血糖水平变化明显，且预实验结果提示 CBS$^{+/-}$ 鼠胰岛 B 细胞凋亡明显增加，LOC105369458 和 TRPC6 在胰岛 B 细胞中明显富集。故本课题的假设是：LOC105369458 和 miR-3920 分别是 Hcy 引起胰岛 B 细胞凋亡的特异性 LncRNA 和 miRNA，TRPC6 是 Hcy 引起 ER 的关键 Ca^{2+} 通道蛋白，参与了细胞凋亡的调控，LOC105369458 竞争性结合 miR-3920 调控 TRPC6 表达是 Hcy 引起胰岛 B 细胞凋亡致血糖异常升高的重要机制（图 25-4）。为了验证该假说，本课题从整体和细胞两个层面进行研究，以 CBS$^{-/-}$ 鼠 HHcy 为模型，筛选和确定 Hcy 引起胰岛 B 细胞凋亡中的特异性 LncRNA（预实验提示为 LOC105369458），探讨 LOC105369458 及 miR-3920 和 TRPC6 的功能及作用；揭示 Hcy 引起胰岛 B 细胞凋亡中 LOC105369458 竞争性结合 miR-3920 调控 TRPC6 表达介导 ER 引起胰岛 B 细胞凋亡的分子机制。本课题的实施将有利于阐明 LncRNA 调控胰岛 B 细胞凋亡机制，明确潜在的靶点，为 Hcy 引起的血糖异常升高这一常见临床现象提供更多的研究资料和实验证据。

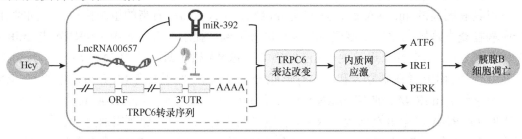

图 25-4　课题假说

二、非编码 RNA 与糖尿病研究进展

　　LncRNA 是一类内源性 RNA 分子，其转录长度超过 200nt。miRNA 是我们常见的小非编码 RNA 分子，由内源基因编码，长度为 18～25nt。它们均缺乏完整的功能性开放阅读框（ORF），无蛋白质编码功能。随着研究不断推进，已经发现 LncRNA 和 miRNA 不仅在调节细胞增殖、分化和代谢中发挥着重要作用，也参与了癌症、糖尿病、神经退行性疾病等的病理进程。近年来，随着糖尿病的发病率不断升高，人们越来越关注其分子水平及相关基因表达的研究。本综述主要针对目前 LncRNA 与 miRNA 在糖尿病中的研究进展进行描述，旨在为糖尿病的早期发现及早期治疗提供新的方案。

　　有研究表明，人类基因组由 60 554 个基因组成，其中非编码 RNA 在基因组中占主导地位（图 25-5）。在过去的几年中，已经在人类基因组中发现了数千种非编码 RNA，这意味着其可能在细胞的功能表达中发挥着不可替代的作用。LncRNA 虽然不编码功能性蛋白质，但是它们参与许多生理过程，在维持细胞增殖和分化等过程中发挥着重要的作用。此外，LncRNA 的异常表达已与人类多种疾病，包括牛皮癣、冠状动脉疾病、糖尿病、肿瘤等息息相关。

　　最近的研究发现，miRNA 也已经成为基因表达调控的关键因子，并可能参与机体的代谢调节。迄今为止已鉴定出超过 2000 种人类 miRNA，使其成为最丰富的表观遗传调控分子之一。随着分子生物学技术的不断发展，miRNA 的发现也为糖尿病的研究打开了一扇新的天窗。近年来，越来越多的研究表明，miRNA 在糖尿病的病变过程中发挥着重要的作用。

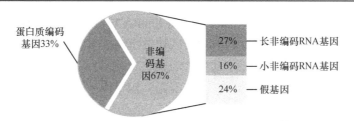

图 25-5　人类基因组分类

糖尿病（DM）是一组以机体血糖升高为特征的代谢性疾病，高血糖与胰岛素缺乏、胰岛 B 细胞缺失和功能损伤及胰岛素抵抗有关。DM 的慢性并发症是由于慢性高血糖长期损害机体多个器官系统导致功能障碍，尤其是对肾、眼、血管、心脏和神经造成的严重危害。DM 已迅速成为影响全球 4 亿多人的严重健康问题，事实上它已成为仅次于心血管疾病和癌症的第三大流行非感染性疾病。幸运的是，人们可以通过定期筛查、早期检测和适当治疗慢性并发症来减少 DM 发病率和死亡率。因此，我们对 LncRNA 和 miRNA 在 DM 病变过程中的作用机制进行综述，希望可以为 DM 的预防、早期诊断和治疗提供新的思路。

三、LncRNA

（一）LncRNA 的定义

在过去的 10 年中，人类基因组测序的完成打开了后基因组研究的大门。ENCODE 最新的深度测序技术产生的数据可以表明，至少 70% 的人类基因组具有生产各种大小的转录本的能力，其中许多在动物机体中保存。除了已经鉴定注释的 mRNA 之外，大多数其他转录物并不编码蛋白质，通常被称为非编码 RNA（ncRNA）。尽管许多这些 ncRNA 十分有可能是转录噪声或 RNA 加工的副产物，但越来越多的证据表明它们中的很大一部分是具有生物学功能的，并且在细胞中参与多种途径调节生物学进程。ncRNA 可根据长度将其分为小非编码 RNA（<200nt）和长链非编码 RNA（LncRNA）（>200nt）。其中小非编码 RNA 主要包括 miRNA、piRNA 及 siRNA。LncRNA 是包含大于 200 个核苷酸的内源 RNA 转录物，其在表观遗传学上调节基因的表达但不具有蛋白质编码潜力，它正在成为糖尿病和各种心血管疾病潜在的关键调节因子。

（二）LncRNA 的来源

目前的研究结果已得出五种 LncRNA 的形成方式：①编码蛋白质的基因结构中断从而转化为 LncRNA；②染色质重组的产物，即两个未转录的基因与另一个独立的基因串联，形成新的含有多个外显子的 LncRNA；③非编码基因在复制过程中发生反移位而产生 LncRNA；④局部的复制子串联形成 LncRNA；⑤基因组中插入一个转座成分而产生有功能的 LncRNA。

（三）LncRNA 的结构与分类

1. LncRNA 的分类　LncRNA 具有 mRNA 样结构，位于细胞核或细胞质中，是经过 RNA 聚合酶 Ⅱ 转录并剪切形成的不同的剪接变体。目前已经发现了数千种 LncRNA，根据 LncRNA 在基因组中与蛋白质编码基因的位置关系，将其分为 5 种类型（图 25-6）。①正义 LncRNA（sense）：其转录方向与邻近蛋白质编码基因转录方向相同；②反义 LncRNA：其转录方向与邻近蛋白质编码基因转录方向相反；③双向 LncRNA：LncRNA 同时从邻近的蛋白质编码基因分别向相同和相反两个方向进行转录；④基因间 LncRNA：LncRNA 从两个基因间转录得到；⑤基因内 LncRNA：LncRNA 从基因的内含子区转录得到。

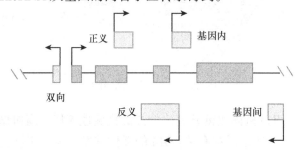

图 25-6　不同位置 LncRNA

2. LncRNA 的结构　结构是物质功能的基础，任何分子的功能发挥都离不开其特有的分子结构，所以，通过 LncRNA 分子的结构进行解析来研究 LncRNA 的功能及作用机制是十分重要的。但是因为 LncRNA 处于一个复杂的生物体中，其由于自身会受到生物体的调控因而发生相应的改变，加之 LncRNA 具有数量多、分子量大、体外稳定性不好、难以结晶等特点，使得对其结构的研究变得困难重重，目前仅有少量研究报道其结构。

LncRNA 的一级结构是 LncRNA 的核苷酸排列顺序。LncRNA 具有多种调节基因功能的途径，其中最为重要的一种方式便是通过与碱基互补配对的方式结合靶基因来直接调节靶基因的转录翻译，或间接调节靶基因上游或下游基因的转录翻译。LncRNA 的二级结构及其三级结构（空间结构）是其发挥生物学功能的中枢。目前，还没有详细的关于 LncRNA 三级结构及四级结构的研究发表。LncRNA 分子结构的相关研究仍是一个值得探索的领域，随着越来越多科研工作者的研究，更多的 LncRNA 在生物体生理、病理过程中发挥的功能及其作用机制被挖掘出来，受到大家的广泛认可，这些作用机制很多是有可能依赖它的一级结构、二级结构和（或）三级结构。总而言之，对 LncRNA 结构的不懈探索是深入认知 LncRNA 功能及其作用机制的必要手段。

（四）LncRNA 的作用机制

近些年的研究表明，LncRNA 会广泛参与到染色质的重构、转录调控、转录后调控及蛋白质代谢等多种复杂的生物学过程中，参与剂量补偿效应、基因组印记、细胞发育分化等多种重要的调控过程，从而影响人类的生长发育、代谢、衰老及疾病发生、发展的进程。LncRNA 主要从以下 3 个方面对基因表达进行调控，①参与表观遗传调控：表观遗传是指在 DNA 序列不发生改变的情况下，基因表达发生了可遗传的改变，即基因型未发生变化而表型却发生了变化。LncRNA 不但能与染色质修饰复合物结合并募集作用因子到特定的作用位点发挥作用，而且还可以通过修饰组蛋白得到基因沉默的结果。此外，其还可以通过改变染色质的结构来调控基因的表达，通过顺式或反式两种方式来激活或沉默单个基因。②参与转录调控：LncRNA 可以通过多种方式来参与转录调控。首先，LncRNA 可以通过激活转录因子来激活靶基因，增强靶基因的转录；其次，LncRNA 可以通过转录干扰、改变转录因子的亚细胞定位、与转录因子竞争底物来抑制基因的转录过程。③参与转录后调控：LncRNA 可以通过参与 mRNA 前体剪接、mRNA 盖帽、甲基化、向细胞输出等过程来进行基因的转录后调控。

（五）LncRNA 与糖尿病

1. LncRNA 与胰岛 B 细胞　DM 的发病机制复杂并且受多种因素影响，遗传易感性、环境暴露和生活方式等因素均会增加机体对疾病的易感性。目前为止确定的大约 90% 的变异体与非蛋白质编码区域密切相关。越来越多的证据表明，LncRNA 在 DM 发病的病因学中有着举足轻重的作用，并且鉴于 LncRNA 的特异性表达模式和功能，这些分子可能代表环境影响的潜在介质，这些介质可能是支持 DM 和相关并发症发生的病理机制。在这里，主要讨论了胰岛 B 细胞和胰岛的 LncRNA 谱分析研究结果（表 25-1），是目前主要研究的与糖尿病及其并发症相关的部分 LncRNA。

表 25-1　参与糖尿病及其并发症的主要 LncRNA

LncRNA	名称	表型	主要发现
ANRIL	反义非编码 RNA	T2D	可能影响 B 细胞质量
		DR	调节视网膜中 VEGF 的表达
Blinc1	B 细胞间长非编码 RNA	T2D	与 B 细胞丢失有关
CYP4B1-PS1-001	细胞色素 P450、家族 4、亚家族 B、多肽 1、假基因 1	DKD	可能调节系膜细胞的增殖和纤维化
E330013P06（E33）		T2D	促进巨噬细胞炎症
ENSMUST-00000147869		DKD	保护系膜细胞增殖和纤维化
Gm4419	预测基因 4419	DKD	调节促炎性细胞因子和 ECM 基因水平
H19	母体印记基因的转录本	T2D	与出生体重增加有关；在 T2DM 患者中高表达
HI-LNC901		T2D	与胰岛功能有关
Lnc-MGC	LncRNA-大集群	DKD	影响原纤维化基因表达
MALAT1	转移相关肺腺癌转录本 1	DKD	在糖尿病的背景下促进炎症和低氧
		DR	视觉和视网膜血管功能标志物
MIAT	心肌梗死相关转录本	DKD	调节对氧化剂暴露的抵抗力
		DR	减轻视网膜血管损伤和血管渗漏
MEG3	母体印记基因的 3 基因	T2D	与糖耐量受损、糖原含量、胰岛素合成和分泌有关
		DR	通过 PI3K/Akt 调节血管生成
NEAT1	核 paraspeckle 转录本 1	T2D	调节 mTOR 信号通路
PVT1	浆细胞瘤变异易位 1	DKD	调节 ECM 部件
PLUTO	pdx1 相关 LncRNA，转录上调子	T2D	调节 PDX1 表达
SOX2OT	Sox2 重叠转录本	DR	介导葡萄糖引起的视网膜损伤

注：DKD：糖尿病肾病；DR：糖尿病视网膜病变；VEGF：血管内皮生长因子；ECM：细胞外基质；PI3K：磷脂酰肌醇 3-激酶；Akt：蛋白激酶 B；mTOR：机械雷帕霉素的靶点；PDX1：胰腺和十二指肠同源框 1；Sox2：SRY-box 2 膜病变

胰岛 B 细胞产生储存和释放胰岛素，并在维持机体葡萄糖稳态中发挥重要的调节作用。胰岛素是胰腺内胰岛 B 细胞受到外源性或内源性物质刺激所分泌的一种蛋白质类激素，对机体平衡血糖起着重要的作用。胰岛素的分泌不足，将引起高血糖、糖尿病及糖尿病相关并发症。

胰岛 B 细胞的恶化或丧失导致身体内维持葡萄糖平衡所需的胰岛素需求不能满足，最终导致糖尿病的发生。为了对小鼠和人的胰岛细胞特异性表达的 LncRNA 进行初步鉴定研究，科学家们通过使用新一代测序,发现了在小鼠 B 细胞中特异性表达的 1359 个基因间 LncRNA,其中许多是高度组织特异性的,但它们的功能还没有明确,未来的实验仍然需要进一步探究。在人类 B 细胞中鉴定出数量相似的 1128 个基因间和反义 LncRNA,其中许多(如 HI-LNC12 和 HI-LNC77)同样具有高度的组织特异性。另外,最近的研究也显示了 LncRNA 在胰岛发育中的作用,如 B 细胞长基因间非编码 RNA 的纯合缺失在小鼠中导致关键的胰岛特异性转录因子下调,并削弱了胚胎发育过程中 B 细胞的规格和功能。毫无疑问,成年小鼠中 Blinc1 基因的缺失与胰岛 B 细胞总数的减少相对应,并导致动物的葡萄糖耐受不良。这一研究结果表明了 LncRNA 与胰岛的发育和胰岛 B 细胞的分化有一定的关联,并且会影响机体葡萄糖稳态的调节。许多潜在的 LncRNA 分子对糖尿病发病机制产生的影响还在进一步的研究中。除了对胰岛和胰岛 B 细胞进行研究外,还有许多研究集中在对个体 LncRNA 的分析上。

2. LncRNA 与器官个体 有一种 LncRNA,H19,其是母系表达印记 LncRNA,并在细胞增殖、癌症和基因表达调控的发展中发挥作用。H19 位于染色体 11p15.5,距离胰岛素样生长因子 2(IGF-2)远端大约 100kb,并且 H19 和 IGF2 一起从高度保守的印记基因簇转录。在正常条件下,H19 抑制的 let-7 miRNA 阻止关键靶基因如胰岛素受体(INSR)和脂蛋白脂酶(LPL)的相互作用。在糖尿病中,H19 表达降低,let-7 水平增加,导致对 INSR 和 LPL 更大的抑制产生,并导致骨骼肌中葡萄糖代谢失调。H19 表达也可通过磷脂酰肌醇 3-激酶/蛋白激酶 B 依赖性磷酸化的 miRNA 加工因子 KH 型调节剪接蛋白(KSRP)的途径被下调,从而促进 let-7 生物发生和随后的 H19 不稳定。因此,H19 和 let-7 之间的双负反馈回路可以起到调节骨骼肌中葡萄糖稳态的作用。

MEG3(母系印记基因的 3)基因也作为葡萄糖体内平衡调节中的候选 LncRNA 正在被不断探索。类似 H19,MEG3 也是母系表达印记 LncRNA,其在细胞增殖中发挥作用。在肥胖小鼠和高脂肪饮食喂养的小鼠模型中,MEG3 水平相对于对照动物升高。在原代肝细胞中,MEG3 过表达与肝糖异生增加和抑制胰岛素刺激的糖原合成有关。

用于靶向蛋白质编码基因表达的方法可用于体内操作 LncRNA,如可以使用 RNA 干扰技术抑制 LncRNA 水平,其原理是利用小 RNA 分子特异性结合互补序列抑制 LncRNA 靶点表达。目前正在进行临床试验,这些分子可能会有效地靶向调节 LncRNA 的表达和功能。

尽管 LncRNA 在治疗人类疾病方面具有潜在的治疗价值,但这些药理学方法的效果可能因 LncRNA 的冗长序列和复杂的二级结构而变得复杂。因此,在使用 LncRNA 沉默作为治疗性治疗策略之前,需要解决这些挑战。

3. LncRNA 与糖尿病表观遗传修饰 表观遗传学是与由不影响 DNA 序列本身的机制所引起的基因表达的可遗传变化有关的,其可通过激活或抑制转录来调节与 DM 有关的基因,从而影响葡萄糖稳态平衡、B 细胞功能表达、胰岛素的分泌和血管疾病等生物学过程。最新的研究指出,LncRNA 不仅能在表观遗传水平上调节基因表达,而且它们的表达可以通过表观遗传修饰来调节。表观遗传修饰主要通过两种最广泛的研究机制发生,为 DNA 甲基化和组蛋白修饰,已知这两种机制对于正确控制基因的表达极为重要。DNA 甲基化主要发生在富含 CpG 二核苷酸的序列(由胞嘧啶 C 和鸟嘌呤 G 组成的一个含有 2 个核苷酸的链,当中的 p 是连接 C 和 G 之间的磷酸)中,或在 CpG 岛(由胞嘧啶 C 和鸟嘌呤 G 组成的串联重复序列),其主要位于启动子的近端区域,并且在基因组的其余部分代表性不足。CpG 岛的甲基化通常与基因沉默相关,而低甲基化与基因表达的过度活化有关。有研究表明,HYMAI(一种在父本等位基因中表达的特殊 LncRNA 基因）的异常表达，与短暂的新生儿糖尿病（TNDM）密切相关，并且这种 TNDM 会发生 DNA 甲基化缺陷。另外，胰岛素样生长因子 2（IGF-2）/H19 基因位点的 DNA 甲基化，可能是由子宫内高血糖引起的，是将出生体重与胎儿代谢编程联系起来的晚期肥胖的基石。还有，LncRNA MEG3 基因的异常 DNA 甲基化与 T1DM 和 T2DM 有关。有研究证明 MALAT1 可以调节甲基-CpG 结合蛋白 2（MeCP2）的水平，其在调节相关同源框的甲基化中起作用，以维持 B 细胞的分化状态，因此，葡萄糖保持动态平衡。组蛋白修饰是指组蛋白亚基氨基端的转录后变化。一些组蛋白修饰，如乙酰化，是不稳定的，与基因激活有关，而其他一些，如甲基化，是稳定的，会导致基因失活，如有研究显示糖尿病足细胞中 LncRNA 牛磺酸上调 1（Tug1）表达降低。然而，由于 Tug1 通过表观遗传增强 PGC-1α 启动子活性来调节转录共激活因子 PPARγ 共激活因子 1α（PGC-1α）的表达，因此它影响慢性肾病（CKD）的发展。同时，还有研究证明通过施用慢病毒 pcDNA-H19 诱导的 H19 过表达可以抑制糖尿病大鼠中自噬相关基因（如 LC3-Ⅱ、ATG7b 和 BECN1）的表达。此外，H19 可以在 RNA 结合蛋白免疫沉淀（RIP）测定中直接与 EZH2 结合，并且 H19/EZH2 的复合物可以通过表观遗传沉默心肌细胞中的 DIRAS 家族 GTP 酶 3（DIRAS3）来抑制自噬，如在染色质免疫沉淀（ChIp）中所见。

然而，LncRNA 与糖尿病表观遗传修饰的机制和关系仍处于探索阶段，具体机制仍然有待进一步研究。

4. LncRNA 与脂代谢　众所周知，有全身性肥胖症的受试者患有胰岛素抵抗及其代谢并发症的风险高于普通人，存在于脂肪组织中的炎症，如冠状结构形式的巨噬细胞，已被确定为全身胰岛素抵抗的介质。脂肪细胞通过调节营养沉积（白色脂肪组织，WAT）和能量消耗（棕色脂肪组织，BAT）之间的平衡，在维持机体能量稳态中发挥着核心作用。除此之外，脂肪组织通过分泌能够调节全身能量和葡萄糖稳态的因子（脂肪因子），从而作为内分泌器官。近几年，人们越来越关注 LncRNA 作为一种新颖的细胞内在调节机制，在脂肪形成的情况下，LncRNA 广泛表达，控制参与脂肪细胞的形成、分化和活化的多种相关的基因，随着脂肪的逐渐积累增多，机体脂代谢异常，出现代谢紊乱，代谢紊乱的常见临床症状包括腹部肥胖、胰岛素抵抗、高血糖、高三酰甘油血症和高血压。它们的出现与严重疾病的发生风险相关，其中包括 2 型糖尿病、糖尿病视网膜病变。然而，目前只有一小部分 LncRNA 被证实与脂肪生成的调控机制有关，且具体的作用机制尚未完全构建清晰，因此，我们还需要进行更多的研究，发现更多参与这一调节机制的 LncRNA。

四、miRNA

（一）miRNA 的定义

miRNA 是一种长度为 18～22nt 的单链内源性小分子 RNA，广泛存在于线虫、果蝇、植物及人等真核生物中，具有高度的保守性、组织特异性和时序性。miRNA 的基因存在于基因的内含子中，也有一部分位于基因间的 DNA 序列中，在形成成熟的 miRNA 后即发挥转录调控作用。

（二）miRNA 的来源

miRNA 的发生始于 miRNA 向细胞核中 pri-miRNA 的转录。pri-miRNA 被 Drosha/ DGCR8 复合物切割形成 pre-miRNA，然后可通过 exportin5 从细胞核输出到细胞质。在细胞质中，通过 Dicer 将 pre-miRNA 进一步加工成成熟的 miRNA 双链体。成熟 miRNA 的一条链（通常是引导链）与 Dicer 和 Argonaute 蛋白形成复合物，称为含有 miRNA 的 RISC，其中 miRNA 与其靶 mRNA 的 3'UTR 结合，导致降解（如果 miRNA：mRNA 双链互补是完美的）或抑制靶 mRNA 的翻译（如果互补性不完美），见图 25-7。

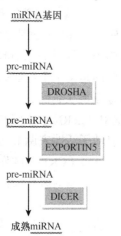

图 25-7　miRNA 的形成过程

DROSHA：核糖核酸酶Ⅲ；EXPORTIN5：miRNA
运输蛋白 5；DICER：核糖核酸内切酶

（三）miRNA 的结构

miRNA 是在 RNA 聚合酶的作用下，切割 Dicer 酶中具有发夹结构的 70～90 个碱基的单链 RNA 前体而生成，成熟的 miRNA 具有 5'端磷酸基和 3'端羟基，能以单拷贝、多拷贝或基因簇 3 种形式存在于基因组中，并在转录水平后与靶基因 mRNA 的 3'端非编码区以完全互补或不完全互补的形式结合，从而调整基因表达，发挥其生物学效应。

（四）miRNA 的作用机制

生物体内，miRNA 主要通过两种方式调控基因的表达：①靶 mRNA 切割；②翻译抑制。miRNA 与靶 mRNA 几乎完全互补，通过 RNA 干扰机制，即单链 miRNA 进入一种类似于 RNA 诱导沉默复合体（RNA-induced silencingcomplex，RISC）的核糖蛋白复合体（ribonucleoprotein complex，miRNP）中，miRNA 通过与靶 mRNA 的 3'非翻译区（3'UTR）互补配对，调控 miRNA 切割、降解靶 mRNA，切割与降解的平衡决定于 miRNA 与靶 mRNA 的互补程度。miRNA 的另一种调控机制称为翻译抑制，miRNA 并不降低 mRNA 的水平，却可以降低相应蛋白表达的水平。人们对于这种调控机制的具体过程目前并不了解，动物体内 miRNA 对靶基因的调控主要采用这种方式。

（五）miRNA 与 DM

自从 miRNA 发现以来，有越来越多的 miRNA 被确定参与糖尿病的发病机制。miRNA 的失调可导致机体葡萄糖平衡代谢的严重损害。近年来，研究者们已经建立了许多来自 T2DM 患者或高血糖动物模型各种组织（如胰腺、脂肪组织和肝）的 miRNA 表达谱，并使之更容易揭示出糖尿病中的新型 miRNA 调节剂。

1. miRNA 与胰岛 B 细胞　　胰岛 B 细胞通过分泌胰岛素维持机体的葡萄糖稳态。表 25-2 总结了与胰岛 B 细胞功能障碍有关的重要 miRNA。通常，它们通过调节细胞的存活或凋亡、增殖、分化或其功能，尤其是通过调节胰岛素的分泌来影响胰岛 B 细胞。

表 25-2　与胰岛 B 细胞功能障碍有关的重要 miRNA

细胞过程	miRNA	靶点	细胞或组织研究
B 细胞存活/凋亡	miR-577	Fgf-21	INS-1 细胞
	miR-200a/b/c		糖尿病小鼠胰岛
	miR-34a	Bcl-2	MIN-6 细胞
B 细胞增殖	miR-375	Cadm1	miRNA KO 小鼠胰岛、INS-1E 细胞
	miR-181a	Pdgfrα	3～12 个月的大鼠胰岛
	miR-17	Menin	MIN-6 细胞

续表

细胞过程	miRNA	靶点	细胞或组织研究
B 细胞增殖	miR-24	Hnf1α、Neurod1	肥胖小鼠胰岛
	miR-29a		INS-1E 细胞
B 细胞分化	miR-375	HNF1β	hPSCs 分化的 IPC
	miR-7	PAX6	hPSCs 分化的 IPC
	miR-34a		hPSCs 分化的 IPC
	miR-146a		hPSCs 分化的 IPC
	miR-30d	RFX6	hPSCs 分化的 IPC
	miR-7e	RFX6	hPSCs 分化的 IPC
	miR-21	SOX6、RBJ	胰腺祖细胞
	miR-9		人类胎儿胰岛
	miR-376		人类胎儿胰岛
胰岛素分泌	miR-375	Mtpn	MIN-6 细胞
	miR-184	Ago 2	MIN-6 细胞
	miR-7a		糖尿病小鼠的 B 细胞
	miR-29a	Stx-1a、Mct1	肥胖胰岛、大鼠胰岛
	miR-187	HIPK3	来自 T2DM 患者的人类胰岛
	miR-30a	β$_2$、NeuroD1	大鼠胰岛和 INS-1 细胞
	miR-124	Rab27a、Foxa2	人类胰岛、MIN-6 细胞
	miR-33	Abca1	小鼠胰岛、MIN-6 细胞

注：INS：胰岛素；hPSCs：人类多能干细胞；MIN：胰岛

　　在胰岛 B 细胞的增殖中，一些 miRNA 发挥着积极的作用，而其他 miRNA 却表现出负面的影响。最重要的 miRNA 调节剂之一是 miR-375，其在人和小鼠胰岛 B 细胞中高度表达，而且其在维持胰岛 B 细胞数量上是十分重要的。缺乏 miR-375（375KO）的小鼠由于胰岛 B 细胞增殖受损而显示细胞数量减少，并且进一步分析表明，miR-375 通过靶向许多生长抑制基因发挥调节作用，这一途径是 B 细胞增殖所不可缺少的。如 Cadm1 作为 miR-375 的直接靶基因，负调节 G$_1$/S 转换并抑制多种癌细胞系中的细胞生长。类似的保护作用已经被报道的还有 miR-181A，因为缺乏 miR-181A 幼鼠的胰岛也抑制胰岛 B 细胞的增殖。

　　从上述内容可知，很多的 miRNA 参与胰腺及 B 细胞功能的表达，特别是胰岛素的分泌过程（如 miR-375、miR-184、miR-33、miR-187、miR-29a 和 miR-30A）。总而言之，miRNA 及其相应的靶基因共同组成了胰岛 B 细胞功能调节的复杂网络，一旦 miRNA 调节网络失调，很有可能会引起糖尿病的发生。

　　2. miRNA 与胰岛素抵抗　　胰岛素抵抗是指各种原因使胰岛素促进葡萄糖摄取和利用的效率下降，机体代偿性的分泌过多胰岛素引起高胰岛素血症，以维持血糖的稳定。这是 T2DM 的标志。这是一个极度复杂的网络，在这个过程里，胰岛素信号转导途径发挥着十分重要的作用。胰岛素与细胞表面的胰岛素受体（INSR）结合，随后胰岛素受体的底物反射下游信号启动级联酶促反应，包括磷酸肌醇 3-激酶（PI3K）、蛋白激酶 B（Akt）和葡萄糖转运蛋白 4（GLUT4），见图 25-8。目前已有越来越多的证据表明胰岛素抵抗与胰岛素信号转导缺陷相关联。还需注意的是，miRNA 很可能与胰岛素信号转导和胰岛素抵抗有关。

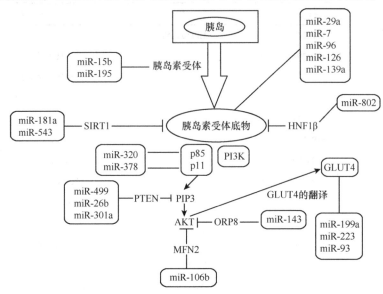

图 25-8　胰岛素抵抗通路

胰岛素信号通路中的主要级联蛋白质和参与的 miRNA。箭头表示激活；直线表示直接抑制；"T"箭头表示间接抑制。PI3K：磷酸肌醇 3-激酶；SIRT1：sirtuin 1；PTEN：磷酸酶和张力蛋白同系物；PIP3：磷脂酰肌醇 3,4,5-三磷酸；MFN2：mitofusin 2；Akt：蛋白激酶 B；ORP8：氧化甾醇结合蛋白 8；HNF1-β：肝细胞核因子 1-β；GLUT4：葡萄糖转运蛋白 4

　　miRNA 除了通过加入胰岛素信号转导通路，参与级联酶促反应导致胰岛素抵抗之外，还有许多的 miRNA 是调节胰岛素敏感性的另一个关键调节层，它们在小鼠或人中通过直接和靶蛋白结合来影响各个器官的胰岛素信号转导，参与胰岛素抵抗。

　　3. miRNA 与高血糖记忆　高血糖记忆描述了一种病理现象：即使在糖尿病患者血糖水平恢复到正常血糖水平之后，高血糖的有害作用仍然可能持续保持。

　　最新的证据表明，miRNA 有利于高血糖记忆。已有研究证明，高血糖显著影响患有糖尿病的小鼠心脏中的 miRNA 表达，而且在用胰岛素强化控制血糖 3 周后，其中许多仍然存在明显改变。最近有研究描述了 miRNA 在糖尿病并发症和代谢记忆发病机制中的意义，但是 miRNA 在高血糖记忆中的因果作用仍然不是十分明确，有待进一步研究。通过研究与高血糖记忆相关的这些 miRNA，我们可以开辟新的治疗途径，从而减少糖尿病患者的心血管并发症或残留的心血管风险。

（六）问题与展望

　　LncRNA 与 miRNA 相互作用、相互调节，共同组成了一个复杂的分子调控网络。目前，越来越多的研究表明，这二者与多种疾病包括 DM 的发生、发展有着密切的关系，但是具体的机制仍然不能明确，尚处于探索阶段。因此，我们需要更加努力，建立更加全面系统的 LncRNA 数据库，开发更有意义的软件工程，来发现更加系统的 LncRNA 与 miRNA 相互作用网络。从而能够更深入地揭示出 LncRNA 与 miRNA 的互相作用方式，以及其在疾病发生、发展过程中相关的机制，来为 DM 的临床预测、诊断和治疗提供一类新的策略。

参 考 文 献

Arnes L，Akerman I，Balderes DA，et al. 2016. βlinc-1 encodes a long noncoding RNA that regulates islet β-cell formation and function. Genes Dev，30（5）：502-507.

Bussiere T，Gold G，Kovari E，et al. 2003. Hof P.R. Stereologic analysis of neurofibrillary tangle formation in prefrontal cortex area 9 in aging and Alzheimer's disease. Neuroscience，117：577-592.

Cai R，Ding X，Zhou K，et al. 2009. Blockade of TRPC6 channels induced G2/M phase arrest and suppressed growth in human gastric cancer cells. Int J Cancer，125（10）：2281-2287.

Cao C，Zhang H，Zhao L，et al. 2016. MiR-125b targets DNMT3b and mediates p53 DNA methylation involving in the vascular smooth muscle cells proliferation induced by homocysteine. Exp Cell Res，347（1）：95-104.

Ceriello A，Ihnat MA，Thorpe JE，2009. Clinical review 2：The"metabolic memory"is more than just tight glucose control necessary to prevent diabetic complications? J Clin Endocrinol Metab，94（2）：410-415.

Chen S，He FF，Wang H，et al. 2011. Calcium entry via TRPC6 mediates albumin overload-induced endoplasmic reticulum stress and apoptosis in podocytes. Cell Calcium，50（6）：523-529.

Chuang JC，Jones PA，2007. Epigenetics and microRNA. Pediatr Res. 61：24R-29R.

Chung S，Nakagawa H，Uemura M，et al. 2011. Association of a novel long non-coding RNA in 8q24 with prostate cancer susceptibility. Cancer Sci，102：245-252.

Costantino S，Paneni F，Lüscher TF，et al. 2016. MicroRNA profiling unveils hyperglycaemic memory in the diabetic heart. Eur Heart J，37（6）：572-576.

Damann N，Owsianik G，Li S，et al. 2009. The calcium-conducting ion channel transient receptor potential canonical 6 is involved in macrophage inflammatory protein-2-induced migration of mouse neutrophils. Acta Physiol（Oxf），195（1）：3-11.

Daneshpajooh M，Bacos K，Bysani M，et al. 2017. HDAC7 is overexpressed in human diabetic islets and impairs insulin secretion in rat islets and clonal beta cells.Diabetologia，60（1）：116-125.

Dehkordi EH，Sedehi M，Shahraki ZG，et al. 2016. Effect of folic acid on homocysteine and insulin resistance of overweight and obese children and adolescents.Adv Biomed Res，5：88.

Demirtas L，Guclu A，Erdur FM，et al. 2016. Apoptosis，autophagy endoplasmic reticulum stress in diabetes mellitus. Indian J Med Res，144（4）：515-524.

Dhawan S，Georgia S，Tschen SI，et al. 2011. Pancreatic beta cell identity is maintained by DNA methylation-mediated repression of Arx. Dev Cell，20：419-429.

Dhir A，Dhir S，Proudfoot NJ，et al. 2015. Microprocessor mediates transcriptional termination of long noncoding RNA transcripts hostingmicroRNA. Nat Struct Mol Biol，22（4）：319-327.

Emilie Pepin，Arisa Higa，Carole Schuster-Klein，et al. 2014. Deletion of apoptosis signal-regulating kinase 1（ASK1）protects pancreatic beta-cells from stress-induced death but not from glucose homeostasis alterations under pro-inflammatory conditions. PLoS One，9（11）：e112714.

Feng X，Gao X，Jia Y，et al. 2016. PPAR-α agonist fenofibrate Decreased RANTES levels in type 2 diabetes patients with hypertriglyceridemia.Med Sci Monit，22：743-751.

Gardner RJ，Mackay DJ，Mungall AJ，et al. 2000. An imprinted locus associated with transient neonatal diabetes mellitus. Hum Mol Genet，9：589-596.

Gatford KL，Houda CM，Lu ZX，et al. 2013. Vitamin B12 and homocysteine status during pregnancy in the metformin in gestational diabetes trial：responses to maternal metformin compared with insulin treatment. Diabetes Obes Metab，15（7）：660-667.

Guan Y，Kuo WL，Stilwell JL，et al. 2007. Amplification of PVT1 contributes to the pathophysiology of ovarian and breast cancer. Clin. Cancer Res，13：5745-5755.

Gupta RA，Shah N，Wang KC，et al. 2010. Long non-coding RNA HOTAIR reprograms chromatin state to promote cancer metastasis. Nature，464：1071-1076.

Horak M，Novak J，Bienertova-Vasku J，2016. Muscle-specific microRNA in skeletal muscle development. Dev Biol，410：1-13.

Hui Shen，Xiao-Dong Pan，Jing Zhang，et al. 2016. Endoplasmic reticulum stress induces the early appearance of pro-apoptotic and anti-apoptotic proteins in neurons of five familial alzheimer's disease mice. Chin Med J（Engl），129（23）：2845-2852.

Kalwa H，Storch U，Demleitner J，et al. 2015. Phospholipase C epsilon（PLCε）induced TRPC6 activation：a common but redundant mechanism in primary podocytes. J Cell Physiol，230（6）：1389-1399.

Kato M，Wang M，Chen Z，et al. 2016. An endoplasmic reticulum stress-regulated LncRNA hosting a microRNA megacluster induces early features of diabetic nephropathy. Nat Commun，7：12864.

Kaviani M，Azarpira N，Karimi MH，et al. 2016. The role of microRNA in islet β-cell development.Cell Biol Int，40（12）：1248-1255.

Lee JS，Kim YR，Park JM，et al. 2015. Cyanidin-3-glucoside isolated from mulberry fruits protects pancreatic β-cells against glucotoxicity-induced apoptosis.Mol Med Rep，11（4）：2723-2728.

Liu M，Yang YT，Xu G，et al. 2016. CCG：an integrative resource of cancer protein-coding genes and long noncoding RNA. Discov Med，22（123）：351-359.

Lu Y，Fei XQ，Yang SF，et al. 2015. Glucose-induced microRNA-17 promotes pancreatic β-cell proliferation through down-regulation of Menin. Eur. Rev. Med. Pharmacol. Sci，19：624-629.

Lukiw WJ，Handley P，Wong L，et al. 1992. BC200 RNA in normal human neocortex，non-Alzheimer dementia（NAD），and senile dementia of the Alzheimer type（AD）Neurochem. Res，17：591-597.

Ma ShengChao，Zhang HuiPing，Sun WeiWei，et al. 2013. Hyperhomocysteinemia induces cardiac injury by up-regulation of p53-dependent Noxa and Bax expression through the p53 DNA methylation in ApoE$^{-/-}$mice. Acta Biochim Biophys Sin，45（5）：391-400.

Maxwell SS，Pelka GJ，Tam PP，et al. 2013. Chromatin context and ncRNA highlight targets of MeCP2 in brain. RNA Biol，10：1741-1757.

Morán I，Akerman I，van de Bunt M，et al. 2012. Human β cell transcriptome analysis uncovers LncRNA that are tissue-specific，dynamically regulated，and abnormally expressed in type 2 diabetes.Cell Metab，16（4）：435-448.

Mus E，Hof PR，Tiedge H，2007. Dendritic BC200 RNA in aging and in Alzheimer's disease. Proc. Natl. Acad. Sci. USA. 104：10679-10684.

Nathan G，Kredo-Russo S，Geiger T，et al. 2015. MiR-375 promotes redifferentiation of adult human β cells expanded in vitro. PLoS One，10（4）：e0122108.

Panzitt K，Tschernatsch MM，Guelly C，et al. 2007. Characterization of HULC，a novel gene with striking up-regulation in hepatocellular carcinoma，as noncoding RNA. Gastroenterology，132：330-342.

Petry CJ，Evans ML，Wingate DL，et al. 2010. Raised late pregnancy glucose concentrations in mice carrying pups with targeted disruption of H19delta13. Diabetes，59：282-286.

Pibouin L，Villaudy J，Ferbus DMuleris M，et al. 2002. Cloning of the mRNA of overexpression in colon carcinoma-1：A sequence overexpressed in a subset of colon carcinomas. Cancer Genet. Cytogenet，133：55-60.

Ponting CP，Oliver PL，Reik W，2009. Evolution and functions of long noncoding RNA. Cell，136（4）：629-641.

Raveh E，Matouk IJ，Gilon M，et al. 2015. The H19 Long non-coding RNA in cancer initiation，progression and metastasis - A proposed unifying theory. Mol. Cancer，14：184.

Rosen ED，Spiegelman BM，2006. Adipocytes as regulators of energy balance and glucose homeostasis. Nature，444（7121）：847-853.

Su DN，Wu SP，Chen HT，et al. 2016. HOTAIR，a long non-coding RNA driver of malignancy whose expression is activated by FOXC1，negatively regulates miRNA-1 in hepatocellular carcinoma. Oncol Lett，12（5）：4061-4067.

Su R，Wang C，Feng H，et al. 2016. Alteration in expression and methylation of IGF2/H19 in placenta and umbilical cord blood are associated with macrosomia exposed to intrauterine hyperglycemia. PLoS One，11：e148399.

Wang L，Kong L，Wu F，et al. 2005. Preventing chronic diseases in China. Lancet，366：1821-1824.

Wang Q，Wang D，Yan G，et al. 2016. TRPC6 is required for hypoxia-induced basal intracellular calcium concentration elevation，and for the proliferation and migration of rat distal pulmonary venous smooth muscle cells.Mol Med Rep，13（2）：1577-1585.

Wu SC，Kallin EM，Zhang Y，2010. Role of H3K27 methylation in the regulation of LncRNA expression. Cell Res，20：1109-1116.

Xiaoling Y，Li Z，ShuQiang L，et al. 2016. Hyperhomocysteinemia in ApoE$^{-/-}$ mice leads to overexpression of enhancer of zeste homolog 2 via miR-92a regulation. PLoS One，11（12）：e0167744.

Yamaguchi K，Takeda K，Kadowaki H，et al. 2013. Involvement of ASK1-p38 pathway in the pathogenesis of diabetes triggered by pancreatic ß cell exhaustion. Biochim Biophys Acta，1830（6）：3656-3663.

Yideng Jiang，Shengchao Ma，Huiping Zhang，et al. 2016. FABP4-mediated homocysteine-induced cholesterol accumulation in THP-1 monocyte-derived macrophages and the potential epigenetic mechanism. Mol Med Rep，14（1）：969-976.

Yu H，Kistler A，Faridi MH，et al. 2016. Synaptopodin limits TRPC6 podocyte surface expression and attenuates proteinuria. J Am Soc Nephrol，27（11）：3308-3319.

Zhang HT, Wang WW, Ren LH, et al. 2016. The mTORC2/Akt/NFκB pathway-mediated activation of TRPC6 participates in adriamycin-induced podocyte apoptosis. Cell Physiol Biochem, 40（5）: 1079-1093.

Zhang M, Gu H, Chen J, et al. 2016. Involvement of long noncoding RNA MALAT1 in the pathogenesis of diabetic cardiomyopathy. Int J Cardiol, 202: 753-755.

Zhu X, Wu YB, Zhou J, et al. 2016. Upregulation of LncRNA MEG3 promotes hepatic insulin resistance via increasing FoxO1 expression. Biochem. Biophys. Res. Commun, 469: 319-325.

Zhuo C, Jiang R, Lin X, et al. 2017. LncRNA H19 inhibits autophagy by epigenetically silencing of DIRAS3 in diabetic cardiomyopathy. Oncotarget, 8: 1429-1437.

第26章　同型半胱氨酸经特异性LncRNA调控泡沫细胞自噬水平降低的表观遗传学机制研究

一、课　题　设　计

自噬参与了同型半胱氨酸（Hcy）引起动脉粥样硬化（AS）的调控，但机制未清。前期研究发现DNA甲基化是Hcy致病的重要机制，而LncRNA可经表观遗传学修饰调控自噬，且转录因子Sp1具有协同作用，故推测：Sp1募集DNMT1介导LncRNA启动子区DNA甲基化调控泡沫细胞自噬下降是Hcy引起AS的重要机制。为验证该假说，拟筛选和确定Hcy引起AS中特异性LncRNA（LncAPF），分别构建其过表达或沉默载体并转染细胞予以验证，明确LncAPF在调控细胞自噬水平降低中的作用；MeDIP等分析细胞中LncAPF及其启动子区DNA甲基化状态，阐明LncAPF及其表观遗传学改变在细胞自噬中的作用；利用凝胶迁移电泳和ChIP等明确Sp1与DNMT1的结合能力和位点，揭示Sp1募集DNMT1调控LncRNA启动子区DNA甲基化引起自噬水平降低的机制，探寻关键靶点，为防治AS提供理论依据。

AS是一类以脂代谢紊乱、泡沫细胞形成和脂质沉积为主要病理特征的多因素复杂性疾病，研究表明HHcy是AS的独立危险因子，其危害性大，涉及脏器多，因此深入探讨Hcy引起AS的机制成为国内外研究的重要课题。内皮细胞损伤、平滑肌细胞增殖、巨噬细胞浸润和泡沫细胞形成是AS的重要环节，其中泡沫细胞形成是AS的重要病理特征，但其机制及关键调控环节仍未清楚。而自噬是经溶酶体介导的细胞内蛋白质和细胞器降解的一种新的死亡方式，是目前清除细胞器的重要机制，参与了多种疾病的调控。课题组利用蛋白免疫印迹等在Hcy引起ApoE$^{-/-}$鼠斑块组织中检测到LC3-II/LC3-I下降和P62升高，提示细胞自噬水平降低是Hcy致病的重要机制。Hcy系含硫氨基酸类物质，通过甲硫氨酸循环的转甲基途径将甲基转移至DNA和蛋白质等受体而发挥生物学效应，文献和课题组均证实Hcy通过调控基因DNA甲基化引起了泡沫细胞形成和脂质聚积，且DNA甲基化转移酶1（DNMT1）是关键调控酶，因此已成为疾病防治的新靶点。而近年来研究发现LncRNA以RNA形式在多种层面上（表观遗传、转录及转录后调控等）参与蛋白质编码基因调控，从而影响人类的生长发育、代谢及衰老等进程，但Hcy是否及如何通过调控DNA甲基化引起LncRNA表达致AS未见报道。可见如以Hcy引起AS中的特异性LncRNA为中心，以DNA甲基化为主轴，深入阐明其在Hcy引起泡沫细胞自噬水平降低中的分子机制，将为防治AS提供新的理论依据。

自噬是由自噬相关基因介导的，待降解底物被一种双层膜结构包裹形成自噬体并运输到溶酶体发生膜融合，由溶酶体中的水解酶消化细胞自身蛋白质或细胞器以支持细胞更新的过程。自噬既是一种广泛存在的正常生理过程，又是对不良环境的一种防御机制，其在废物清除、结构重建和生长发育中起着重要作用（图26-1）。目前已发现30多种自噬相关基因（autophagy associated gene，ATG）在自噬诱导、自噬体形成、自噬体与溶酶体膜的融合及自噬体的降解阶段发挥着重要的作用，ATG主要包括Atg1/ULK1蛋白激酶复合体、III型PI3K复合体和Atg8/导致微管相关蛋白1轻链3（LC3）连接系统等。近年来发现，在泡沫细胞形成中自噬发挥了重要的作用，如LiaoX等敲除动脉斑块内泡沫细胞自噬蛋白Atg5后，细胞凋亡和氧化应激水平明显增加,证实细胞自噬对 AS 具有保护作用;Ouimet M 等观察到自噬激活促进泡沫细胞内胆固醇外流,从而加速了 AS 斑块的消退,均提示自噬参与了泡沫细胞形成和脂质聚集的调控。最新研究也发现 Cdk1 和 Cdk5 可使 Vps34 磷酸化,从而降低其活性,导致 PI3K 生成受到影响并抑制自噬泡的形成;低 ATP 状态(如饥饿或缺氧)AMPK 能感受 AMP 的水平变化而激活,从而磷酸化 TSC2,加剧 TSC1/TSC2 对 Rheb 的抑制,最终使 mTOR 的活性被抑制,诱导细胞发生自噬;另外也有研究表明,AMPK 能直接磷酸化 Raptor 并抑制其活性导致 mTORC1 的活性下降。以上研究表明自噬也可受多种因素调控,但特异性不足,缺乏有效的干预手段。Gerster R 等研究发现,如果泡沫细胞自噬不足,游离胆固醇减少,载脂蛋白 A1(ApoA1)荷脂减少,负反馈降低外周血中高密度脂蛋白(HDL),可加重脂质在泡沫细胞中的沉积,从而加速 AS 的形成,提示自噬水平降低是 Hcy 引起泡沫细胞形成和脂质聚集的重要原因,但 Hcy 通过何种方式和途径调控细胞自噬有待进一步研究。

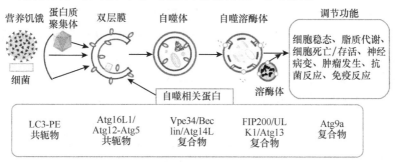

图 26-1 自噬体形成的过程和自噬相关因子

当细胞处于饥饿状态时,细胞中出现双层膜结构,双层膜弯曲成一个开口的小球,"吞"掉附近的一些线粒体和蛋白质,小球开口闭合后形成自噬体,其外膜和液泡膜接合进入液泡,自噬体完全被溶酶体吞噬降解

LncRNA 是长度大于 200nt-具有调节功能的非编码 RNA,可通过多种方式对基因表达进行调控,影响蛋白质编码基因的表达、稳定性及亚细胞定位,且 LncRNA 具有组织特异性,正常组织与病理组织中 LncRNA 的表达也存在显著差异,因此探寻特异性 LncRNA 并阐明其机制已成为疾病研究的热点。在 ApoE$^{-/-}$鼠 AS 斑块中研究发现 LncRNAp21 的表达明显低于野生型,并且在颈动脉损伤模型中发现抑制 LncRNAp21 会导致新生内膜的增生;同时研究还观察到 LncRNA 可参与血管内皮的损伤、平滑肌细胞的增殖和迁移、巨噬细胞胆固醇的流出和炎症反应、脂质的沉积和斑块形成等过程,可见 LncRNA 是血管损伤性疾病的重要机制。Li L 等在胰腺导管腺癌中发现自噬标记蛋白 LC3-II 表达升高,LncRNA MALAT1 与 LC3-II mRNA 的表达具有正性线性调控关系,并在沉默 lncMALAT1 后证实其可通过激活自噬发挥促癌细胞增殖和抗肿瘤的作用;Yang L 等在肝细胞癌中发现肿瘤中高表达的 LncRNA HOTAIR 与肿瘤大小相关,主要通过上调 Atg3 和 Atg7 激活细胞自噬促进肝癌细胞增殖,表明 LncRNA 可通过多种机制调控自噬相关基因表达,参与了细胞自噬的调节。Wang K 等研究证实 miR-146a 启动子区结合的 NF-κB 增加是诱导 LncCARL 表达增加的主要原因,而衰老小鼠接受 LPS 刺激后,lncCARL 启动子区结合的 NF-κB 减少;Cao S 等对 miR-155 进行验证发现其在 MEGO1 白血病细胞株中过表达时,目的 LncRNA MALAT1 的表达水平下降;反之,抑制 miR-155 表达时 MALAT1 表达升高,其与剪接因子结合影响 mRNA 的修饰加工及稳定性,并作为转录共调解因子竞争性结合转录因子来调节染色体状态,证实 LncRNA 表达也受多种因素的调控,这为我们寻找干预靶点

提供了重要的信息。最近研究发现，LncRNA APF 是一种新的自噬调节分子，其通过靶向性调控 miR-188 和 Atg7 下调自噬水平而引起细胞死亡和心肌梗死，APF 与 miR-188 结合降低其活性，过表达 miR-188 可抑制 Atg7 的表达，从而下调了 LncRNA APF 激活自噬的作用，提示 LncRNA APF 是一个潜在的临床治疗的靶标。因此，如果锚定调控自噬的特异性 LncRNA，并阐明其调控机制，有利于进一步揭示 Hcy 引起 AS 的机制，寻找干预靶点。

DNA 甲基化是在 DNA 甲基转移酶的作用下，在 CpG 岛二核苷酸 5′端的胞嘧啶加入甲基，使之变为 5-甲基胞嘧啶，这种 DNA 修饰方式并没有改变基因碱基序列，却调控着基因的表达，具有可逆性、前瞻性等特点，因此被认为是一个理想的药物干预和早期诊断的靶点。Hcy 系甲硫氨酸循环的中间代谢产物，异常升高的 Hcy 通过干扰甲硫氨酸循环影响 DNA 甲基化修饰而发挥生物学效应。国内外研究也证实 DNA 甲基化是 Hcy 引起 AS 的重要机制；课题组前期在 ApoE$^{-/-}$鼠 HHcy AS 模型中也发现，P53 发生高甲基化改变，而脂肪酸结合蛋白 4 和超氧化物歧化酶则表现出低甲基化改变，DNMT1 是关键调控酶，表明 DNA 甲基化是 Hcy 致病的重要机制。近年来 LncRNA 启动子区 DNA 甲基化在疾病中的作用也日益受到国内外学者的重视，Li J 等在神经胶质瘤中观察到使用甲基化抑制剂 5-氮杂胞苷处理胶质瘤细胞后 LncMEG3 出现 DNA 高甲基化；进一步研究发现 DNMT1 介导 LncMEG3 DNA 高甲基化是抑制其表达的主要原因，提示 LncRNA 启动子区转录活性也受到 DNA 甲基化的调控。课题组前期在 ApoE$^{-/-}$鼠 HHcy AS 模型动脉斑块中观察到 LncAPF 启动子区 DNA 高甲基化，构建野生型和突变型 DNMT1 载体转染细胞后，观察到细胞内胆固醇聚集和 LncAPF 表达水平上调，但在 Hcy 引起 AS 中 DNA 甲基化如何调控 LncRNA 的机制仍有待研究。

DNMT1 作为维持 DNA 甲基化的重要调节因子，已证实 DNA 甲基化的变化无论是升高或降低都与 DNMT1 密切相关，其在细胞内的表达受到严格调控，为进一步追踪 Hcy 影响泡沫细胞自噬变化的表观遗传学机制，我们拟从 DNMT1 的改变及机制入手进行研究。转录因子 Sp1 是锌指蛋白家族成员之一，具有高度保守的 DNA 结合区，可特异性地识别富含 GC 的顺式元件［GC-rich cisacting elements（G/A）（G/A）GGCC（G/T）（G/A）（G/A）］，其重要的调控靶基因之一为 DNMT1，Zhang L 等发现在 MCF-7 细胞中过表达 P53 后，Sp1 和 DNMT1 的表达均受到抑制，进一步研究发现，Sp1 可与 DNMT1 启动子区结合位点结合而调控 DNMT1 的表达和活性；Zhao S 等研究也证实了 Sp1 也可调控 DNMT1 的稳定性，Sp1 通过直接与 DNMT1 相互作用，并特异性结合到 DNMT1 的第 142 位赖氨酸，实现其对 DNMT1 数量和活性的抑制作用，可见 Sp1 通过调节 DNMT1 的数量和活性引起 DNA 甲基化改变调控基因沉默。Sp1 在 LncRNA 调控中的作用近年来也有少数报道，Huang MD 等在肝癌细胞中发现 Sp1 可与 PRC2 结合招募其自身到 KLF2 启动子区而上调 lncTUG1 的表达，提示 Sp1 参与了 LncRNA 的表达调控。那么 Sp1 和 DNMT1 调控 LncAPF 启动子区 DNA 甲基化的机制如何？两者是否存在相互作用尚未明确。综上所述，AS 的主要特征为泡沫细胞形成，课题组前期在 ApoE$^{-/-}$鼠中观察到 Hcy 促进了动脉斑块的形成，且在动脉斑块中发现 LncRNA 和自噬表征蛋白的表达存在差异。因此，我们的假设如下：LncAPF 调控泡沫细胞自噬水平下降是 Hcy 引起 AS 的重要机制，主要经下述通路发挥作用，即假设启动子区 DNA 甲基化→基化区制，主表达及功能改变→表征自噬蛋白改变，促进泡沫细胞形成引起 AS（图 26-2）。因此，本课题拟复制 ApoE$^{-/-}$鼠 HHcy AS 模型，筛选斑块组织中特异性 LncRNA 并予以验证，分析该 LncRNA 的结构及功能，明确其在泡沫细胞自噬水平降低中的作用；确定特异性 LncRNA 启动子区 DNA 甲基化改变在 Hcy 引起泡沫细胞自噬水平降低中的作用并探讨其调控方式，揭示 Sp1/DNMT1 介导特异性 LncRNA 启动子区 DNA 甲基化在 Hcy 引起泡沫细胞自噬水平降低促进 AS 发生的分子机制。本课题的实施将有利于阐明 Hcy 引起 AS 的分子机制，确定关键靶点，为 AS 的靶向治疗提供新的干预途径。

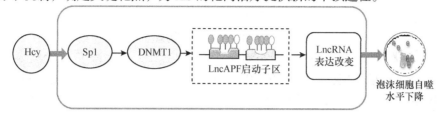

图 26-2　课题假说

二、非编码 RNA 与动脉粥样硬化研究进展

AS 是一类以脂代谢紊乱、慢性炎症、免疫紊乱等多种机体异常反应为特征的病理过程，其严重影响着人类的健康，是许多心血管疾病的病理基础。随着遗传学与生物信息学的发展，曾被认为无作用的非编码基因序列逐步进入研究者的视线。最近有研究发现，非编码 RNA（ncRNA）可参与血管内皮细胞的损伤与修复、血管平滑肌细胞的增殖和迁移、巨噬细胞胆固醇的流出与炎症反应、脂质的沉积及斑块的形成等过程，从而影响 AS 及其他心血管疾病的发生与发展。本综述旨在论述 ncRNA 与 AS 的联系，以及最新的研究进展，希望为防治 AS 提供基础。

AS 可导致心血管病，是多个国家发病率和死亡率升高的主要原因。AS 的发生部分由内皮细胞的功能障碍和白细胞（如单核细胞）的浸润介导，其可分化成巨噬细胞和树突状细胞；同时，修饰的脂蛋白在动脉壁中的沉积增加了内皮细胞的通透性，促进了泡沫细胞和坏死核心的形成及巨噬细胞的脂质摄取。人们普遍认为，损伤性巨噬细胞的凋亡及其在细胞增多症中的功能缺陷会促进斑块坏死，从而导致斑块不稳定和血栓形成（图 26-3）。因此了解由多种关键成分（包括脂蛋白、炎症细胞和血管细胞）的相互作用组成的多因素斑块形成过程是至关重要的。ncRNA 可通过表观遗传调控、转录调控和转录后调控等多种途径参加剂量补偿效应、基因组印记、细胞分化发育等重要的生理过程，从而影响人类的生长发育代谢、衰老与疾病等生理、病理过程。非编码 RNA 可分为长链非编码 RNA（LncRNA）和小非编码 RNA（miRNA），目前研究者们主要针对 LncRNA 和 miRNA 进行研究。

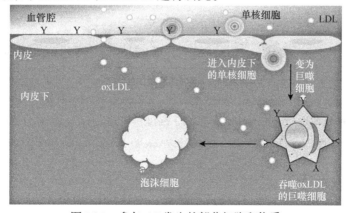

图 26-3　参与 AS 发生的部分细胞和物质

LncRNA 长度为 200bp 至 100kb，具有高度保守的序列，不能编码蛋白质。LncRNA 具有多种功能，包括信号转导、分子诱饵、支架和引导核糖核蛋白复合物。目前越来越多的证据将 LncRNA 与人类疾病联系起来，也有越来越多的研究已经确定 LncRNA 具有调节内皮细胞、巨噬细胞、血管炎症和代谢的功能，这表明 LncRNA 很有可能影响 AS 的进展。

最近也有研究者发现，miRNA 可能作为 AS 发生病理、生理过程的重要调节因子，参与如细胞黏附、增殖、脂质摄取和外排及炎症介质的产生过程，并强调了 miRNA 在调节 AS 形成和消退的关键方面的作用，对 AS 发展的影响提供了新的分子见解，并提出了新的治疗靶点。此外，人们认识到 miRNA 可以在细胞外包括循环血液中检测，这提高了它们作为诊断、预后的生物标志物的潜力，在未来或将响应心血管相关疾病的治疗。

（一）LncRNA

1. LncRNA 的定义　LncRNA 是一类转录本长度超过 200nt 的非编码 RNA，它本身并不编码蛋白质，而是以 RNA 的形式在多种层面上（表观遗传调控、转录调控及转录后调控等）调控基因的表达水平。其在生物体内含量相当丰富，占总 RNA 的 4%～9%（mRNA 占 1%～2%）。

2. LncRNA 的生物合成和功能　LncRNA 在整个基因组中转录并显示出与经典 mRNA 的显著相似性，因为其通过 RNA 聚合酶Ⅱ翻译，并且通常被选择性地剪接和多腺苷酸化。它是高度通用的，并且能够通过多种机制调节基因所表达出的功能。LncRNA 还可以通过序列特异性方式与 DNA 或 RNA 部分碱基配对，或者与蛋白质形成复合物。最近已经开始尝试对涉及 LncRNA 功能的各种类型的分子机制进行分类。因此，LncRNA 可以由 4 种不同的原型定义（图 26-4）。原型 1（信号原型）：意味着 LncRNA 可作为分子信号或转录活性的指标起作用；原型 2（诱饵原型）：LncRNA 可以结合并滴定其他类型的调节 RNA 或蛋白质；原型 3（指南原型）：LncRNA 指导特定核糖核苷酸蛋白定位于其特定靶标；原型 4（脚手架原型）：LncRNA 可作为一个结构平台，相关成分能够作用于这个平台，以稳定核结构或信号复合物。

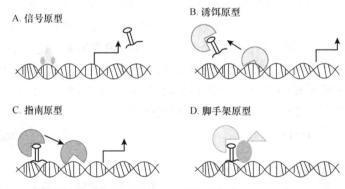

图 26-4　LncRNA 的作用方式

LncRNA 可通过与 RNA、DNA 和蛋白质分子的互补结合发挥其功能。A. LncRNA 可以作为转录活性的信号，并且可以指示基因调节；B. LncRNA 可作为 miRNA 等分子的内源性海绵，从而降低分子的生物利用度，改变细胞功能；C. LncRNA 可作为染色质修饰复合物的指导和系链，从而有助于 DNA 的募集并促进组织特异性基因表达；D. LncRNA 可以作为桥接基因或细胞调节所需的必需蛋白质的支架

3. LncRNA 的作用机制　LncRNA 起初被误认为是基因组转录的"噪声"，或者 RNA 聚

合酶 II 转录的副产物，不具有生物学功能。然而，最新的研究表明，LncRNA 会广泛参与到染色体沉默、基因组印记、染色质修饰、转录激活、转录干扰、核内运输等机体内多种重要的生理过程，研究者们通过对已发现的 LncRNA 的研究，发现 LncRNA 能够在多种层面调控基因的表达，一般来说，主要包括以下 4 个方面。

（1）表观遗传学调控：某些特殊的 LncRNA 会招募染色质重构和修饰复合体到特定位点，改变 DNA/RNA 甲基化状态、染色体结构及修饰状态，从而控制相关基因表达。许多 DNA/RNA 甲基化突变与癌症等疾病的发生、发展有关，而染色质修饰状态的变化也会影响到相关基因的表达。最常见的是，在启动子区域发生的 H3K4me3、H3K9me2 及 H3K27me3 等修饰，这些组蛋白修饰会改变染色质的活性，进而促进或抑制转录，控制基因的表达。这种类型的 LncRNA 中，最典型的是 HOXC 基因簇转录得到的 LncRNA HOTAIR，它会募集染色质修饰复合体 PRC2，并将其定位到 HOXD 基因簇特定靶位点，改变该区域的染色质修饰状态，从而抑制 HOXD 基因的表达。除了 HOTAIR 以外，还有其他 LncRNA 能够通过募集染色质修饰复合体，而对 DNA/RNA 及组蛋白的表观遗传状态进行修饰，如 Xist、Air 等。

（2）转录调控：对于真核细胞，转录因子与基因转录的过程极为重要，转录因子们可以结合到基因转录所产生的 RNA 上，从而控制 RNA 转录、定位及其稳定性。一些 LncRNA 会作为配体，与一些转录因子结合形成复合体，控制基因的转录活性，如由一个超保守区域转录所产生的 LncRNA Dlx6os1，既可作为 antisense RNA 来调控 Dlx6 表达，也可以通过招募 DLX2 或 MECP2 蛋白调节 Dlx5 和 Gad1 的表达。还有一些 LncRNA 自身就是转录因子，如 LncRNA HSR1 可以同 HSF1、eEF1A 共同结合形成复合物，当细胞热休克应激反应进行时调控休克蛋白的表达；还有，LncRNA GAS5 会折叠形成一个类似糖皮质激素受体（glucocorticoid receptor，GR）DNA 结合位点的结构，同 GR 相互作用，从而阻止 GR 发挥调节作用。最近有学者发现，一些增强子也会通过转录产生 RNA（enhancer RNA，eRNA），对指定方向距离较远的基因进行控制，不过，eRNA 发挥调控作用的机制目前还尚未确定。

（3）转录后调控：除去上述两种机制之外，LncRNA 还可以直接参与到 mRNA 的转录后调控过程中，包含可变剪切、RNA 编辑、蛋白质翻译及转运等重要过程，这些过程对于维持基因功能多态性十分重要。参与 mRNA 转录后调控的 LncRNA 主要为 antisense LncRNA，在 mRNA 可变剪切的调控过程中，antisense LncRNA 会与 mRNA 互补区域进行结合，影响某些剪切位点招募剪切体，控制 mRNA 剪切过程，同时还会影响 RNA 编辑。在 mRNA 核转运及细胞内定位等过程中，也有一些 antisense LncRNA 同 mRNA 相互影响，发挥调控作用。

（4）调控 miRNA：LncRNA-miRNA 串扰的工作模式有以下几种。① LncRNA 充当 ceRNA，通过作为一个海绵，LncRNA 捕获 miRNA 并抑制 miRNA 的抑制作用；② LncRNA 充当 miRNA 的宿主基因，miRNA 由 LncRNA 编码，LncRNA 表达的变化将同时影响 miRNA 的转录；③ LncRNA 靶向 miRNA 的启动子，HULC 将 DNMT1 引导至 miRNA 的启动子，从而诱导 miRNA 启动子中 CpG 岛的甲基化。除了直接调控 mRNA 外，LncRNA 还可以通过控制 miRNA 表达来干预其靶基因的表达量。在一些肿瘤细胞和特殊的组织中，一些 LncRNA 会携带具有某些特殊 miRNA 的"种子序列"，像海绵一样去结合 miRNA，从而阻止 miRNA 同其靶 LncRNA 与 AS 的关系（图 26-5）。

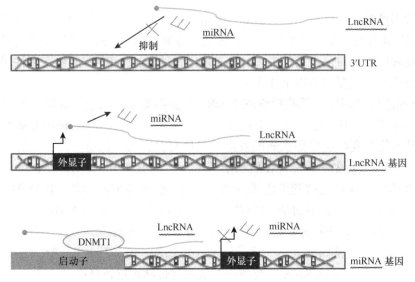

图 26-5　LncRNA 与 miRNA 的相互作用方式

4. LncRNA 对血管平滑肌细胞的调节　血管平滑肌细胞（VSMC）的增殖和迁移被认为是 AS 进展和再狭窄的关键部分。在 AS 形成的初始阶段，VSMC 将其表型从收缩转变为合成并进入血管内膜，导致内膜增生。目前有许多研究已经检测了 LncRNA 在 VSMC 增殖和迁移中的潜在功能。

有研究报道，染色体 9p21 基因座单核苷酸多态性（SNP）增加了 AS 和心肌梗死的风险，其他一些研究也显示 9p21 基因座风险 SNP 影响该区域重叠的 LncRNA ANRIL 的转录。风险 SNP 会增加斑块和外周血液中 ANRIL 转录物的表达，ANRIL 通过 CDKN2A/B 调节 VSMC 的生长，其与 AS 的严重程度密切关联。进一步研究表明，在 VSMC 中敲除 ANRIL 增加了 CDKN2B 的表达，并抑制 VSMC 增殖。但是由于这些研究是在肿瘤细胞中进行的，因此 ANRIL 是否通过上述机制来调节 VSMC 增殖目前尚且不能确定，仍需进一步研究，但 ANRIL 作为一种潜在的 AS 危险因素和治疗靶点，未来对于 AS 严重程度的研究可能集中在其上。

H19 基因是众所周知的印记基因，在细胞生长和分化中起重要作用，其非编码 RNA 转录物是 H19 LncRNA，H19LncRNA 是 miR-675 的前体。H19 LncRNA 在血管内膜损伤和 AS 病变后也在新的内膜中高度表达，但在正常动脉中几乎不表达。有研究者检查了 H19 的多态性，发现携带 H19 风险等位基因个体表现出更高的冠状动脉疾病风险。因此，评估 H19 LncRNA 在 AS 中的作用是合理的。miR-675 由 H19 LncRNA 编码，最近有研究表明 H19 LncRNA 作为 let-7 家族 miRNA 的海绵起作用，并且 let-7 家族 miRNA 可以保护 VSMC 免受氧化损伤。但是 H19 LncRNA 究竟是通过 let-7 途径还是通过 miR-675 途径调节 VSMC 来推动 AS 的发展，仍然是模棱两可的，因此有必要开展更多研究来评估 H19 LncRNA 水平与斑块严重程度之间的关系。对一系列新鉴定的 LncRNA 及其调节途径的研究尚处于起步阶段。

5. LncRNA 对内皮细胞的调节　血管内皮细胞（vascular endothelial cell，VEC）损伤引起的内皮功能障碍代表着 AS 发生和发展的早期步骤。受损的 VEC 导致黏附蛋白的渗透性和积累增加，从而刺激白细胞向血管壁的迁移。许多研究已经发现了 LncRNA 在 VEC 中的独特作用，其中许多研究表明 LncRNA 可以调节 VEC 功能，特别是在血管生成的过程中。进一步研究的证据表明 LncRNA 是在低氧或高血糖条件下诱导的，这应该为调节 VEC 损伤提供新的理论。

研究者们首先在肺癌中鉴定出 MALAT1，后来，在其他几种类型的肿瘤中发现 MALAT1 水平升高，MALAT1 的过表达导致肿瘤增殖和转移。最近的研究表明，MALAT1 在 VEC 缺氧和高血糖等应激条件下被诱导，并且沉默 MALAT1 促进 VEC 的迁移，发芽和抑制其增殖。体内研究显示，在 MALAT1 敲除小鼠中，小鼠内皮增殖受抑制、视网膜血管形成减少、下肢缺血血流恢复及毛细血管密度降低，不利于 VEC 的恢复，因此 MALAT1 与 VEC 损伤的严重程度之间可能存在联系。

先前发现心肌梗死相关转录物（myocardial infarction associated transcript，MIAT）与心肌梗死相关，最近还发现其涉及糖尿病微血管疾病。MIAT 水平在糖尿病视网膜和高血糖 VEC 中上调。MIAT 敲除还可以抑制 VEC 增殖、迁移和形成。体内分析显示 MIAT 敲除会减弱糖尿病引起的周细胞丢失、毛细血管变性和微血管渗漏。但其潜在的作用机制依赖于 miR-150。VEGF 是 miR-150 的抑制靶标，MIAT 通过上调 VEGF 为诱饵来抑制 miR-150。

目前现有的研究已经可以表明，LncRNA 参与 VEC 增殖、形成和迁移的过程。一些 LncRNA 在正常条件下是血管生成调节剂，其他类型的也在低氧或高血糖应激下起作用，这可能更积极地刺激 AS 过程。针对那些有压力刺激的人，仍然有可能将它们用作早期 VEC 损伤的生物标志物或用于 VEC 损伤调节的新分子靶标。

6. LncRNA 在巨噬细胞和免疫中　AS 由动脉壁内脂蛋白、巨噬细胞衍生的泡沫细胞的积累组成。巨噬细胞被激活并进入血管壁，吞噬胆固醇形成泡沫细胞，然后释放炎症因子，从而加剧巨噬细胞聚集。这表明脂代谢与先天免疫反应之间存在联系，重要的是找到细胞脂质转运和免疫的新靶点。虽然只有少数巨噬细胞相关的 LncRNA 被鉴定出来，但研究人员已经发现它们在巨噬细胞和炎症中具有重要的调节作用，特别是在泡沫细胞中的细胞脂质机制是 AS 进展中的重要问题。有研究者已经发现 LncRNA 是胆固醇代谢和炎症的新型调节剂，如 LncRNA-DYNLRB2-2 和 LncRNA RP5-833A20.1，这两者都可以调节细胞胆固醇代谢和炎症，但这种调节作用通过不同途径实现。然而，尚不清楚两种 LncRNA 是否可以通过调节体外证实的靶标在体内显示相同的功能，同时，体内研究仍然有限。

7. LncRNA 参与脂代谢　众所周知，脂质失衡是 AS 的重要危险因素，脂质紊乱导致动脉壁内的脂蛋白积聚，从而引发 AS。一些研究也表明，LncRNA 参与脂代谢。已在泡沫细胞中发现两个 LncRNA：LncRNA-RP5-833A20.1 和 LncRNA-DYNLRB2-2，它们都可以调节泡沫细胞胆固醇流出和介导炎症。同时，它们的下游目标已被证实可调节血浆脂质和动脉粥样硬化，这表明它们在调节 AS 进展中起重要作用。类固醇受体 RNA 激活剂（steroid receptor RNA activator，SRA）首先被鉴定为参与类固醇受体依赖性基因表达的 RNA 共激活因子，其他研究也表明 SRA 参与脂肪生成。在 SRA 敲除小鼠高脂肪饮食后，SRA 基因敲除小鼠肥胖减少，体脂减少，因此可以推测 SRA 参与脂代谢。LncRNA 已经显示出其在脂代谢中的潜在功能，一些重要的脂质转运和脂肪生成基因在功能的获得和丧失中受到 LncRNA 调节。然而，迄今为止，研究仅在细胞水平上讨论了这个问题，仍然缺乏血浆胆固醇、三酰甘油或脂蛋白中 LncRNA 的体内功能研究。

总之，长的非编码 RNA 已受到越来越多研究者的关注，在心血管疾病方面 LncRNA 的研究也逐渐全面、系统化，未来有望在心血管疾病的预防、治疗方面发挥更大的作用，但由于很多的作用机制尚未清晰，许多迫切的问题仍然存在，有待研究人员的解决。

（二）miRNA

1. miRNA 定义与作用方式　miRNA 早在 1993 年就首次在秀丽隐杆线虫中被鉴定出来，然而，它们在人类疾病中的功能作用近 10 年后才得到广泛认可。miRNA 是小的（平均 18～24 个核苷酸）单链非编码 RNA，通过与特定靶标的 3′非翻译区（3′UTR）结合，在转录后水平调节基因表达。据估计，>60%的蛋白质编码基因直接受 miRNA 调控。此外，给定的 miRNA 可以结合并调节多于一种靶标，有时也作为相同信号转导途径的一部分。相反，给定的 mRNA 可能在其 3′UTR 内具有几个不同的 miRNA 结合位点，增加了多个调节水平。因此，miRNA 是响应于病理、生理刺激的基因表达模式的"微调"。

2. miRNA 调节脂质稳态　胆固醇稳态对细胞生理学至关重要，细胞或全身胆固醇水平的改变与代谢性疾病有关。在机体血液循环中，胆固醇被携带在脂蛋白上，脂蛋白可以传递［如低密度脂蛋白（LDL）］并去除［如高密度脂蛋白（HDL）］来自细胞和组织的胆固醇，介导胆固醇体内平衡。但高水平的 LDL 胆固醇（LDL-C）和（或）低水平的 HDL 胆固醇（HDL-C）不利于细胞胆固醇积聚的平衡，均促进 AS。最近发现的控制 LDL 和 HDL 丰度和功能的 miRNA 极大地增加了我们对控制血浆脂蛋白水平的调节回路的理解。

肝在脂蛋白的产生和清除中起主要作用，并且已经鉴定了许多功能上调节脂蛋白代谢的肝富集的 miRNA。miR-122 是第一个涉及脂蛋白代谢的 miRNA，其表达在肝中高度富集。小鼠和非人类灵长类动物的功能丧失实验将 miR-122 鉴定为胆固醇和脂肪酸合成的关键调节因子。相比之下，miR-223 和 miR-27b 作为控制胆固醇和脂蛋白代谢基因网络的转录后关键调控中枢，miR-223 抑制参与胆固醇生物合成（HMGS1、SC4MOL）和 HDL 摄取（SRB1）的基因，miR-27b 是一种胆固醇反应性肝 miRNA，可抑制多种参与脂代谢和脂蛋白重塑的靶点（PPARG、GPAM、ANGPTL3 和 NDST1）。这些表明 miRNA 在代谢调节途径中的重要作用。

另外，miRNA 还被鉴定为 HDL 生物发生和胆固醇外流的关键调节剂，流行病学研究表明 HDL 具有抑制 AS 作用。一些研究发现，miRNA 参与控制血浆 HDL-C 水平控制和反向胆固醇转运途径，然而只有 miR-223 在体内显示出影响血浆 HDL-C 水平的功能。

3. miRNA 调节内皮细胞炎症和斑块进展　持续的高脂血症促使血管壁易于形成 AS 样病变。受到了生物化学和生物力学刺激后，VECs 经历了一系列促进 AS 形成的分子和细胞构象变化。如黏附分子诱导的早期表达，血管黏附分子（VCAM）-1、细胞内黏附分子（ICAM）-1 和 E-选择素促进白细胞募集到血管壁，由于它们能够直接靶向这些分子的 3′UTR，如 miR-17-3p（靶 ICAM-1）和 miR-31（靶标 E-选择蛋白），因此几种 miRNA 与 AS 有关。然而，这几种 miRNA 在实验性 AS 中的功能作用仍然未知。核因子（NF）-κB 信号转导是一种主要途径，不仅激活这些促黏附分子，而且激活一系列其他促炎和促血栓形成因子。miR-181b 和 miR-146a 是两种细胞因子反应性 miRNA，其调节 NF-κB 信号转导的不同组分并且具有促进 AS 的作用。

4. miRNA 在调节血管平滑肌和 AS 中的作用　VSMC 通过其收缩表型维持血管壁功能。为了应对血管损伤，VSMC 转变为合成表型，这种效应可促进诱导迁移、增殖和炎症的信号。几种 miRNA 参与调节重要的 VSMC 淋巴结调节因子，如转录因子（血清反应因子）（如 SRF/KLF4）、共激活因子（如心肌素）、TGF-β 信号转导因子（如 Smads）或细胞因子/生长因子（如 PDGF）。最近的研究表明血管平滑肌细胞可能采用重编程的"转分化"巨噬细胞表型。虽然 miRNA 的作用已成为前者的重要参与者，但它们的作用在 VSMC 到巨噬细胞的转分化中至今仍未发现。目前总结了以下与 VSMC 和 AS 形成有关的主要 miRNA 调节因子（图 26-6）。

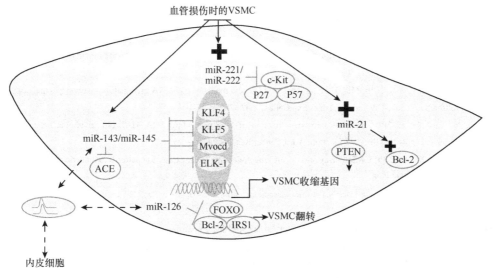

图 26-6　与 AS 形成有关的主要 miRNA 调节因子

miRNA 调节血管平滑肌细胞表型响应于血管壁损伤或 AS，miR-143/miR-145 簇的表达在 VSMC 中显著降低。miR-143 和 miR-145 靶向转录调节因子 KLF4、KLF5、心肌素和 ELK-1，其对 VSMC 表型转换是重要的，从收缩、成熟和分化的细胞类型转变为去分化的合成和增殖细胞类型。相反，血管壁损伤增加 miR-221 和 miR-222 的表达，这种作用可降低细胞周期调节因子 c-Kit、P27（Kip1）和 P57（Kip2）的表达。诱导 miR-21 表达靶向磷酸酶和张力蛋白同源物（PTEN），从而增加抗凋亡调节因子 B 细胞淋巴瘤 2（Bcl-2）。邻近内皮细胞释放的微泡或外泌体携带微小 RNA，如 miR-143/miR-145 或 miR-126［与 Argonaute2（Ago2）结合］，可被 VSMC 吸收，从而能够抑制靶基因并改变 VSMC 功能反应。FOXO：叉头蛋白 O；IRS1：胰岛素受体底物 1；VSMC：血管平滑肌细胞；Bcl-2：B 细胞淋巴瘤 2；KLF：Krüppel 样因子；PTEN：磷酸酯酶与张力蛋白同源物；ELK-1：细胞转录因子 1

（三）问题与展望

从 LncRNA 生物标志物到 LncRNA 治疗剂的转变也显示出有希望的进展。Miragen Therapeutics 和 Regulus 等公司和组织正在开发针对癌症、心血管疾病和神经系统疾病的基于 ncRNA 的策略。虽然 LncRNA 临床试验仍然需要几年时间，但人们普遍认为，由于它们增强的组织特异性和调节 miRNA/mRNA 网络的能力，治疗性靶向 LncRNA 可能导致较少的脱靶效应。另外，使用 RNA 作为治疗介质的优点将允许在不需要蛋白质翻译的情况下改变快速调节功能。

在过去的几十年中，AS 治疗取得了重大进展。最值得注意的是，3-羟基-3-甲基-戊二酰辅酶 A 还原酶抑制剂（他汀类）已广泛用于冠心病的一级和二级预防患者。他汀类药物可有效降低 LDL 水平和心血管疾病，即使接受他汀类药物治疗的患者仍存在相当大的冠状动脉疾病残留负担。新的补充治疗方法可能是治疗疾病状态所必需的，如涉及复杂信号转导网络的 AS。在这方面，因为 miRNA 通常在相同的调节网络中靶向多个基因，所以 miRNA 可能对血管壁、肝和外周的生物途径、细胞功能和体内平衡产生巨大影响。因此，递送 miRNA 模拟物或抑制剂的盒可以提供有吸引力的治疗方法，以促进"微调"AS 疾病的特定阶段和其并发症的管理。在未来，我们有希望实现 RNA 治疗的广泛应用，这需要众多研究人员的不懈努力、执着追求，为人类健康做出更多的贡献。

参 考 文 献

和杨杨，马胜超，刘现梅，等，2017. EC-SOD 在同型半胱氨酸致单核细胞源性巨噬细胞氧化应激中的作用研究.中国动脉粥样硬化杂志，5（1）：19-24.

Arase M，Horiguchi K，Ehata S，et al. 2014. Transforming growth factor-beta-induced LncRNA-Smad7 inhibits apoptosis of mouse breast cancer JygMC（A） cells. Cancer Sci，105（8）：974-982.

Cao C，Zhang H，Zhao L，et al. 2016. MiR-125b targets DNMT3b and mediates p53 DNA methylation involving in the vascular smooth muscle cells proliferation induced by homocysteine. Exp Celles，347（1）：95-104.

Cao S，Wang Y，Li J，et al. 2016. Tumor-suppressive function of long noncoding RNA MALAT1 in glioma cells by suppressing miR-155expression and activating FBXW7 function. Am J Cancer Res，6（11）：2561-2574.

Chen S，Dong C，Qian X，et al. 2017. Microarray analysis of long noncoding RNA expression patterns in diabetic nephropathy. J Diabetes Complications，31（3）：569-576.

Chen X，Yan GY，2013. Novel human LncRNA-disease association inference based on LncRNA expression profiles. Bioinformatics，29（20）：2617-2624.

Congrains A，Kamide K，Oguro R，et al. 2012. Genetic variants at the 9p21 locus contribute to atherosclerosis through modulation of ANRIL and CDKN2A/B. Atherosclerosis，220：449-455.

Doran AC，Meller N，McNamara CA，2008. Role of smooth muscle cells in the initiation and early progression of atherosclerosis. Arteriosclerosis，Thrombosis，and Vascular Biology，28：812-829.

Dupont N，Nascimbeni AC，Codogno P，2017. Molecular mechanisms of noncanonical autophagy. Int Rev Cell Mol Biol，328：1-23.

Gerster R，Eloranta JJ，Hausmann M，et al. 2014. Anti-inflammatory function of high-density lipoproteins via autophagy of iκB kinase. G.Cell Mol Gastroenterol Hepatol，1（2）：171-187.

Gomez D，Owens GK，2012. Smooth muscle cell phenotypic switching in atherosclerosis. Cardiovasc Res，95：156-164.

Holdt LM，Beutner F，Scholz M，et al. 2010. ANRIL expression is associated with atherosclerosis risk at chromosome 9p21. Arterioscler Thromb Vasc Biol，30：620-627.

Holdt LM，Teupser D，2012. Recent studies of the human chromosome 9p21 locus，which is associated with atherosclerosis in human populations. Arterioscler Thromb Vasc Biol，32：196-206.

Huang MD，Chen WM，Qi FZ，et al. 2015. Long non-coding RNA TUG1 is up regulated in hepatocellular carcinoma and promotes cell growth and apoptosis by epigenetically silencing of KLF2. Mol Cancer，14：165.

Huang Z，Huang L，Shen S，et al. 2015. Sp1 cooperates with Sp3 to upregulate MALAT1 expression in human hepatocellular carcinoma. Oncol Rep，34：2403-2412.

Jopling CL，Yi M，Lancaster AM，et al. 2005. Modulation of hepatitis C virus RNA abundance by a liver-specific MicroRNA. Science，309：1577-1581.

Kim DK，Zhang L，Dzau VJ，et al. 1994. H19，a developmentally regulated gene，is reexpressed in rat vascular smooth muscle cells after injury. J Clin Invest，93：355-360.

Lander ES，Linton LM，Birren B，et al. 2001. Initial sequencing and analysis of the human genome. Nature，409（6822）：860-921.

Lanford RE，Hildebrandt-Eriksen ES，Petri A，et al. 2010. Therapeutic silencing of microRNA-122 in primates with chronic hepatitis C virus infection. Science，327：198-201.

Lanz RB，McKenna NJ，Onate SA，et al. 1999. A steroid receptor coactivator，SRA，functions as an RNA and is present in an SRC-1 complex. Cell，97：17-27.

Li J，Bian EB，He XJ，et al. 2016. Epigenetic repression of long non-coding RNA MEG3 mediated by DNMT1 represses the p53 pathway in gliomas. Int J Oncol，48（2）：723-733.

Li JG，Barrero C，Gupta S，et al. 2017. Homocysteine modulates 5- lipoxygenase expression level via DNA methylation. Aging Cell，16（2）：273-280.

Li L，Chen H，Gao Y，et al. 2016. Long noncoding RNA MALAT1 promotes aggressive pancreatic cancer proliferation and metastasis via the stimulation of autophagy. Mol Cancer Ther，15（9）：2232-2243.

Liao X，Sluimer JC，Wang Y，et al. 2012. Macrophage autophagy plays a protective role in advanced atherosclerosis. Cell Metab，15（4）：545-553.

Ling H，Fabbri M，Calin GA，2013. MicroRNA and other non-coding RNA as targets for anticancer drug development. Nat Rev Drug

Discov, 12: 847-865.

Liu Q, Huang J, Zhou N, et al. 2013. LncRNA loc285194 is a p53- regulated tumor suppressor. Nucleic Acids Res, 41 (9): 4976-4987.

Liu Y, Zheng L, Wang Q, et al. 2017. Emerging roles and mechanisms of long noncoding RNA in atherosclerosis. Int J Cardiol, 228: 570-582.

López-Soto A, Bravo-San Pedro JM, Kroemer G, et al. 2017. Involvement of autophagy in NK cell development and function. Autophagy, 13 (3): 633-636.

Ma S, Zhang H, Sun W, et al. 2013. Hyperhomocysteinemia induces cardiac injury by up-regulation of p53-dependent Noxa and Bax expression through the p53 DNA methylation in ApoE$^{-/-}$ mice. Acta Biochim Biophys Sin (Shanghai), 45 (5): 391-400.

Mattick JS, 2005. The functional genomics of noncoding RNA. Science, 309: 1527-1528.

McCully KS, 2016. Communication: Homocysteine, thioretinaco ozonide, oxidative phosphorylation, biosynthesis of phosphoadenosine phosphosulfate and the pathogenesis of atherosclerosis. Ann Clin Lab Sci, 46 (6): 701-704.

Mohan N, Shen Y, Hirsch DS, et al. 2016. VPS34 regulates TSC1/TSC2 heterodimer to mediate RheB and mTORC1/S6K1 activation and cellular transformation. Ncotarget, 7 (32): 52239-52254.

Nabel EG, Braunwald E, 2012. A tale of coronary artery disease and myocardial infarction. N Engl J Med, 366: 54-63.

Nascimbeni AC, Fanin M, Angelini C, et al. 2017. Autophagy dysregulation in Danon disease. Cell Death Dis, 8 (1): e2565.

Ouimet M, Marcel YL, 2012. Regulation of lipid droplet cholesterol efflux from macrophage foam cells. Arterioscler Thromb Vasc Biol, 32 (3): 575-581.

Puthanveetil P, Chen S, Feng B, et al. 2015. Long non-coding RNA MALAT1 regulates hyperglycaemia induced inflammatory process in the endothelial cells. J Cell Mol med, 19: 1418-1425.

Salminen A, Kaarniranta K, Soininen H, et al. 2013. Impaired autophagy and APP processing in Alzheimer's disease: The potential role of Beclin 1 interactome. Prog Neurobiol, 106-107: 33-54.

Samani NJ, Erdmann J, Hall AS, et al. 2007. Genomewide association analysis of coronary artery disease. N Engl J Med, 357: 443-453.

Scheuermann JC, Boyer LA, 2013. Getting to the heart of the matter: long non - coding RNA in cardiac development and disease. EMBO J, 32 (13): 1805-1816.

Schwartz SM, 1997. Smooth muscle migration in atherosclerosis and restenosis. J Clin Invest, 100: S87-89.

Sun X, Belkin N, Feinberg MW, 2013. Endothelial microRNA and atherosclerosis. Curr Atheroscler Rep, 15: 372.

Tian HP, Lun SM, Huang HJ, et al. 2015. DNA methylation affects the SP1-regulated transcription of FOXF2 in breast cancer cells. J Biol Chem, 290 (31): 19173-19183.

Toiber D, Leprivier G, Rotblat B, 2017. Long noncoding RNA: noncoding and not coded. Cell Death Discov, 3: 16104.

Wang K, Liu CY, Zhou LY, et al. 2015. APF LncRNA regulates autophagy and myocardial infarction by targeting miR-188-3p.Nat Commun, 6: 6779.

Wang K, Long B, Zhou LY, et al. 2014. CARL LncRNA inhibits anoxia-induced mitochondrial fission and apoptosis in cardiomyocytes by impairing miR-539 dependent PHB2 downregulation. Nat Commun, 5: 3596.

Wang KC, Chang HY, 2011. Molecular mechanisms of long noncoding RNA Mol Cell, 43 (6): 904-914.

Wu G, Cai J, Han Y, et al. 2014. LincRNA-p21 regulates neointima formation, vascular smooth muscle cell proliferation, apoptosis, and atherosclerosis by enhancing p53 activity.Circulation, 130 (17): 1452-1465.

Yan B, Yao J, Liu JY, et al. 2015. LncRNA-MIAT regulates microvascular dysfunction by functioning as a competing endogenous RNA. Circ Res, 116: 1143-1156.

Yang A, Zhang H, Sun Y, et al. 2016. Modulation of FABP4 hypomethylation by DNMT1 and its inverse interaction with miR-148a/152 in the placenta of preeclamptic rats and HTR-8cells.Placenta, 46: 49-62.

Yang L, Zhang X, Li H, et al. 2016. The long noncoding RNA HOTAIR activates autophagy by up regulating ATG3 and ATG7 in hepatocellular carcinoma. Mol Biosyst, 12 (8): 2605-2612.

Zamani M, Sadeghizadeh M, Behmanesh M, et al. 2015. Dendrosomal curcumin increases expression of the long non-coding RNA gene MEG3 via up-regulation of epi-miRs in hepatocellular cancer. Phytomedicine, 22 (10): 961-967.

Zhang D, Wen X, Wu W, et al. 2013. Homocysteine-related hTERT DNA demethylation contributes to shortened leukocyte telomere length in atherosclerosis. Atherosclerosis, 231 (1): 173-179.

Zhang L, Wei C, 2016. p53 inhibits the expression of p125 and the methylation of POLD1 gene promoter by downregulating the

Sp1-induced DNMT1 activities in breast cancer. OncoTargets Ther，9：1351-1360.

Zhao S，Wu J，Tang Q，et al. 2016. Chinese herbal medicine Xiaoji decoction inhibited growth of lung cancer cells through AMPKα-mediated inhibition of Sp1 and DNA methyltransferase 1. J Ethnopharmacol，181：172-181.

Zhou H，Shang C，Wang M，et al. 2016. Ciclopirox olamine inhibits mTORC1 signaling by activation of AMPK. Biochem Pharmacol，116：39-50.

Zhou T，Ding JW，Wang XA，2016. Long noncoding RNA and atherosclerosis. Atherosclerosis，248：51-61.

致　　谢

本内容是在国家卫生健康委员会代谢性心血管疾病研究重点实验室和宁夏血管损伤与修复研究重点实验室完成，是国家自然科学基金（81560084、81670416、81660088、81570452、81760095、81960063）、宁夏科技领军人才（KJT2016009、KJT2017007）项目的成果，由宁夏医科大学学术著作支持计划资助。